画像で究める認知症

著者

徳丸阿耶

東京都健康長寿医療センター放射線診断科部長

MEDICAL VIEW

Imaging Dementia: A Comprehensive Guide
(ISBN978-4-7583-2113-6 C3047)

Author: TOKUMARU Aya
2025.3.20 1st ed

©MEDICAL VIEW, 2025
Printed and Bound in Japan

Medical View Co., Ltd.
2-30 Ichigayahonmuracho, Shinjyukuku, Tokyo, 162-0845, Japan
E-mail ed@medicalview.co.jp

推薦の辞

本書を認知症診断・診療に携わるすべての医師に推薦します。

アルツハイマー病に対する抗アミロイドβ抗体薬が承認され，診療実装が始まり1年が経過したところで本書は刊行されます。脳MRIは抗アミロイドβ抗体薬診療において，対象候補患者の鑑別診断，治療可否の要件確認，安全性のモニタリングと，きわめて重要な位置を占める検査であり，本書にはその手順や要点が詳細に解説されています。また，抗アミロイドβ抗体薬治療の対象とならない方々の鑑別診断や合併病理の評価も非常に重要ですが，本書はその診療のよき道標となることでしょう。

本書は脳MRIを中心とする認知症画像診断の実践的なテキストとして，国内外でも類をみない充実した内容となっています。豊富な症例画像とともに，鑑別の要点が図表として簡潔にまとめられており，理解を促します。また，参考となる基礎知識や関連事項がNOTEやCOLUMNとして添えられており，楽しく読み進めながら理解を深めることができます。徳丸阿耶先生の読影は，オーソドックスな系統的読影と豊富な文献的知識に裏付けられているだけでなく，独自の観察眼と画像病理相関によって確認した症例が多数提示・解説されています。アルツハイマー病との鑑別が必要なレビー小体型認知症，前頭側頭葉変性症に加え，特に高齢者タウオパチーに多くの分量を割いていることは本書の白眉をなす点だと思います。また，第Ⅴ章「拡散強調像が鍵となる疾患」も類書に例を見ない詳細な記載で熟読に値します。

私が初めて徳丸先生の謦咳に接する機会を得たのは約20年前ですが，患者さんの利き手や性別だけでなく，さまざまな背景をあたかも見てきたが如く言い当てられることに驚かされました。それは，卓越した観察眼で相手の職業や出身などを言い当てる，名探偵シャーロック・ホームズを彷彿とさせるものでした。医師でもあった作者コナン・ドイルが，「花婿失踪事件（A Case of Identity）」のなかでホームズに語らせた，

> *"Not invisible but unnoticed, Watson. You did not know where to look, and so you missed all that was important."*

という言葉は，まさに徳丸先生の画像診断に当てはまる言葉だと思います。その一端は，第Ⅰ章「鑑別診断の基本」のなかで，画像を「隅から隅までみる」ことの大切さに言及されていることからもわかります。そして，徳丸先生はその先に何をみようとしているのか？　それが本書を紐解くと明らかになりますが，"すべては患者さんのよりよい診断・治療・生活のために活かされなければならない"という信念に貫かれています。

徳丸先生のレポートは常に担当臨床医のアクションを促すものですが，本書はそのような神経放射線診断医としての徳丸先生の矜持に触れることのできる，貴重な体験をもたらしてくれます。専門的な診断医を目指す若い先生方には特に"座右の書"として熟読していただきたく，本書を推薦いたします。

2025年2月

東京都健康長寿医療センター研究所 神経画像研究チーム

石井賢二

序

　七十七歳で喜寿，八十歳は傘寿，八十八歳では米寿，九十歳卒寿，九十九歳白寿，百歳百寿と，齢を重ねることを私達の社会は常に寿いできました。古い時代の東北の地では，認知症は二度童子（にどわらし）ともよばれていたと聞きます。二度童子：ふたたびの子供時代がそこにある，というその言葉からは，齢を重ねることや認知症であることを，人々が受容してきた暖かさやおおらかさも感じとれるように思います。家族や地域社会のありかたも大きく変容し続ける2025年現在，わが国では百寿者が9万5千人を越えました。未曾有の超高齢化社会が現実となり，認知症と真摯に向き合うことが喫緊の課題となっています。世界を見渡しても，Alzheimer's Disease International（https://www.alzint.org/）によれば，2020年に認知症は5,500万人を数え（これは少なく見積もった数字といえる），3秒ごとに世界のどこかで新たに1人が認知症となり，認知症罹患者は20年ごとに2倍のスピードで増加し，2050年には1億3,900万人が認知症になると試算し，今こそ社会を挙げて認知症に取り組むべきであると警鐘を鳴らしています。

　さて，どのような時代が巡ってきたとしても，認知症患者一人一人が適切な医療，看護，介護を選択し，"より豊かに生き抜く"ための第一歩は，"あなたの認知症，私の認知症の原因は何か"を知ることにあると思います。まず，病因を突き止め，その病因に対処する道筋を立てることが大事だということは，ほかのどのような病とも異なることはないはずです。

　今，認知症画像診断は明確な転換期を迎えています。2021年6月に米国食品医薬品局（US Food & Drug Administration：FDA）は，アルツハイマー病の主病因の1つであるアミロイドβ（Aβ）を標的とする抗Aβ抗体薬アデュカヌマブを承認しました。その際には，治験結果の解釈，治験段階のプライマリーエンドポイントを満たしているのかどうか，適応患者選択はいかにあるべきか，ARIA（amyloid-related imaging abnormalities（第Ⅲ章1 アルツハイマー病，p.32参照）をはじめとする副作用評価のあり方など大きな議論を巻き起こし，それらの課題を継続して検討すべきであると銘記しつつの承認でした。その後，わが国においても臨床実装への準備が進み，2025年1月現在，2つの抗Aβ抗体薬が保険収載され，軽度認知障害，アルツハイマー病初期への薬剤投与が始まっています。いよいよ認知症画像診断は，臨床診断の補助あるいは除外（鑑別）の役割に留まらず，疾患修飾薬開発や疾患予防に直接寄与すべき時期に到達し，発症前からごく初期段階での診断バイオマーカー，および疾患修飾薬（治験段階を含む）効能サロゲートマーカーとして客観的，かつ汎用性をもって確立することをも求められています。神経画像への期待は大きく，この重い責任を果たすために精度管理，標準化，汎用性の検証，疾患単位に留まらない疾患横断的な検証などが進められていますが，その第一歩はやはり日常の画像診断にあります。新しい役割を果たすためには，アルツハイマー病一つを取り上げても病因蛋白のAβやタウが脳内に存在することを可視化することが求められるのですが，日常臨床診断でその責務に応えることは容易なことではありません。発症前のアルツハイマー病を，日常臨床で用いるMRIやCTで診断できているのかと問われれば，否と答えざるをえません。しかし，それでも筆者は，

発症前診断を視野にいれた診断バイオマーカー，サロゲートマーカーとしての神経画像研究の役割と日常臨床における認知症画像診断は乖離すべきものではなく，それぞれに大切な役割があり，途切れることなく稠密につながっているはずだと信じたい。臨床，看護，介護，行政，患者さん，患者さんのご家族にとって，病態を可視化して提示しうる神経画像の意味はある，そのことをこの原稿を起こすにあたり，改めて一緒に考えていきたいと思っています。

　認知症は，私達が生きる過程で得る術，愛し，学び，働くことの原動力となる情動，知能，意欲のいずれもが失われていく過程であり，病態を表すものです。画像診断医は，逆説的ではありますが"認知症という画像診断名はない"と心し，認知症をきたす無数の疾患を客観的画像情報に基づき，できるだけ正確に臨床に結び，病態を明らかにするために目を凝らしています。Aβやタウがみえずとも，日常画像診断の現場では，これからも"普通の"CTやMRIが認知症診断の第一選択です。適切な対処によって臨床症状の改善が望める疾患，ハキム病（特発性正常圧水頭症），代謝性脳症，アミロイドアンギオパチー関連炎症などをまず正しく鑑別し，そのうえで認知症をきたす要因が血管性であるのか，変性性認知症であるのか，そのほかの因子であるのかを見極め，もてるモダリティを駆使し，病期の判断，背景疾患について臨床に役立つ情報を提供することの重要さは，いや増していると実感しています。

　認知症を取り巻く課題は多面的です。2017年3月に施行された改正道路交通法により，運転免許更新時一定の交通違反を行った際に警察で行う簡易認知機能検査で「認知症疑い」となった75歳以上の高齢者は，都道府県公安委員会の指示によって認知症であるかどうかの検査，診断を受けることが必要となり，この過程で"画像診断"による判断を求められることも増えました。おのずから社会情勢と深くかかわっていることに驚きます。この一事をとっても，日常臨床で得られる日々の画像情報の積み重ねは，地域で生きる高齢者にどのような社会的サポートが必要か，どのように認知症発症予防，進行抑制をしていくか，認知症，軽度認知障害を社会がどのように受容していくか，適切な医療費配分，社会福祉基盤整備の指針ともなりうるもののように感じています。

　筆者は，2005年1月1日に独立行政法人東京都健康長寿医療センター（旧東京都老人医療センター）放射線診断科に赴任し，高齢者画像診断に初めて従事することになったのですが，当初は五里霧中，手も足も出ませんでした。同じ条件でT2強調横断像を撮像しても，40代と80代では，なにしろ黒白のコントラストが異なってみえるのですから！　さらには，認知症の患者さんに画像を撮る必要があるのか？　放射線科医が脳の画像を読影するのか？　あなたに脳が読めるのか？　とまで問われ，受け容れていただくまでに紆余曲折がありました。まず画像を撮っていただくことからお願いし，診断の道筋に神経画像を入れていただくための努力はごく矮小なものでありました。しかし，私達は今日，真に公平に，あるべきバイオマーカー，サロゲートマーカーを提供するために，日常臨床診断機器でもあるMRI，CTと，保険適用の限定，機器の数やスタッフに制限のあるPET，さらには脳脊髄液，血液バイオマーカーなど最先端診断技術を適切に組み合わせ，認知症に対峙する社会インフラを整備する機運のなかにいます。同時に，認知症と向き合うなかでは，「撮る意味があるのか？」と20年前に問われたことにもう一度向き合うことも少なく

ありません。"知らないでいる選択，診断を受けない選択"もあり，その理由はさまざまですが（そのなかには，個々の経済的な事情も含まれる），それぞれに尊重されるべき場面に直面いたします。公平に画像を提供するとはどういうことなのか，正常とは何かさえ，いまだに考えさせられる日々が続いています。

　五里霧中のなか，指針となったのは研修医1年目の東京都立広尾病院放射線科での経験です。そこでは小林　剛先生の下，毎日全員がその日のすべての画像を共有し，議論が交わされていました。小林　剛先生は，責任者として多忙のなか，画像診断を得たすべての患者さんを追跡しておられました。手術があれば手術所見と病理を，剖検があればその記録を確認し，画像に対応され，記録を取っておられたのです。ときを経て，筆者の所属する東京都健康長寿医療センターでは，病理診断科　新井富生先生，神経病理，ブレインバンクの齊藤祐子先生，村山繁雄先生をはじめとする皆さん，PETセンター　石井賢二先生をはじめ研究所の先生方，スタッフの皆さん，臨床各科の先生方，海野　泰技師長をはじめとする放射線科技師の皆さん，看護師，事務方，かかわるあらゆるスタッフの皆様による不断の努力と患者さん，またご家族の尊いお気持ちに支えられ，毎週剖検症例のカンファレンスが行われています。その場所に集い，臨床—画像—病理の連関を学ぶなかで，二次元の黒白の画像は，各々に異なる多面的な様相をみせてくれるようにもなりました。いまだに筆者自身は五里霧中におりますが，本書が日常臨床診断医として，多彩な認知症の背景を読み解くよすがとなるよう，努めたいと考えています。

　認知症の画像診断は，読影室の中だけでは完結せず，主治医，臨床心理士，技師，看護師，患者さんとご家族，サポートケアスタッフ，病理医，研究者，かかわるすべての人とともに，画像診断レポートを育てていくことが大事なのではないかと感じています。多くの専門家がかかわる領域であるがゆえに，それぞれのお立場から本書の内容が物足りないとお感じになることがあると思いますが，日常臨床診断からの問いかけであり，今この時点の第一歩と御寛恕いただき，ご教示をいただければ嬉しく存じます。

　本書は単著となっていますが，書き進めれば進めるほど，関係するすべての皆さんとの共著であるという思いが深まりました。謝辞を申し述べるべき皆さんは文字どおり枚挙にいとまがなく，個別に挙げることが叶いません。井藤英喜名誉理事長，東京都健康長寿医療センターのすべての皆さん，小さな放射線科に遠方から学びに来てくださった櫻井圭太先生，宮田真里先生をはじめとする次代を担う皆さん，ご教示をいただきお支えいただきました皆さんに，深く感謝を申し上げます。また，Medical View社の井上紘一郎さんには，逡巡し逃げまどう筆者を励まし，形にしていただくためのすべてをサポートしていただきました。お仕事の域を超えた"編集の力"なくして本書は成立しませんでした。心より御礼申し上げます。

2025年睦月

東京都健康長寿医療センター 放射線診断科

徳丸阿耶

CONTENTS

第IV章　血管性認知症

第V章　拡散強調像が鍵となる疾患

第VI章　積極的鑑別が必要な背景疾患

第VII章　高齢者てんかんと認知症

第VIII章　複合病理

第IX章　社会とのかかわり～これからの画像診断の役割

関連略語一覧

	略称	欧名（フルスペル）	和名
A	AC	anterior commissure	前交連
	AD	Alzheimer's disease	アルツハイマー病
	ADC	apparent diffusion coefficient	（見かけの）拡散係数
	ADLD	adult-onset autosomal dominant leukodystrophy	成人発症常染色体優性白質ジストロフィー
	AGD	argyrophilic grain disease	嗜銀顆粒顆粒病
	AOP	artery of Percheron	Percheron動脈
	APOE	apolipoprotein E	アポリポ蛋白E
	APP	amyloid precursor protein	アミロイド前駆体蛋白質
	ARIA	amyloid related imaging abnormalities	アミロイド関連画像異常
	AVIM	asymptomatic ventriculomegaly with features of idiopathic normal pressure hydrocephalus on magnetic resonance imaging	特発性正常圧水頭症のMRI所見を伴う無症候性脳室拡大
	Aβ	Amyloid β	アミロイドβ
B	BAD	branch atheromatous disease	分枝アテローム病（分枝粥腫型梗塞）
	BD	Binswanger disease	ビンスワンガー病
	BPSD	behavioral and psychological symptoms of dementia	認知症に伴う行動・心理症状
	bvFTD	behavioral variant frontotemporal dementia	行動障害型前頭側頭型認知症
	BVR	brain/ventricle ratio	冠状断z軸方向の側脳室直上の脳の最大縦幅/側脳室の最大縦幅
C	CAA	cerebral amyloid angiopathy	脳アミロイド血管症
	CADASIL	cerebral autosomal dominant arteriopathy with subcortical infarcts and leukoencephalopathy	皮質下梗塞と白質脳症を伴う常染色体顕性脳小動脈症
	CARASIL	cerebral autosomal recessive arteriopathy with subcortical infarcts and leukoencephalopathy	皮質下梗塞と白質脳症を伴う常染色体潜性脳小動脈症
	CARTS	cerebral age-related TDP-43 with sclerosis	—
	CBD	corticobasal degeneration	大脳皮質基底核変性症
	CBS	corticobasal syndrome	大脳皮質基底核症候群
	CCCD	crossed cerebello-cerebral diaschisis	—
	CJD	Creutzfeldt-Jakob disease	クロイツフェルト・ヤコブ病
	CSD	cortical spreading depression	皮質拡延性抑制
	CSDH	chronic subdural hematoma	慢性硬膜下血腫
	CSF	cerebrospinal fluid	脳脊髄液
	CTE	chronic traumatic encephalopathy	慢性外傷性脳症
D	DAI	diffuse axonal injury	びまん性軸索損傷
	DAT	dopamine transporter	ドパミントランスポーター（輸送担体）
	DESH	disproportionately enlarged subarachnoid-space hydrocephalus	くも膜下腔の不均衡分布
	DG	dementia with grains	嗜銀顆粒性認知症

	略称	欧名（フルスペル）	和名
	DKI	diffusional kurtosis imaging	拡散尖度像
	DLB	dementia with Lewy body	Lewy小体型認知症
	DLDH	dementia lacking distinctive histology	組織学的所見の特徴を欠く認知症
	DS	Diogenes syndrome	ディオゲネス症候群
	DTI	diffusion tensor imaging	拡散テンソル像
	DVI	diffuse vascular injury	びまん性血管損傷
	DWI	diffusion-weighted imaging	拡散強調像
E	EOAD	early-onset AD	早発性AD
F	FAD	familial AD	家族性AD
	FBS	frontal behavioral-spatial syndrome	前頭葉性行動・空間症候群
	FFI	fatal familial insomnia	致死性家族性不眠症
	FTD	frontotemporal dementia	前頭側頭型認知症
	FTLD	frontotemporal lobar degeneration	前頭側頭葉変性症
	FXS	fragile X syndrome	脆弱X症候群
	FXTAS	fragile X-associated tremor ataxia syndrome	脆弱X関連振戦・失調症候群
G	GGT	globular glial tauopathy	グリア細胞球状封入体タウオパチー
	GSS	Gerstmann-Sträussler-Scheinker disease	ゲルストマン・ストロイスラー・シャインカー病
H	HDLS-CSF1R	hereditary diffuse leukoencephalopathy with spheroid-CSF1R	軸索スフェロイド形成を伴う遺伝性びまん性白質脳症
	HDS-R	Revised version of Hasegawa's Dementia Scale	改訂長谷川式簡易知能評価スケール
	HS	hippocampal sclerosis	海馬硬化症
	HS-Aging	hippocampal sclerosis in Aging	高齢者の海馬硬化症
I	iNPH	idiopathic normal pressure hydrocephalus	ハキム病（特発性正常圧水頭症）
	IRIS	immune reconstitution inflammatory syndrome	免疫再構築症候群
	IVL	intravascular lymphoma	血管内リンパ腫
L	LATE	limbic-predominant age-related TDP-43 encephalopathy	辺縁系優位型加齢性TDP-43脳症
	LBD	Lewy body disease	Lewy小体病
	LOAD	late-onset AD	晩発性AD
M	MCI	mild cognitive impairment	軽度認知障害
	MCP	middle cerebellar peduncle	中小脳脚
	MELAS	mitochondrial myopathy, encephalopathy, lactic acidosis and stroke-like episodes	―
	MMSE	Mini-Mental State Examination	―
	MRPI	MR parkinsonism index	―
	MSA	multiple systemic atrophy	多系統萎縮症
N	NFT	neurofibrillary tangle	神経原線維変化
	nfvPPA（あるいはnaPPA）	non-fluent variant of PPA（あるいはnonfluent/agrammatic variant of PPA）	非流暢性/失文法型原発性進行性失語症
	NIID	neuronal intranuclear inclusion disease	神経核内封入体病
	NMO	neuromyelitis optica	視神経脊髄炎
	NMOSD	neuromyelitis optica spectrum disorder	視神経脊髄炎関連疾患
	NPH	normal pressure hydrocephalus	正常圧水頭症

	略称	欧名（フルスペル）	和名
O	OPDM	oculopharyngodistal myopathy	眼咽頭遠位型ミオパチー
	OPML	oculopharyngeal myopathy with leukoencephalopathy	白質脳症を伴う眼咽頭型ミオパチー
P	PADRE	phase difference enhanced imaging	位相差強調画像
	PART	primary age-related tauopathy	原発性年齢関連タウオパチー
	PC	posterior commissure	後交連
	PCA	posterior cortical atrophy	後部大脳皮質萎縮症
	PD	Parkinson's diseasae	パーキンソン病
	PDD	PD with dementia	認知症を伴うパーキンソン病
	PML	progressive multifocal leukoencephalopathy	進行性多巣性白質脳症
	PNFA	progressive non-fluent aphasia	進行性非流暢性失語
	PPA	primary progressive aphasia	原発性進行性失語症
	PRES	posterior reversible encephalopathy syndrome	―
	PrP	prion protein	プリオン蛋白
	PSD	periodic synchronous discharge	周期性同期性放電
	PSP	progressive supranuclear palsy	進行性核上性麻痺
	PSPS	progressive supranuclear palsy syndrome	進行性核上性麻痺症候群
	ptau	phophorylated tau	リン酸化タウ
	PVH	periventricular hyperintensity	―
	PVL	periventricular lucency	―
	PVS	perivascular space	血管周囲腔
Q	QSM	quantitative susceptibility mapping	定量的磁化率マッピング
R	RVCL	retinal vasculopathy with cerebral leukodystrophy	―
S	SAH	subarachnoid hemorrhage	くも膜下出血
	SD	semantic dementia	意味性認知症
	SD-NFT	senile dementia of the neurofibrillary tangle type	神経原線維変化型老年期認知症
	sFI	sporadic fatal insomnia	孤発性致死性不眠症
	SLE	systemic lupus erythematosus	全身性エリテマトーデス
	sMRI	strucural MRI	構造的MRI
	SNAP	suspected non-Alzheimer's disease pathophysiology	非アルツハイマー病の病態が疑われるケース
	sNPH	secondary normal pressure hydrocephalus	二次性正常圧水頭症
	SPM	statistical parametric mapping	統計的パラメトリックマッピング
	SWI	susceptibility-weighted imaging	磁化率強調像
T	TFNE	transient focal neurological episodes	一過性局在性神経学的エピソード
	TGA	transient global amnesia	一過性健忘
	TIA	transient ischemic attack	一過性脳虚血発作
V	VaD (VD)	vascular dementia	血管性認知症
	vCJD	variant Creutzfeldt-Jakob disease	変異型CJD
	VPSPr	variably protease-sensitive prionopathy	―

第 I 章 鑑別診断の基本

1. 認知症の画像診断とは

認知症という画像診断名は存在しない！

「検査目的：認知症疑い」という依頼を，CT，MR，核医学検査を問わず日常臨床でよく目にしますが，そのレポートに「診断＝認知症」と書くことは画像診断医には許されません。認知症は，認知機能障害を示す状態，病態を表す言葉であって，画像診断名ではないからです。わが国は百寿者8万人を超える超高齢社会の真っただ中に突入しています。そのなかで"認知症"とどのように対峙し，いかに受容していくかという課題の克服に，画像診断は欠かせない重要な手段の1つとなっており，やりがいもあります。他疾患と同様あるいはそれ以上に，認知症診断には患者の病期，経過を踏まえ，各臨床科とのコミュニケーションを密に診断過程を進めることが大切です。

一方，最短で的確な診断に辿り着くために，客観的画像情報は，常にほかの臨床情報から独立していることも肝要だと思います。矛盾するようですが，語り合うことのなかで，画像の客観性を素直に見据え，画像診断医として意見を述べ続けることで新たな病態が浮かび上がってくることもあります。画像診断医は，**臨床**の付託に応え，臨床と画像，患者と画像，家族と画像，患者を支える人々，社会とつながる情報を包含する**目前の画像**の客観性を信じ，明確にしてゆく役割を担っているのではないかと思います。

画像でみえるものは，"認知症"の多様な側面の一部にすぎないとも言えますが，ハキム病（特発性正常圧水頭症，idiopathic normal pressure hydrocephalus：iNPH）のように治療で改善が望める疾患（第Ⅱ章 水頭症，p18），代謝性脳症（第Ⅵ章，p222）など適切な救急対応によって改善あるいは増悪を予防できる疾患にとって，迅速で正確な画像診断は欠かせません（第Ⅵ章 積極的鑑別が必要な背景疾患，p210）し，アルツハイマー病（Alzheimer disease：AD）やLewy小体型認知症（dementia with Lewy body：DLB）などの変性性認知症では，近年相次いで診断基準の改定がなされ，いずれにおいても画像検査が重要なバイオマーカーとして明確に記載されました（第Ⅲ章2，p71）。また，今般臨床実装されたAD疾患に対する抗Aβ抗体薬の適応判断，副作用，薬効評価を含めたフォローアップにも神経画像診断は必須のツールとして欠かせません。変性性認知症は，まるで患者の人生に沿うかのように長い経過をもつ場合も多く，当然のことながら病前，病初期，進行期で，画像所見は異なります。診断名のみならず，病態を把握する姿勢もまた認知症，ひいては高齢者の画像診断に求められていると感じています。

筆者自身の力不足もあり，550床の市中病院，高齢者専門病院の日常からみえるものは多くないかもしれませんが，医師，技師，看護師，多くの医療スタッフの協力で得られた画像を，限られた誌面の中で一緒に読み解いていければと思います。

2. 実際に鑑別してみよう

認知症をきたす背景疾患は多種多様

日常臨床でまずなすべきは鑑別診断です。MRI（MRI禁忌ではCT）は，第1選択です

認知症をきたす背景疾患は，少なく見積もっても100以上あります。**表1**に，認知症をきたす主な鑑別疾患を示しましたが，これらはごく一部に過ぎません。また高齢になればなるほど，脳血管障害とAD，ADとLewy小体型認知症，水頭症とAD合併など，複数の病態が背景に存在することは当たり前で，患者1人ひとりそれぞれに異なる膨大な病態が存在します。なかなか難しいことではありますが，疾患に特異的な局所の評価とともに，"脳全体を俯瞰"することが重要になります。多忙な日常画像診断の現場から，特徴的な画像所見によって診断できるものを確実にとりあげ，かつ"可逆的，治せる認知症"を適切な時期に診断し，情報を提供することが，筆者らがまずなすべき役割だと考えます。

図1に認知症画像診断のプロセスを示しました。一見，繁雑にみえるのですが，このプロセスを，画像診断専門医はおそらくは最初の3分くらいでこなし，たくさんの画像診断レポートに対峙しているのではないでしょうか。本項では，

表1 認知症をきたす疾患

変性性認知症	血管性認知症	画像診断が有用で，一部，治療奏効の可能性を包含する
● アルツハイマー病（AD） ● Lewy小体型認知症，認知症を伴うパーキンソン病 ● 嗜銀顆粒性認知症 ● 前頭側頭型認知症 ● 進行性核上性麻痺（PSP） ● 大脳皮質基底核変性症（CBD） ● 神経原線維変化型認知症（SD-NFT） ● globular glial tauopathy（GGT） ● chronic traumatic encephalopathy	● 大きな梗塞，出血 ● ビンスワンガー病 ● 戦略拠点型脳梗塞 ● 皮質微小梗塞 ● アミロイドアンギオパチー ● 低灌流性 ● 慢性硬膜下血腫 ● その他	● アミロイドアンギオパチー関連炎症 ● ハキム病（iNPH） ● 悪性リンパ腫，神経膠腫，髄膜腫，転移性脳腫瘍など，腫瘍性病変 ● 進行性多巣性白質脳症（PML：progressive multifocal leukoencephalopathy） ● 神経梅毒 ● てんかん ● アルコール関連 ● 痙攣後脳症 ● AIDS（acquired immune deficiency syndrome）関連脳症 ● 神経感染症 ● 代謝性脳症 ● ビタミンB$_1$欠乏症 ● ビタミンB$_{12}$欠乏症，葉酸欠乏症など ● 血管炎 ● 脱髄疾患 ● 中毒 　▶一酸化炭素中毒 　▶薬物 　▶金属 ● プリオン病 ● 核内封入体病 ● adult-onset leukoencephalopathy with axonal spheroids and pigmented glia（ALSP）/ Hereditary diffuse leukoencephalopathy with spheroid-CSF1R（HDLS-CSF1R） ● 白質脳症（多様な病態がある） ● 頭部外傷後 ● 生活不活発病 ● 栄養障害 ● 臓器不全および関連疾患 　肝性脳症 　腎不全

この表は一部に過ぎない，また重複も多いことに注意を要する。

（徳丸阿耶ら：画像診断の賢い選択　検査A and/or 検査B 2. 認知症が疑われる患者での画像選択　日獨医報　63; 14-49: 2018 を基に作成）

図1 認知症画像検査のプロセス

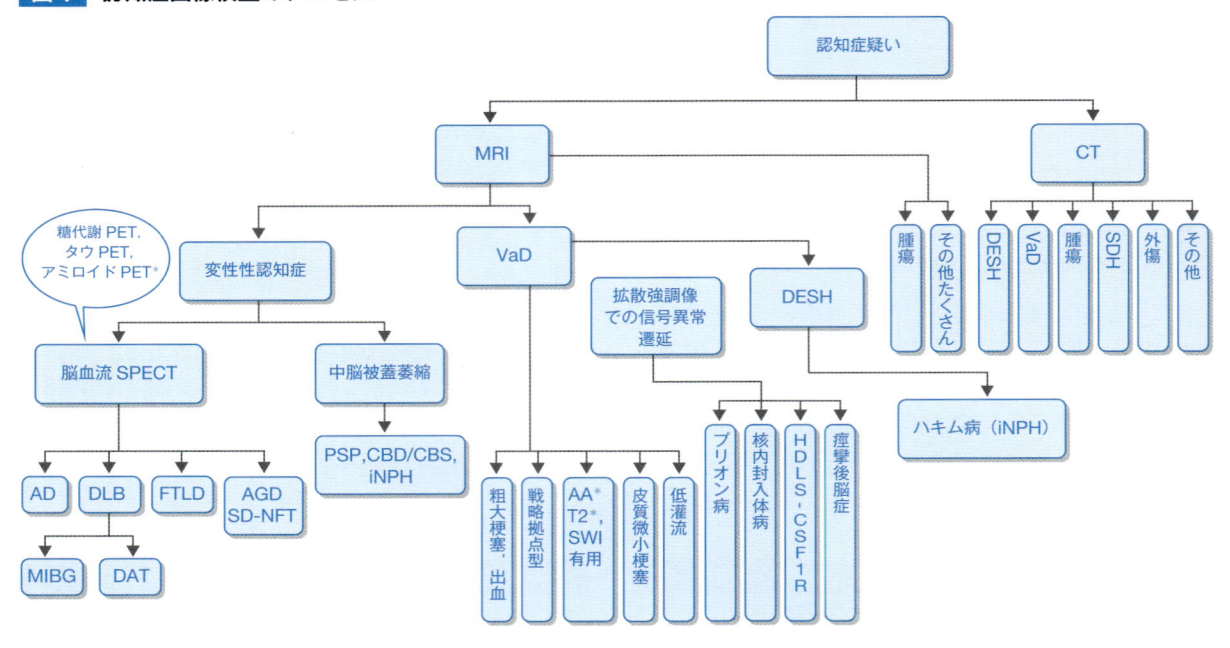

（徳丸阿耶ら：画像診断の賢い選択　検査 A and/or 検査 B 2. 認知症が疑われる患者での画像選択　日獨医報　63; 14-49: 2018 を基に作成）

AD：Alzheimer's disease，DLB/PDD：Dementia with Lewy bodies，FTLD：frontotemporal lobar degeneration，AGD：argyrophilic grain disease，PART：primary age-related tauopathy，SD-NFT：Senile dementia of the neurofibrillary tangle type(tangle only dementia，MIBG：MIBG 心筋シンチグラフィ ［123I-MIBG(metaiodobenzylguanidine) 心臓交感神経シンチグラフィ]，DAT：ドパミントランスポーターイメージングは，123I-ioflupane(123I-FP-CIT) SPECT，PSP：progressive supranuclear palsy，CBD/CBS：corticobasal degeneration/coticobasal degeneration syndrome，VaD：vascular dementia，AA：amyloid angiopathy，HDLS-CSF1R：Hereditary diffuse leukoencephalopathy with spheroid-CSF1R (HDLS-CSF1R)，DESH：disproportionately enlarged subarachnoid-space hydrocephalus，iNPH：idiopathic normal pressure hydrocephalus，SDH：subdural hematoma，T2＊：T2＊強調像，SWI：susceptibility weighted imaging（磁化率強調像）

＊：糖代謝 PET，タウ PET は保険収載されていない。アミロイド PET は，抗Aβ抗体薬適応に際し，今般保険収載が認められた

その最初の3分勝負のプロセスを押さえていきます。

最初の3分で，どこをみる？

脳室，脳溝拡大をみたら？

　高齢者において，萎縮の局在評価を視診で行うことは案外難しいものです。通奏低音として生理的にゆっくりと萎縮は進行しつつあり，かつ，高血圧，糖尿病，変性疾患，血管障害などのさまざまな要素が重畳し，画像に表れてくるためです。高齢者専門病院に勤務する筆者は，毎日65歳以上の脳画像を見続けていますが，なおもって，脳室・脳溝拡大をみて，それが「加齢による萎縮である」と確信的にレポート記載できないことも多いです。

　図2，3に，80歳代後半，90歳代の2例を掲示します。お二方とも配偶者を介護し，日常生活は自立していました。図2は，"真の正常"とは何かを示してくれているようです。図3では，詳細不明の認知機能障害は記載されていたものの，配偶者の介護もこなしながらADLは保たれており，萎縮の要因となる疾患，認知症をきたすような変性疾患は病理学的検索で特定できませんでした。ほんの一部をお示したのみですが，ことほどさように高齢者の画像は示唆に富み，多彩です。

どのように脳室拡大を記載する？

まず，ハキム病（特発性正常圧水頭症）を鑑別しましょう（第II章　特発性正常圧水頭症，p22）

　ハキム病（特発性正常圧水頭症，idiopathic normal pressure hydrocephalus：iNPH）は，高齢者の認知症において，最初に鑑別すべき重要疾患の1つです。正確な診断と治療適応判断で，臨床的改善が見込めるためです。日本から発信され，2020年第3版が発刊された診療ガイドライン[1-3]は今やグローバルスタンダードとなり，そのなかで画像所見は重要な役割を果たしています。詳細は次章の水頭症で述べますが，Evans index＞0.3 [NOTE1]（図4参照）の脳室拡大をみたら，たとえ横断画像しか得られていなかったとしても，まずは**脳溝の状況**をみましょう。特に高位円蓋部（図5，

図2　80歳代後半，性別非公表

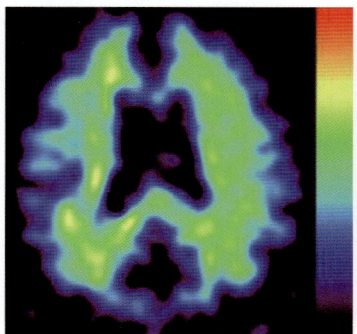

a：アミロイドPET像

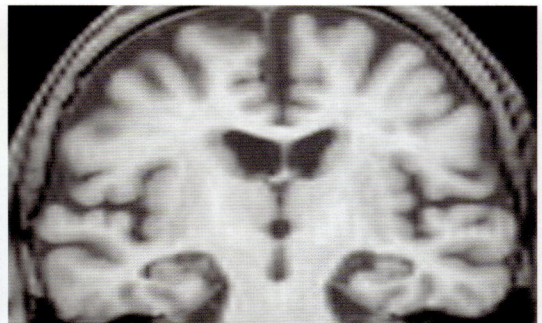

b：T1強調冠状断像

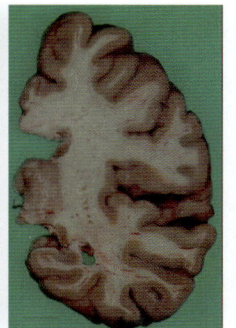

c：マクロ病理像

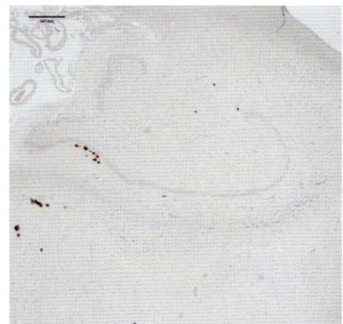

d：Aβ染色像

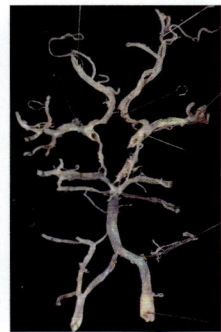

e：ウイルス輪を含めた
脳主幹動脈の病理像

f：脳底からの肉眼所見像

背景に変性認知症を認めず，動脈硬化も
軽度である。

[c, d の病理画像は，東京都健康長寿医療
センター神経病理，高齢者ブレインバンク 齊
藤祐子先生，大阪大学大学院連合小児発達
学研究科 附属子どもの心の分子制御機構研
究センター ブレインバンク・バイオリソース
部門・常勤特任教授，大阪大学医学部附属病
院神経内科・脳卒中科（兼）東京都健康長寿
医療センター高齢者ブレインバンク・バイオリ
ソースセンター事務局長 常勤特任研究員（神
経病理）・脳神経内科（兼）（クロスアポイント）
村山繁雄先生のご厚意による]

図3　90歳代，性別非公表

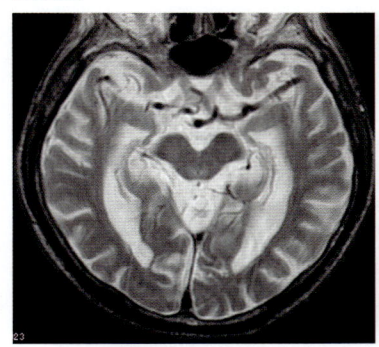

a：T2強調横断像

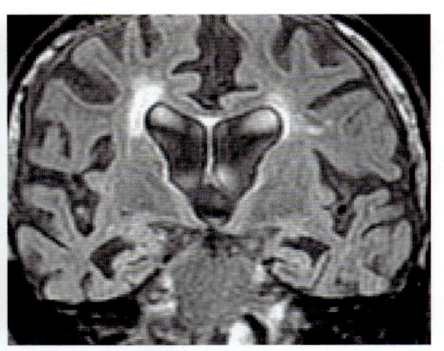

b：FLAIR冠状断像

[c, d の病理画像は，東京都健康長寿医療センター神
経病理，高齢者ブレインバンク 齊藤祐子先生，大阪大
学大学院連合小児発達学研究科 附属子どもの心の分子
制御機構研究センター ブレインバンク・バイオリソース
部門・常勤特任教授，大阪大学医学部附属病院神経内
科・脳卒中科（兼）東京都健康長寿医療センター高齢者
ブレインバンク・バイオリソースセンター事務局長 常勤
特任研究員（神経病理）・脳神経内科（兼）（クロスアポ
イント）村山繁雄先生のご厚意による]

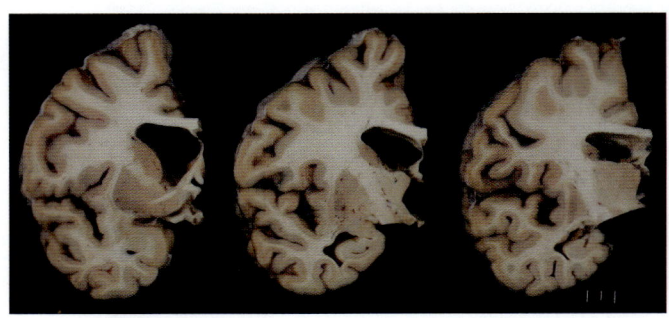

c：マクロ病理像

背景に変性性認知症を認めず，動脈硬化も軽度である。

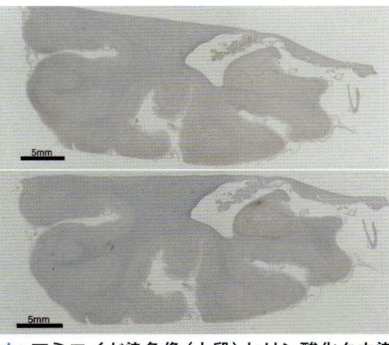

d：アミロイド染色像（上段）とリン酸化タウ染色像（下段）

図4　90歳代，性別非公表

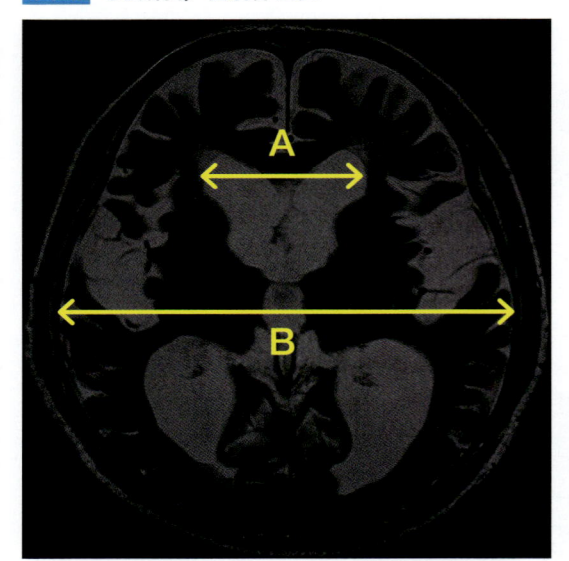

（自治医科大学放射線医学教室　森　墾
先生のご厚意による）

$$\frac{A}{B} > 0.3$$

A＝両側側脳室前角間最大径
B＝その断面における頭蓋内腔幅

hydrocephalus（DESH）所見の見極めに進みます[1-4]（第Ⅱ
章，図12～15，p24～26）。

NOTE 1　Evans index

　側脳室前角の最大幅を同一断面の頭蓋内幅で除
したものです。0.3を基準とします。0.3以上の場合に
は，ハキム病（iNPH）の鑑別に進みます（第Ⅱ章，図3，
p20）。

片側優位の脳室，脳溝拡大をみたら？

　高齢者，認知症疑い症例の初回検査で，片側優位の脳室，
脳溝拡大が全体に認められる場合があります。表2に思い
浮かべたい鑑別疾患をまとめてみました。詳細は各章で述
べますが，ここでいくつかの例を取り上げてみましょう。

内頸動脈高度狭窄／閉塞

皮質梗塞，皮質微小梗塞も確認

　皮質微小梗塞は認知症にかかわります

　もちろん，陳旧性の脳炎，脳症後，外傷後（これらは乳幼

脳の上のほう，真ん中参照）の脳溝が60歳以上で脳脊髄液
がみえない状態であったら，水頭症診療ガイドラインに従っ
て，不均衡な脳脊髄液腔の形態，病態を反映する
disproportionately enlarged subarachnoid-space

図5　Evans index ＞ 0.3 の脳室拡大をみたら

高位円蓋部，特に真ん中，後ろのほうが狭くなっていないかをみる

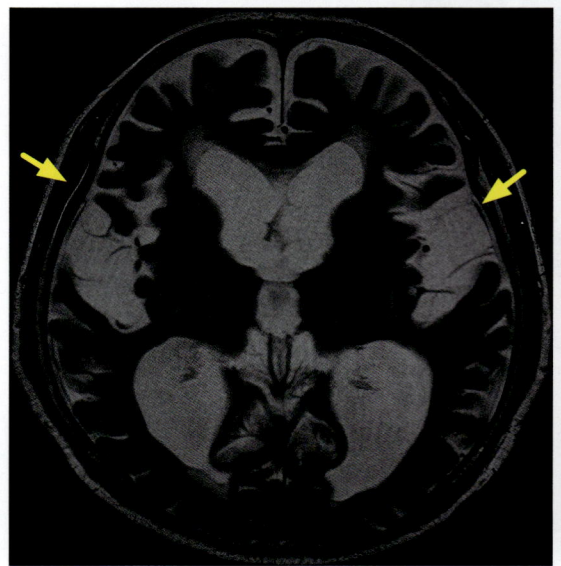

Evans index ＞ 0.3，シルビウス裂は拡大している（→）。

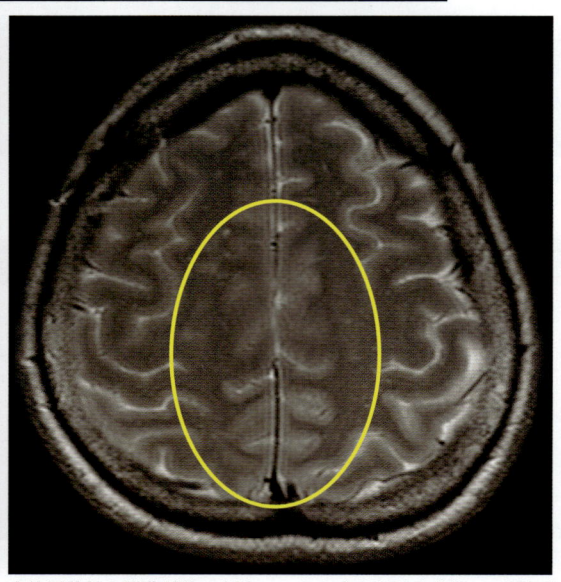

高位円蓋部の脳溝が狭い（○）→ハキム病（iNPH）を疑って評価を進める。

表2　片側優位の脳萎縮を示す主な鑑別疾患

- 片側内頸動脈高度狭窄・閉塞
  - ▶では内頸動脈，椎骨脳底動脈のflow voidチェックは必須
    椎骨脳底動脈のflow voidチェックは必須
- CTでも，血管壁石灰化の有無を確認
- 前頭側頭型認知症
- 大脳皮質基底核変性症
- 片側優位のADも珍しくない
- 陳旧性脳血管障害
- 陳旧性の脳炎，脳症後，外傷後，痙攣後など
  - ▶これらのなかには乳幼児期からの情報が必要な場合もある
- もやもや病

児期からの情報も必要な場合がある）に片側優位の萎縮が生じることは，ほかの年代の診断となんら変わるところはありませんが，高齢者の脳MRIで片側萎縮をみたら，内頸動脈

のflow voidを確認することが大切です（図6参照）。

図6の症例は，左内頸動脈高度狭窄に対して内頸動脈ステント留置術が施行され，臨床的改善を認めています。認知症やパーキンソン症候群疑いの初回検査で，明瞭な梗塞や，慢性虚血変化がとらえられない内頸動脈の高度狭窄/閉塞例に萎縮の進行を認める場合は少なくありません。

図7は，両側狭窄症例です。数年の経過で進行する辺縁系を含めた萎縮，認知障害の進行がありADが疑われていましたが，背景に神経変性疾患は確認されず，内頸動脈高度狭窄が病態の背景にあったことが推定されます。血流動態は複雑で，この画像のみで病態を説明するのは難しく，なかなか一筋縄ではいきませんが，初回検査で血管の状態をある程度指摘できれば，次のステップでなすべきこと，検討すべきことがみえてくることがあります。高齢者の検査では，体動により十全な検査施行が難しい場合もあり，

図6　片側萎縮をみたら，血管は必ずみる

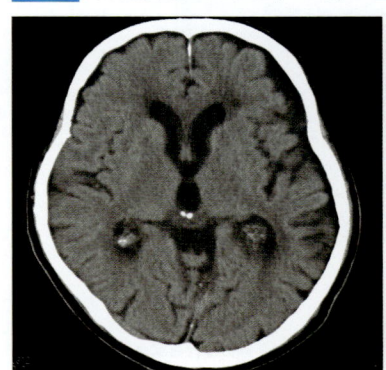
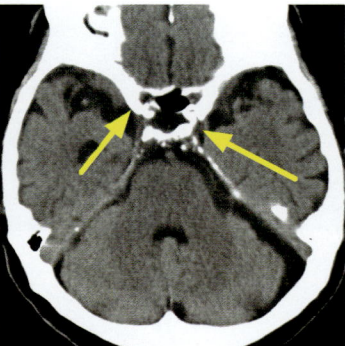
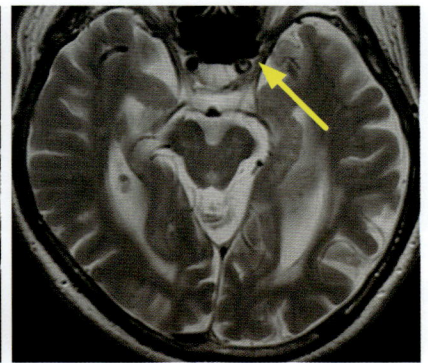

a：頭部CT像　　b：頭部CT像　　c：MRI　T2強調像

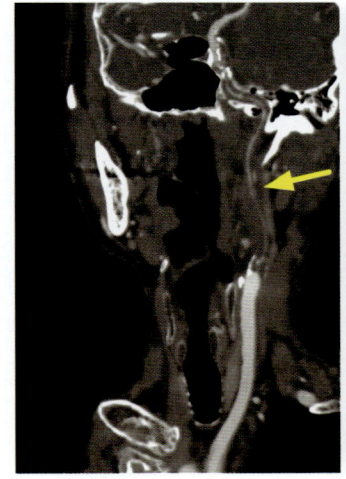
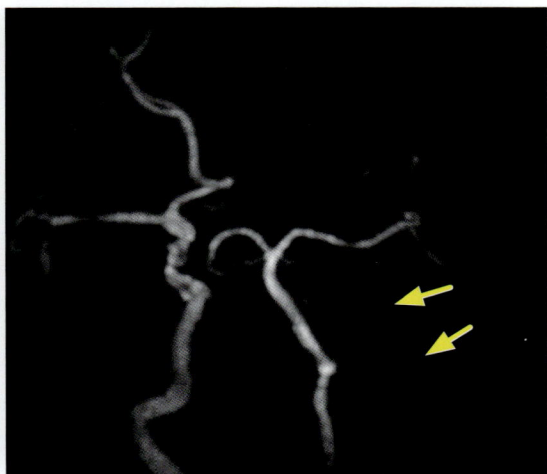

d：3D-CTA像　　e：MRA像

70歳代。男性，緩徐進行性歩行障害，パーキンソン病が疑われ画像検査が施行された。頭部CTでは左大脳の脳溝拡大が認められ，片側萎縮を疑った（a）。両側内頸動脈壁には石灰化を認める（b→）。引き続き施行された頭部MR（c）では，左内頸動脈のflow void消失がある（→）。3D-CTAでは左内頸動脈は分岐部から高度狭窄を示し（d→），MRAで頭蓋内の左内頸動脈は描出がほとんど確認されない（e→）。

図7 70歳代，性別非公表。進行する萎縮：両側内頸動脈閉塞例

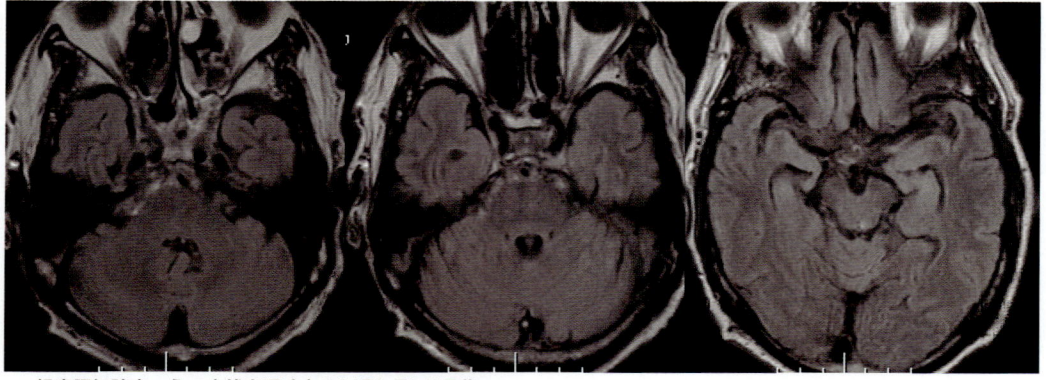

a：軽度認知障害，うつ症状出現時点のMRI FLAIR像

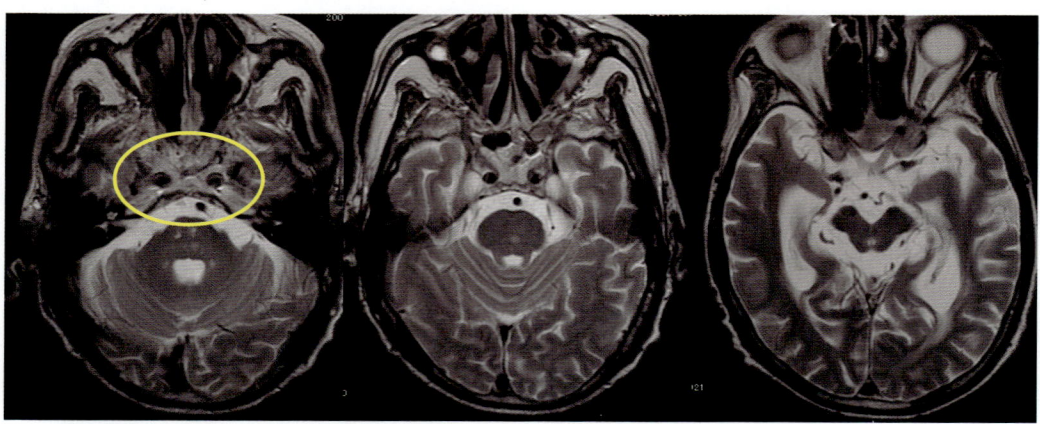

b：aから4年後のMRI像

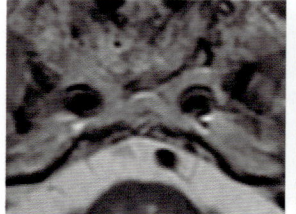

c：T2強調像

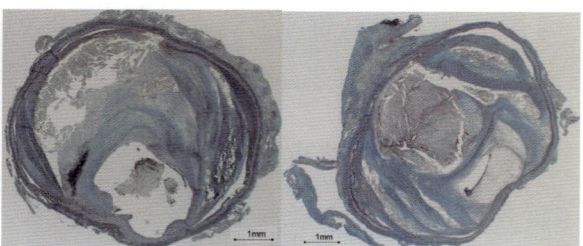

d：両側内頸動脈海面静脈洞部，Masson染色像

b：認知機能障害の増悪あり（HDS-R=14点），海馬辺縁系を含めた全脳萎縮の進行を認める。両側内頸動脈壁の肥厚があり，狭窄を疑う（黄色○）。c, d：MRIで示唆された内頸動脈狭窄は，病理学的にも高度狭窄が確認された。e, f：海馬領域を含めた全脳萎縮の進行がMRIでは指摘され，病理学的にも海馬近傍を含めた萎縮はある。しかし，老人斑，神経原線維変化はほとんど認められず，そのほかにも背景に認知症を説明しうる程度の神経変性疾患は確認できなかった。病態の説明は難しいが，血管内腔の情報を示唆する意味を考えさせられる症例である。

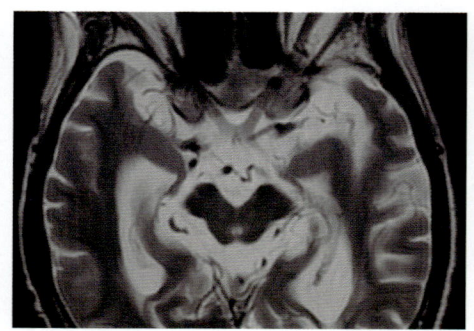

e：T2強調像

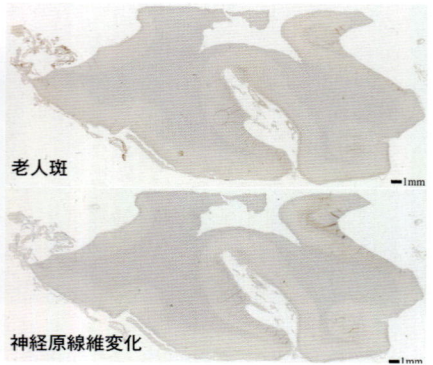

f：海馬を含む側頭葉深部，Aβ染色像（上段），AT8染色像（下段）

[d, fの病理画像は，東京都健康長寿医療センター 神経病理，高齢者ブレインバンク 齊藤祐子先生，大阪大学大学院連合小児発達学研究科 附属子どもの心の分子制御機構研究センター ブレインバンク・バイオリソース部門・常勤特任教授，大阪大学医学部附属病院神経内科・脳卒中科（兼）東京都健康長寿医療センター高齢者ブレインバンク・バイオリソースセンター事務局長 常勤特任研究員（神経病理）・脳神経内科（兼）（クロスアポイント）村山繁雄先生のご厚意による]

MRアンギオグラフィ（MRA）が得られず，T2強調像しか得られていない場合でも，そこからできる限りの情報を得て記載することが大切ですね[5, 6]。もちろん，可能であればMRA，CTアンギオグラフィ（CTA），頸動脈エコー，脳血流SPECTなどを加え，治療的戦略に寄与する情報を付加していくことが望ましいことは言うまでもありません。

頸動脈のflow voidを確認し，もし消失していたら，境界域の梗塞がないか，皮質微小梗塞はないかを確認

　動脈硬化などによる内頸動脈高度狭窄や閉塞が確認されたら，次に，萎縮のみではなく，境界域の梗塞がないか，皮質微小梗塞がないか目を凝らして，診断することも必要です（第IV章 血管性認知症，p154）。近年，皮質微小梗塞が認知症に深くかかわることが報告され，アミロイドアンギオパチーの合併や動脈硬化病変との関連を含めて正確に診断することが求められているためです[7, 8]。皮質微小梗塞は，萎縮所見として診断され梗塞の存在がとらえられなかったり，あるいは大脳皮質基底核変性症疑いとして初回検査が施行されることもあり，"思い込み"によって見逃してしまう場合も多いため，注意が必要です。まず，そんな病態があることを知ることが大切になります（図8）。3Tでのdouble inversion recovery（DIR）や3D-FLAIRなどを用いれば，皮質微小梗塞はより明瞭に描出されますが[8]（第IV章 血管性認知症，p157），是非とも1.5TのMRIでも存在を疑うとこ

ろまでは，診断する気持ちをもちたいものです。

> 片側萎縮をきたす疾患は先述したもの以外にもたくさんあります。全体を俯瞰して鑑別を進めましょう。

　先述したもの以外にも片側優位の萎縮をきたす疾患は少なくありません。大脳皮質基底核変性症/皮質基底核症候群（corticobasal degeneration：CBD/ corticobasal syndrome：CBS）は，そのうちの代表疾患と言えるでしょう。緩徐進行性，非対称性の大脳皮質，基底核変性を示し，失行，半側空間無視，進行性の認知障害等の臨床症状を呈します。近年では，多彩な臨床病型があることがわかってきており，一筋縄ではいかないのですが，CBD/CBSを疑う複数の画像診断ポイントがあるので，第III章（p104）で詳述します。局在萎縮が強調されることの多い前頭側頭型認知症でも病型によっては頭頂葉優位の全般的萎縮を示すと報告があり，進行性核上性麻痺，ADでも左右差の目立つ萎縮を示す症例報告もあります。背景疾患が明瞭でない症例においても，左右差をみることは珍しくありません。「認知症疑い」の画像検査では，flow voidはどうか，白質病変はないか，中脳は小さくないか，大脳脚の左右差はないか，皮質梗塞はないか，にも着目し，"根拠のある鑑別"を積み重ね，丁寧な経過フォロー，臨床各科との密な連携を行っていくことが大切です。

図8 高齢，性別非公表。片側萎縮，皮質微小梗塞

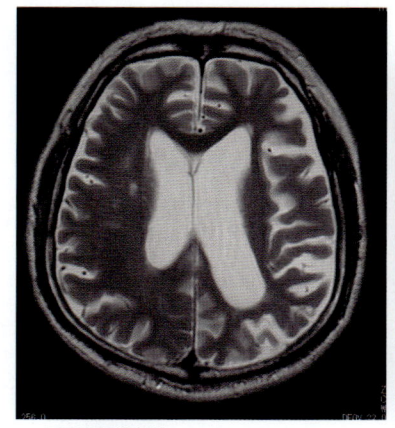

a：T2強調横断像

b：FLAIR冠状断像

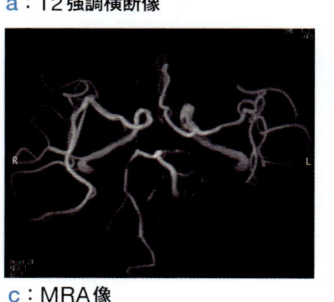

c：MRA像

a：左優位の片側萎縮を認める。b：FLAIR冠状断像では，左前頭葉や，後頭葉に複数の皮質小梗塞を認める。c：MRA像では血管壁不整あり，左後大脳動脈，中大脳動脈末梢描出不良がとらえられる。

萎縮の局在に着目

前頭側頭型認知症は，背景病理［TDP-43（TAR DNA-binding protein 43）proteinopathy, tauopathy, fused in sarcoma（FUS）など］，遺伝子にまで踏み込んだ研究の進捗が著しく，疾患概念の変遷が著しい領域です。臨床的には人格変化，社会性欠如などで発症する前頭側頭型認知症（第Ⅲ章7 前頭側頭型認知症，図5，p120），言語理解が困難となっていく意味性認知症（同章の図6，7，p121，122），進行性失語を主とする進行性非流暢性失語（同章の図8，p123）の3型を鑑別することには，なお一定の意義があると思います。

中脳被蓋萎縮がないか必ず確認！

矢状断はできるだけ撮像しましょう[9-12]

認知症疑いの初回MRIで中脳被蓋の萎縮をみたら，進行性核上性麻痺（progressive supranuclear palsy：PSP），大脳皮質基底核変性症，ハキム病（iNPH）がないかを考えましょう[6-9]（表3，図9，第Ⅲ章5 進行性核上性麻痺，p94/大脳皮質基底核変性症（CBD），p108，第Ⅱ章 特発性正常圧水頭症，p22）。テント上の高度萎縮，脳血管障害に伴うワーラー変性，脳幹の梗塞などがあっても中脳被蓋は萎縮するため鑑別診断は思いのほか多いのですが，ペンギンシルエットサイン／ハチドリサイン（ハミングバードサイン）で知られる高度の中脳被蓋萎縮は，進行性核上性麻痺を考えるきっかけとして重要です。CBDも，中脳被蓋萎縮を示すことが知られています。両者は，認知症を前景として初回MRIが施行されることも多いため，中脳被蓋萎縮がないか，確認するようにすると役に立つことがあります。近年では，PSPもCBDも病態，病型が多彩であることがわかってきて

おり，形態変化もバリエーションがあり，病期病態によっては中脳被蓋萎縮がはっきりしない症例もありますが，「明らかにみえるもの」はしっかりと指摘しておきたいところです（第Ⅲ章5 中脳被蓋萎縮評価法，p100）。

海馬，海馬近傍萎縮をみたら？

海馬は，認知症診断にとって重要な部位です。あの小さな構造のなかに，膨大な時間，意味，エピソード，空間などあらゆる事象の記憶が重層的に貯蔵されているのですが，未解明のこともまだまだあります。脳の内側深部に，まるで何かにくるまれているかのようにhippocampus，海馬が存在していることの不思議を思わずにはいられません[NOTE2]。

海馬，海馬近傍萎縮の評価については，視診ではなかなか難しいことも多いのですが，日常臨床での取り組みについて，第Ⅲ章1 AD（p32），第Ⅲ章3 嗜銀顆粒性認知症（p82），第Ⅲ章4 神経原線維変化型老年期認知症（p88），第Ⅲ章5 高齢者の海馬硬化症（p134）などで述べています。とにかく，初回CTで横断像しかなかったとしても，側脳室下角の拡大が目立ったら，加齢変化と片付けずに，海馬や海馬近傍萎縮をきたす疾患を鑑別していきましょう。

一部にすぎませんが，表4に海馬，海馬近傍萎縮を示す疾患を記載しました。ADはもちろんですが，近年ではADと臨床の初期症状，萎縮局在が"似ている"が，病因の異なる神経変性疾患が，想定より高率に存在することがわかってきており[11-15]，抗Aβ抗体薬臨床実装への期待も相俟って，鑑別の重要性が増しています（第Ⅲ章1で詳述，p32）。

拡散強調像が契機となる，あるいは決め手となる疾患があります。拡散強調像は撮像しましょう[14]

体動制御困難で十全な検査施行が難しい高齢者，認知症患者の検査では，安全を最優先に検査を中断する，あるいは検査をしない選択，決断をすることも大事なことです。その際，拡散強調像が診断の決め手となる疾患がありますので，MRIを撮像するときには，撮像シーケンスの順番にも

表3　中脳被蓋の萎縮を示す主な鑑別疾患
〜矢状断を撮像しましょう

- 進行性核上性麻痺
- 大脳皮質基底核変性症
- ハキム病（iNPH）
- 脊髄小脳変性症
- パーキンソン病
- テント上の病変（変性疾患，外傷後，脳血管障害等多彩）や，脳血管障害のワーラー変性に基づく二次的な萎縮
- 脳幹梗塞，視床中脳境界梗塞
- 脳炎，代謝性脳症後

表4　海馬，海馬近傍萎縮を示す疾患（一部に過ぎない）

- AD
- 嗜銀顆粒性認知症
- 原発性年齢関連タウオパチー
- limbic predominant age related TDP-43 proteinopathy
- 海馬硬化症
- 海馬梗塞
- 脳炎，脳症後
- fused in sarcoma（FUS）
- 加齢？

図9 中脳被蓋の萎縮に着目（上段はT1強調矢状断像，下段はT2強調横断像）

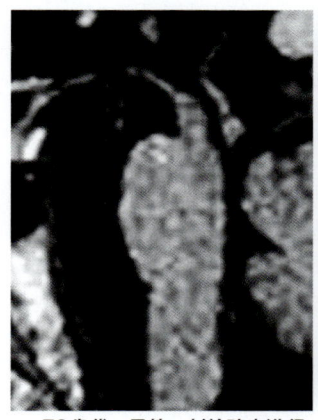
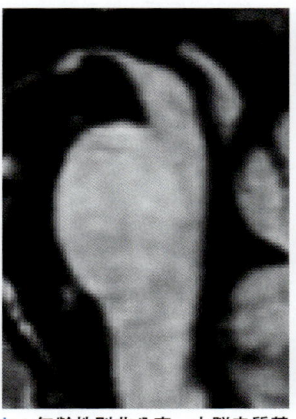
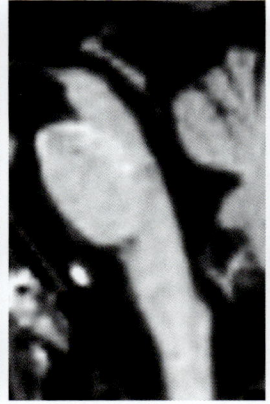

a：70歳代，男性。剖検確定進行性核上性麻痺

b：年齢性別非公表。大脳皮質基底核変性症

c：80歳代，男性。剖検で変性疾患はとらえられず，ハキム病（iNPH）のみ

d：剖検で背景に変性を認めない70歳代前半，男性

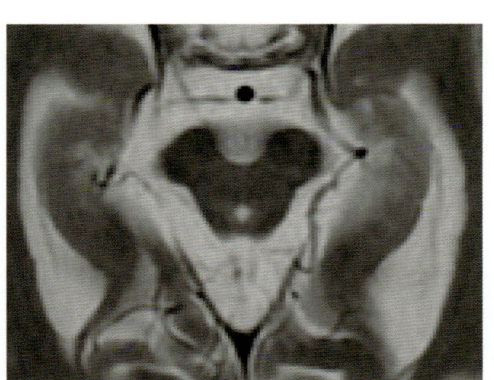

e：T2強調横断像（参考）
T2強調横断像で中脳被蓋の周囲の脳槽拡大があれば，中脳は萎縮している可能性がある。

（b，cは徳丸阿耶：画像診断医のための認知症画像診断　5. Alzheimer病以外の認知症のMRI，画像診断　2018; 38: 903，図7より転載）

留意して，拡散強調像を最初に撮像するとよいと思います。撮像法の進捗は日進月歩であり，数秒から数分ですべての必要なシーケンス撮像が施行できる日も遠からずやってくるでしょう（すでに機種によっては実装済）。こんな留意はお笑い草になる日も近いかもしれませんね。

さて，拡散強調像の脳血管障害をはじめとする急性疾患での有用性は改めて述べるまでもありませんが，認知症診断でも拡散強調像は役に立ちます。第Ⅴ章　拡散強調像が鍵となる疾患（p178）で詳述します。たった1つのシーケンスですが，拡散強調像の信号異常の部位によっても疾患がかなり絞られる場合があります。

信号異常の局在に着目する［詳細は第Ⅴ章　拡散強調像が鍵となる疾患（p178）と第Ⅵ章　積極的鑑別が必要な背景疾患（p210）］[15]

認知症疑いとして施行された初回MRI検査で，慢性期の（ときに急性から亜急性期）脳炎，脳症，中毒，外傷後などが見出されることは少なくありません。そのなかには，適切な治療や対処で改善を見込める症例もあります。詳細は第Ⅵ章　積極的鑑別が必要な背景疾患で述べますが，高齢者専門病院の日常で多く遭遇する症例のなかから最初の3分で見落としたくない「局在」をここで簡略に紹介しておきたいと思います（施設の場所や，性格によって遭遇する疾患が，おおいに異なってくることには留意する）。

> **NOTE 2**
> **海馬命名の由来**[13]
> 　佐野氏は，海馬の名前の由来について「タツノオトシゴ」説と，ギリシャ神話の勇者「海神ネプチューンの車を引く前半身が馬，後半身が竜か魚の形をした空想上の生き物」説があることを紹介しています[13]。前者は16世紀イタリアの解剖学者Aranzi GC説，後者は19世紀オーストリアの解剖学者Hyrtl Jの説とのことです。また，アンモン角（Ammon's horn, Cornu ammonis）は，deGarengeot氏が1742年に，古代エジプトの神アモンに因んで名づけた由。いずれにしても古の時代から，海馬がとてつもなく壮大な仕掛けであることを直観されていたのだなぁと感慨を覚えます。

側頭極の信号異常 [詳細は第IV章 血管性認知症の図25 (p165)とV章 拡散強調像が鍵となる疾患の図12 (p219)][15]

側頭葉内側深部（海馬，海馬近傍，扁桃体など）は，認知症疑いとなれば，おのずと注目されます。では，側頭極はいかがですか？ 側頭極においてT2強調像やFLAIR像で高信号をみた場合に鑑別すべき疾患を表5に挙げます。神経梅毒と診断されないまま初めて画像検査を受ける患者もいます。適切な治療が奏効しうる疾患なので，その可能性について言及することは重要です。

表5 側頭葉外側，側頭極の信号異常鑑別診断

- 神経梅毒
- cerebral autosomal dominant arteriopathy with subcortical infarcts and leukoencephalopathy (CADASIL)
- cerebral autosomal recessive arteriopathy with subcortical infarcts and leukoencephalopathy (CARASIL)
- myotonic dystrophy
- 認知症を伴う筋萎縮性側索硬化症
- 前頭側頭葉変性症
- その他

正中構造をみる（第3脳室周囲の視床，尾状核，中脳水道周囲，乳頭体，脳弓，下丘など）[15]

Wernicke脳症は，ビタミンB_1不足によって発症する代謝性脳症の1つです。慢性アルコール中毒，悪性腫瘍，消化管術後，重症膵炎，感染症，摂食障害などの低栄養状態で，多くは急性発症を示すわけですが，高齢のアルコール多飲者，高齢に伴う低栄養状態等では急性期病態の診断がなされないまま，認知症精査として初回MRI検査が施行されることもあります。適切な早期診断が臨床的改善に直結するため，画像所見の的確な判断が大切です（第VI章 積極的鑑

別が必要な背景疾患，図17，18，p223）。正中構造を侵す脳炎，脳症，脳血管障害は，臨床的に意識障害が前景に出ていることも多く，臨床経過を問診で聴取することが難しい場合もありますので注意が必要です。鑑別診断についても第VI章で詳述します。

淡蒼球

淡蒼球は生理的石灰化が頻繁に認められる部位です。CTでは，淡蒼球が両側対称性に高吸収を示せば，生理的石灰化と即座に言えます。一方，MRIが初回検査の場合，淡蒼球は生理的石灰であっても必ずしもT2強調像で明瞭な低信号を示さない場合もあります。石灰化の程度によって信号強度が異なることもあり，淡蒼球の信号変化が生理的範囲かどうか悩んだり，また対称性の変化の場合，ふと生理的なものと判断してしまい，所見を取り損なうことがないよう注意が必要です。

第VI章 積極的鑑別が必要な背景疾患では，CO中毒症例を取り上げています。同章の図9（p217）は，80歳代，認知症疑いで初回MRIが施行されたときには，すでに全脳の萎縮があり，白質にはT2強調像で癒合傾向のある高信号を認めました。よくみると，両側淡蒼球に明瞭な高信号が対称性に認められ，CO中毒による線条体壊死を示しています。白質変化も，CO中毒に基づくGrinker's myelinopathy（第VI章 積極的鑑別が必要な背景疾患，p216参照）と思われます。認知症精査では，これらの既往が当初確認されないまま（患者・家族が把握できていない場合も実際にある）原因不明の萎縮，白質脳症として診断される場合があります。対称性（いささかの左右非対称はあっても）の淡蒼球のT2強調像での高信号，FLAIR像やT1強調像での低信号があったら，CO中毒の既往を確認することは必須です。第VI章 図11（p217）では，高度萎縮および白質障害がとらえられていますが，萎縮や白質病変が明瞭でない症例もあります。慢性期で指摘する意味があるかという問いについては，CO中毒に至った生活環境や，自殺企図を含め個々の患者の状況を見極め対処することが急性期と変わらず重要と考えています。

T2*強調像やSWI，微小出血の局在からリスクを指摘する[15]

T2*強調像やSWI（susceptibility-weighted imaging：磁化率強調像）をはじめとする出血に敏感なシーケンスをできるだけ加えておきたいと思います。橋，小脳，視床，基底核に単独あるいは重複して微小出血があれば，高血圧リスクのチェックが必要であることを指摘することには意味があります。高血圧リスクにおいても，皮質下微小出血を合

併することももちろんあります。橋，小脳，視床，基底核などには認められず，皮質下やくも膜下に微小出血，ヘモジデリン沈着が疑われたら，高齢者の認知症初回検査ではアミロイドアンギオパチーがないか指摘をしておくことが大事です（図10）。アミロイドアンギオパチーの多彩な病態については第Ⅳ章　血管性認知症（p157）で詳述しますが，ADとの合併が多いこと，皮質微小梗塞との関連があることが知られていること，皮質下の大出血やアミロイドアンギオパチー関連炎症など認知症を大きく修飾する病態が存在するためです。また，新たに臨床実装された抗Aβ抗体薬の適応評価に際しても，微小出血の詳細な検討が必須となっています（第Ⅲ章1　ARIA，p32）。

CTしか撮影できない場合でも隅から隅までみる[5,6]

近年の高齢者医療，ひいては認知症医療では，「フレイル」に対する関心が高まり，各所で「フレイル外来」も開かれるようになっています。フレイルとは，高齢期に生理的予備脳が低下することでストレスに対する脆弱性が亢進し，生活機能障害，要介護状態，死亡などの転帰に陥りやすい状態を指します[16,17]。筋力低下により動作の俊敏性が失われ転倒しやすくなるような身体的問題のみならず，認知機能障害やうつなどの精神，心理的問題，独居や経済的困窮などの社会的問題を含む概念で，日本老年医学会では，フレイルの意義を周知することの重要性を改めて提唱しています。詳しくは第Ⅸ章で述べますが，「動かなければ動けない，歩かなければ歩けない，考えなければボケる」悪循環をなんとか断ち切りたいと多くの患者，家族，医療スタッフが日々努力しています。個々症例の画像を俯瞰して読影し，なぜ患者が動けないのか，歩けないのかのヒントを見つけることは大切なことだと改めて感じる日々です。そこで，できることをしましょう。

 CT位置決め画像もチェックしましょう[5,6]

CT位置決め画像で頸椎がみえていたら，頸椎症がないか，basilar impressionがないか，後縦靭帯骨化症がないかをチェックしましょう（図11）。これらの所見は，患者の日常生活，認知機能に影響していることがあります。

 下顎頭は変性していませんか？　咀嚼筋萎縮はありませんか？　歯牙の状態はどうでしょうか？舌根は沈下していませんか？

脳のCT検査でも，気をつけてみると下顎頭の変性の有無，歯牙の状態，咀嚼筋を評価できることがあります。隅から隅まで，ほんの一瞬のことですが，俯瞰して画像を見渡し，これらの所見をお伝えすることを続けることは，低栄養が認

図10　微小出血の局在

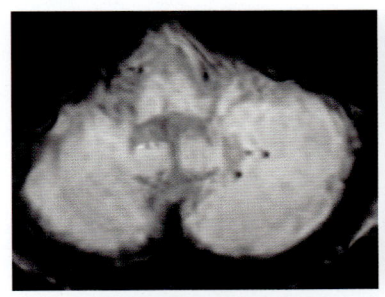
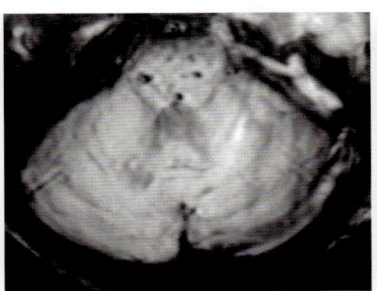
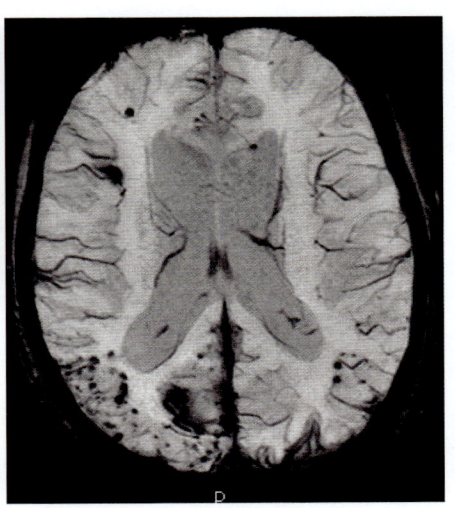

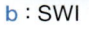 b：SWI

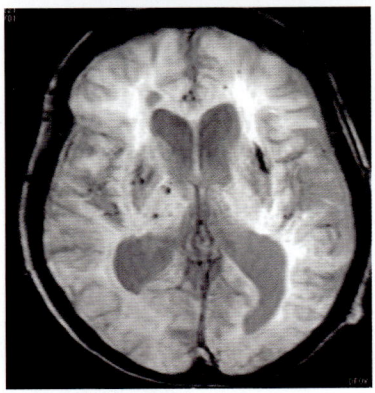

a：3D-T2*強調像

高血圧リスクとアミロイドアンギオパチー（両者は混在することもある）。3D-T2*強調像（a）での小脳，脳幹，視床，被殻，皮質下の微小出血は，高血圧リスクチェックは必須。SWI（b）での皮質下，脳表，くも膜下の微小出血疑いは，アミロイドアンギオパチーを疑うきっかけになる。

図 11 位置決め画像をみよう

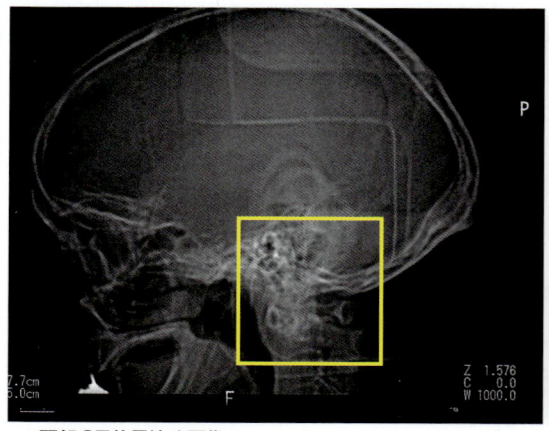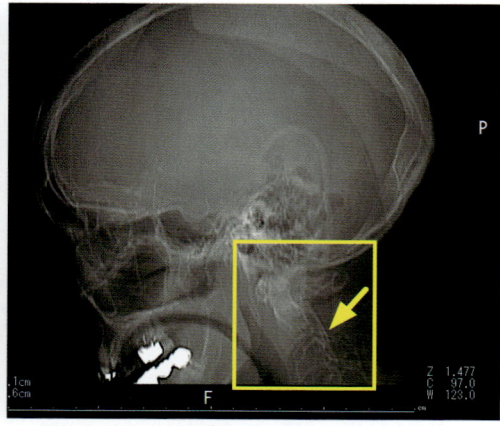

a：頭部CT位置決め画像

b：頭部CT位置決め画像

いずれも頭部外傷，救急で頭部CTを撮影した際の位置決め画像。
a：basilar impression（□），b：後縦靭帯骨化症（→），頸椎症が認められる（□）。

（徳丸阿耶ら：高齢者の脳イメージング～認知症診断への第一歩～，臨床放射線 2017; 62: 1748，図 14 より転載）

図 12 70歳代，男性。AD，低栄養，下顎頭変性，歯牙の喪失

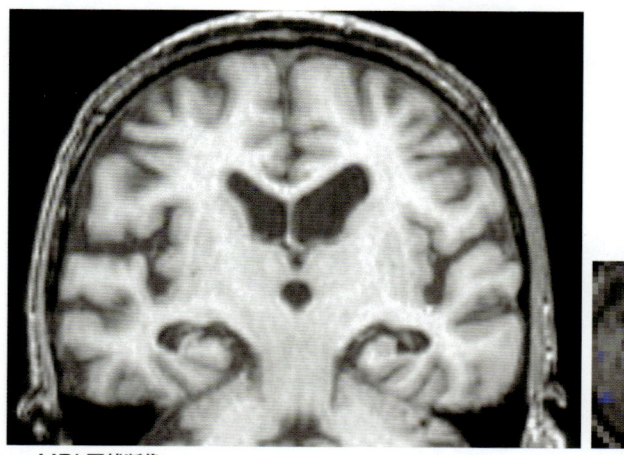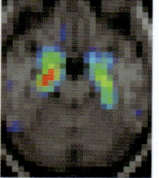

a：MRI 冠状断像

b：VSRAD®画像

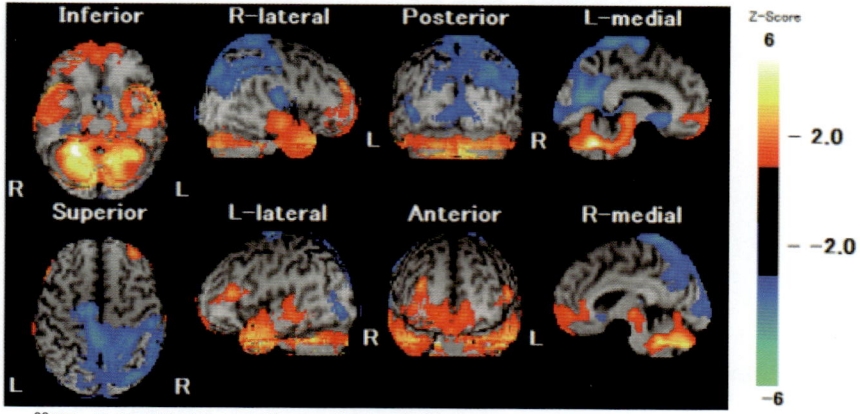

c：⁹⁹ᵐTc-ECD脳血流シンチグラフィ（SPECT像）

a：海馬萎縮が示唆される。b：関心領域のZスコア3.79と海馬近傍萎縮が示唆される。c：頭頂葉，後部帯状回，楔前部の一部に血流低下が示されている。AD疑いとしてフォロー中，活動性の低下，意欲低下が進行した。

図12の続き

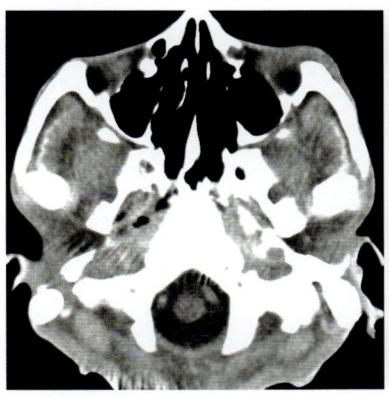
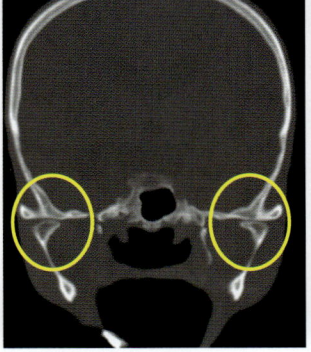
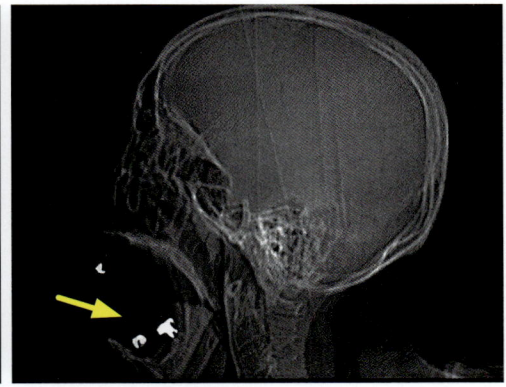

d：頭部CT像　　　　e：頭部CT像（骨条件）　　　　f：頭部CT位置決め画像

d：るいそうを認める。e：下顎頭の変性を認める（○）。fでは歯牙はほとんど抜けている。

（徳丸阿耶ら：画像診断医からの提言〜認知症は画像診断名ではない，どう筋道を立てるか〜，臨床画像　2019; 35: 1232，図5より転載）

知症を修飾したり，フレイル状態に大きな影響を与えることを考えれば，大事なことです（**図12**）。

 骨条件もみましょう

　もちろん，骨条件で骨折や，骨転移，血液疾患に気づけることもあります。難聴が認知症評価に影響を与える場合もあるので，副鼻腔，中耳の炎症の有無も把握しておきましょう。ほんの一瞬のルーチンを続けてみえてくることもあるので，レファレンスのためのパイロット像を含め，得られた画像情報には，一瞬でもよいので目を通しましょう。

文献

1) 日本正常圧水頭症学会，特発性正常圧水頭症診療ガイドライン作成委員会：特発性正常圧水頭症ガイドライン．メディカルレビュー社，東京，2004.
2) 日本正常圧水頭症学会，特発性正常圧水頭症診療ガイドライン作成委員会：特発性正常圧水頭症ガイドライン第2版．メディカルレビュー社，東京，2011.
3) 日本正常圧水頭症学会 監修：特発性正常圧水頭症ガイドライン第3版．厚生労働省科学研究費補助金難治性疾患対策研究授業「特発性正常圧水頭症の診療ガイドライン作成に関する研究」版．メディカルレビュー社，東京，2020.
4) 石井一成：特発性正常圧水頭症—画像所見と背景病理．画像診断 38; 297-304: 2018.
5) 徳丸阿耶，櫻井圭太，下地啓五，ほか：高齢の脳イメージング—認知症診断への第一歩．臨床放射線 62; 1737-1751: 2017.
6) 徳丸阿耶：画像診断医からの提言—認知症は画像診断名ではない，どう筋道を立てるか．臨床画像 35; 1223-1234: 2019.
7) Arvanitakis Z, Leurgans SE, Barnes LL, et al: Microinfarct Pathology, Dementia, and Cognitive Systems Stroke 42; 722-727: 2011.
8) Ii Y, Maeda M, Kida H, et al: In vivo detection of cortical microinfarcts on ultrahigh-field MRI. J Neuroimaging 23; 28-32: 2013.
9) Tokumaru AM, Saito Y, Murayama S, et al: Imaging-pathologic correlation in corticobasal degeneration. AJNR 30; 1884-1892: 2009.
10) Sakurai K, Imabayashi E, Tokumaru AM, et al: The feasibility of white matter volume reduction analysis using plus DARTEL for the diagnosis of patients with clinically diagnosed corticobasal syndrome and Richardson's syndrome. Neuroimage: Clin 17; 605-610: 2015.
11) Tokumaru AM, Murayama S, Sakurai K, et al: Corticobasal Degeneration and Corticobasal Syndrome. In Neuroimaging Diagnosis for Alzheimer's Disease and Other Dementias (Matuda H, Asada T, Tokumaru AM ed). Springer, 2017, p56-60.
12) Oba H, Yagishita A, Terada H, et al: New and reliable MRI diagnosis for progressive supranuclear palsy. Neurology 64; 2050-2055: 2005.
13) 伊藤正男監修，金澤一郎，ほか編，佐野　豊：脳神経科学「海馬」の名の由来．2003，三輪書店，東京，p23.
14) Tokumaru AM, Saito Y, Murayama S: Diffusion-Weighted Imaging is Key to Diagnosing Specific Diseases. Magn Reson Imaging Clin N Am 29; 163-183: 2021.
15) Tokumaru AM, Saito Y, Murayama S, et al: MRI Diagnosis in Other Dementias. In Neuroimaging Diagnosis for Alzheimer's Disease and Other Dementias (Matuda H, Asada T, Tokumaru AM ed). Springer, p39-116, 2017.
16) 大川弥生：「動かない」と人は病む—生活不活発病とは何か．講談社，東京，2013.
17) 日本老年医学会：フレイルに関する日本老年医学会からのステートメント 2014年5月．https://jpn-geriat-soc.or.jp/info/topics/pdf/20140513_01_01.pdf（2022年5月閲覧）

第Ⅱ章　鑑別診断の実際

1. 水頭症

　脳室拡大をみたら，水頭症によるものか，萎縮に伴う脳実質のボリューム低下で二次的に脳室が拡大しているのか，鑑別しましょう（高齢者では，変性疾患と水頭症合併は決してまれなことではないので，その点にも注意が必要）。特発性正常圧水頭症／ハキム病（idiopathic normal pressure hydrocephalus：iNPH）は，適切な早期診断と治療，その後の丁寧なフォローアップで患者のADL（activity of daily life）改善に寄与しうる疾患の1つです[1]。また，脳神経外科をはじめとする臨床各科と放射線科のチームワークが最も発揮される疾患でもある，ありたいと思います。

水頭症とは

　水頭症とは，脳脊髄液（cerebrospinal fluid：CSF）の過剰産生や吸収障害によって，また，それらが複合的に絡み合って脳室系が拡大し，臨床症状をきたした状態です。その仕組みが明確であればよいのですが，実は脳脊髄液動態は明確には解明されていません。20世紀初頭，明治の終わり頃に"脳脊髄液は，脳室内脈絡叢で産生され，脳室からくも膜下腔，さらには脳表のくも膜下腔で吸収され，静脈を介して体循環へ戻る"という脳脊髄液循環仮説が提唱され100年近く経過しました。しかし，近年ではこの古典的な脳脊髄液循環仮説に疑問が呈され，否定されつつあります。Yamadaらは，2008年にMRI-Time spatial labeling（Time-SLIP）法で脳脊髄液の動きを観察し，くも膜顆粒を脳脊髄液の吸収路とする考えや脳脊髄液が循環するという概念そのものに疑問を投げかけました[3]。その後も解明のための試みが続き，近年では脳脊髄液の産生と吸収は，中枢神経系の

あらゆる部位で行われていることが示唆されるに至っています[2-4]。脳脊髄液は主に毛細血管から産生され，その吸収は脳内の毛細血管を主とし，硬膜のリンパ系，鼻腔リンパ系から排出されるらしいという証拠が積み上げられている最中です。

水頭症の分類

　ここでは2020年の第3版iNPH診療ガイドラインと，2024年World Neurosurgeryに国際水頭症学会の名称変更研究グループからの提言を併記します。

　まず，2020年に発行された「特発性正常圧水頭症ガイドライン第3版」に基づく水頭症の分類を図1に示します[1]。髄膜炎やくも膜下出血後，腫瘍などに続発する二次性水頭症，先天性水頭症症状遅発例（その多くが神経内視鏡下第3脳室開窓術適応があるとされる），原因を特定できない鑑別は画像診断の大切な役割の1つです。また，近年では家族性発症例での遺伝子多型も報告され[5,6],NOTE4，第3版のiNPH診療ガイドラインでは家族性水頭症として分類される

> **NOTE 4**
> ### 水頭症と関連する遺伝子多型[5,6]
> 　ハキム病（iNPH）発症の遺伝的リスクをもつ家族性水頭症について第3版ガイドラインに記載されています。遺伝子異常としては，脳室壁の上衣細胞や脈絡叢上皮細胞，血管内膜内皮細胞，中膜平滑筋細胞に局在を認めるScm-like with four mbt domains1（SFMBT1），繊毛の形態異常に関与するCilia and Flagella Associated Protein 43（CFAP43）などが報告されています。

図1　正常圧水頭症の分類

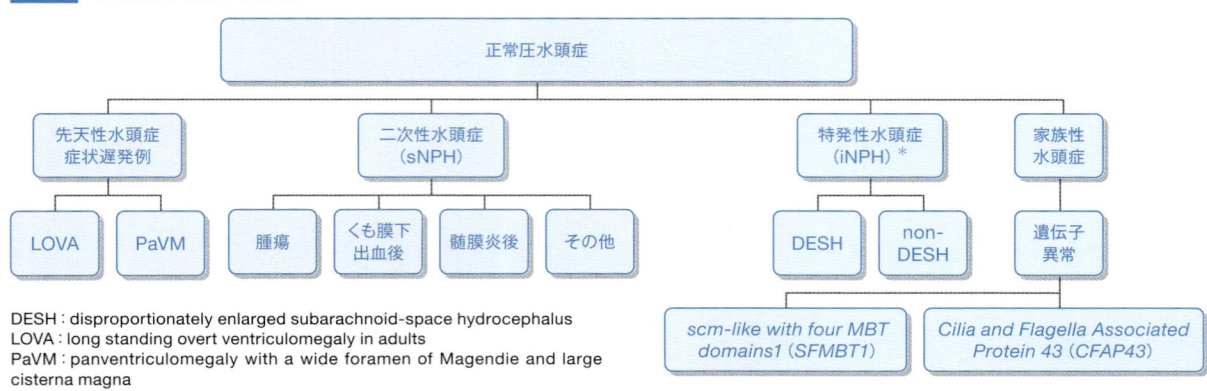

DESH：disproportionately enlarged subarachnoid-space hydrocephalus
LOVA：long standing overt ventriculomegaly in adults
PaVM：panventriculomegaly with a wide foramen of Magendie and large cisterna magna
＊「ハキム病」への名称変更提言あり

ことが記載されています[1]。

「特発性正常圧水頭症」という名称

さて，図1に示した分類は，さまざまな背景がある水頭症を病態によって分類し，"早期発見，適切な診断に基づく適切な治療介入"によって，機能的，生命的予後の改善，介護など患者を取り巻く環境の改善を望む意図が明確なものと思います。一方，特発性正常圧水頭症とは何か？ 画像診断での診断名を自ら付けつつも，いつも，果たしてこれは"正常圧"であるのか？ はたまた本当の意味で特発性なのか？ 疑問をもちつつ対応していたのが正直なところです。国際水頭症学会をはじめとする専門家のなかでも，「特発性正常圧水頭症」という名称が，背景病態を必ずしも正確に反映していないという点などから批判の対象ともなっていました。

そこで，国際水頭症学会で組織された名称変更研究グループは討議を重ね，2024年1月World Neurosurgeryオンライン版[7]で，classification of chronic hydrocephalus in adults（成人の慢性水頭症）として，新たな7つの分類とiNPHをHakim's disease（ハキム病）と名称改訂することが提言されました[7]。ハキム病のハキムは，1965年に初めて，脳室拡大はあるが髄液圧は正常範囲の症例にシャント術をレイモンド・アダム医師とともに行ったコロンビアの脳神経外科医サロモン・ハキム氏に因んでいます。本項は，この論文が公開される前に校正段階に入っており，過渡期のことについて記載していますが，日常画像診断の基本姿勢は現時点で大きく変わることはなく，2020年のガイドラインに併記して，2024年の提言による分類を図2に併記することとします。ハキム病への改名は，「治療によって改善する病態」を見極めて，患者への希望を広げることを目指しているように拝読しています。新分類は，年齢の因子，high pressureかlow pressureか，無症候あるいは症候が安定的で

あるかどうか（asymptomatic ventriculomegaly with features of idiopathic normal pressure hydrocephalus on magnetic resonance imaging：AVIMを含む）など病態に基づく分類が試みられています。

二次性水頭症（sNPH）

二次性水頭症（secondary normal pressure hydrocephalus：sNPH，新分類[7]の提案のsecondary hydrocephalusに相当する）は，くも膜下出血後，髄膜炎後，髄膜播種など先行疾患に続発する水頭症を指します（図3～8）。先行する疾患があり，脳室拡大をきたしてから臨床症状発現までの期間も比較的短いとされることなどから，診断に苦慮することはないと思われがちですが，そんなに簡単でもありません。

まずは図3をみてみましょう。脳実質と等吸収を示し，かつ正中にある腫瘍などは，横断像の非造影CTのみで指摘することは難しい場合もあります。脳室拡大は明瞭でもシルビウス裂の拡大が認められなかったり，disproportionately enlarged subarachnoid-space hydrocephalus（DESH）所見がそろわない場合などは，念のため水頭症の原因となる疾患はないか，目を凝らしてみましょう。図4のクリプトコッカス髄膜炎，図5の肺癌髄膜播種症例などは，初回の形態変化のみではハキム病（iNPH）との鑑別は難しく，臨床との緊密な連携の重要性を改めて感じる症例だと思います。図5の髄膜播種は，以前の画像との対比によって脳室拡大が進行していたこと，肺癌が背景にあることを考慮して造影検査を施行し髄膜播種が確認されたものです。図6の肺炎球菌性髄膜炎に続発する脳室拡大，水頭症進行に留意を要する症例では，拡散強調像でのくも膜下腔の不均一な高信号を指摘すること，髄膜炎を含めた鑑別が必要であること，また，左中耳の炎症性病巣が炎症のフォーカスである可能性

図2 成人の慢性水頭症の新分類の提言，iNPHからハキム病へ

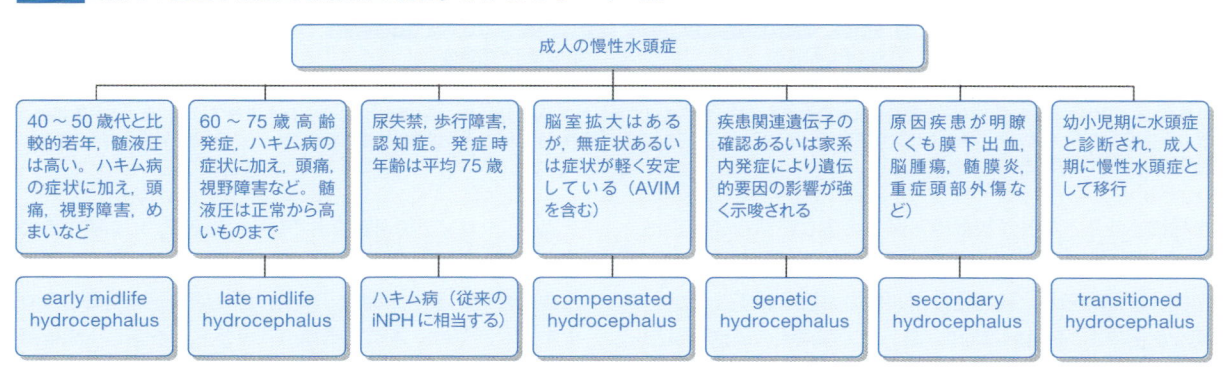

成人の慢性水頭症

| 40～50歳代と比較的若年，髄液圧は高い。ハキム病の症状に加え，頭痛，視野障害，めまいなど | 60～75歳高齢発症，ハキム病の症状に加え，頭痛，視野障害など。髄液圧は正常から高いものまで | 尿失禁，歩行障害，認知症。発症時年齢は平均75歳 | 脳室拡大はあるが，無症状あるいは症状が軽く安定している（AVIMを含む） | 疾患関連遺伝子の確認あるいは家系内発症により遺伝的要因の影響が強く示唆される | 原因疾患が明瞭（くも膜下出血，脳腫瘍，髄膜炎，重症頭部外傷など） | 幼小児期に水頭症と診断され，成人期に慢性水頭症として移行 |
| early midlife hydrocephalus | late midlife hydrocephalus | ハキム病（従来のiNPHに相当する） | compensated hydrocephalus | genetic hydrocephalus | secondary hydrocephalus | transitioned hydrocephalus |

AVIM：asymptomatic ventriculomegaly with features of idiopathic normal pressure hydrocephalus on magnetic resonance imaging

（文献7を基に作成）

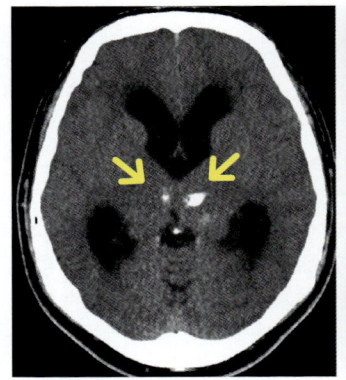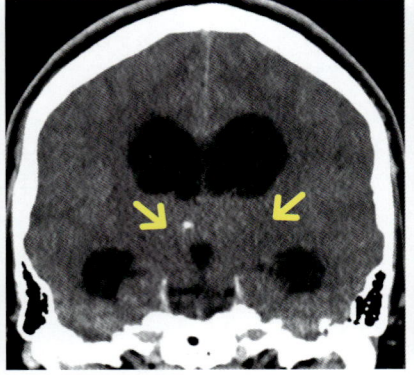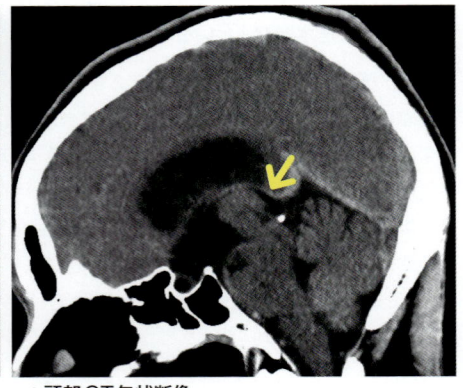

a：頭部CT像 b：頭部CT冠状断像 c：頭部CT矢状断像

a〜c：脳室拡大が著明に認められる。シルビウス裂の拡大はないが，脳溝描出不良が広範囲に認められ，水頭症の所見がある。第3脳室の背側に石灰化を伴う非造影CTでは，脳実質とほぼ同程度の吸収値を示す腫瘍性病変が指摘される（→）。石灰化がなければ危うく見落としかねないが，水頭症をみたら，sNPHがないかは必須の鑑別となる。

図4 若年男性。腫瘍に続発したsNPH，主訴：頭痛，初回MRI

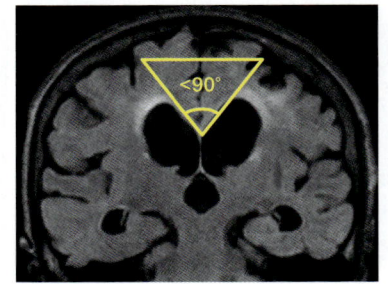

FLAIR像（冠状断）

側脳室拡大があり，callosal angleも鋭角を示している。脳溝描出はやや不良ながら，シルビウス裂拡大は目立たない。水頭症はあるといえる。非造影検査（造影剤使用が難しい状況）で，髄膜の異常を指摘することは困難だったが，クリプトコッカス髄膜炎が確認され，髄膜炎に追随するsNPHと考えられた。本例のような場合における病態判断は，特に臨床科との連携が必須である。

ハキム病（iNPH）であれsNPHであれ，水頭症は，患者が主治医，画像診断医も含めた医療スタッフとともに長い経過を歩む覚悟がいる病態であることを理解して，画像経過をしっかりと把握し，診断することが大切です。

図5 80歳代，性別非公表。肺癌，髄膜播種に追随したsNPH

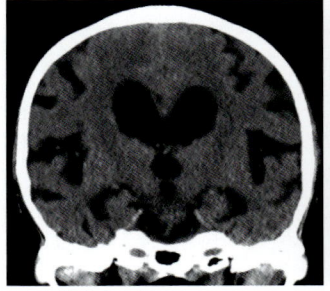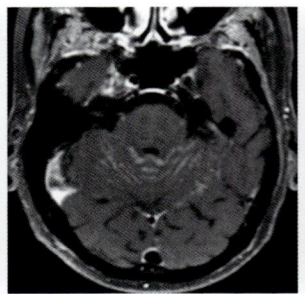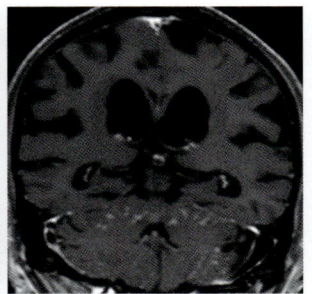

a：頭部CT冠状断像 b：FLAIR像 c：造影後T1強調像 d：造影後T1強調冠状断像

a：肺癌転移検索の頭部CTで，DESH所見を認め水頭症が指摘された。シルビウス裂の拡大もあり，iNPHとの鑑別は一見難しいと思われる。しかし，6カ月前のCTと比べて（非表示）明らかに脳室拡大傾向があること，担癌患者であることから造影MRIが計画された。b：FLAIR像では小脳裂，脳幹周囲に沿うような高信号がとらえられ，明らかに異常所見である。c，d：造影後小脳裂，脳幹周囲の沿うように造影増強効果が認められ，肺癌髄膜播種および播種に追随するsNPHと診断された。

を指摘することなどが放射線科医の大事な役割となっています。図7のリウマチ性髄膜炎症例も，比較的短期間に脳室拡大が認められ，続発性の水頭症の要因を探すことが大切な症例です。FLAIR横断像（図7c）で脳溝内の高信号がとらえられ，dirty CSF signを示し[8],NOTE5，同部になんらかの病態があることがわかります。硬膜，髄膜の造影増強効果を認め，リウマチ関連髄膜炎でした。図8に，くも膜下出血に続発した二次性水頭症の経過を示しました。くも膜下出血後に合併する水頭症は，患者にとって重要な問題になります。本例では，適切な時期のシャントが奏効し，画像所見の改善と臨床的改善の連動が確認されています。

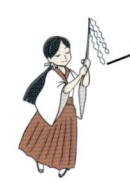

NOTE 5

dirty CSF sign

　FLAIR像で，脳溝内の脳脊髄液が抑制されず高信号として描出される場合があり，dirty CSF signとして知られています。くも膜下出血，炎症，脳腫瘍などによるmass effect，静脈洞血栓症状その他（表1）を疑うことが大切です。脳脊髄液中の蛋白濃度の上昇や血球漏出を反映するとされていますが，酸素投与下や造影剤漏出を反映することもあります。

表1 FLAIR像でdirty CSF sign（sulcal hyperintensity）を示しうる疾患

- くも膜下出血
- （CTで描出が難しい微量でも所見が得られる場合がある）
- 静脈洞血栓症
- 脳腫瘍などによるmass effect
- 炎症性病態（感染性，非感染性）
- 脳梗塞
- 造影剤漏出
- 酸素投与

図3〜8の所見はどれも一見同じですが，二次性水頭症に先行する病態はさまざまです。しっかり鑑別することを目指しましょう。

図6 70歳代，性別非公表。細菌性髄膜炎に続発したsNPH，意識障害遷延でのMRI検査

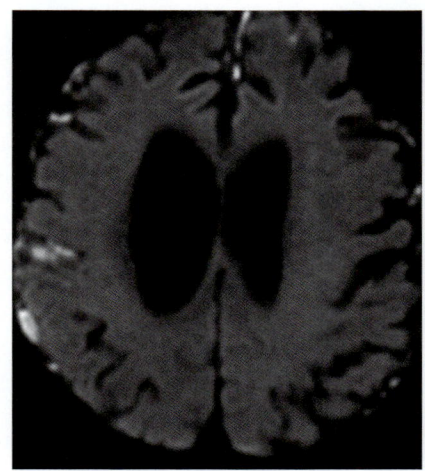
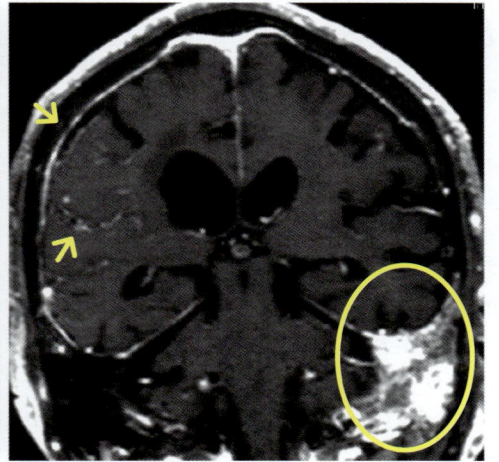

a：拡散強調像では，くも膜下腔を中心に不均一な高信号が認められ，髄膜炎が示唆される。肺炎球菌性髄膜炎が確認されている。b：右優位に硬膜，また，髄膜（くも膜，軟膜）の造影増強効果が認められる（→）。左乳突蜂巣には造影増強効果も伴う不均一な高信号が認められ，接する硬膜との連続性もあるようにもみえる。中耳炎から波及した髄膜炎の可能性も示唆される。脳溝描出は右側優位に不良で，右側優位の脳室拡大傾向がとらえられ，sNPHに留意が必要な画像である。

a：拡散強調像（b=1,000）　　b：造影後T1強調像

図7 80歳代，性別非公表。リウマチ関連髄膜炎に続発するsNPH，リウマチフォロー中に認知機能障害の増悪を認める

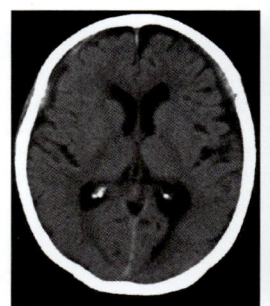
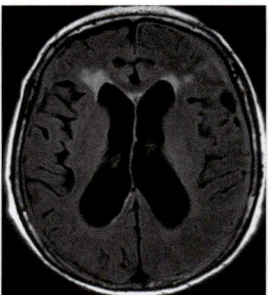
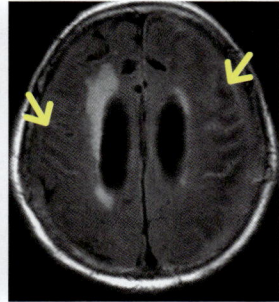
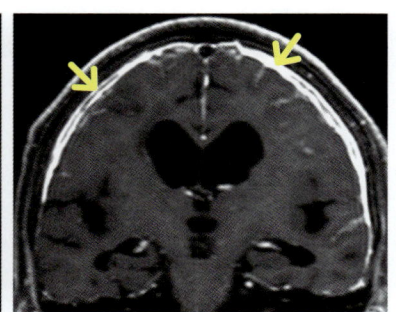

a：頭部CT像　　b：FLAIR像　　c：FLAIR像　　d：造影後T1強調像

a：リウマチフォロー中，認知機能障害の増悪にてCT撮影。少量の硬膜下水腫／血腫疑いが認められる。c〜d：aから6カ月後の頭部MRIで，脳室拡大が認められる。FLAIR像（c）では，脳溝内に高信号がとらえられ（→），dirty CSF signが陽性。同部および硬膜には造影増強効果が認められる（d）。

図8　90歳代，性別非公表。くも膜下出血に続発したsNPHの経過，頭部CT

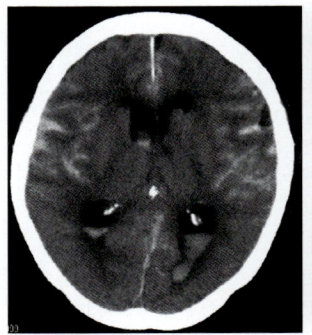 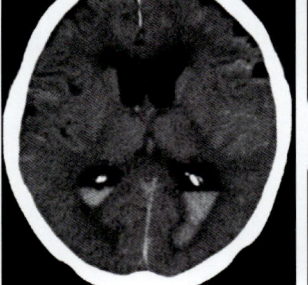 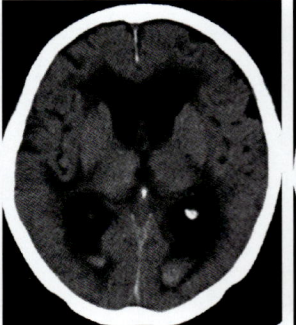 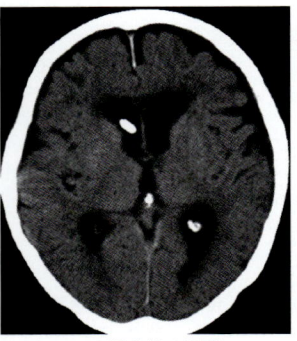

a：SAH発症第1病日　　b：発症第7病日　　c：発症第20病日　　d：シャント挿入後1週間

くも膜下出血（subarachnoid hemorrhage：SAH）発症後第7〜20病日に脳室の拡大傾向，脳室周囲白質の低吸収の増悪を認め，SAHに続発する水頭症の増悪経過が認められる。d：シャント挿入後1週間のCTだが，脳室の縮小，脳室周囲の低吸収も不明瞭となっている。

先天性水頭症 [新分類[7,9] の transitioned hydrocephalus（図2）が包含されると思われる]

　先天性水頭症（congenital/developmental etiologies）症状遅発例には，LOVA（long standing overt ventriculomegaly in adults）[10]，PaVM（panventriculomegaly with a wide foramen of Magendie and large cisterna magna）[11,12]などがあります。LOVAは第3脳室，側脳室の拡大に加え，頭位拡大やトルコ鞍溶解性変化などの長期頭蓋内圧亢進所見があり，成人期になって認知機能障害，排尿障害，歩行障害などNPH様の臨床症状を示す病態とされています（図9）。LOVAの多くは中脳水道狭窄を伴う非交通性水頭症であるとされ，図9に示したように中脳水道の開存の有無を，適切な矢状断で示すことが大切です。PaVMは，全脳室の拡大，Magendie孔，大槽拡大が特徴とされ，橋前槽のくも膜隔壁などによって橋前槽でのCSFの動きが制限されることが病態に影響しているといわれ，家族内発症の報告や遺伝的素因も示唆されています。

特発性正常圧水頭症 [iNPH：新分類[7,9] のハキム病（図2）に相当する]

　特発性正常圧水頭症は，先行疾患がなく，歩行障害，認知機能障害，排尿障害をきたす，脳脊髄液動態異常に起因する病態です。高齢者に多く，シャント術によって症状改善が得られる可能性を有し，精確な診断と治療適応判断が求められる症候群です。2004年にわが国から発信されたiNPH診療ガイドライン[2]は改訂を重ね，2020年3月に第3版が刊行され，iNPH（ハキム病）の診断・治療におけるグローバルスタンダードを提供しています[1]。図10にハキム病（iNPH）の診断と治療に関するアルゴリズムを示します[1]。この第3版のガイドラインでも画像所見が重要な位置を占め，Evans index>0.3[14]（図11）の脳室拡大に加え，DESH所見[1,14,15]

図9　80歳代，男性。LOVA中脳水道閉塞例：易転倒性，認知機能障害の進行

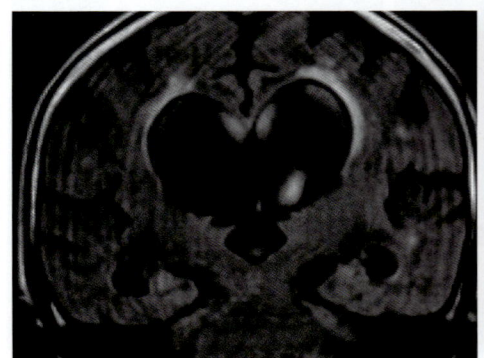 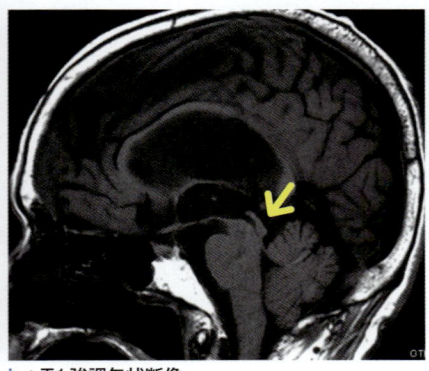

a：検査時体動制御困難が認められる。側脳室拡大は著明。DESH所見にはやや乏しいようにもみえる（円蓋部の脳溝がみえている）。b：矢状断では，中脳水道尾側に閉塞がとらえられる（→）

（文献13より転載）

a：FLAIR冠状断像　　b：T1強調矢状断像

図10 ハキム病（iNPH）の診断と治療に関するアルゴリズム

→ はい・症状改善　→ いいえ・症状不変

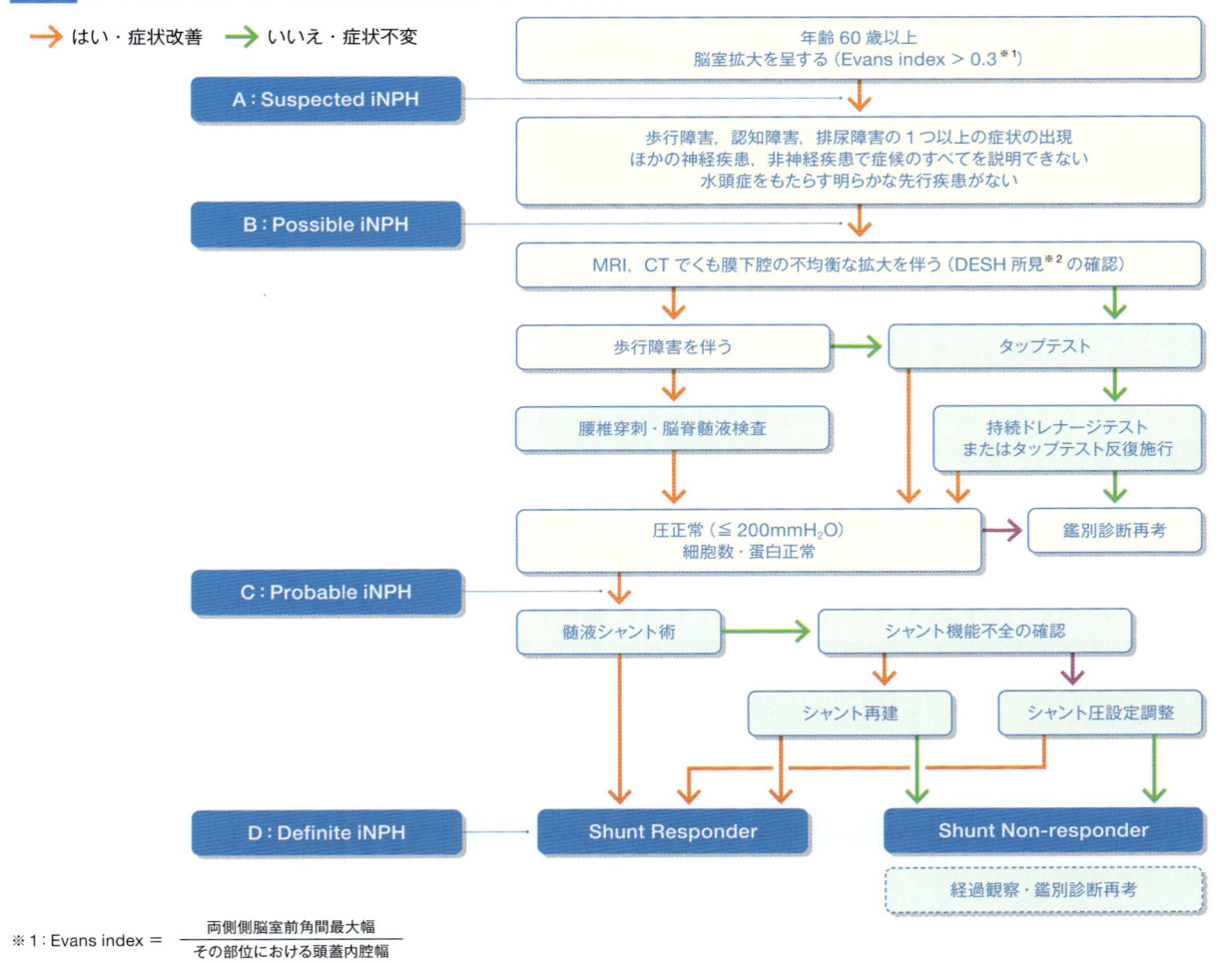

A：Suspected iNPH

年齢60歳以上
脳室拡大を呈する（Evans index > 0.3※1）

B：Possible iNPH

歩行障害，認知障害，排尿障害の1つ以上の症状の出現
ほかの神経疾患，非神経疾患で症候のすべてを説明できない
水頭症をもたらす明らかな先行疾患がない

MRI，CTでくも膜下腔の不均衡な拡大を伴う（DESH所見※2の確認）

歩行障害を伴う　　タップテスト

腰椎穿刺・脳脊髄液検査　　持続ドレナージテスト
またはタップテスト反復施行

C：Probable iNPH

圧正常（≦ 200mmH₂O）
細胞数・蛋白正常　　鑑別診断再考

髄液シャント術　　シャント機能不全の確認

シャント再建　　シャント圧設定調整

D：Definite iNPH

Shunt Responder　　**Shunt Non-responder**

経過観察・鑑別診断再考

※1：Evans index ＝ $\dfrac{両側側脳室前角間最大幅}{その部位における頭蓋内腔幅}$

※2：DESH（くも膜下腔の不均衡な拡大を伴う水頭症）：脳室の拡大に加えて，くも膜下腔が高位円蓋部および正中部で狭小化し，シルビウス裂や脳底槽では拡大している所見を示す水頭症

（文献1，p11より転載）

図11 Evans index（I章1 図4，p6の再掲）

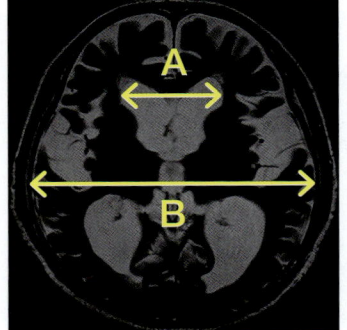

（自治医科大学放射線医学教室　森 墾
先生のご厚意による）

$\dfrac{A}{B} > 0.3$

A＝両側側脳室前角間最大径
B＝その断面における頭蓋内腔幅

を，認知障害，歩行障害，尿失禁の臨床的三徴とあわせ，診断に重要な所見としています[1]。

DESH

DESHは，不均衡な脳脊髄液腔の形態，病態を表し，脳室拡大，シルビウス裂拡大，脳底部くも膜下腔拡大に対し，正中，高位円蓋部の脳溝，くも膜下腔狭小がある状態を示します（**図13~16**）。診断・治療の要諦となるDESH所見は，1998年Kitagakiらがくも膜下腔狭小があることを報告し[14]，さらにその意義を前向きコホート研究（study of idiopathic normal pressure hydrocephalus on neurological improvement：SINPHONI）[15]で明らかにしてきたもので，わが国からの素晴らしい仕事が集積された成果です。誇らしいですね。

第3版ガイドラインで示されたDESH所見の定量的評価・測定法を図12に示します。z-Evans index［側脳室前角のz軸方向の最大幅（b）/正中頭蓋内径（a）カットオフ値0.42］，brain/ventricle ratio：BVR（冠状断z軸方向の側脳室直上の脳の最大縦幅/側脳室の最大縦幅。カットオフ値は，AC-PCラインに垂直で前交連を通過する冠状断でBVRが1.0未満，または後交連を通過する冠状断でBVRが1.5未満），脳梁角（後交連を通過するAC-PCラインに直行する冠状断面での，左右脳梁のなす角度。カットオフ値：90°未満）の3つです。一見煩雑ですが，まずはAC-PCラインを引き，それぞれ前交連（anterior commissure：AC），後交連（posterior commissure：PC）に直行する線を引くことで準備は完了です。iNPHでは，シルビウス裂拡大もあり，側脳室や第3脳室が軸位断のx軸方向に拡大しにくく，冠状断のz軸方向に拡大し，側脳室直上の脳が圧排されて脳溝は狭くなることを反映する評価法となっています。

さて，日常の画像検査ではたくさんの検査が施行されますが，ハキム病（iNPH）をねらっての検査ばかりが行われるわけではありません。CT横断像のみが通常の診断に供される画像の場合も多いかと思いますが，筆者は診療放射線技師の皆さんにおおいに助けてもらっています。図11のような脳室拡大（Evans index＞0.3）があり，シルビウス裂拡大があるような症例では，AC-PCラインに垂直な冠状断の再構成画像を作成して読影端末に送ってもらっています。日常臨床の多忙な現場にAI（artificial intelligence）がDESHのT1強調像の定量評価までをすぐさま提供してくれる日はすぐそこまで来ているとも感じています。

図10のアルゴリズムに従って，画像をみてみましょう。図13は，80歳代，易転倒性，認知機能障害の進行（1年前はMMSE＝24点，検査時点でMMSE＝18点，活動性の低下が目立つ）の初回MRIです。Evans index＞0.3，シルビウス裂の拡大があります。画像はこの時点でsuspected

図12 DESHを示す計測法：z-Evans index，BVR，脳梁角

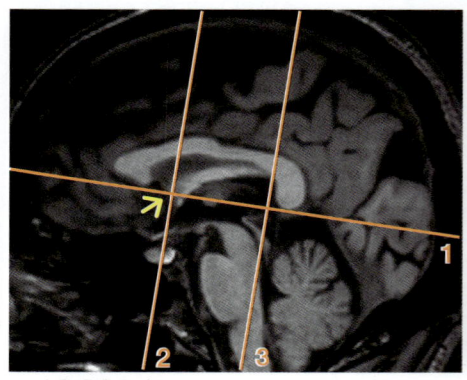
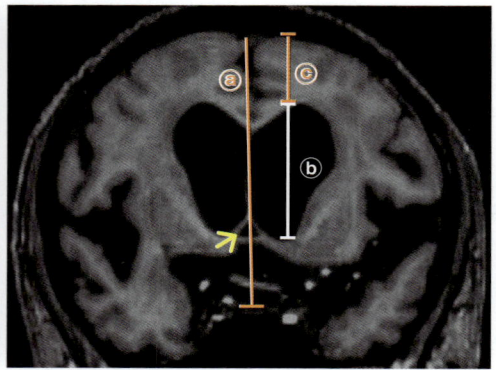

黄矢印：前交連の位置を示す
1：AC-PCライン，前交連と後交連を結ぶ直線
2：前交連を通りAC-PCラインに直行する直線
3：後交連を通りAC-PCラインに直行する直線

ⓐ：正中頭蓋内径
ⓑ：冠状断で側脳室前角のz軸方向の幅
ⓒ：冠状断でz軸方向の側脳室直上の脳の最大縦幅
（文献1参照）

a：AC-PCライン b：70歳代，性別非公表，易転倒性，認知機能障害，iNPH

本例の z-Evans index は 0.47 ＞ 0.42，BVR（前交連を通過するライン）で 0.59 ＜ 1.0
＊ z-Evans index：側脳室前角の z 軸方向の最大幅ⓑ／正中頭蓋内径ⓐカットオフ値 0.42
＊ BVR（brain/ventricle ratio）：冠状断で z 軸方向の側脳室直上の脳の最大縦幅ⓒ／側脳室の最大縦幅
カットオフ値：AC-PC ラインに垂直で前交連を通過する冠状断で BVR が 1.0 未満，または後交連を通過する冠状断で BVR が 1.5 未満

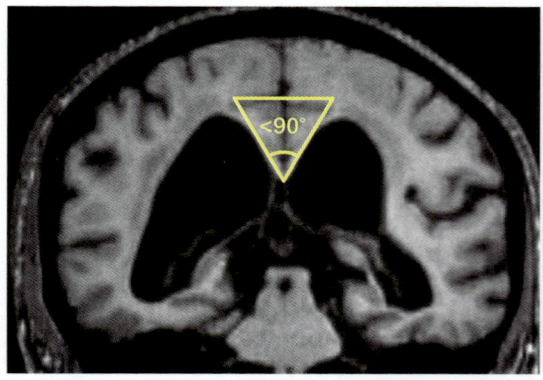
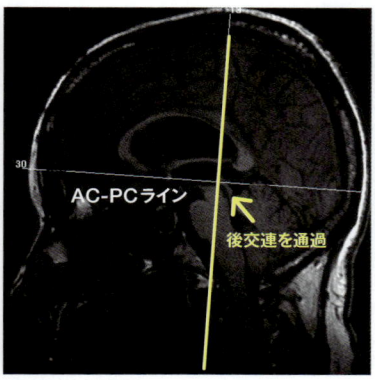

脳梁角：後交連を通過するAC-PCラインに直交する冠状断面での，左右脳梁のなす角度のことである（カットオフ値：90°未満）。
（文献10参照）

c：70歳代，性別非公表，易転倒性，認知機能障害，脳梁角は90°以下，iNPH

iNPH（ハキム病）を示し，臨床的な情報からpossible iNPH（ハキム病）まで矢印が進みました。このような画像をみたら，脳の上のほう，真ん中の脳溝がみえるかどうかを確認しましょう。**図13b, c**では，真ん中，上方の脳溝は狭くDESHを疑います。z-Evans index＞0.42，後交連を通過するラインでのBVR＜1.5，脳梁角は鋭角で，DESH所見がそろっています。歩行障害を伴っており，臨床科と相談のうえ，probable iNPH（ハキム病）の診断に進むことになりました。

■ハキム病（iNPH）の画像診断Pitfall

> 進行した変性性認知症，アルツハイマー病でも脳室は拡大。ハキム病（iNPH）との鑑別点としてどこをみますか？

冠状断で脳梁角をみる（図14）

それぞれ，単独症例であればハキム病（iNPH）は鋭角，アルツハイマー病（Alzheimer's disease：AD）では鈍角とな

ります。

矢状断をみる（図15）

帯状溝拡大は前のほうで目立っていませんか？矢状断も参考になります。ADでは比較的早期から後部帯状回の萎縮が生じるので，帯状溝拡大は後方優位です。一方，iNPH（ハキム病）では帯状溝拡大は前方優位となります。

> ハキム病（iNPH）とAD（ほかの変性性認知症も！）はしばしば合併します

高齢者では，背景に複合的病態が高率に存在します。水頭症を合併するAD，Lewy小体病など萎縮が進行する変性認知症は多く，しばしば判断に迷います。合併例が多いことを十分に踏まえ，"判断できなかったら，判断できない根拠を見極めて"そのままをレポートに記載することが大事です。最新の診療ガイドライン（第3版，2020年）では，ADやパーキンソン病などの合併があってもpossible iNPH（ハキム病）以降の診断から除外されないことになっています。合併症例のシャント術の適応についての論考は議論のあると

図13 80歳代，性別非公表。ハキム病（iNPH）：易転倒性，認知機能障害進行

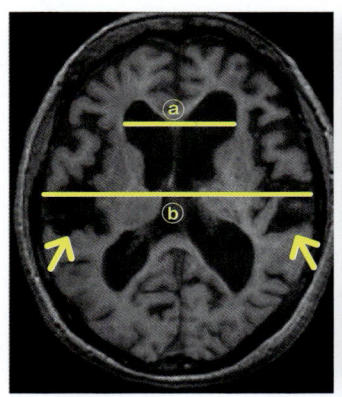

a：T1強調像

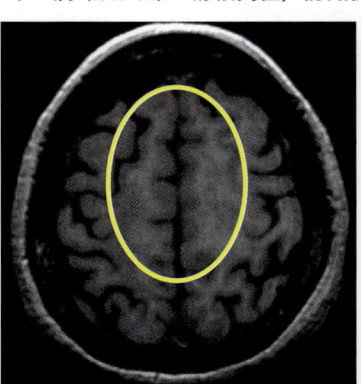

b：T1強調冠状断像

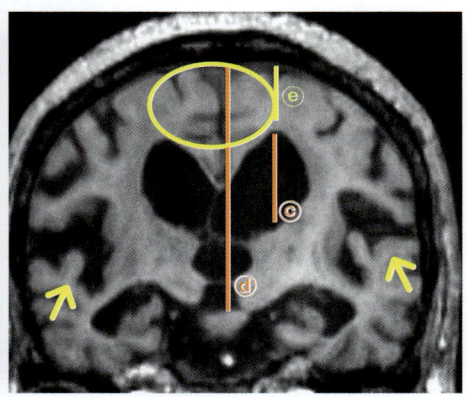

c：T1強調横断像

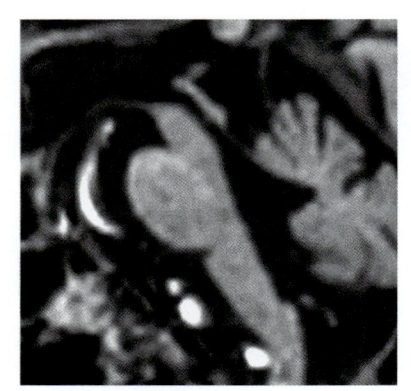

d：T1強調矢状断像

a：脳室拡大が認められ，Evans index＞0.3を示す。a～c：脳室拡大，シルビウス裂拡大（a,b→）を認めるが，高位円蓋部内側脳溝狭小を認める（b,c楕円）。d：中脳被蓋はやや小さくみえる（→）。

・本例のEvans indexは，両側側脳室前角の最大幅ⓐ／その断面での頭蓋内腔最大幅ⓑ。カットオフ値は0.3。
・z-Evans indexは，AC-PCラインに垂直で，AC（前交連）を通過する冠状断で，側脳室全角のz軸方向の幅ⓒ，正中頭蓋内径ⓓで割った比。カットオフ値は0.42。
BVR：brain/ventricle ratio＝ⓔ／ⓒ（前交連を通過するラインで1.0未満，後交連を通過するラインで1.5未満）

ころですが[17,18,19]，個々に沿って丁寧な判断をしていくことが望まれます。

　図16は，認知症，尿失禁，歩行障害を示す80歳代です。ADLの急速な悪化もあり画像検査が行われました。脳室拡大，DESHを認め，ハキム病（iNPH）は間違いなさそうです。シャント手術により症状の劇的な改善がありましたが，同時に脳脊髄液リン酸化タウ増加，病理学的にAD合併が確認されています。合併例では，帯状溝拡大の部位や脳梁角，第3

脳室前陥凹の拡大所見などハキム病（iNPH）とAD鑑別点を検討してもなかなか判断が難しいことが多いです。その際は，ハキム病（iNPH）を疑う画像的根拠を記載し，かつAD合併がないか，臨床的フォローを推奨しましょう。臨床現場ではデータをそろえることは難しい場合も多いのですが，可能であれば，脳血流SPECTや脳脊髄液所見（Aβの低下，リン酸化タウの上昇：後者は，2024年4月時点で保険収載）なども併せて正確な診断に近づく努力もしたいと思います。

図14　ハキム病（iNPH）とAD：脳梁角は？

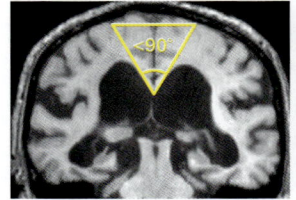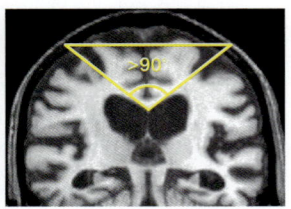

ハキム病（iNPH）：70歳代，男性，易転倒性

AD：70歳代，男性，認知機能障害（脳脊髄液Aβ低下，リン酸化タウ上昇）

図15　帯状溝後半部

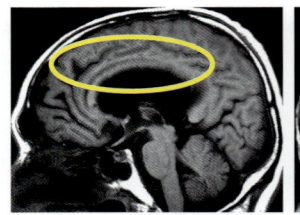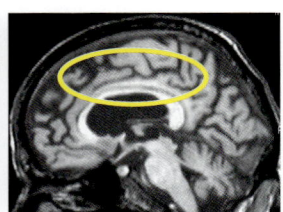

ハキム病（iNPH）：70歳代，男性，易転倒性

AD：70歳代，男性　認知機能障害（脳脊髄液Aβ低下，リン酸化タウ上昇）

図16　80歳代，性別非公表。ハキム病（iNPH），AD合併例：急速に進行する認知症。歩行障害悪化，シャント手術で改善を認めた

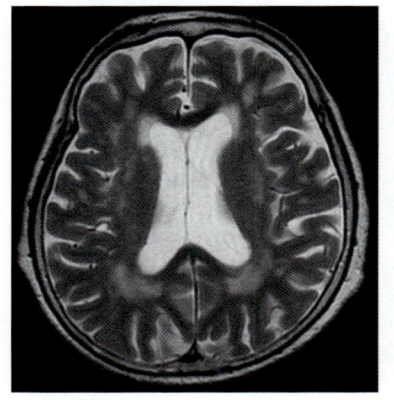

a：T2強調像

1年後

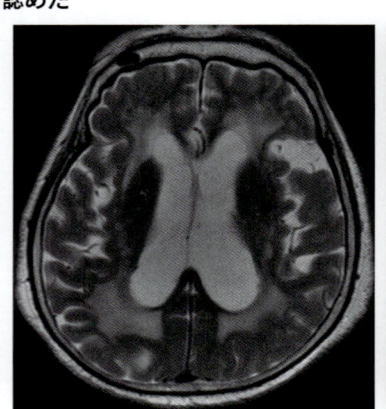

b：T2強調像

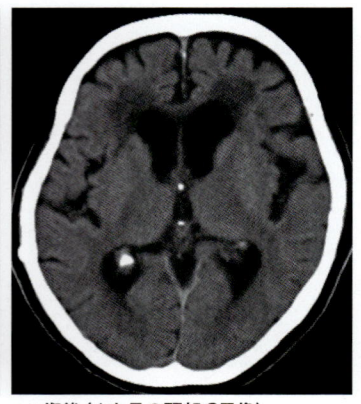

c：術後（4カ月の頭部CT像）

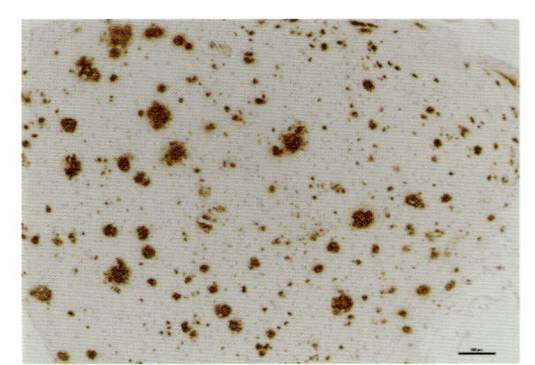

d：抗Aβ抗体染色像

a,b：1年の経過で，脳室拡大が著しくなっていることがみて取れる。1年後（b）のMRIでは，内側脳溝描出も不良が生じているし，この1枚からもシルビウス裂拡大もとらえられそうである。iNPHの悪化としてシャント術を施行。c：術後4カ月の頭部CTで，脳室拡大は改善，臨床症状も改善が認められた。d：シャント術の際に生検がなされ，AD合併があるが，iNPHへの対処で，日常生活の著明な改善が認められた。

[dの病理画像は，東京都健康長寿医療センター 神経病理，高齢者ブレインバンク 齊藤祐子先生，大阪大学大学院連合小児発達学研究科 附属子どもの心の分子制御機構研究センター ブレインバンク・バイオリソース部門・常勤特任教授，大阪大学医学部附属病院神経内科・脳卒中科（兼）東京都健康長寿医療センター高齢者ブレインバンク・バイオリソースセンター事務局長 常勤特任研究員（神経病理）・脳神経内科（兼）（クロスポイント）村山繁雄先生のご厚意による]

**ハキム病（iNPH）では，
中脳被蓋が小さくみえることがあります（図17）**

ハキム病（iNPH）では，しばしば中脳被蓋が小さくみえることがあり，進行性核上性麻痺（progressive supranuclear palsy：PSP）や大脳皮質基底核変性症（corticobasal degeneration：CBD）との鑑別をどうするかが問題になるときがあります。Magdalinouらは，Queen Square Brain Bankの剖検例でのiNPHシャント術奏効4例（生前）のうち3例にPSP病理があったと報告[20]しています。このように，PSPでも臨床的に髄液排除試験やシャント術が奏効するものがあるとする意見がある一方，過剰な対応にならないようハキム病（iNPH）との鑑別に留意が必要[21]との意見も散見されます。臨床的な対応は難しい場合も多く，また，PSPとハキム病（iNPH）合併もありえますが，ハキム病（iNPH）単独でも中脳被蓋が萎縮してみえる例があることを把握しておくことは大事です。

図17に，PSP病理など変性疾患合併のないハキム病（iNPH）症例と，PSP症例を並べてみました。双方とも中脳被蓋の萎縮はありますが，ハキム病（iNPH）ではPSPと比べて上小脳脚は保たれ，脳梁角の鋭角化などDESH所見が明瞭にみえます。一筋縄ではいきませんが，CT，MRIでDESH所見がある場合には，中脳被蓋，上小脳脚にも目を向けてみてくださいね［第Ⅲ章5 進行性核上性麻痺（p94），同章6 大脳皮質基底核変性症（p108）］。

ハキム病（iNPH），PSPともに易転倒性が臨床的な大きな問題です。頭部外傷で救急受診される患者において，ハキム病（iNPH），PSPが背景にないか画像でしっかり診断することは，とても大事なことです。

 脳溝のポケット状拡張を伴うことがあります（図17）

脳室拡大やシルビウス裂拡大，高位円蓋部脳溝描出不良がハキム病（iNPH）の特徴的形態変化ではあるものの，脳溝のポケット状拡張を示すハキム病（iNPH）があります（図18）。シルビウス裂以外の脳溝は狭くなるのが水頭症なのだから，「脳溝拡大があるなら水頭症ではなく萎縮」と安易に判断して，水頭症を見落とさないことが大切です。

図17 **ハキム病（iNPH）診断のピットフォール！ 中脳被蓋萎縮**

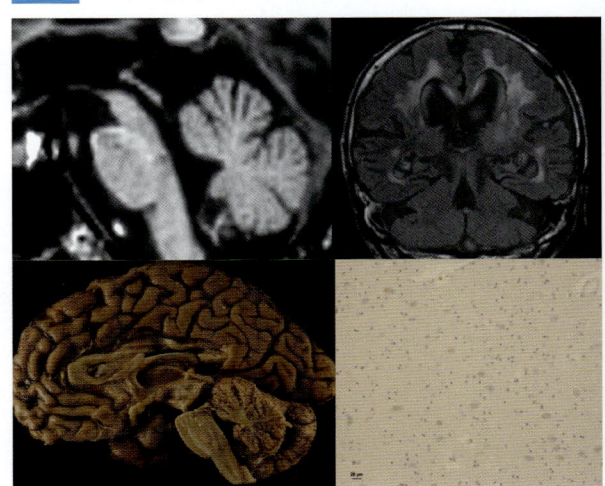

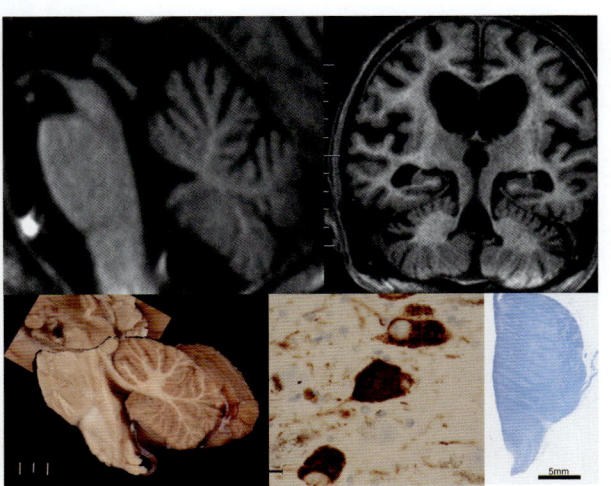

a：ハキム病（iNPH）症例　　　　　　　　　　　b：PSP症例

a：脳室拡大，脳梁角90°以下，z-Evans index>0.42，BVR>1.0とDESHを認める。正中矢状断での中脳被蓋面積は80mm²と萎縮が疑われ，マクロ病理でも中脳被蓋は軽度萎縮を示すが，PSPを示すタウの病理は認められない。また，冠状断で上小脳脚の萎縮もbと比べ，軽度である。b：中脳被蓋正中面積は78mm²，マクロ病理と対応する萎縮がある。aの症例と中脳被蓋の萎縮に差はあまりないようにみえるが，上小脳脚は萎縮し，病理学的にも変性がある（→）。脳梁角は鈍角で，DESHもaほど明瞭でない。

［病理画像は，東京都健康長寿医療センター神経病理，高齢者ブレインバンク 齊藤祐子先生，大阪大学大学院連合小児発達学研究科 附属子どもの心の分子制御機構研究センターブレインバンク・バイオリソース部門・常勤特任教授，大阪大学医学部附属病院神経内科・脳卒中科（兼）東京都健康長寿医療センター高齢者ブレインバンク・バイオリソースセンター事務局長 常勤特任研究員（神経病理）・脳神経内科（兼）（クロスアポイント）村山繁雄先生のご厚意による］

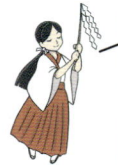

診断レポート

☑ 図17a（CT，MRIでDESH所見がある場合）のような所見をみたら

ハキム病（iNPH）単独でも中脳被蓋が小さくみえる場合がある。合併については，1回だけのMRIのみでは判断が難しい場合もあるため，臨床症状や経過と併せて判断をする必要がある。

図18 70歳代，性別非公表。ハキム病（iNPH）のピットフォール！ ポケット状脳溝拡大に惑わされないこと。易転倒性，認知機能障害の進行あり

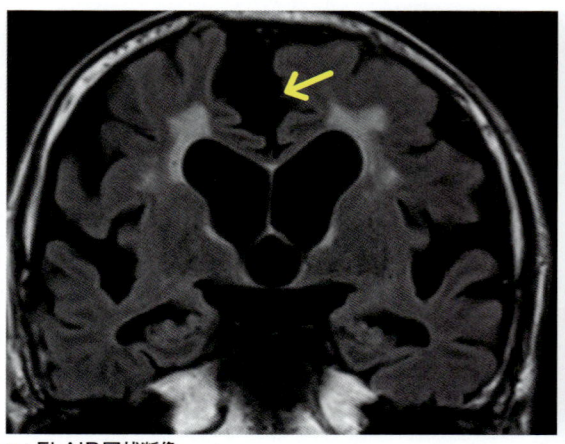
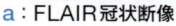

a：FLAIR冠状断像

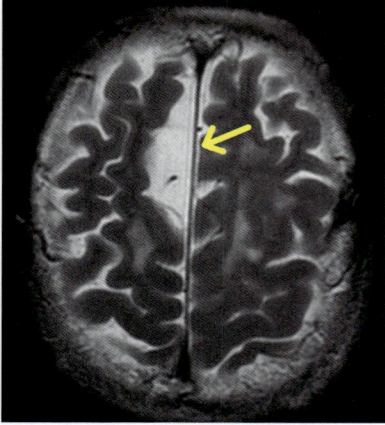

b：T2強調像

z-Evans index<0.42，BVR<1.5（後交連レベル）とハキム病（iNPH）があるが，→で示すようにポケット状の脳脊髄液拡大を伴っている。

図19 年齢，性別非公表。脳室周囲：上衣細胞の離開

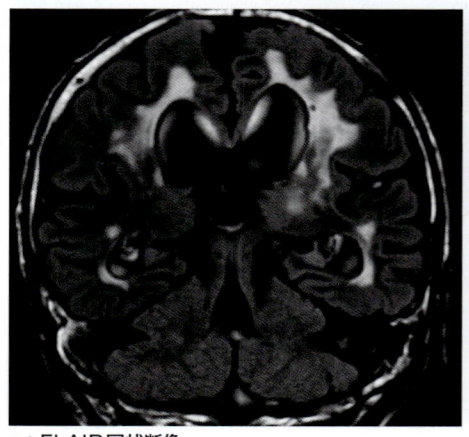

a：FLAIR冠状断像

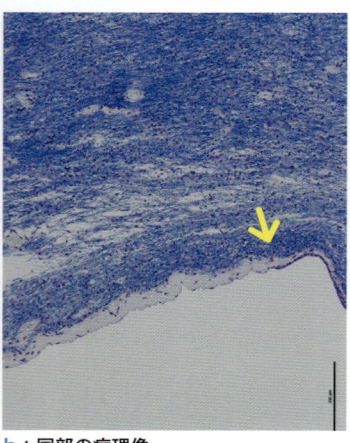

b：同部の病理像

a：脳室拡大があると，脳室周囲のT2強調像やFLAIR像で高信号を示すことが多い。FLAIR像で脳室周囲に高信号がとらえられている。b：病理でみると，上衣細胞の離開がとらえられていることが多く（b→），離開部位周辺は髄鞘染色性も低下し，T2強調像やFLAIR像の高信号に対応している。この所見は，水頭症に限らず高齢の脳室拡大例にみられるものである。

[bの病理画像は，東京都健康長寿医療センター神経病理，高齢者ブレインバンク 齊藤祐子先生，大阪大学大学院連合小児発達学研究科 附属子どもの心の分子制御機構研究センター ブレインバンク・バイオリソース部門・常勤特任教授，大阪大学医学部附属病院神経内科・脳卒中科（兼）東京都健康長寿医療センター高齢者ブレインバンク・バイオリソースセンター事務局長 常勤特任研究員（神経病理）・脳神経内科（兼）（クロスアポイント）村山繁雄先生のご厚意による]

II
鑑別診断の実際

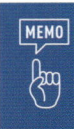

ADとの鑑別点
（合併もあることには留意を）

❶ 冠状断で脳梁角をみる
ハキム病（iNPH）は鋭角，ADは鈍角
❷ 矢状断をみる
ハキム病（iNPH）は帯状溝前部の拡大，ADは帯状溝後部の拡大

PITFALL

❶ ハキム病（iNPH）では中脳被蓋が小さくみえることがある
- PSPとの鑑別は，DESHの評価，上小脳脚の萎縮の有無
- もちろんPSPとの合併例もある
- ハキム病（iNPH），PSPともに易転倒性は機能的予後，生命予後にかかわる重要な臨床症状である
❷ ポケット状脳溝拡大に惑わされない（図18）
- ハキム病（iNPH）ではポケット状脳溝拡大を伴うことはまれではない
❸ AD，パーキンソン病，Lewy小体病など，ほかの変性疾患と合併することもある
- 高齢になればなるほど背景に合併病理は多くなる

NOTE 6

上衣細胞は脳室壁の防護壁？

　脳室壁は上衣細胞によって覆われています。まるでオタマジャクシの卵のように一層の細胞層が脳室壁を守るかのように連なっています。ところが，加齢，脳室拡大によって，往々にして上衣細胞が離開します。その部位の周囲白質が，髄鞘染色性の低下が認められることが多く，T2強調像やFLAIR像で脳室壁に沿うような高信号と対応することがあります。水頭症では，脳室周囲の信号変化が認められる場合と，ごく軽微にとどまる場合があります。その差が生じる理由はまだよくわかっていませんが，急速な脳室拡大のある場合に上衣細胞がどのようになるのか，動的な病態にも臨床，画像，病理は深くかかわっているように思われます。図19に脳室周囲の上衣細胞が離開した脳室拡大例を参考に示します。脳室周囲の高信号は，本例では上衣細胞の離開した部位の髄鞘染色性低下部位に相当します。

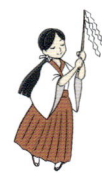

DESHをしっかり評価しましょう。
#z-Evans index　#BVR　#脳梁角（図12）

文献

1) 日本正常圧水頭症学会監修：特発性正常圧水頭症ガイドライン第3版　メディカルレビュー社，東京，2020年．
2) 日本正常圧水頭症学会，特発性正常圧水頭症診療ガイドライン作成委員会：特発性正常圧水頭症ガイドライン．メディカルレビュー社，東京，2004年．
3) Yamada S, Miyazaki M, Kanazawa H, et al: Visualization of Cerebrospinal Fluid Movement with Spin Labeling at MR Imaging: Preliminary Results in Normal and Pathophysiologic Conditions1. Radiology 2008; 249: 644-652.
4) 石川正恒：髄液の産生・吸収機構の新しい概念と特発性正常圧水頭症の診断・治療の進歩．臨床神経　2014; 54: 1184-118.
5) Brinker T, Stopa E, Morrison J, et al: A new look at cerebrospinal fluid circulation. Fluids Barriers CNS, 2014; 11: 10.
6) Kato T, Sato H, Emi M, et al: Segmental copy number loss of SFMBT1 gene in elderly individuals with ventriculomegaly: a community-based study. Inter Med 2011; 50: 297-303.
7) Tullberg M, Toma AK, Yamada S, et al: Classification of Chronic Hydrocephalus in Adults: A Systematic Review and Analysis. World Neurosurg 2024; 183: 113-122.
8) Taoka T, Yuh Wt, White ML, et al: Sulcal hyperintensity on fluid-attenuated inversion recovery MR images in patients without apparent cerebrospinal fluid abnormality. AJR 2001; 176: 519-524.
9) 山田茂樹：成人慢性水頭症　ハキム病診療ハンドブック．中外医学社，東京，2024年．
10) Sato H, Takahashi Y, Kimihira L, et al: A Segmental Copy Number Loss of the SFMBT1 Gene is a Genetic Risk for Shunt-Responsive, Idiopathic Normal Pressure Hydrocephalus(iNPH): A Case-Control Study. PLoS One 2016: 11, e0166615.
11) Oi S, Shimoda M, Shibata M, et al: Pathophysiology of long-standing overt ventriculomegaly in adults. J Neurosurg 2000; 92: 933-940.
12) Kageyama H, Miyajima M, Ogino, et al: Panventriculomegaly with a wide foramen of Magendie and large cistern magna. J Neurosurg 2016; 124: 1858-1866.
13) Tokumaru AM, Saito Y, Murayama S, et al: MRI Diagnosis in Other Dementias. p39-116 In Neuroimaging Diagnosis for Alzheimer's Disease and Other Dementias. Matuda H, Asada T, Tokumaru AM ed. Springer 2017.
14) Evans WA: Arch Neurol Psychiatry. 1942; 47: 931-937.
15) Kitagaki H, Mori E, Ishii K, et al: CSF spaces in idiopathic normal pressure hydrocephalus: morphology and volumetry. AJNR 1998; 19: 1277-1284.
16) Hashimoto M, Ishikawa M, Mori E, et al: Diagnosis of idiopathic normal pressure hydrocephalus is supported by MRI-based scheme: a prospective cohort study. Cerebrospinal Fluid Res 2010; 7: 18.
17) Hamilton R, Patel S, Lee EB, et al: Lack of Shunt Response in Suspected Idiopathic Normal Pressure Hydrocephalus with AD Pathology. Ann Neurol 2010; 68: 535-540.
18) Hamilton R, Patel S, Lee EB, et al: Lack of Shunt Response in Suspected Idiopathic Normal Pressure Hydrocephalus with Alzheimer Disease Pathology. Ann Neurol 2010; 68: 535-540.
19) Bech-Azeddine R, Hogh P, Juhler M, et al: Idiopathic normal-pressure hydrocephalus: clinical comorbidity correlated with cerebral biopsy findings and outcome of cerebrospinal fluid shunting. J Neurol Neurosurg Psychiatry 2007; 79: 157-161.
20) Magdalinou NK, Ling H, Smith JD, et al: Normal pressure hydrocephalus or progressive supranuclear palsy? A clinicopathological case series. J Neurol 2013; 260: 1009-1013.
21) 福井俊哉：症例から学ぶ戦略的認知症診断 2011. 南山堂，東京，p19.

第Ⅲ章　神経変性疾患

1. アルツハイマー病（AD）

はじめに

　アルツハイマー病（Alzheimer's disease：AD）は，変性認知症のなかで最も頻度が高いとされる重要疾患です[1,2]。高齢発症が大部分を占め，超高齢化社会を迎えた国内および国外で，日々患者数は増加しています。一方，ADにも，他の認知症疾患と同様に，多様な病型があります。そのなかには，働き盛りの40歳代，50歳代で発症する若年性AD/早発性AD（early-onset AD：EOAD）が含まれ[3,4]，医療のみならず，介護，家族の経済的問題，就労（の維持）を含め社会のなかでいかに受容していくか，社会問題として広く知見を共有することも求められています。その知見を共有するうえで，適切な時期での正確な診断が，議論の基礎となることはいうまでもありません。

レカネマブ，ドナネマブとARIA

　2021年6月，米国FDA（Food And Drug Administration：アメリカ食品医薬品局）においてADの主病因の1つアミロイドβ（Aβ）を標的とする抗Aβ抗体薬が条件付きながら承認されたのに引き続き，2023年8月，日本では厚生労働省が，Aβの凝集，沈着過程の早期から中間凝集段階であるオリゴマーやプロトフィブリルに結合し，神経毒性をブロックする機序をもつ新規治療薬レカネマブの「承認を検討することを了承」し，患者条件，施設要件が明記される「最適使用ガイドライン」の対象となる薬剤として認可，12月末には全国で患者へのレカネマブ投与が始まりました。神経画像診断の立場からも丁寧な準備，環境整備が喫緊の課題となっています。その「丁寧な対応，準備」には，抗Aβ薬の重要な副作用であるARIA（amyloid related imaging abnormalities）[5-8]を正しく評価し，ARIAによって惹起される脳浮腫や出血の可及的速やかな診断，副作用への適切な対処に結び付ける役割を果たすこと，さらには薬剤使用中止あるいは続行を評価するバイオマーカーとしての役割を確立することも含まれます。

　また，本項の校正に入った段階の2024年8月には，N末端第3残基がピログルタミル化されたアミロイドβ（N3pGAβ）に結合し，脳内アミロイドβプラークを減少させる作用機序をもつ新たな抗Aβ抗体薬ドナネマブが製造承認されました。2024年11月に臨床実装され，神経画像の果たす役割もますます大きくなっています。

　このようにさまざまな課題が山積する認知症，AD診断ですが，本項では日常臨床診断の立場からAD診断にどのよう

に寄与できるか，その可能性と限界を踏まえつつ述べていきます。

ADの病因・病態

Aβとタウの異常が引き起こす神経変性

　ADは，1907年にAlzheimer博士が報告して以来[9]，海馬，大脳皮質などの老人斑と神経原線維変化を病理学的特徴とし，認知症を惹起する神経変性疾患として認知され，研究が進められてきました。なぜ老人斑や神経原線維変化が起こるのか，どのように蓄積していくのか未解明の部分も多いですが，「アミロイドカスケード仮説」は一定の支持を受けています[10]。

アミロイドカスケード仮説

　なんらかの理由で，膜蛋白であるAβの産生・排泄機構が破綻することにより，Aβ凝集がはじまり老人斑を形成します。引き続き，神経軸索の微小管安定に欠かせないタウ蛋白が微小管から離れ，異常リン酸化を受け凝集，線維化し，神経原線維変化（neurofibrillary tangle：NFT）を生じ，神経細胞死，神経変性が加速します。アミロイドカスケード仮説とは，このようなAβ産生排泄機構の破綻にはじまる「連鎖」によりADが惹起されるという考え方です。

発症前段階で診断，治療介入する意義

　Aβ蓄積，老人斑形成は発症前に遡ります。そこにNFTが加わり，神経細胞死，認知症発症が加速化します

　では，Aβやタウ蛋白蓄積はいつ，どの程度のスピードで溜っていくのでしょうか？　Aβを可視化するアミロイドPETや，脳脊髄液，血液バイオマーカーなどの知見によって，Aβ蓄積は，発症の20年以上も前から始まり，その後にタウが蓄積・NFTをきたし，臨床的には軽度認知障害（mild cognitive impairment：MCI）[NOTE7]の段階を経て，AD発症に至ることがわかってきました（図1）[11]。同図は，ADでのAβ沈着，シナプス機能障害，タウが介在する神経障害，萎縮の経過と，臨床病期の経過を示したものです。これをみると，ADと臨床診断された時期にはすでに老人斑，神経原

図1 ADの進展におけるバイオマーカーの変化の返還

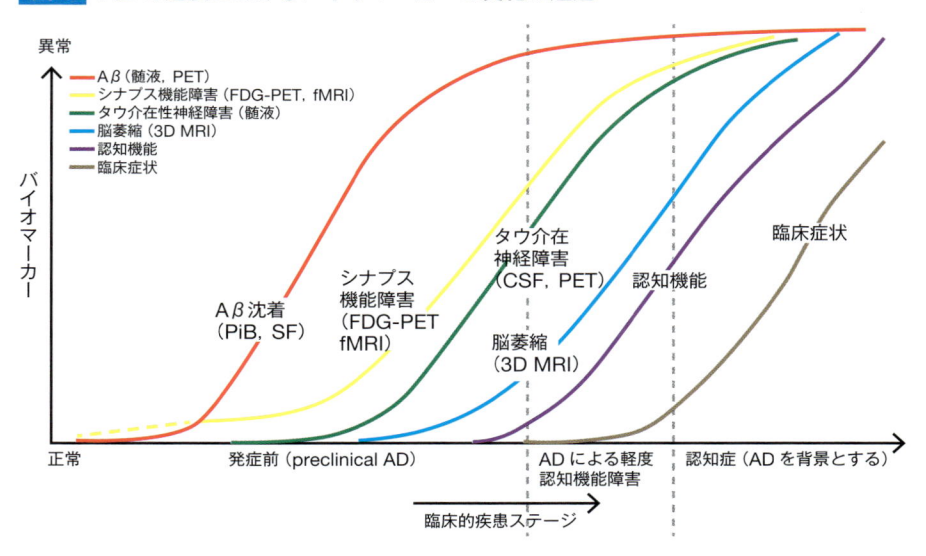

- Aβ（髄液，PET）
- シナプス機能障害（FDG-PET, fMRI）
- タウ介在性神経障害（髄液）
- 脳萎縮（3D MRI）
- 認知機能
- 臨床症状

縦軸：バイオマーカー（正常〜異常）

Aβ沈着（PiB, SF）／シナプス機能障害（FDG-PET fMRI）／タウ介在神経障害（CSF, PET）／脳萎縮（3D MRI）／認知機能／臨床症状

横軸：正常／発症前（preclinical AD）／AD による軽度認知機能障害／認知症（AD を背景とする）

臨床的疾患ステージ

（文献11を基に作成）

線維変化による神経変性，萎縮は進行し，不可逆的な状態にあることがわかります。このため，preclinical stage，少なくともMCI段階で病因に直結する疾患修飾薬の開発，実装，臨床的介入が希求され，客観的バイオマーカーによる正確な診断が求められます。

NOTE 7

軽度認知障害（MCI）

　軽度認知障害（mild cognitive impairment：MCI）は，認知機能低下はあるが，日常生活は自立あるいは軽度の障害に留まる状態を指します。正常健常者と認知症との間に位置する概念と言えますが，認知症に移行するMCIであるのか，あるいは回復が期待されるMCIであるのか，さらにはMCIをきたしている背景疾患を見極めていくことが，神経画像診断に求められます。MCIにはもの忘れを主訴とする健忘型（amnestic MCI）と，健忘以外の症状である遂行機能障害などを主とする非健忘型（non-amnestic MCI）があり，健忘型でADへの移行が多いとされています。Amnestic MCI疑いで画像検査に供された場合，主治医は「ADが背景にないか」「ほかの背景疾患が画像でみえていないか」の判断を神経画像読影医に助けてもらいたいと望んでいる場合が多いでしょう。

臨床

　Preclinical stage，MCI段階を経て，臨床的ADを発症，緩徐に進行していきます。もの忘れ初発も多く，記憶障害はADの中核症状の1つです。特に，エピソード記憶[12],NOTE8が障害されます。エピソード記憶を脳内に書き込む働きとしては海馬，嗅内野皮質が重要で，また，この記憶を呼び起こすのに帯状回，楔前部が働いています。これらが早期からダメージを受けるADでは，「朝，何を食べたか覚えてい

ない」，「電話を受けたことを覚えていない」など近時記憶が障害されやすいとされます。後に述べますが，"画像診断"で診るべき場所も，まさに臨床症状と密接にかかわっていることに，当たり前のことながら改めて感銘を受けます。さらに，病変が頭頂連合野，側頭頭頂連合野に進展していき，時間や空間，人物を認識する力，見当識が障害されていきます。頭頂連合野が障害されると，図形を正しく模写できない，着衣の際に正しく右前・左前を判断し，ボタンの掛け違いなく，裏表をそろえて着替えることが難しくなってきます。また，ADでは，BPSD（behavioral and psychological symptoms of dementia）という行動・心理症状が加わってくることがあります。BPSDは，徘徊，不穏，もの盗られ妄想（介護者が財布を盗んだなど）など看護，介護に大きな問題となるもので，そのコントロールも重要な課題です。

NOTE 8

エピソード記憶と意味記憶

　エピソード記憶とは，個人が過去に経験した，ユニークで，日時の情報の入った，個人的かつ具体的な記憶を指します。一方，意味記憶は，誰もが共有している（共有できる）世界に関する知識の記憶で，1週間は7日であるとか，2×3＝6，東京には23区あるなどの，いわば頑張って得た知識とも言えそうです。しかし，それら2つも，一人ひとりの経験と密接に結びついていますので，その内容によって綺麗に分別できるとも限りません。例えば，2023年の日本プロ野球において，阪神タイガースが38年ぶりに2度目の「アレ」，日本一を果たしました。九州出身の筆者にとって「阪神のアレ」はプロ野球の歴史の1コマに過ぎないことですが，熱狂的な阪神タイガースファンの皆さんにとっては，おそらく一生忘れられない心躍る「エピソード記憶」となっているはずです。

分類・遺伝 （表1, 2）

ADの大部分は65歳以上で発症する孤発型・晩発性AD（late-onset AD：LOAD）です。しかし、65歳未満で発症するADがあり、早発性AD（EOAD）・若年性ADとよばれています。EOADの一部には、原因遺伝子の特定される家族性AD（familial AD：FAD）があり、AD全体の約1%程度を占めます。FADの原因遺伝子には、常染色体顕性遺伝形式をとるA前駆体蛋白質（amyloid precursor protein：APP）、APPからAβに至るために必要な酵素γセクレターゼの主成分であるプレセニリン1（PSEN1）、プレセニリン2（PSEN2）が知られています。また、脂肪酸やコレステロール運搬を担うアポリポ蛋白E（apolipoprotein E：APOE）のε4多型が、孤発型ADの重要な危険因子として知られています[13]。APOEは、両親からそれぞれ1つの型を受け継ぎますが、3型が2つのε3/ε3に比べ、ε4をもつ人は約3〜10倍AD発症の可能性が高くなることが知られています。

また、年齢、性、教育歴、MRIでの萎縮分布、病理学的病変の広がりなどによって、ADでは生物学的に4つのサブタイプ分類ができるのではないかという報告があります（表2）[14]。このうち海馬温存型ADは、若年発症、男性に多く、アミロイドアンギオパチー合併、APOE ε4の非保因者が多いとされ、辺縁系優位型ADは高齢発症、女性に多く、高血圧、細動脈硬化、海馬硬化症、TDP-43合併（第Ⅲ章7 前頭側頭葉変性症（FTLD）、p125参照）、APOE ε4保因者が多いと報告しています。ADにもサブタイプがあることを知り、それらの背景を評価することは、それぞれのタイプに即した治療、介護、看護に直結します。まずは、最も多い典型的ADをしっかりと評価しつつ、サブタイプについても、ほかのバイオマーカー（脳脊髄液、血液、PET）、脳血流SPECTの所見はどうか、臨床的特徴はどのようなものかについて、画像と対応させつつ検討を積み重ねていく必要があります。

非定形AD：主たる3タイプ （表3）

ADには、健忘を初発症状としない非定形ADがあります[15]。視覚認知障害が先行し、Gerstmann症候群[NOTE9]やBálint症候群[NOTE10]などを生じるposterior variant of AD、失語、言語障害が主徴となるlogopenic variant of AD、前頭葉の変性が強く、行動異常や遂行機能障害が目立つfrontal variant of ADなどが知られています。

表1 ADの分類, 遺伝形式

晩発性AD（late-onset AD：LOAD）

- 多くは孤発型
- 孤発型ADの重要な危険因子として
  APOEのε4多型

早発性AD（early-onset AD：EOAD）・若年性AD

- 一部に家族性が知られる
- わかっている原因遺伝子（常染色体顕性遺伝）amyloid precursor protein（APP）プレセニリン1（PSEN1）、プレセニリン2（PSEN2）

表2 ADの生物学的サブタイプ

1. 典型的AD：海馬、大脳皮質双方にNFT分布
2. 辺縁系優位型AD：海馬優位にNFT分布
   高齢発症、女性に多い、APOE ε4保因者、MAPT H1保因者、海馬硬化、TDP-43合併
3. 海馬温存型AD：大脳皮質優位にNFT分布
   比較的若年、男性に多い、APOE ε4の非保因者が多い、アミロイドアンギオパチー合併など、もの忘れ以外の主訴での発症
4. 最小萎縮型AD：局在の明白な萎縮が軽度

（文献14より引用）

NOTE 9 Gerstmann症候群

Gerstmann症候群は、失書、失算、左右失認、手指失認の4症候を同時に呈する症候群で、その責任病巣は優位半球の下頭頂小葉（縁上回、角回）と考えられています[16]。まれに優位半球の前頭葉で生じることも報告されています[17]。

NOTE 10 Bálint症候群

Bálint症候群は[18]、両側頭頂-後頭葉損傷に伴う視空間の障害を指し、精神性注視麻痺（視線が1つの対象に固定され、そこから動かそうと思っても動かせない）、視覚性運動失調（固視している対象であるのにスムーズに手をのばしてつかめない）、空間性注意障害（注視した対象以外のものに気づかない状態）の三徴を生じます。PCA（posterior cortical atrophy）、脳炎、脳症、脳血管障害などで生じることが報告されています。

ADの診断基準

ADには、複数の国際診断ガイドラインがあり、主たるものにはNational Institute on Aging-Alzheimer's Association（NIA -AA）によるNIA-AA診断基準[11,19-21]、米国精神医学会によるDiagnostic And Statistical Manual of Mental Disorders5（DSM-5）、International Working GroupによるIWG-2診断基準[15]があります。いずれも、神経画像をはじめとする客観的バイオマーカーを診断基準に取り入れ、よ

表3 ADの分類、遺伝形式

posterior variant of AD
- 後部大脳皮質萎縮症（posterior cortical atrophy：PCA）の8割以上の可能性
- 頭頂後頭葉の限局的萎縮があり、視覚認知障害が先行する
- 発症時期がはっきりしない、緩徐進行、早期からの頭着な目の異常の訴え
- Gerstmann症候群やBálint症候群を呈することがある
- 重要な鑑別診断：DLB、CBD

logopenic variant of AD
- 初期より言語障害が目立ち、失語が主症状となる
- 左シルビウス裂周囲部から頭頂葉の萎縮、血流低下
- 重要な鑑別診断：前頭側頭葉型認知症、原発性進行性失語症（意味性認知症、進行性非流暢性失語など）

frontal variant of AD/behavioral variant of AD
- 前頭葉の変性が強く、性格変化、行動異常や遂行機能障害が目立つ
- 典型的AD と比べ、前頭葉優位の萎縮が目立つ
- bvFTDと比べ、頭頂葉、後部帯状回の萎縮が目立つ可能性
- 重要な鑑別診断：bvFTD

DLB：dementia with Lewy body, CBD：corticobasal degeneration, bvFTD：behavioral variant of FTD

（文献15, 71 より引用）

り精密な診断を目指す基準として改訂が重ねられてきました。Alzheimer博士がADの第一例を報告してから100年、ようやく臨床診断に客観的バイオマーカーが取り入れられ、また診断基準に「病前～MCI～認知症発症」というAD発症前からの連続した病態があることを明確にしたことは大きな変革でした[9,11,19,20]。その後のバイオマーカー研究の進歩は著しく、2018年にはA：Amyloid β/アミロイドβ、T：tau/タウ、N：neurodegeneration/神経変性につき、バイオマーカーを駆使して評価し、正確な診断を早期するATN システムが提唱されています[21]（表4）。より一層病因に基づくAD診断、研究への姿勢を明確に打ち出しているわけですが、これらバイオマーカーは、研究的指針の側面も有し、2023年10月時点でのわが国における保険収載は、表4の赤字で示したタウ沈着のバイオマーカーである脳脊髄液リン酸化タウ、および神経変性のバイオマーカーであるMRI、脳血流SPECTのみとなっています。

しかし、今まさに私たちは大きな転換期に直面しており、冒頭に記したように抗Aβ抗体薬など病因に直結する薬剤臨床実装が2023年末に開始となり、アミロイドPET、脳脊髄液のAβ42/Aβ40が抗Aβ抗体薬適応判断のために限定付きながら保険診療として新たに認められました。バイオマーカーとしてのMRI、PET、SPECT検査の精度管理、標準化と同時に、「読影、判断」をする診断医にも研修、資格が求められることが想定され、しっかりとした準備が必要です[22]。MEMO1、MEMO2。

さて、いよいよ、抗Aβ抗体薬適応判断においてアミロイドPETが保険適用されました。Aβ、タウを可視化するPET診断はAD診断から後退してよいというドPETをもたないければ、画像診断医はAD診断から後退してよいという

表4 AD診断のための客観的バイオマーカー

NIA-AA2011	NIA-AA2018
A：Aβ沈着バイオマーカー 　CSF Aβ$_{42/40}$ 　amyloid PET Imaging N：神経変性のバイオマーカー 　CSF total tau / ptau 　hippocampal atrophy by sMRI 　atrophic change of brain 　FDG-PET 　perfusion SPECT	A：Aβ沈着バイオマーカー 　CSF Aβ$_{42/40}$ 　amyloid PET Imaging T：tau沈着のバイオマーカー 　CSF ptau 　Tau PET Imaging N：神経変性のバイオマーカー 　anatomic MRI 　FDG-PET 　CSF total tau

ptau：phosphorylated tau, sMRI：structural MRI

（文献20 を重に作成）

赤字：2023年12月、新たにレカネマブ適応判断における保険収載認可が下りたもの

しょうか？　もちろん否！　です。現時点でPETを日常臨床に活用できる施設はMRを有する施設に比べて少なく，さらにはPET検査を正しく履行し，正しく評価するスタッフの陣容もMRIに比べれば，まだ限定的です。脳脊髄液や血液バイオマーカーの洗練と活用，MRIの最新技術活用も含め，認知症に対峙するために社会インフラを再構築していくべき転換期にあり，その一翼を「日常臨床を維持しつつ」担っていくことが，日常画像診断の役割かと思います。

　さて，バイオマーカーを明確にすることによるAD診断は21世紀に入っての画期的な案件と思い著述を進めていたそのさなか，時系列，背景病理病態の複合的要因も加味したATNシステムを超える新たな"客観的バイオマーカーシステム"の提言がなされました[23]。それは，従来のATN評価に加え，I（inflammatory/immune mechanisms），V（vascular injury），S（α-synuclein）の要素を加え評価するというものです。先端研究のこの姿勢は，まさに日常臨床の実感とも重なるものように感じています（**表5**）。

　本書全体を通してのテーマですが，認知症の背景はADのみではなく，また，Lewy小体型認知症（dementia with Lewy bodies：DLB），前頭側頭型認知症などの神経変性疾患のみでもありません。65歳以上の高齢者は3,600万人を超え，認知症有病者が800万人に上るともいわれる社会において，画像診断医はもちうる手段を駆使し，認知症をきたす病態を明らかにする気概を求められているように思います。NIA/AAの提唱は，背景病理を反映した正確な診断と，それに基づく治療技術開発の検証を客観的バイオマーカーによって進捗させ，実臨床に反映させていく姿勢を，改定ごとに明確にしているように感じます。常に難しいと感じることですが，神経画像をバイオマーカーとして洗練させて日常臨床に落とし込んでいく過程の共有を，「かかわるすべての立場」の皆さんとの稠密な連携によって実現し続けていくことができるとよいですね。

表5　AD診断およびステージングのための客観的バイオマーカーシステム（2024年の提言）

バイオマーカー	CSF/plasma	神経画像
コアとなるバイオマーカー		
A（Aβ proteinopathy）	Aβ42	アミロイドPET
T_1（リン酸化，滲出性ADタウ）	ptau	
T_2（AD tau proteinopathy）	MTBR-tau243など	Tau PET
AD背景病態に含まれる非特異的プロセス		
N（neuropilの変性，機能不全など）	NfL	構造的MRI, PET
I（inflammation）	GFAP	
Astrocytic activation		
AD以外の合併病理のバイオマーカー		
V　vascular brain injury		MRIやCTでの梗塞 MRIでの白質高信号
S　α-synuclein	aSyn-SAA	

ptau:phosphorylated tau, MTBR:microtubule-binding region, NfL:neurofilament light chain, GFAP:glial fibrillary acidic protein, αSyn-SAA:alpha-synuclein seed amprificaion assay

（文献23より引用）

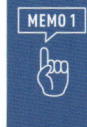

アミロイドPET読影について

日本核医学会では，質の高いアミロイドPETが実施されるべく，アミロイドPET読影に際し，PET製剤を供給する責任企業講習会を受講し，かつ日本核医学会の主催するアミロイドPET読影講習会を受け，修了証を受けることを推奨している（修了証の申請時点で，核医学専門医またはPET核医学認定医であることが求められている）

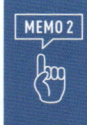

ADの抗Aβ抗体薬におけるMRI読影について

レカネマブ最適使用推進ガイドラインでは，「ARIAのリスク管理に必要な知識を有し，かつ，MRI読影に関する医療従事者向け研修を受講した，ARIAの鑑別を含むMRI読影が適切に行える常勤医が1名以上いること」と記載された。これを受け，日本医学放射線学会，日本神経放射線学会，日本磁気共鳴医学会では，「ADの抗Aβ抗体薬の投与に関する脳MRI診断指針」に基づく講習会を準備し，MRI診断についての支援を行っていくことを，各学会のホームページ上で周知している。抗Aβ抗体薬の重大な副作用であるARIAの診断についての詳細，薬剤禁忌事項の読影詳細，フォローアップMRIで判断する事項，AD以外の認知症に影響を与える疾患の診断についての知識を得ることができるように計画されている

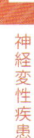

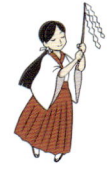

大事なポイント！
- ▶ADは変性性認知症のなかで最も頻度が高い重要疾患です。
- ▶病因は不明だが，Aβの凝集に始まり，神経原線維変化（タウ），神経変性をきたすアミロイドカスケード仮説が一定の指示を受けています。
- ▶多くは65歳以上の高齢発症だが，50歳代で発症する若年性・早発性ADがあります（表1）。
- ▶ADにも非定形病型がある。主たる病型は表3参照。
- ▶前述のそれぞれに画像的特徴があります。
- ▶ADには，臨床的正常の病前，軽度認知障害，認知機能障害の状態の経過，病期があることを把握することは重要です。
- ▶高齢になればなるほど，AD病理にほかの血管障害，DLB等の神経変性疾患，水頭症など背景に複合的な病態が合併することは珍しくありません。

ADの日常画像診断：画像診断過程

前置きが長くなりましたが，ようやくADの画像診断に入ります。日常診療で，「AD疑い，MRI所見はいかがか？」と検査依頼を受けた場合，私たちはどうやってADらしさを見出せばよいでしょうか。水頭症，脳血管障害，プリオン病，頭部外傷など画像でみえる重大な鑑別疾患をまず除外することはもちろん必須の第一段階です。そのうえで，AD診断の道筋について冗長をおそれず，いろいろな側面から記し

てみます[24,25]。

図2に，臨床的にADが疑われ検査に供された場合の簡単な道筋を示しました。MRIは，ATNIVSシステムのA,T評価に直接結びついてはいませんが，日常診療では第一選択です。MRI禁忌を含むさまざまな条件下でMRIが撮像できない場合には頭部CTが代替検査になります。

初めてのMRI/CTでの大事な役割は，まず鑑別診断です（第Ⅱ章 水頭症，p18）。第Ⅵ章 積極的鑑別が必要な背景疾患でも詳述していますが（p212），鑑別診断のなかには，ハキム病（iNPH）のように正しい診断に基づく適切な介入によって認知機能改善が期待できる疾患や，進行性核上性麻痺のように診断名を正しく把握することによって「受け身の取れない，予後に影響するような転倒防止」などの介護，看護環境を整えることに直結する疾患が含まれますし，もちろん粗大な脳血管障害のADLに与える影響，認知症との関連を考慮するきっかけにもなる大事な第一歩です。大まかな鑑別が済んだら，ADに特徴的な形態変化を探していきますが，この際に大事なことは，今診断している患者の年齢，病期，MCI段階であるのか，すでに認知症段階であるのかなどを把握して，画像に対峙することです。後に詳述しますが，嗅内野皮質にはじまる内側側頭葉，海馬，海馬傍回萎縮がとらえられ，脳血流SPECTおよび統計解析画像によって頭頂葉，後部帯状回血流低下・一次感覚運動野，小脳，後頭葉の血流が保たれる傾向があればADを示唆しうる所見となります。

図2 臨床的にAD疑い〜神経画像検査の道筋

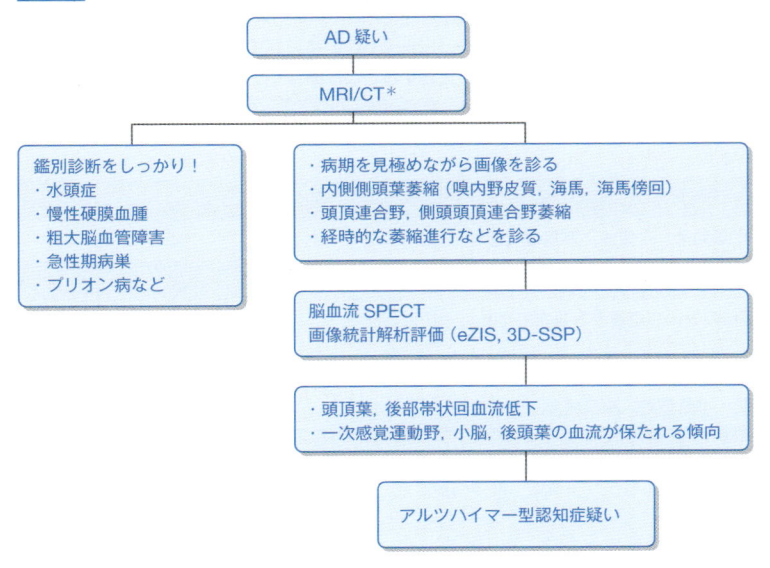

*MRI禁忌あるいは撮像できない場合CTで代替
eZIS：eazy Z-score imaging system, 3D-SSP：three dimensional stereotactic surface projections
**ARIA：amyloid related imaging abnormality , E：edema, H：hemorrhage

日常検査でのMRI撮像プロトコルの設定について

認知症を社会全体の問題として考えるとき，客観的バイオマーカーである画像の精度管理，標準化は大切であると同時に，とても難しい課題です。日常診療は，研究データに供される綺麗なデータばかりではなく，高齢であったり，認知機能障害をもつ患者の検査現場は，最初の拡散強調像を得るだけでも大変なことが少なくありません。また，抗Aβ抗体薬の臨床実装では，MRIでのモニタリングが必須となっており，施設間を越えて共有できるデータ，シーケンスを構築していくことも課題です[26]。

ここで，ベストではないかもしれませんが，高齢者専門病院で正味の検査時間20分を目標に組み立て，抗Aβ抗体薬実装などにも対応するプロトコルを参考までに挙げておきたいと思います（**表6**）。最新のMRI技術は組み込まれていない点にご留意ください。

抗Aβ抗体薬など疾患修飾薬臨床実装，神経画像検査マネジメントは変革を求められています

抗Aβ抗体薬をはじめとする疾患修飾薬臨床実装の時代を迎え，神経画像検査はより精密な対応を求められることになり，臨床チームと丁寧に連携を保ち，検査体制を準備確立していくことが求められています。大きな変換点は2つ

あります。

①：適応のためのAβ存在証明

1つめは，抗Aβ抗体薬適応にAβの存在証明が求められる点です。脳脊髄液（腰椎穿刺を必要とする），血液，あるいはアミロイドPETによって病的なAβの存在を示すことが必要となり，抗Aβ抗体薬適応判断におけるアミロイドPETおよび脳脊髄液Aβ42/40比が保険収載となりました。さらに新たなタウの存在証明，投与後のアミロイドβ減少の判断なども，臨床の現場で実際に行われます。アミロイドPETが保険収載された場合，日本核医学会によるPET撮像施設認証を受けていること，またアミロイドPET画像の適正な読影のために，日本核医学会の核医学専門医またはPET核医学認定医の資格を有する医師が，当該PET薬剤または合成装置の販売等に責任をもつ企業が実施する読影トレーニングを受け，さらに日本核医学会が実施する当該PET薬剤についての「アミロイドPET読影講習」を修了したうえで，読影を行う必要があるとしており，腹を据えた準備が必要です[27]。また，最新ガイドライン[27]では，アミロイドPET検査を依頼する医師にも，検査依頼の適正化を求め，別途定める一定の研修を求めています。

②：ARIA-E＆Hの診断と体制づくり

2つめは，ADの抗Aβ抗体薬の重要な副作用として知ら

表6 認知症の日常臨床プロトコルの1例

拡散強調像

- ARIA-Eの評価，プリオン病，核内封入体病，痙攣後脳症，adult-onset leukoencephalopathy with axonal spheroids and pigmented glia（ALSP）／ Hereditary diffuse leukoencephalopathy with spheroid-CSF1R（HDLS-CSF1R）など），もちろん急性期虚血，代謝性脳症，脳炎など（高齢者では，主訴が明確でない急性期病巣に遭遇することは珍しくない）

T2強調横断像

- 脳血管障害，脳炎，脳症，腫瘍，代謝異常，水頭症など

FLAIR像（海馬の軸に直交する斜冠状断を基本）

- ARIA-Eの評価，脳血管障害，脳炎，脳症，腫瘍，代謝異常，水頭症，海馬硬化症など

3D-T1強調像（gradient-echo法）

- 局在萎縮の客観評価，統計解析評価の基礎データ（蓄積のみにも意義があるだろう）
- ハキム病（iNPH）の客観評価
- 矢状断での評価の有用性
  進行性核上性麻痺，大脳皮質基底核変性症，トルコ鞍，小脳萎縮，脳梁病変，そのほか

T2*強調像，SWI（susceptibility weighted image）

- アミロイドアンギオパチー（微小出血，微小梗塞，くも膜下ヘモジデリン沈着，関連炎症など）
- 高血圧に伴う出血，微小出血
- 抗Aβ抗体薬による副反応ARIA-E&Hの評価にも必須のシーケンスである
- SWIなどによる静脈系の評価は，白質病変の病態解明にもかかわってくるだろう

＊ ARIA：amyloid related imaging abnormality, E：edema or effusion, H：hemorrhage

れるARIA-E&H（amyloid-related imaging abnormalities with edema and with hemorrhagic changes）の診断，ARIA-E&Hが生じた場合にどう対処するかの体制づくりが必須となっていることです。ARIA-E&Hは，抗Aβ抗体薬の重要な副作用として知られています（表7）。投与量に依存するという報告もありますが，20%以上に生じる可能性が指摘されており[28-32]，高率に存在するという認識がまず必要です。無症状も多いのですが，臨床症状は多彩で，頭痛，嘔気，嘔吐，脳炎脳症様症状，痙攣発症などを認めます。予見するリスクや客観的バイオマーカーは現時点で明確なものはありませんが，*APOE ε 4/ ε 4* を有する患者に高率である可能性が指摘されています。また，病理学的にはADにアミロイドアンギオパチー合併が高率にあるということを認識し，投与前にしっかりとアミロイドアンギオパチー合併の有無を診断する姿勢も，必須になります。

抗Aβ抗体薬の臨床実装に際し，Cummingsらにより，ARIA-E&Hの厳格な評価とフォロー，MRIでARIA-E&Hが生じた際の対応について具体的な提言がなされています[32]（表8，9，図3）。2025年1月現在，ARIAを客観的に評価することができるのはMRIのみで，抗Aβ抗体薬添付文書においても投与前から投与開始後に定期的にMRIを施行す

ることが明記され，かつ，T2*強調像やSWIによる微小出血の数と変化，浮腫の広がり，出血の大きさなど細かな評価項目が記載されています（表8，9）。丁寧な臨床的フォロー，定期的なMRI検査とともに，経過中に何らかの臨床症状が生じた場合には躊躇なくMRIを施行し，ARIA-E&Hの存在と程度を把握することが必要です。また，MRIで得られた"ARIA-E&H所見"を可及的速やかに臨床チームと共有し，臨床的対応とともに"当該の疾患修飾薬"中止，継続の判断を的確になすことが求められます（図3）。図3，表8，9は文献31を基本として作成したものですが，抗Aβ抗体薬添付文書の注意事項にも準拠する内容となっています。治験データのため，薬剤に伴うARIA-E&Hの画像は自験例として提示することはできませんが，アミロイドアンギオパチーの図21〜25（第IV章，p159〜p165）で，アミロイドアンギオパチーに関連する微小出血，白質病変，皮質下出血，脳表ヘモジデローシスを示しています。これらの画像所見は，ARIA-E&Hに所見が類似しています。

あくまで参考ですが，本項でも図4にアミロイドアンギオパチー関連炎症の所見を提示します。意識変容によってMRIが撮像された高齢の方です（検査時MMSE＝21点）。拡散強調像で信号異常がなく，左側頭葉にT2*強調像（ある

表7　ARIA（amyloid-related imaging abnormalities）〜 AD疾患修飾薬の重要な副作用

- dose related risk
- E：Edema or Effusion（浮腫），H：Hemorrhage（出血）
- 12〜36%：高頻度。有症状は3%内外
- *APOE ε 4/ ε 4* の患者に頻度が高いという報告
- 症状は多彩：頭痛，吐気，嘔吐，意識障害，意識変容，脳炎脳症様，痙攣
- ステロイド奏効の報告（自然軽快の報告もある）
- 現時点で，ARIA発症リスクを予見する客観的証拠はない
- MRIがたった1つの，評価法である

※ADは，アミロイドアンギオパチーを高率に合併していることを知っておくことは重要

表8　抗Aβ抗体薬投与群のMRIモニタリングの提言（レカネマブの場合）

投与前1年以内のMRI
投与開始後4回の定期フォローが推奨される
- 第5回目投与前：第10週目（投与開始後2ヵ月までを目安）
- 第7回目投与前：第14週目（投与開始後3ヵ月までを目安）
- 第14回目投与前：第28週目（投与開始後6ヵ月までを目安）
- 第26回目：第52週目
ARIA-E&Hを疑う臨床症状発現時
- 救急対応でのMRI検査必須
- 画像診断医，救急担当医，主治医の連携必須
- ARIA-E&Hが生じた場合；脳血管障害との判断での抗凝固薬投与は，厳正，慎重な判断が求められる
- ARIAの発現は本剤投与開始から14週間以内に多いことから，この期間は特に注意深く患者の状態を観察する

（文献31より引用）

表9　MRIでの重症度判断，ARIA-E&Hの評価，評定への提言

ARIAタイプ	Mild	Moderate	Severe
ARIA-E	1カ所の5cm未満のFLAIR高信号	5〜10cmのFLAIRでの高信号あるいは，複数カ所あるがそれぞれが10cm未満	10cm以上のFLAIR高信号，脳回の腫脹を伴い，脳溝描出不良がある。1カ所以上
ARIA-H 微小出血	4個以下の新たに生じた微小出血	5〜9個の新たに生じた微小出血	10個あるいはそれ以上の新たに生じた微小出血
ARIA-H 脳表ヘモジデローシス	1カ所限局的な脳表ヘモジデローシス	2カ所の脳表ヘモジデローシス	3カ所以上の脳表ヘモジデローシス

（文献31より一部引用）

図3 ARIA-E&Hのモニタリングと生じたときの判断基準提言

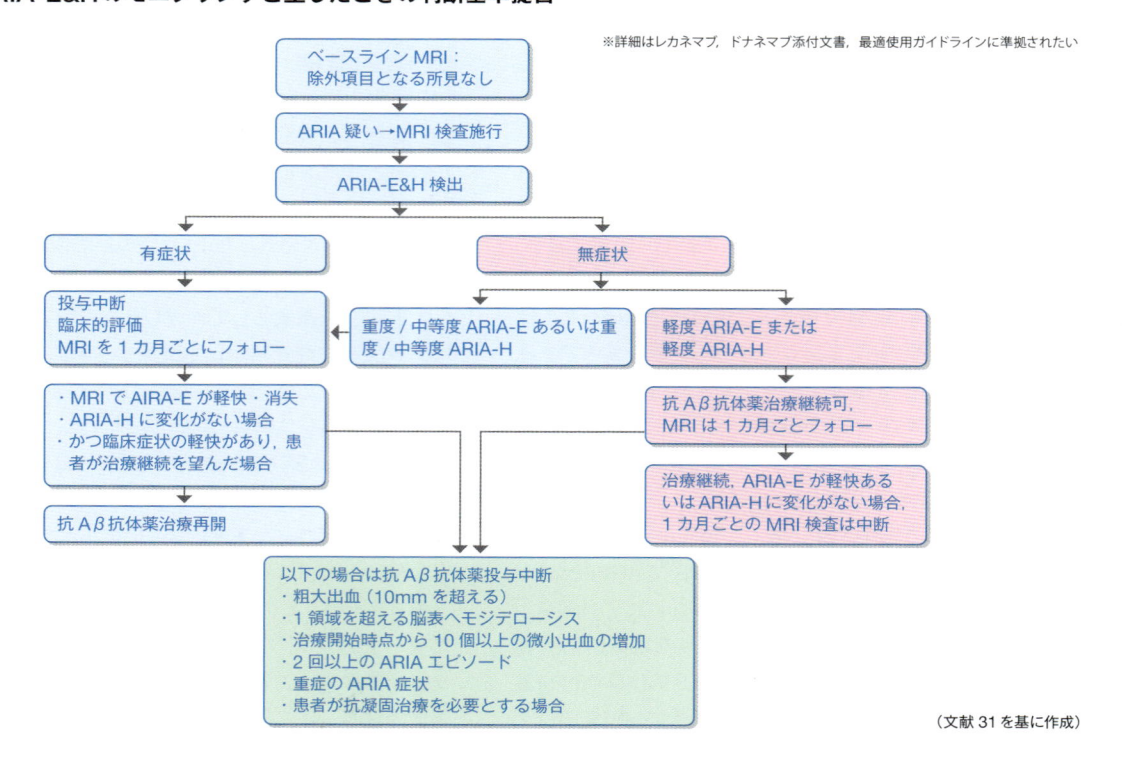

※詳細はレカネマブ，ドネマブ添付文書，最適使用ガイドラインに準拠されたい

```
ベースライン MRI：
除外項目となる所見なし
        ↓
ARIA 疑い→MRI 検査施行
        ↓
ARIA-E&H 検出
```

有症状 ／ 無症状

有症状：
投与中断
臨床的評価
MRI を 1 カ月ごとにフォロー

・MRI で AIRA-E が軽快・消失
・ARIA-H に変化がない場合
・かつ臨床症状の軽快があり，患者が治療継続を望んだ場合

抗 Aβ 抗体薬治療再開

無症状：
重度 / 中等度 ARIA-E あるいは重度 / 中等度 ARIA-H

軽度 ARIA-E または軽度 ARIA-H

抗 Aβ 抗体薬治療継続可，MRI は 1 カ月ごとフォロー

治療継続，ARIA-E が軽快あるいは ARIA-H に変化がない場合，1 カ月ごとの MRI 検査は中断

以下の場合は抗 Aβ 抗体薬投与中断
・粗大出血（10mm を超える）
・1 領域を超える脳表ヘモジデローシス
・治療開始時点から 10 個以上の微小出血の増加
・2 回以上の ARIA エピソード
・重症の ARIA 症状
・患者が抗凝固治療を必要とする場合

（文献 31 を基に作成）

図4 高齢，性別非公表。アミロイドアンギオパチー関連の浮腫，微小出血

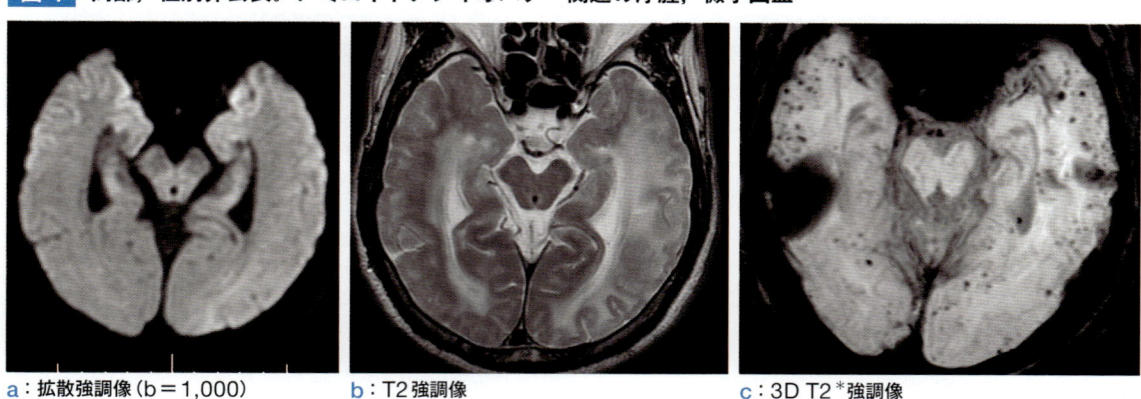

a：拡散強調像（b＝1,000）　　b：T2 強調像　　c：3D T2*強調像

1 カ月後，ステロイド治療後

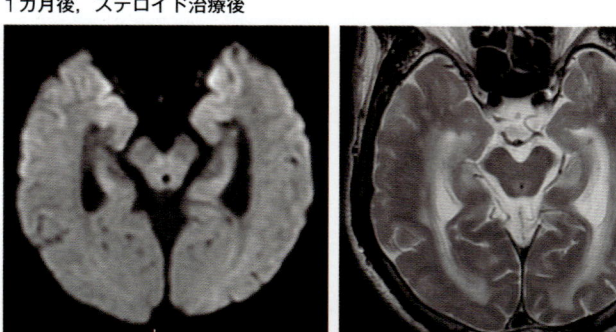

d：拡散強調像（b＝1,000）　　e：T2 強調像

MRIはARIA-E & Hの唯一の客観的描出法であり，まず所見を検出することが重要である。薬剤副作用によるARIA-E症例ではない。

a～c：意識変容あり，MRI検査が施行された高齢，MMSE＝21点時のMRI拡散強調像で信号変化ははっきりしないが，T2強調像で左側頭後頭葉に腫脹を伴う高信号，T2*強調像で微小出血が多発しており，アミロイドアンギオパチー関連炎症，浮腫が生じている。d，e：臨床症状軽快（MMSE＝26点）時，ステロイドパルス治療後，左側頭後頭葉のT2強調像での高信号はほぼ消失しており，腫脹も軽快している。

いはFLAIR像）で腫脹を伴う高信号があり，T2*強調像で皮質下微小出血が多発しています。ステロイド治療を受け，画像所見，臨床所見とも軽快しています。アミロイドアンギオパチーに伴う微小出血と浮腫の所見で，報告されているARIA-Eに所見は酷似しています。それにしても，T2*あるいはSWIで微小出血が「いくつあるか数える」ことは大変なことで，AI（artificial intelligence）が，その役目を担うこともごく近い未来に実現しそうです。今後の薬剤に関連するARIA-E&Hの積み重ね，臨床との対比，ARIA-E&Hが生じた際の施設内対応システムの構築は，画像診断医のみならず関連する医療チームにとって，重要な課題です。

抗Aβ抗体薬臨床実装が始まり，筆者の施設ではMRI検査を施行するにあたり，抗Aβ抗体薬にかかわる医療チームが招集され，チーム全体でMRI所見を共有するために「チェックシート」を作成し，MRI読影レポートに採用しています。ARIA講習会でもチェックシートの紹介があり，本項末（p63）に紹介しておきます。

ADは長期にわたって緩徐に進行する変性疾患

病期によって異なるMRI所見

AD疾患修飾薬導入が始まり，適応判断，ARIA評価のための画像診断の役割をお話してきました。薬剤適応は50～90歳と広範囲の年齢が対象で，これまでの治験ではスクリーニング段階での脱落は，6～8割とかなり高率です。脱落要因は多様と思われますが，抗Aβ抗体薬適応症例は，仮にAD単独であったとしても，MCIから軽度認知症レベルにと

どまるADの一部であり，さらには認知症患者のごく一部に過ぎないことにも，改めて思いが至ります。

ここで，疾患修飾薬対象か否かを離れ，AD診断の現在の日常に戻ってみたいと思います。ADは，病前からMCI，認知症段階と長い病期を有する疾患で，その病期によって画像所見も当然異なっています。日々の臨床画像診断では，さまざまな病期のAD疑い検査について続々と依頼を受けますので，目の前の「認知症疑い」の画像が，その患者のいつ（年齢，病期，臨床症状），何をもって診断されようとしているのかを把握することは，至極当たり前のようですが，とても大切なことです[24,25]。図5は，60歳代から17年間フォローされた症例です。認知症を指摘された60歳代，初回頭部CTでは認知症の背景を推定することは難しいですね（図5a）。指摘から17年後，認知症は進捗し，また形態的には扁桃海馬から全脳の高度萎縮が進行した様子がみてとれます（図5b）。老人斑（図5c），神経原線維変化（非提示）が背景にとらえられ，本例の認知症の背景はADです。初回頭部CT，17年後のMRIともに同一患者の認知症を評価するための画像ですが，当然所見は大きく異なっています。古い画像で情報は十分とはいえませんが，目前の画像をみてどの病期にあるか，患者の臨床情報を十分把握しつつ，画像診断を行うことの大切さを教えてくれています。特に認知症診断においては，病初期の視診上で萎縮が指摘されない時期にも，すでに病態は進行しており，2024年9月現在の画像診断技術（日常診療に萎縮局在のみでも，複数の解析ソフト応用が現実となっている）でそのことが指摘できるはずのものを，安易に「所見がない」あるいは「加齢相応」とすることを慎まねばならないという"厳しい時代"に突入していると感じています。

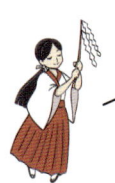

大事なポイント！

▶2023年12月，わが国においてAβの凝集，沈着過程の早期から中間凝集段階であるオリゴマーやプロトフィブリルに結合し神経毒性をブロックする機序をもつ新規治療薬レカネマブが承認されました。
▶併せて，アミロイドPETの保険収載も承認されました。
▶2024年8月には，N末端第3残基がピログルタミル化されたアミロイドβ（N3pGAβ）に結合し，脳内アミロイドβプラークを減少させる作用機序をもつ新たな抗Aβ抗体薬ドナネマブが製造承認され，2024年11月に臨床実装されました。
▶レカネマブおよびドナネマブは，患者条件，施設要件が明記される「最適使用ガイドライン」の対象となる薬剤です。
▶神経画像診断の立場からも，丁寧な準備，施設全体の受け入れ態勢，環境整備が喫緊の課題です。
▶アミロイドPET診断には，一定の講習を受け，修了証を得ることが推奨されています（修了証の申請時点で，核医学専門医，PET核医学認定であることが求められる）。
▶抗Aβ抗体薬の重要な副作用としてARIA-E＆Hがあります（表7）。
　・MRIのみがARIA-E＆Hを客観的に判断できるツール
　・このため，MRI読影に際して，一定の講習を受け，習熟することが求められている（日本医学放射線学会，日本神経放射線学会，日本磁気共鳴学会の3学会共同の講習会が施行されている）
▶ARIA-E&Hの適切な評価，薬剤適応判断のためMRI検査が必須事項として推奨されています（表8, 9, 図3）。
▶ARIA-E&H発現時に，適切に臨床的マネジメントができるよう，検査室，臨床担当，救急との連絡体制構築が必須です。
▶抗Aβ抗体薬治療中患者に脳血管障害が生じた場合：ARIAを伴っている場合は静注血栓溶解療法は出血リスクが高いです。脳血管障害との判断でのrt-PA適応は慎重に検討する必要があります。日本脳卒中学会の静注血栓溶解（rt-PA）療法 適正治療指針 第三版（https://www.jsts.gr.jp/img/rt-PA03.pdf）では，静注血栓溶解療法前にはMRIのT2*強調画像，SWIやFLAIR像などでARIA-E，ARIA-Hがないことを確認する必要が記載されています（推奨グレードA，エビデンスレベル高）。ARIAがあれば禁忌です。

図5 17年間経過を追跡したAD

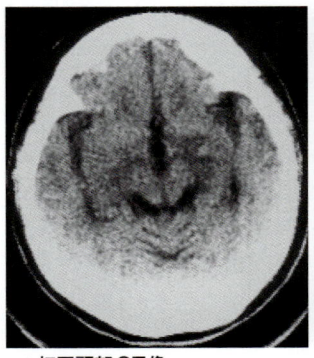
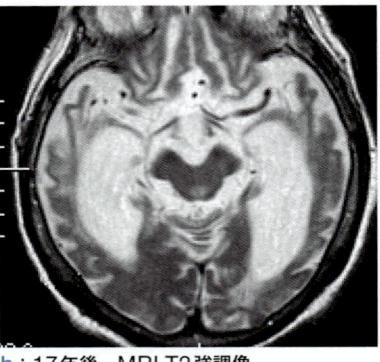
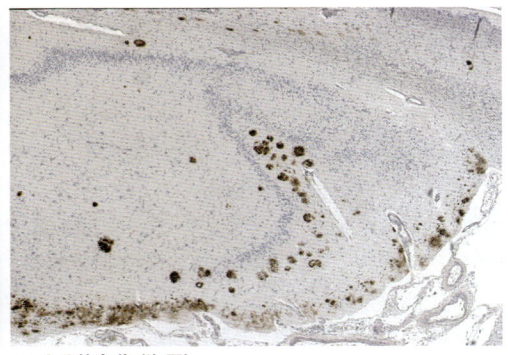

a：初回頭部CT像　　　　　　b：17年後　MRI T2強調像　　　　　c：Aβ染色像（海馬）

a：60歳代認知症発症時の頭部CT。CT上で局在萎縮を特定し、ADと断定するのは難しい。b：17年後、両側側頭葉、扁桃、海馬の高度萎縮が認められる。c：海馬のAβ染色像。老人斑が多数認められ、進行する側頭葉高度萎縮、認知障害の背景はADであった。

[cの病理画像は、東京都健康長寿医療センター神経病理、高齢者ブレインバンク 齊藤祐子先生、大阪大学大学院連合小児発達学研究科 附属子どもの心の分子制御機構研究センター ブレインバンク・バイオリソース部門・常勤特任教授、大阪大学医学部附属病院神経内科・脳卒中科（兼）東京都健康長寿医療センター高齢者ブレインバンク・バイオリソースセンター事務局長 常勤特任研究員（神経病理）・脳神経内科（兼）（クロスアポイント）村山繁雄先生のご厚意による]

（文献24より転載）

ADに特徴的な萎縮，脳血流低下パターンがある

しっかりと把握して，MCI due to AD〜認知症を示すADを確実に診断していきましょう

ADでは，病初期から特徴的な萎縮パターンや脳血流低下部位が明らかとなっています。病期，病型，また複合病理をもつ例が多いのがADの特徴でもありますが，まずは，ADらしい所見を抽出し，"診断できるAD，ADとして確からしいAD"を診断しましょう。MCIの背景病態は多様ですが，まずはMCIレベルのAD（いわゆるMCI due to AD）の診断をしっかりとサポートすることが大切です。

AD典型例の萎縮パターン

AD典型例の萎縮は，嗅周皮質から嗅内皮質に選択的に出現します[33]。萎縮は病期に従い海馬支脚からアンモン角へと進展，さらに紡錘状回，下側頭回へと進展，さらに側等頭頂葉皮質から前頭葉皮質に萎縮は広がっていきます[34]。進行期には全脳萎縮が明瞭となっていきますが，後頭葉，中心溝周囲皮質の萎縮は比較的乏しいこともADらしさを示す所見となります。

内側側頭葉，海馬萎縮はMRIでどうやって評価するのか

病初期，MCIレベルでのMRI・CT診断に際しては，内側側頭葉萎縮の有無を判断し，記載することが大事です。し

かし，日常臨床での萎縮の判断は案外難しいもので，視覚評価に加え客観性のある定量評価（内側側頭葉の詳細解剖に沿った萎縮部位の解析，また全脳の萎縮部位の構造評価—後部帯状回，楔前部，マイネルト基底核などその他）の有用性がAI（artificial intelligence）を含め報告され，一部はすでに日常臨床に取り入れられてきています。

①薄いスライス厚で撮像された3D-T1強調像による評価

日常臨床のMRI画像検査を組み立てる際には，薄いスライス厚で撮像された3D-T1強調像による評価が，通常用いられます（**表6**参照）。視覚的評価でも3次元的な評価（横断，冠状，矢状断像）は有用ですし，また統計解析の基礎データとしても有用性があります。

②海馬長軸に垂直な冠状断像による評価

視覚評価法として海馬長軸に垂直な冠状断像で内側側頭葉萎縮を5段階で評価するScheltensのスコアリングを紹介しておきたいと思います（**表10**）[35]。多くの解析ソフトが出ている現状ではありますが，視覚評価の程度をお互いに

表10 Scheltensらによる内側側頭部の萎縮評価法

海馬長軸に垂直な冠状断で評価する
スコア0：萎縮なし
スコア1：脈絡裂の拡大のみ
スコア2：側脳室下角の拡大
スコア3：海馬の中等度萎縮（海馬の高さの減弱）
スコア4：海馬の高度萎縮（海馬の高さの高度減弱）

（文献35より引用）

共有して「画像所見について意見交換できる」ことは日常診療では大切と考え，記載しておきます．側脳室下角の拡大を示すスコア2以上を，内側側頭葉の萎縮がある有意所見としていますが，発症前，MCI段階ではスコア0，スコア1の場合もあり，またスコア2以上を示すAD以外の病態も複数存在し，視覚診断のみでの萎縮判断は経験を積み重ねても難しいものがあります．

③視覚評価のみでは不十分

視覚評価のみでは，変性疾患の早期診断，発症前診断には不十分です．客観性を保った定量評価は大事です．SPM（statistical parametric mapping），FreeSurfer[36,37]，またSPMを応用したVSRAD®（voxel-based specific regional analysis system for AD）[38]，用手的トレーシング手法による体積測定などが用いられています[39]．内側側頭葉に関しては，海馬や海馬傍回の亜区域体積自動測定ASHS（automatic segmentation of hippocampal subfields）が開発され，MCIやADでの亜区域までの詳細評価が報告されています[40]．また，ADおよび鑑別すべき神経変性疾患を，変性病変の広がり，病態に合わせて診断していくためには，病期病態に応じ，嗅内野皮質周辺のみに視点をおくのではなく，全脳のどの部位がダメージを受け，線維連絡路のいずれの機能が落ちていくのかなど，「俯瞰，鳥の目」をもった解析技術が日常診療に落とし込まれていくことが大切で，かつ可能となっている時代であることを実感しています．近年の構造MRI解析でも，特定の関心領域を設定するのではなく全脳の灰白質パターンを抽出，AIも取り入れた「正常か否か」の判断をする方法は著しい発展を示しており，実装もされ始めています．

いずれにしても，私たちは日常検査での"基礎データ"の撮像をしっかりと続ける必要があり，どの"方法"を用いるにしても，常に精度管理，またその方法の特徴を知って活用することが大事です．

VSRAD®

わが国では，SPMを応用したVSRAD®が約3,000施設で用いられています[38,41,42]．VSRAD®は，Matsudaらを中心に開発されたソフトで，あらかじめ搭載された健常者画健常者画像データベースと統計学的に比較することにより，個々の患者の局所の脳体積を評価するためのSPMを応用しています．VSRAD®advanceでは，健常者群とAD初期の患者群の群間解析結果から，嗅内皮質，扁桃，海馬を含む関心領域VOI（volume of interest）を設定しており，このVOIから4つの指標を算出しています．表11に4つの指標と，大まかな数値判断について記載しました．

内側側頭部（関心領域）Zスコア上昇，萎縮比は，AD初期に選択的萎縮を示す内側側頭部萎縮をとらえるのに一定の有用性があります（図6, 8, 9）．一方，海馬傍回のZスコア上昇をきたす疾患，さらにはADの選択性の指標として記載されていることも多い萎縮比上昇を示す疾患は，ADのみではないことを認識しておく必要があります（表12，および本項後述）．海馬硬化症，嗜銀顆粒性認知症，神経原線維変化型認知症/原発性年齢関連タウオパチー，TDP-43

表11 VSRAD® advanceの主たる4つの指標

1. VOI内萎縮度：関心領域内の正のZスコア平均値
   0〜1：ほとんど萎縮は診られない
   1〜2：軽度萎縮
   2〜3：萎縮はかなりの程度
   3以上：萎縮は強い
2. VOI内萎縮領域の割合（%）：関心領域内で2以上のZスコアがみられる場合
   0〜30%：萎縮している体積は狭い
   30〜50%：萎縮している体積はやや広い
   50%以上：萎縮している体積は広い
3. 全脳萎縮領域の割合（%）：全脳で2以上のZスコアがみられる割合
   10%以上：脳全体の萎縮が強い傾向
4. 萎縮比（VOI内/全脳）：関心領域の萎縮割合と全脳萎縮割合の比，VOIが全脳と比べどれくらい萎縮しているかを示す．この数値が高い場合，ADらしさは高まる（例外あり→表9参照）
   0〜5：選択性は低い
   5〜10：選択性がある
   10以上：選択性が強い

VOIは，嗅内皮質，扁桃，海馬を含む内側側頭葉に設定．

表12 VSRAD® advance評価の注意点

- 嗜銀顆粒性認知症
- 神経原線維変化型認知症/原発性年齢関連タウオパチー
- 海馬硬化症
- TDP-43 proteinopathyを含む前頭側頭葉型の一部
- 海馬を侵す炎症性病態後
- 痙攣後脳症（海馬を侵す場合）
- 海馬を含む梗塞
- 複合病理（ADはあるが，ほかの疾患も考慮しなければいけない場合は少なくない）
- Lewy小体型認知症などは，AD合併も多く，そのような場合は評価がとても難しくなる

海馬傍回のZスコア上昇をきたす疾患，さらにはADの選択性の指標として記載されていることも多い．萎縮比（VOI内/全脳）上昇を示す疾患はADのみではない．

proteinopathy，Lewy小体病など多彩な疾患が，VSRAD®でZスコア上昇を示す場合があります。VSRAD®では白質解析評価も得られており，大脳皮質基底変性症（第Ⅲ章6，p107）で認められる白質病変に気づくきっかけとなったり，脳血管障害のワーラー変性，脊髄小脳変性症の変性経路などが描出され，診断をサポートできる場合があります。VSRAD®を含む解析ソフトの活用については，視覚評価での問題と同様に，画像統計解析の客観性，定量性の品質を，いかに日本全国，世界で一定のレベルにして共有し，維持するかということが継続的な課題ですね。

　本書で詳述するに至らないのですが，MRIの能力は，形態的萎縮の定量評価だけにとどまりません。脳内血流の微細な変化をとらえることによって脳活動を可視化する機能的MRI（functional MRI：fMRI），白質を構成する髄鞘や軸索の微細な構造変化を鋭敏に拡散テンソル，脳機能のネットワークを示すと考えられるdefault mode network（DMN），QSM（quantitative susceptibility mapping），free water MRI，glymphatic systemなどが，認知症早期診断の観点からも有用であることが報告され，期待を集めています[43-47]。

脳血流SPECTの特徴的所見を組み合わせは有用

統計解析手法で，さらに疾患特異性が明瞭になります

　MRI/CTで内側側頭葉，海馬萎縮があったら，脳血流SPECT所見を組み合わせることで，診断が確からしくなります。脳血流SPECTで両側側頭葉から頭頂，帯状回後部〜楔前部の血流低下，一次感覚運動野，小脳，後頭葉の血流保持がある場合，さらに統計解析Zスコア画像で頭頂葉，後部帯状回血流低下が認められればAD診断に役立ちます（図6，7）。脳血流SPECT検査に際し，患者・被験者の安静の確保などいくつかの基本的な注意点があり，表13に記載しておきます。

診断の実際

　さて，では診断をしていきましょう。図6は，80歳代，軽度認知障害でフォローされていましたが，もの忘れの増悪があり，病期2年MMSE＝21点時点で，認知症疑いとして検査が施行されました。MRIで内側側頭葉萎縮（Scheltensのスコア3，VSRAD®でZスコア2.67，萎縮比7.84）があり，脳血流SPECTでは両側頭頂連合野の脳血流低下が認められます。相対的に両側中心溝周囲の血流は保たれており，後部帯状回，楔前部の血流低下，両側内側側頭葉の血流低

| 表13 | 脳血流SPECT検査における基本的注意点 |

- 脳血流SPECTトレーサー投与前後での覚醒時の安静を保つこと
  - ▶ ^{123}I-IMP：投与前数分から投与後10分前後
  - ▶ ^{99m}Tc-ECD，^{99m}Tc-HMPAO：投与前後数分
- 投与前後で患者に眠らないように指示すること
- 投与前後で，患者に計算，記憶再生その他の課題を与えないこと
- 検査に際し鎮静薬がどうしても必要な場合には，投与のタイミングに注意が必要である
  - ▶ 脳血流SPECTトレーサーの脳内分布が安定した後に投与する必要がある

下を認めます。ADが，神経画像データからも示唆されます。アミロイドPET陽性所見や，脳脊髄液でのAβ低下，リン酸化タウ上昇があれば，さらに病因に即した診断となります。

　次に，図7でMMSE＝24点，もの忘れ発症MCIの画像を確認しましょう。MRI冠状断像では，側頭極の萎縮ははっきりせず，扁桃の著明な萎縮もないようです。しかし，側脳室下角は拡大（Scheltensスコア2）し，矢状断像では頭頂葉脳溝拡大もあり，前頭葉に比べて頭頂葉優位の萎縮があるようにみえます（この所見のみで特定することは難しい場合があることには注意）。VSRAD®では，Zスコア3.37，全脳との萎縮比7.38倍，萎縮は関心領域の腹方に限局しておらず，横断像で海馬に沿い勾玉状にZスコア上昇部位が確認できます。脳血流SPECT像では，両側頭頂葉の軽度血流低下が認められますが，小脳，後葉頭，基底核，視床の血流は良好です。Zスコア画像では，両側後部帯状回から楔前部に血流低下が認められ，ADをMCI段階で強く示唆する画像所見が得られました[48]。MRI検査から3年後に剖検をいただいています。肉眼所見では側脳室下角の拡大があり，海馬近傍萎縮が肉眼所見でもみてとれます。前頭頭頂葉の軽度脳溝拡大も認められますね。老人斑は海馬，側頭葉新皮質，前頭葉，頭頂葉にまで広がっており（Braak Amyloid stage C），神経原線維変化も固有海馬，嗅内野，側頭葉新皮質に広がっていました（Braak NFT stage rt/lt＝5/5）。MRI，VSRAD®，脳血流SPECT，剖検脳，Aβ，神経原線維変化をみる免疫染色と，それぞれのモダリティが表現しているもの，みえるものは異なっていますが，いずれも連動しており，臨床的MCI段階の背景にADがあることを神経画像はあぶりだしていると思います。図7のMCI症例は，すでに視診上でも側脳室下角の拡大がありましたが，MCIの背景精査で検査が施行される例では，視診では萎縮がとらえにくい症例も少なくありません。容易に「萎縮はない，あるいは加齢相当」と記載されがちな認知症診断の現状ではありますが，疾患修飾薬が臨床実装された今，AD初期，MCI due to

図6 80歳代，性別非公表。MMSE＝21点，病期2年のAD

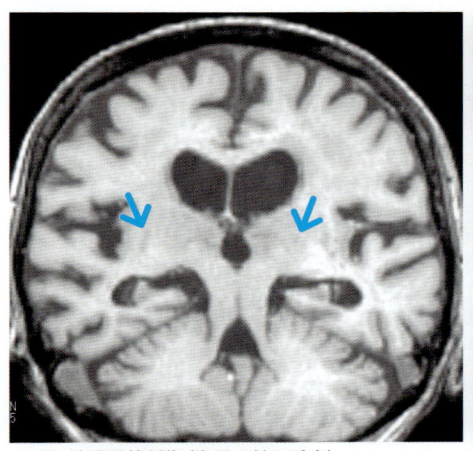

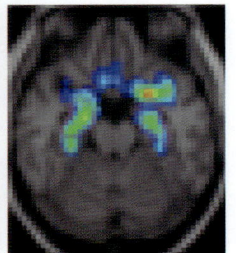

a：T1強調冠状断像（海馬の軸に垂直）　　b：T1強調矢状断像　　c：VSRAD®画像

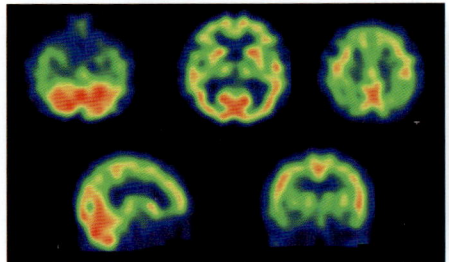

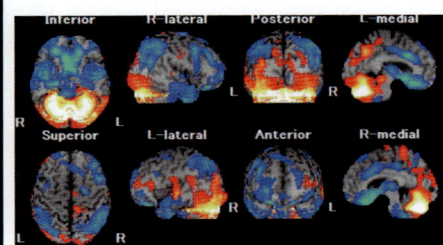

d：99mTc-ECD脳血流シンチグラフィ（SPECT像）　e：脳血流シンチグラフィ（SPECT統計解析像）

a：両側内側側頭葉の萎縮を認める[Scheltensらの内側頭部萎縮スコア3（→）]。b：矢状断では頭頂葉脳溝の軽度拡大がある。軽度萎縮を反映している場合があるので，注目は必要な部位（○）。c, d：ではZスコア2.67と関心領域の萎縮を認める。e：両側頭頂連合野の脳血流低下が認められる。相対的に両側中心溝周囲の血流は保たれる。後部帯状回，楔前部の血流低下，両側内側側頭葉の血流低下を認める。

（文献25より転載）

図7 80歳代，性別非公表。MCIレベルのMRI，脳血流SPECT（剖検確定AD）

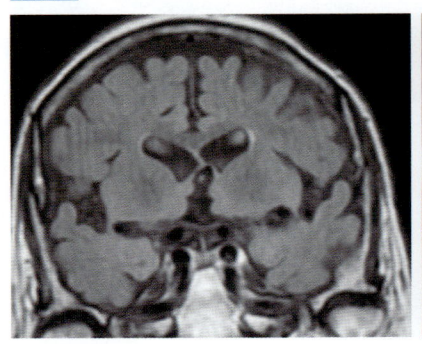

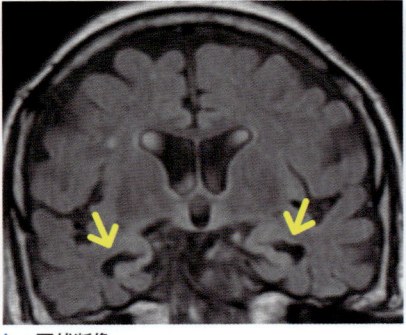

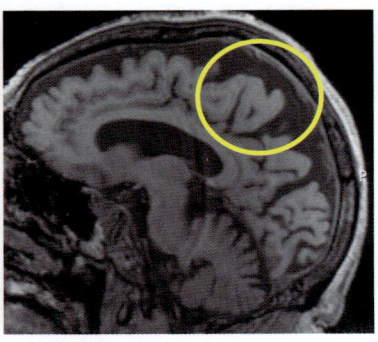

a：冠状断像　　b：冠状断像　　c：矢状断像

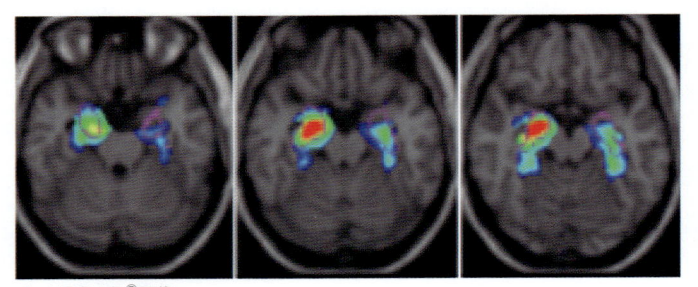

d：VSRAD®画像

MMSE＝24点，もの忘れあり，軽度認知障害で精査となる。視診上の萎縮局在，VSRAD®（d），脳血流SPECT（e）からMCI段階でADが生前にも示唆しうる。部検（h）はMR検査時点から3年後である。初回MR検査後，認知機能障害の進行は比較的顕著であり，日常動作に支障を生じていた。

a〜c：側頭極の萎縮ははっきりせず，扁桃のvolumeも視診上保たれているが，側脳室下角の拡大がある（b→）。Scheltensスコア2。頭頂葉の脳溝拡大も認められる。d：Z＝3.37，萎縮比7.38，萎縮は腹方に限局しておらず，後方海馬までZスコア上昇を認める。

図7の続き

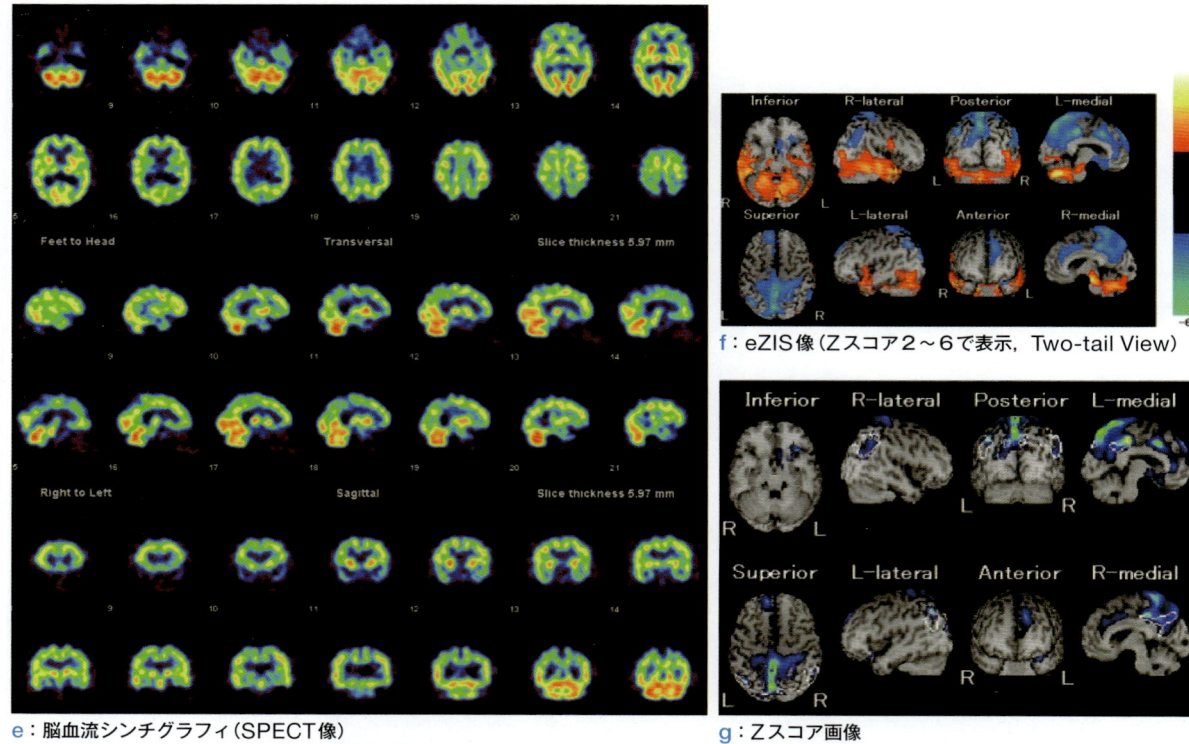

e：脳血流シンチグラフィ（SPECT像）

f：eZIS像（Zスコア2〜6で表示，Two-tail View）

g：Zスコア画像

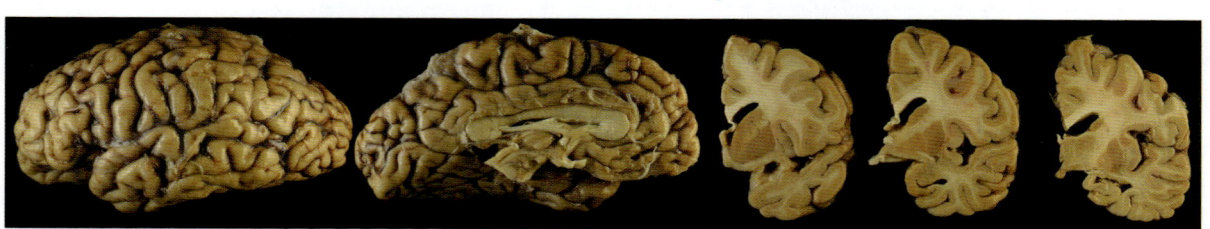

h：マクロ病理像

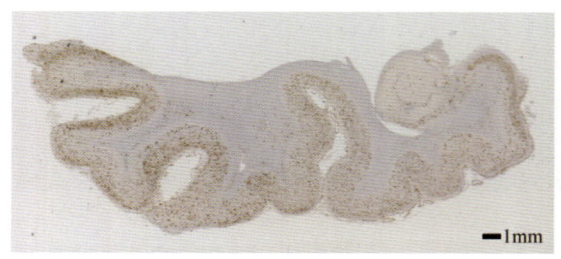

i：Aβ染色像（海馬を含む側頭葉）

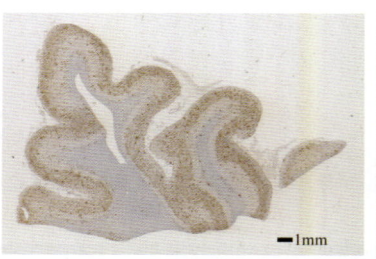

j：Aβ染色像（前頭葉）

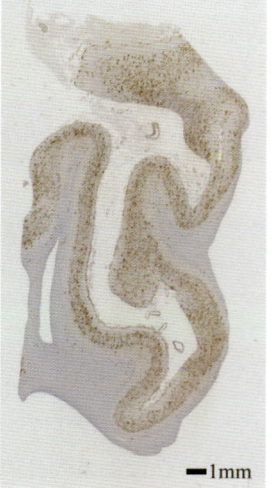

k：Aβ染色像（頭頂葉）

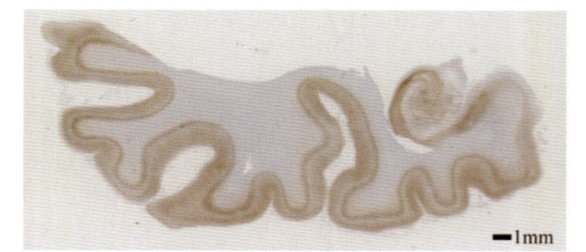

l：AT8［神経原線維変化（海馬を含む側頭葉）］

図7の続き

e～g：両側頭頂葉の軽度血流低下が認められるが，小脳，後葉頭，基底核，視床の血流は良好（赤）である．Zスコア画像では，両側後部帯状回から楔前部に血流低下が認められる（青）．両側前帯状回にも血流低下が示唆される．**h**：MRI検査から3年後に剖検をいただいている．側脳室下角の拡大があり，海馬近傍萎縮が肉眼所見でもみて取れる．前頭頭頂葉の軽度脳溝拡大も認められる．**i～l**：老人斑は海馬（**i**），側頭葉新皮質，中心前回含む前頭葉（**j**），頭頂葉（**k**）にまで広がっていた（Braak Amyloidstage C）．神経原線維変化も固有海馬，嗅内野，側頭葉新皮質（**l**）に広がっていた（Braak NFT stage rt/lt＝5/5）．

［**h～k**の病理画像は，東京都健康長寿医療センター神経病理，高齢者ブレインバンク 齊藤祐子先生，大阪大学大学院連合小児発達学研究科 附属子どもの心の分子制御機構研究センター ブレインバンク・バイオリソース部門・常勤特任教授，大阪大学医学部附属病院神経内科・脳卒中科（兼）東京都健康長寿医療センター高齢者ブレインバンク・バイオリソースセンター事務局長 常勤特任研究員（神経病理）・脳神経内科（兼）（クロスポイント）村山繁雄先生のご厚意による］

（**a～d**, **f**：文献48の一部改変して転載）

ADの診断には，さらに丁寧な検討が必要になります．

図8をみてみましょう．70歳代の女性，薬の飲み忘れがあり，受診されました．HDS-R＝28点段階のMRIでは視診での海馬近傍萎縮の指摘はとても難しいです．VSRAD®では，Zスコア1.21であり萎縮を意義あるものとするのは難しい程度，しかし萎縮比が6.48倍と数値が上昇しており，選択的な萎縮が左嗅内皮質から海馬の関心領域に軽度萎縮が存在している可能性が示されました．さらに，脳血流SPECT像では後部帯状回，楔前部の脳血流低下があり，臨床的にも形態的にもごく軽度の所見にとどまりますが，MCI背景にADが示唆される可能性があります．脳血流SPECTを加えることの意義を示す症例です．後部帯状回から楔前部領域は，ADで初期から血流・代謝低下が認められる部位で，かつ血流・代謝低下に比べ萎縮が軽度の時期があることが知られています．ADの臨床的特徴であるエピソード記憶を呼び起こすことに関連する部位であり，形態と血流・代謝所見の乖離，そしてそれぞれに乖離していた所見が融合していく経緯は臨床とも密接にかかわっているように思われます．また，後部帯状回から楔前部領域はアミロイドPETで，Aβ沈着が最も多い領域の1つでもあり，default

mode network（DMN）NOTE11の主領域でもあります．この領域の血流低下が初期からなぜ起こるか，未解明の部分もあるのですが，ADでは初期から嗅内皮質に神経原線維変化が加わり，神経細胞脱落が生じることが知られ，この神経細胞脱落がPapez回路，帯状束でつながっている遠隔の後部帯状回に影響を及ぼし血流低下が生じるという考察があります．進行期になると，他領域の血流低下も顕著となってくるため，後部帯状回，楔前部の血流・代謝低下は相対的に不明瞭になってきます．

Preclinical stageからMCIフォローアップ症例

図9に，60歳代の臨床的，画像的（FDG-PETおよびMRI）正常から7年目に，臨床的に軽度認知障害（MCI）を呈した症例の経時的フォローを示します．4年目のフォローでもMMSE＝30点を保っていましたが，FDG-PETで頭頂葉の代謝低下が示されました（図9b）．同年のMRIでは視覚的に萎縮を示すことは困難であり（図9a, b），灰白質容積の解析ツールとして汎用されているFreeSurferを用いてもわずかに嗅内皮質の容積減少疑いが指摘されるにとどまりました（図9c）．本例は，アミロイドPETでも陽性所見が得られ（図9d），臨床的正常からADを背景とするMCIまでの経過を，神経画像バイオマーカーによって追跡しています．発症から7年目にはMMSE＝24点となり，臨床的にもMCIが明瞭となった時点ではわずかに側脳室下角の描出があり，シルビウス裂もわずかに拡大が進んでいるかもしれません．それでも視覚的に局所萎縮を指摘するのは難しいですが，FreeSurfer（http://surfer.nmr.mgh.harvard.edu）[37] 解析で，嗅内皮質，海馬，扁桃の容積低下が明らかとなっています（図9c）．

Preclinical stage ADの経過を追いかけた症例で，より適切な治療段階の判断に，神経画像が寄与する可能性を示していると思います．アミロイドPET陽性はAβの存在を示唆することはできますが，AD診断を特定するものではありません．臨床的MCIを示したX年から遡り，いつの時点で

> **NOTE 11　default mode network（DMN）**
>
> Functional MRI（fMRI），PETなどを用いた脳機能研究の進捗は著しく，脳活動，複雑な認知機能遂行は，複数の脳内ネットワークのダイナミックな協調，競合によって行われていることが明らかになってきています．Default mode networkは，課題遂行中よりも安静時に高い活動を示す安静時ネットワークの1つで，内側前頭前野，後部帯状回，楔前部，下部頭頂葉，外側側頭葉，海馬を含むネットワークを形成しています．さまざまな認知機能制御にかかわり，認知機能研究のうえで重要なネットワークとなっています[49,50]．Ishibashiらは，血糖値の上昇に伴い脳内 ^{18}F-FDG PETで後部帯状回/楔前部付近の ^{18}F-FDG集積低下が生じること，また血糖値上昇に伴ってDMNの結合性が減弱することを報告しています[51,52]．ADで早期から代謝低下を示し，Aβ集積が多くみられる後部帯状回，楔前部のダイナミックな機能的変化が，DMNと密接に関連していることはとても興味深いことです（予防に直結するヒントが隠れているのかもしれない！）

図8　70歳代，女性。背景ADが推定されるMCI

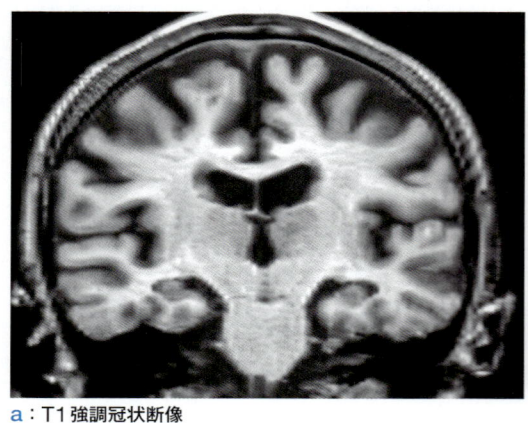

a：T1強調冠状断像

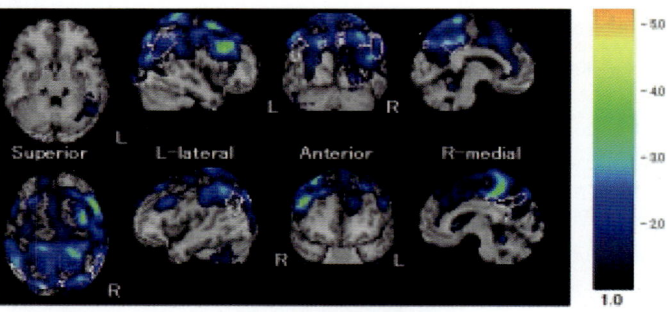

b：脳血流シンチグラフィ（SPECT，脳表投影画像）

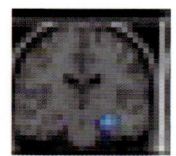

c：VSRAD®画像

主訴は薬を飲み忘れることがある，軽度認知障害である。
a：来院時，HDS-R=28点（遅延再生5/6），MRI（SPGR：spoiled GRASS）では内側側頭部の萎縮を視診上指摘するのは困難である（Sheltensスコア0）。b：後部帯状回，楔前部の脳血流低下がとらえられる。c：左海馬傍回の萎縮，Zスコア1.21（青），萎縮比6.48倍が示された。視覚的にはとらえ難いが，軽度の海馬近傍萎縮は示唆されている可能性がある。

図9　臨床的正常（60歳代）から軽度認知障害（70歳代）へ，7年間のフォローアップ症例

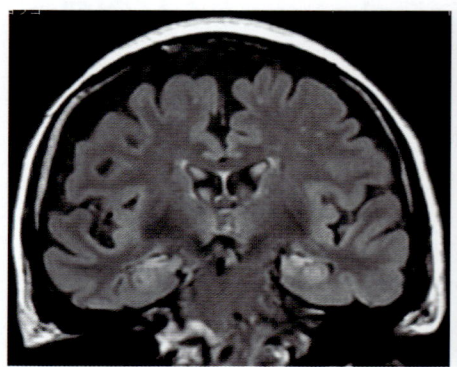

a：FLAIR冠状断像MMSE＝30点（X-3年時）　　　　b：FLAIR冠状断像MMSE＝24点（X年時）

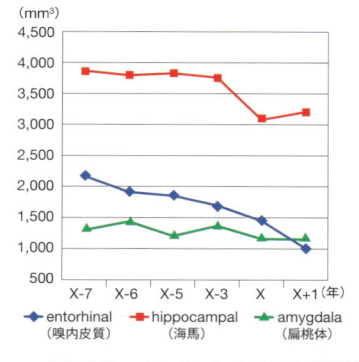

c：MRI FreeSurferによる灰白質体積量

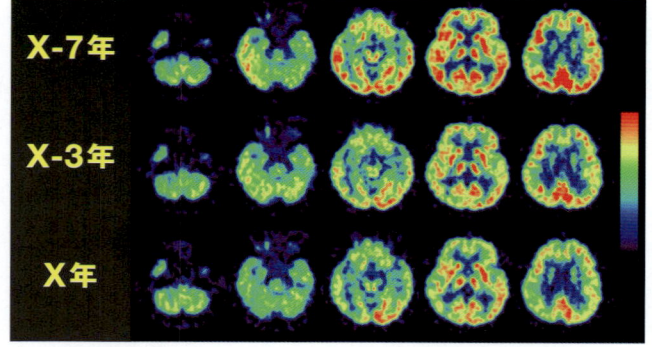

d：FDG-PET像

臨床的軽度認知機能障害が明瞭となった時点をX年とする。

a：MMSEは満点だが，正常対照としてフォロー4年目（X-3年）のFDG-PETで頭頂葉の代謝低下が認められた時点の頭部MRI FLAIR冠状断像。視診上での萎縮の指摘は難しい。b：7年目のフォロー時点のMRI FLAIR冠状断像。視診上での異常の指摘は難しい。c：MRI 3D-T1強調像からFreeSurferにて評価，FDG-PETの代謝異常が指摘されたX-3年の時点では，海馬，扁桃の萎縮の指摘は難しい。嗅内野皮質はわずかに萎縮の進行が疑われる。臨床的にMCIがとらえられたX年では，海馬，扁桃，嗅内野皮質の萎縮が解析上指摘できる。d：FDG-PETでは，臨床的に正常であったX-3年時点で，右優位に頭頂葉の代謝低下が認められる（→）。

図9の続き

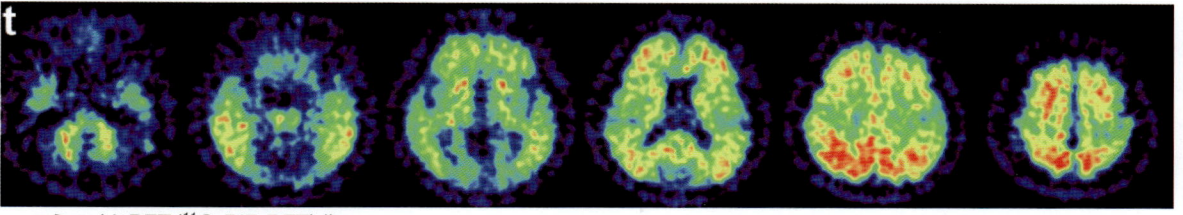

e：アミロイドPET（[11]C-PiB PET）像

e：アミロイドPETで陽性所見が得られ，前頭葉，側頭葉，頭頂葉に広範囲に集積増加を認める。MCI due to ADとしてフォロー中である。
（PET画像は，東京都健康長寿医療センター研究所 認知症未来社会創造センター 副センター長，神経画像/AI診断システムチーム 専門部長 石井賢二先生のご厚意による）
（文献25より転載）

ADを診断し，適切な疾患修飾薬適用ができるのか，「判断基準を共有」していくことが必要です。前述したMRIの最新技術の1つであるfree water MRIでは，タウ沈着に伴う神経変性に対応する変化を抽出する可能性が報告されており[44]，Aβに加え，タウのバイオマーカーとしての可能性も広がってきています。

正常加齢でも脳は萎縮することは知られていますが，認知症診断の過程では，加齢による萎縮の判断は思いのほか難しい場合があります

ここで，背景に神経変性疾患や粗大な脳血管障害を認めなかった80歳代後半の2症例をみてください（図10，11）。図10は，臨床的にも画像的にも正常，MRIから2年後の剖検においても老人斑も神経原線維変化もとらえられなかった"80歳代の正常"です。図11は同じく80歳代後半にMRIが撮像された方です。日常臨床は自立し，パートナーの介護をこなしていました。海馬辺縁系を含めた全脳の萎縮はMR上疑われ，2年後の剖検の肉眼所見でも海馬領域を含めた全脳の軽度から中等度の萎縮は認められています。しかし，Aβ染色，リン酸化タウ染色は陰性で，AD病理はなく，

図10 80歳代後半，性別非公表。臨床的正常像（病理学的にも80歳代の正常といえる）

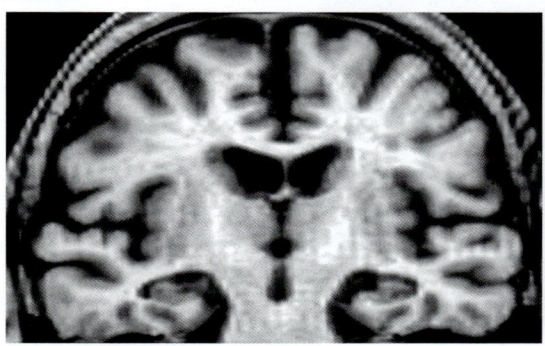

a：T1強調冠状断像

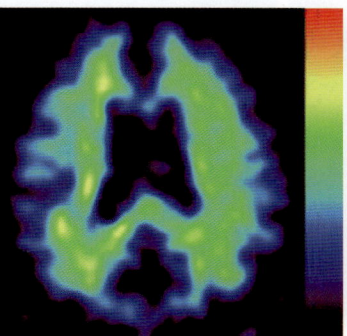

b：アミロイドPET像

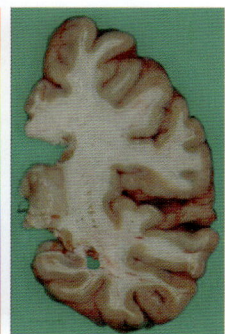

c：マクロ病理像

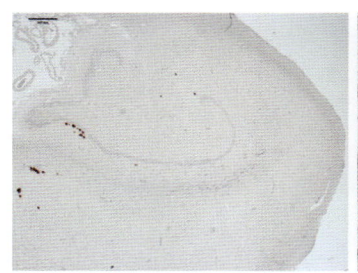

d：Aβ染色像（海馬）

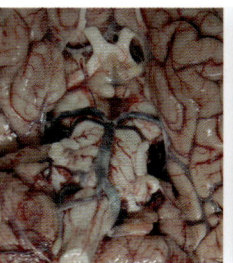

e：ウイルス輪を含めた脳血管

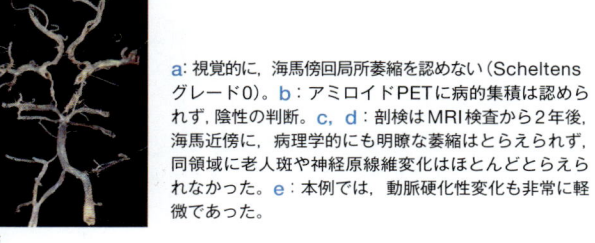

a：視覚的に，海馬傍回局所萎縮を認めない（Scheltensグレード0）。b：アミロイドPETに病的集積は認められず，陰性の判断。c，d：剖検はMRI検査から2年後，海馬近傍に，病理学的にも明瞭な萎縮はとらえられず，同領域に老人斑や神経原線維変化はほとんどとらえられなかった。e：本例では，動脈硬化性変化も非常に軽微であった。

[c〜eの病理画像は，東京都健康長寿医療センター神経病理，高齢者ブレインバンク 齊藤祐子先生，大阪大学大学院連合小児発達学研究科 附属子どもの心の分子制御機構研究センター ブレインバンク・バイオリソース部門・常勤特任教授，大阪大学医学部附属病院神経内科・脳卒中科（兼）東京都健康長寿医療センター高齢者ブレインバンク・バイオリソースセンター事務局長 常勤特任研究員（神経病理）・脳神経内科（兼）（クロスアポイント）村山繁雄先生のご厚意による。PET画像は，東京都健康長寿医療センター研究所 認知症未来社会創造センター 副センター長，神経画像/AI診断システムチーム 専門部長 石井賢二先生のご厚意による]
（a，d：文献25より転載）

ほかの明確な変性性認知症（TDP-43，嗜銀顆粒顆粒も病的と言えるもの）を特定することや，明瞭な血管狭窄などを指摘することはできませんでした。Ohnishiらは，年齢と局所的な灰白質萎縮との間に統計的有意差は認められないと報告しており[53]，本例のような萎縮をどのように考えるのか答えは見つかっていません。80歳代後半においても，背景に疾患がなければ視診での萎縮を指摘するのは難しい場合があり，高齢になればなるほど個々の背景は複雑となり，加齢による萎縮を判断するのは容易なことではありません。

すでに始まっている"超高齢社会"の画像診断では，科学としての知見の積み重ねと同時に，"1人ひとり"に常に戻って診断することも求められているように思います。

早発性AD（EOAD）・若年性ADの画像診断における注意点

ADには，晩発性AD（LOAD）と早発性AD（EOAD）・若年性ADがあることが知られています（表1）。EOADの一部に家族性があり，また複数の原因遺伝子が同定されています。

晩発性ADに比べ，進行が急速であることが報告されていますが，同時に臨床経過，症状に多様性があることもわかっています[54,55]。2018年時点の疫学調査では，人口10万人あたりの若年性認知症数は50.9人，そのうちADは52.6%と半数以上を占めています[55]。壮年期の発症は，患者本人のみならず家族を含めた人生に大きな影響を与え，病名告知そのものの精神的ダメージに加え，経済，介護環境などの激変があり，社会全体としての具体的支援態勢作りも大きな課題です。厚生労働省は2008年から「認知症の医療と生活の質を高める緊急プロジェクト」の5本柱の1つに「若年性認知症対策」を入れ，2015年には「若年性認知症支援コーディネーター」が配置されていますが，本人および家族を含めた1人1人に応じ保健福祉制度，社会資源を調整していくことは課題も多く大変なことです。

EOADとLOADの違い

さて，EOADでは不安や焦燥，うつ，パニック障害などを主訴とする検査依頼も多く，AD疑いが初回検査の目的と

図11　80歳代，性別非公表。萎縮の背景は不明

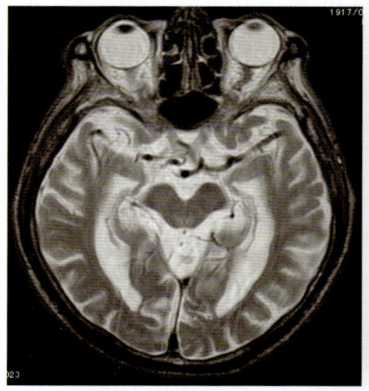
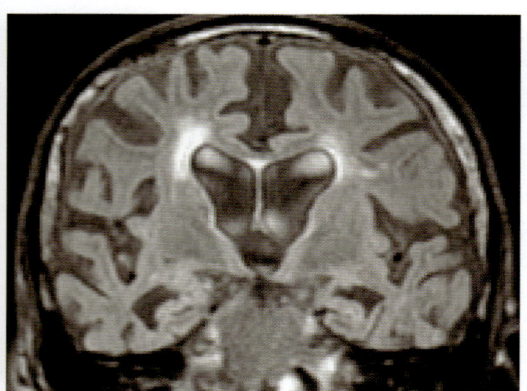

日常生活は自立し，パートナーの介護をこなしている時点のMRI。3カ月後に剖検。

a：T2強調像　　　　b：FLAIR冠状断像

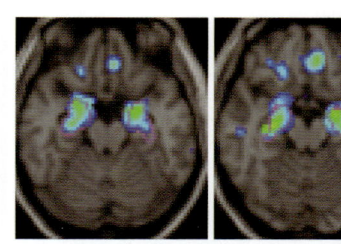
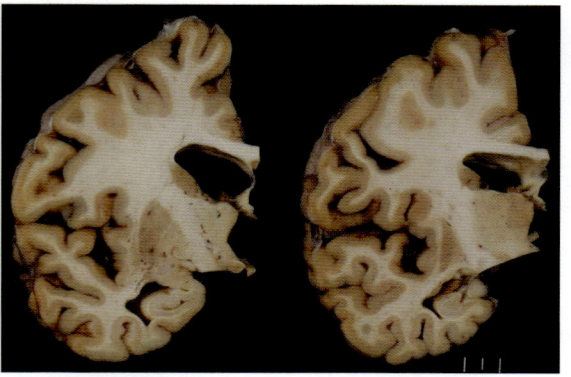

c：VSRAD®画像（対象年齢を外れ，適応外）

d：マクロ病理像

a，b：下角を含めた側脳室拡大があり，全脳の脳溝拡大も目立つ。海馬辺縁系を含めた全脳の萎縮があるようにみえる。c：年齢を外れ適応外だが，VSRAD®では関心領域のZスコア2.97，全脳との萎縮比8.45倍。d：剖検時，海馬辺縁系を含めた萎縮がとらえられる。

図11の続き

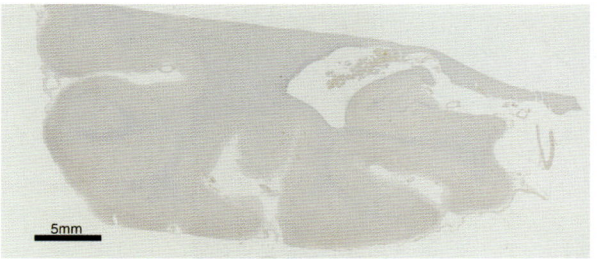

e：Aβ染色像

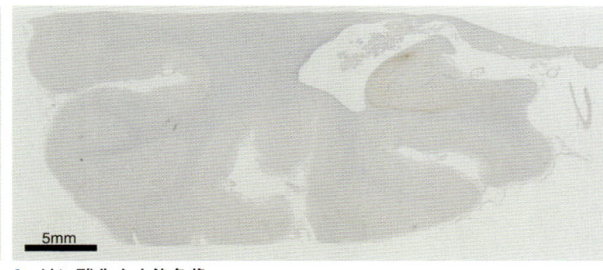

f：リン酸化タウ染色像

e, f：ともに有意の所見はとらえられず，高度の血管狭窄なども確認できない。

[d～fの病理画像は，東京都健康長寿医療センター神経病理，高齢者ブレインバンク 齊藤祐子先生，大阪大学大学院連合小児発達学研究科 附属子どもの心の分子制御機構研究センター ブレインバンク・バイオリソース部門・常勤特任教授，大阪大学医学部附属病院神経内科・脳卒中科（兼）東京都健康長寿医療センター高齢者ブレインバンク・バイオリソースセンター事務局長 常勤特任研究員（神経病理）・脳神経内科（兼）（クロスアポイント）村山繁雄先生のご厚意による]

なっていない場合も少なくありません。適切な時期に客観的バイオマーカーを用いて正確な診断をする意義を改めて感じることも多くあります。EOADは，前述してきたLOADとの画像的特徴に相違点があり，留意が必要です（**表14**）[56-60]。EOADでは，病初期に内側側頭葉の萎縮が目立たないことが報告されており，VSRAD®（ほかの内側側頭葉萎縮評価ソフト，統計解析を含む）でZスコア上昇を認めない症例があることを認識しておくことは重要です。一方，内側側頭葉萎縮がないのに，頭頂葉，後部帯状回萎縮が目立つ場合があり，全脳を俯瞰して，EOADのヒントとなる所見を見逃さないことが大切です。脳血流SPECT/糖代謝では，EOADは後部帯状回から楔前部の血流/代謝低下がLOADより顕著にとらえられるとされ，この所見は，タウ病理（PETからの知見含む）と相関するとの報告があります[57,59,60]。MRIで所見がとらえられない場合も，臨床的必要に応じ脳血流SPECTを加えた総合的判断が必要です。疾患修飾薬の適応判断において，アミロイドPETや脳脊髄液バイオマーカーは必須の検査となりますが，検査マネジメントの第一段階であるMRIで安易に「萎縮なし，正常」と片付けられない重要な病態であることを認識しておく必要があります。近年のPETや脳脊髄液，血液による「Aβに加え，タウの病理がどの程度広がっているか」を考慮に入れた検討では，EOADはより神経変性が強い可能性が示唆されています。日常診療場面においても病期，年齢を考慮しながら，しっかり画像所見を積み重ね，ADの病態を評価していくことが望まれます。

図12は，50歳代，もの忘れを自覚し，職場でも数十分前のことを忘れ繰り返してしまうなどのミスが続いていました。複数の受診歴を経て，MMSE＝28点時点のMRIでは内側側頭葉の萎縮は目立ちません。VSRAD®では，右海馬近傍のわずかなZスコア上昇疑い（左右平均Zスコア1.21），後部帯状回付近にZスコア上昇疑いが認められます。進行は比較的早く，6年後MMSE＝13点時点には，視診上でも

初診時に比べ全脳の萎縮がわずかに進行していることが認められ，内側側頭葉，後部帯状回にZスコア上昇が認められます。X＋1年時の糖代謝PETでは内側側頭葉，頭頂葉代謝低下があり，アミロイドPETでは後部帯状回から楔前部，前頭葉への集積あり，若年性ADとしてフォローされています。

図13は50歳代，病期1年MMSE＝25点時のMRIでは，側脳室下角の描出はわずかに認められるものの，VSRAD®で内側側頭葉萎縮は指摘できず，後部帯状回付近のZスコア上昇疑い，[123]I-IMP脳血流SPECTで頭頂葉，前頭葉血流低下が認められ，形態所見と乖離があります。臨床的に認

表14 早発性AD（early-onset AD：EOAD）・若年性ADの画像所見の特徴

- 内側側頭葉の萎縮は軽微，あるいは萎縮を認めない場合がある
  - ▶VSRAD®で関心領域のZスコアは，晩発性AD（LOAD）に比べて低い傾向
  - ▶関心領域Zスコア上昇がない場合も，念頭において診断することは大事
- 内側側頭葉萎縮が認められない時期でも，脳血流SPECT/糖代謝PETで，後部帯状回～楔前部の血流/代謝低下を認める
- 内側側頭葉の萎縮に先行し，頭頂葉～側頭連合野萎縮を認める場合がある
- 遺伝子異常の型によって，病態は多彩な可能性があり，上記を逸脱する場合がある
- 病期によって，所見は変遷し，LOADと同様の所見を呈する場合がある
- EOADでない場合に，神経画像の客観的所見をしっかりと判断し，EOADを否定することも，非常に大切
  - ▶うつ病，middle age crisis，更年期障害，自己免疫疾患，血管炎症候群，血管性認知症，腫瘍，その他
- EOADでは，LOADに比べ，複合病理が少ないように思われるかもしれない。確かに，脳血管障害等の合併は少ない傾向があるが，Lewy小体病の合併等も報告があることを，注意点として記載する

図12 50歳代，性別非公表。若年性AD

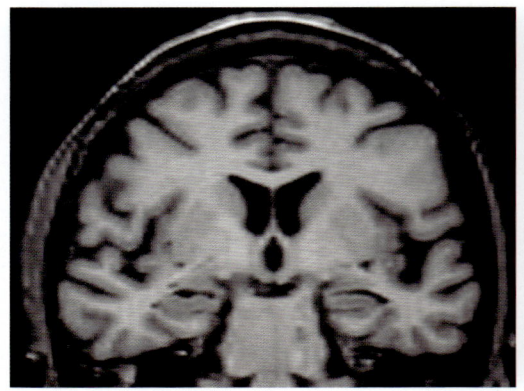

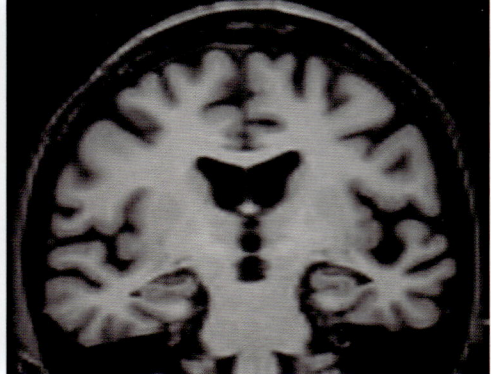

もの忘れがあり，複数の病院を受診，疲労，ストレスなどといわれ診断になかなか至らない。筆者施設受診時（X年），MMSE＝28点（遅延再生1/3）→6年の経過でMMSE＝13点（遅延再生0/3）。

a：X年　T1強調冠状断像

b：X＋6年

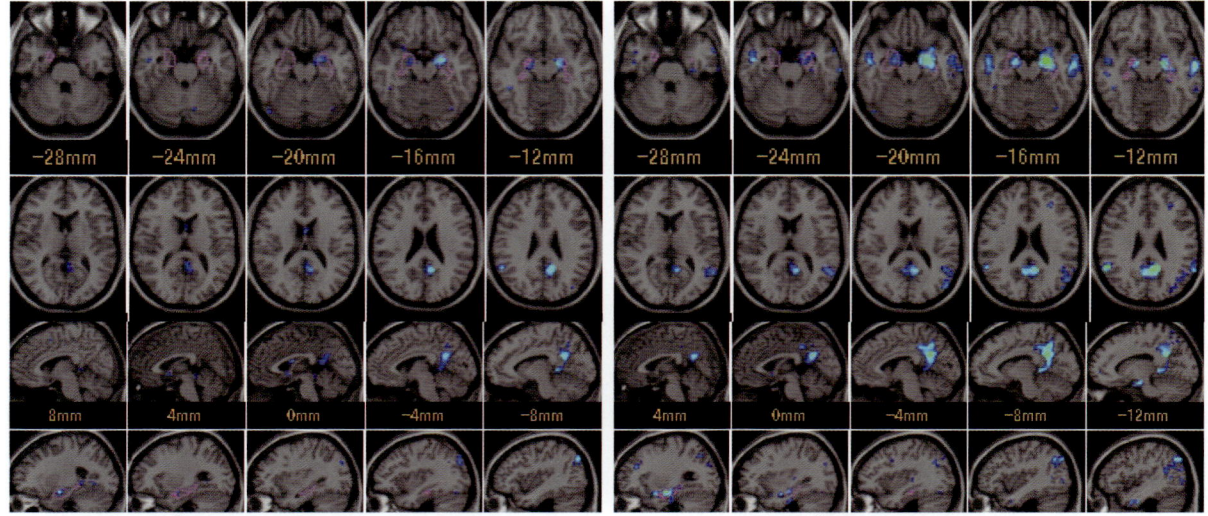

c：X年　VSRAD®画像　Zスコア1.21

d：X＋6年　VSRAD®画像　Zスコア1.96

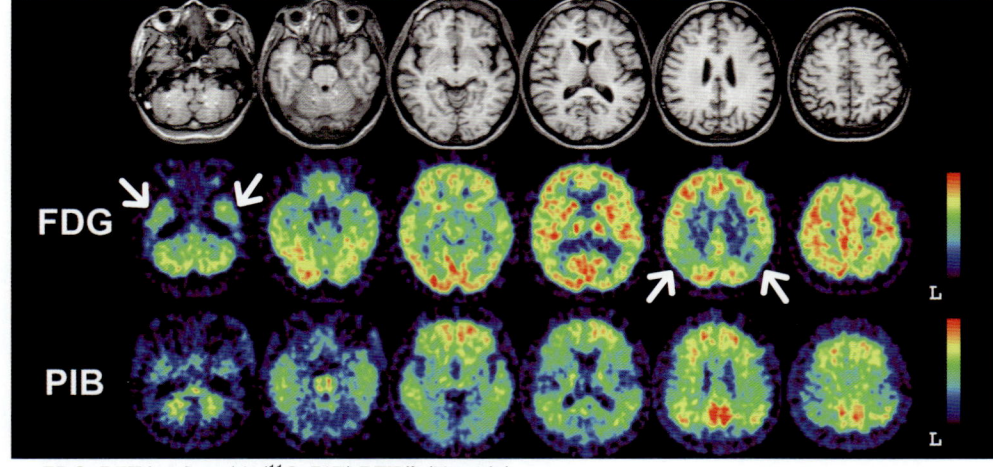

FDG

PIB

（eの画像は，東京都健康長寿医療センター研究所 認知症未来社会創造センター副センター長，神経画像/AI診断システムチーム 専門部長 石井賢二先生のご厚意による）

e：FDG-PETとアミロイド（11C-PiB）PET像（X＋1年）

a，c：もの忘れを自覚，MMSE＝28点時のMRIでは，内側側頭葉萎縮を指摘することは難しい。d：わずかに左海馬近傍，後部帯状回近くのZスコア上昇疑いがある。c，d：MMSE＝13点時の6年後，両側内側側頭葉萎縮，後部帯状回を含む萎縮進行が疑われる。e：両側側頭葉，頭頂葉の代謝低下を認める（→）。アミロイドPET（11C-PiB）では，前頭葉，後部帯状回，楔前部に集積がとらえられる（赤色）。

知機能障害進行があり，若年性AD疑いでフォロー中です。内側側頭葉萎縮が軽微な段階でも，すでに後部帯状回萎縮や，頭頂葉，後部帯状回などの血流低下，代謝低下が明瞭な場合があることがわかります。一方，病期，病型によってEOADでも所見は一定ではありません。

図14に50歳代，認知機能低下が疑われている初回MRI，脳血流SPECTなどを示します。仕事上のミス等に周囲は気づいており，本人に取り繕いなども認められていました。正確な病期の把握はできませんが，職務遂行にさらに問題が生じた初回検査時点で，MMSEは13点，遅延再生0点です。MRIでは内側側頭葉領域の萎縮は明瞭，年齢を考慮すれば全脳萎縮もとらえられています。99mTc-ECD脳血流SPECTでは，左優位の側頭頭頂葉皮質の血流低下が認められますが，小脳，後頭葉，基底核，視床の血流は良好です。e-ZIS像では，左優位の両側頭頂葉皮質，左側頭葉皮質，左前頭葉皮質，両側後部帯状回から楔前部に血流低下が認められ，

図13　50歳代，性別非公表。もの忘れで発症

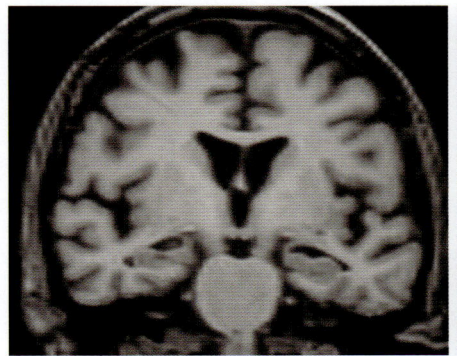

a：T1強調冠状断像

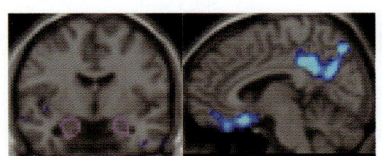

b：VSRAD®画像

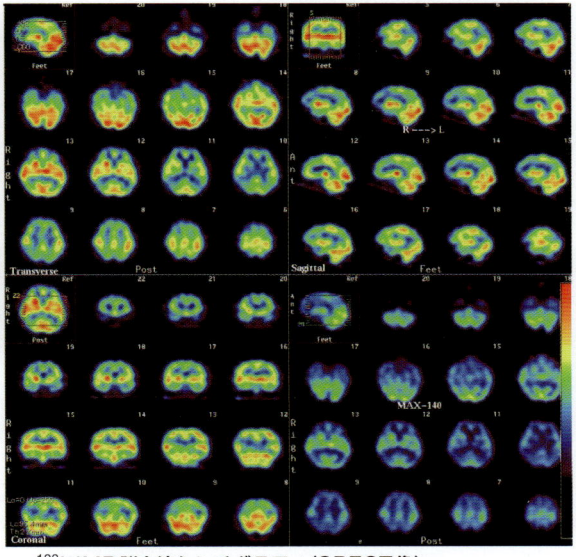

c：123I-IMP脳血流シンチグラフィ（SPECT像）

病期1年で道順を覚えられなくなっている。MRIで内側側頭葉萎縮は目立たない。

a：50歳代後半，MMSE＝25点時のMRIでは側脳室下角の軽度描出はある。b：関心領域（内側側頭葉）のZスコアは0.03と変化はなく，後部帯状回のZスコア上昇疑いがある。c：前頭葉，頭頂葉の脳血流低下が認められる。

図14　50歳代発症の若年性AD例（剖検確定）

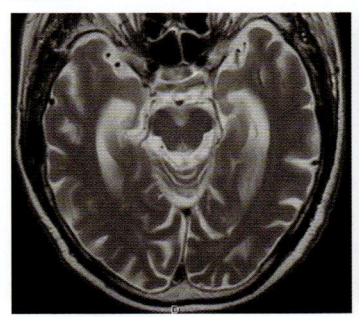

a：T2強調横断像

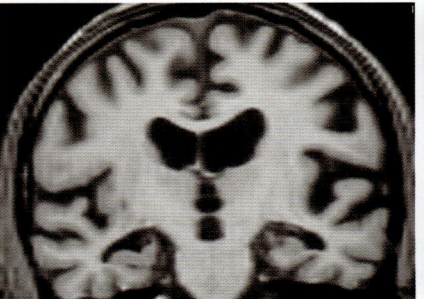

b：T1強調冠状断像

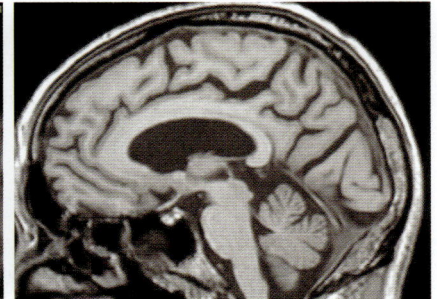

c：T1強調矢状断像

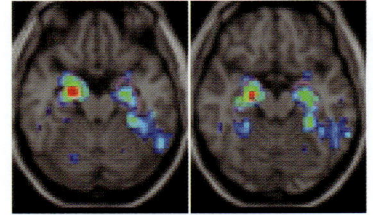

d：VSRAD®画像

仕事上でのミスが多いことは周囲が気づいていた。発症時期は不明ながら，数年以上の経過があると考えられる。検査時50歳代，MMSE＝13点（遅延再生0/3）時点の神経画像を示す。剖検確定AD。
a〜d：MMSE＝13点，数年以上の経過があると思われるが，初回MRI検査。側脳室下角の拡大は視診上も明瞭，全脳の脳溝拡大，頭頂葉脳溝拡大がとらえられる。VSRAD®では，関心領域のZスコア3.84，すでに海馬近傍にも高度萎縮が明瞭となっている。

図14の続き

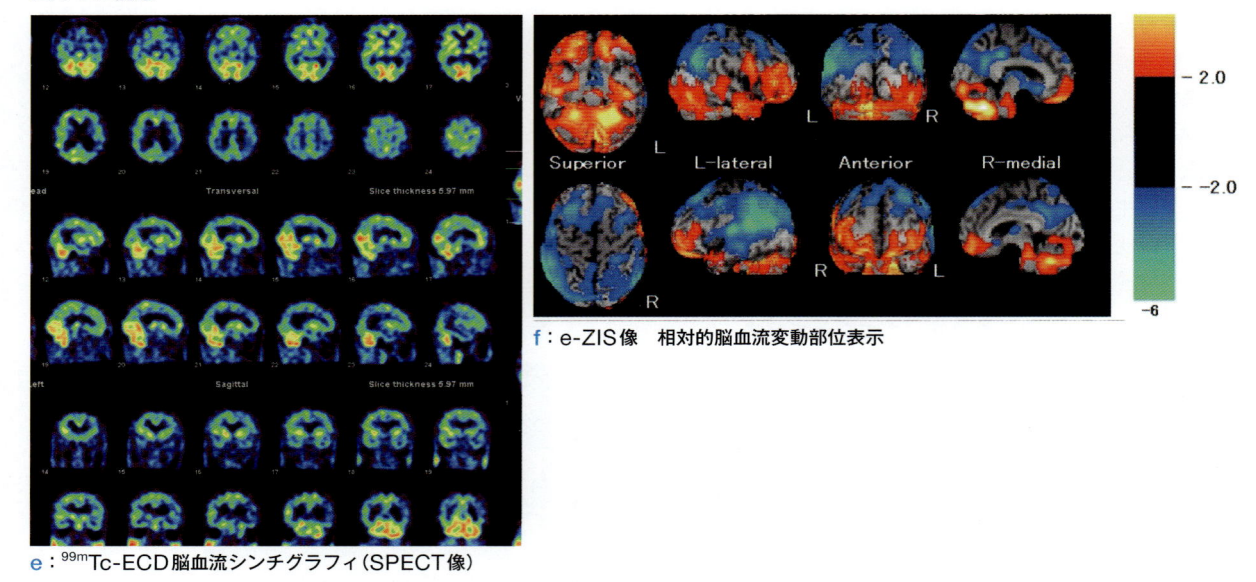

f：e-ZIS像　相対的脳血流変動部位表示

e：^{99m}Tc-ECD脳血流シンチグラフィ（SPECT像）

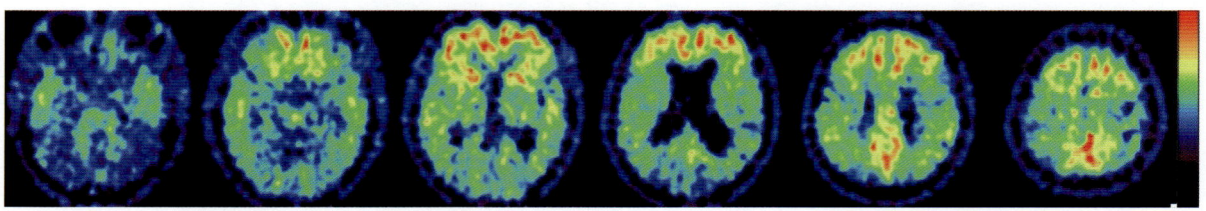

g：^{11}C-PiBによる脳Aβ評価

e, f：左優位の側頭頭頂葉皮質の血流低下がみられるが，小脳，後頭葉，基底核，視床の血流は良好。e-ZIS像では，左優位の両側頭頂葉皮質，左側頭葉皮質，左前頭葉皮質，両側後部帯状回から楔前部に血流低下が認められる。g：両側の前頭頭頂葉，楔前部，線条体腹側に集積があり，50歳代のADが示唆される。

[PET画像は，東京都健康長寿医療センター研究所 認知症未来社会創造センター 副センター長，神経画像/AI診断システムチーム 専門部長 石井賢二先生のご厚意による]

すでに進行したADパターンです。^{11}C-PiBによる脳アミロイドβ評価で，両側の前頭頭頂葉，楔前部，線条体腹側に集積を認めます。提示したMRI検査から9カ月後に剖検，Braak アミロイドステージC，Braak AT8ステージ4，Braak NFTステージ5のADが確認されました。

■ EOADのピットフォール

図15は，もの忘れを主訴として，50歳代から10年フォローしています。MMSE＝27点から28点で推移し臨床的増悪はありませんが，もの忘れの自覚，訴えがあります。内側側頭葉萎縮はまったく認められませんし，進行もありません。後部帯状回（さらに後方にみえますが）にZスコア上昇がないか，臨床症状とも併せて検討が必要にも思えましたが，経過中の変化はなく，小脳上部の脳脊髄液腔拡大を反映しているものと思われます。^{99m}Tc-ECD脳血流SPECTでは，内側側頭葉の血流低下は認められず，両側頭頂連合野

に軽度低下疑いがありますが（→），10年のフォローで増悪はありません。アミロイドPETは陰性（非提示），脳脊髄液はtau 121.8，Aβ523.8，ptau43.3といずれも正常範囲内で，もの忘れの訴えの背景にADはないと考えフォロー中です。

EOADであれLOADであれ，認知機能障害と誤診されうるほかの疾患群をしっかりと除外することは神経画像の大切な役割です。LOADと比べ，若年例では脳血管障害をはじめとするほかの要因が少ないということもあり，「一見疑いうる」所見に引っ張られ，過大評価に陥らないよう注意が必要です。臨床的に過大評価されている場合には，神経画像の客観性が補填し，画像の誤謬がある場合には「臨床，経過」が疑問を呈する，そして「話しあうこと」が大切です。チームとしての（患者自身も含む）コミュニケーションこそが，患者に即していくことに直結するように思います。

図15　もの忘れ画像診断のピットフォール

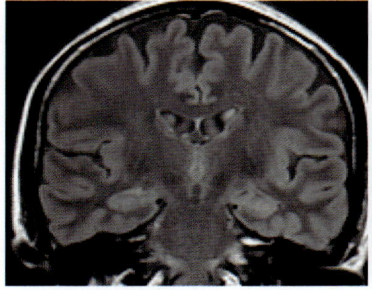

a：FLAIR冠状断像

b：T1強調矢状断像

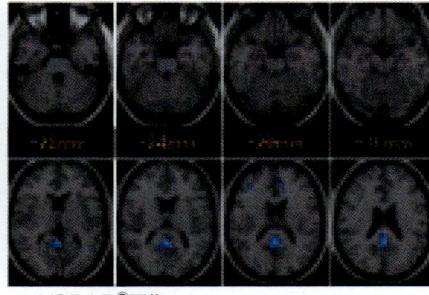

c：VSRAD®画像

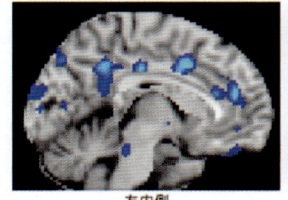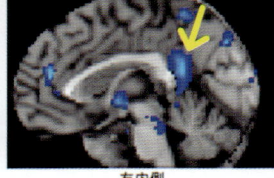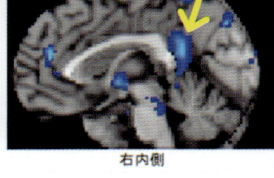

左内側　　　　右内側

d：VSRAD®画像

ピットフォールに注意。もの忘れを主訴とし，50歳代から60歳代をフォロー中。MMSE＝27点のまま，臨床的増悪，形態的増悪を認めない。提示は，経過観察10年目，60歳代の画像。
a〜d：内側側頭葉，海馬近傍萎縮はとらえられない。VSRAD®では，後部帯状回近傍にZスコア上昇がないか検討が必要にもみえたが（d→），小脳上部の脳脊髄液腔（b→）拡大を反映している。10年変化を認めない。e：内側側頭葉の血流低下は認められない。両側頭頂連合野に軽度低下疑いがある（→）。アミロイドPETは陰性（非提示），本例にAD病理はないと考えフォロー中。

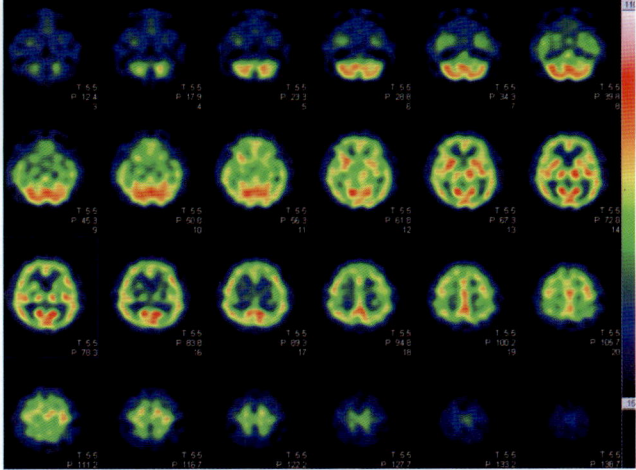

e：⁹⁹ᵐTc-ECD脳血流シンチグラフィ（SPECT像）
脳脊髄液：tau 121.8，Aβ 523.8，ptau43.3，APOE：33

非定形ADの画像所見

　ADには，もの忘れで発症，進行する典型例に加え，臨床，画像ともに非典型的な経過を示すフェノタイプが知られています（表3）[16]。視覚認知障害が目立つposterior variant of AD，言語障害が初期より目立つlogopenic variant of AD，性格変化など前頭葉症候からはじまるfrontal variantが主たるものです。原因はよくわかっていませんが，異常蛋白集積や神経変性が，それぞれ後頭葉優位，言語領域優位，前頭葉優位に生じ，このような臨床亜型が生じるとされています。病期の進行によって記憶障害などADらしさが加わってくることも報告されていますが，初期にADと臨床診断を下すことは難しいことも多く，神経画像をはじめとするバイオマーカーを加えた診断はきっと役に立ちます。他章でも述べているように，いずれの変性疾患も，"背景病理の広がり，局在"によって，多様な臨床病型が存在することが判ってきており，そのことを当たり前のこととして受け止め

対峙していくことは，"原因に迫る治療薬"の臨床実装が現実となっている今，よりいっそう大切なことになっています。
　では，非典型ADの画像所見をみていきましょう。

Posterior variant of AD

　Posterior variantでは，多様な視空間認知機能障害を呈します。視覚性失認，構成障害，Gerstmann症候群[NOTE9]やBálint症候群[NOTE10]などが臨床的に認められます[61,62]。発症時期がはっきりしない，緩徐進行，早期からの顕著な目の異常の訴えなどが臨床的特徴とされています[61]。形態的には後頭葉萎縮を示し，脳血流シンチグラフィで後頭葉血流低下，糖代謝も同領域の代謝低下があると報告されています[60-66]。
　図16は，60歳代で緩徐進行性相貌失認（隣人がわからないが，声を聞くとわかることがある）があり，徐々にもの忘れが進行しています。病期7年のMRI検査時点のMMSE＝14点（遅延再生0/3）です。MRIでは，海馬近傍萎縮は目立

たず，右優位，左右差のある後頭葉優位萎縮がとらえられます。脳血流SPECT像でも右優位後頭葉血流低下が認められますね。Lewy小体型認知症鑑別のため，DATスキャン，MIBG心筋シンチグラフィも施行されていますが，いずれも明瞭な異常を指摘できません。アミロイドPETでは広範な集積が認められ，posterior variant of ADと考えられます。脳脊髄液検査では，リン酸化タウは高値，Aβは低値を示し，背景病態にADがあることを示唆しています。アミロイドPET集積部位の局在に本例では特徴はとらえられないようですが，構造MRIで示される萎縮と，血流低下，代謝低下，タウPETの分布は関連が強いとの報告もあり[60-66]，丁寧に症例を積み重ね，神経症候と対応させていくことが大事な病態だと思います。

Posterior variant of ADを考えるとき，臨床からの依頼はしばしば「後部大脳皮質萎縮症（posterior cortical atrophy：PCA）疑い」と記載されています。PCAは，1988年にBensonらが視覚失認，失読が進行し，記銘力障害が比較的保たれる高次機能障害5例として報告したものです[67]。PCAは臨床的な疾患概念で，その背景にはAD（posterior variant of AD），Lewy小体型認知症（DLB），大脳皮質基底

核変性症（CBD），クロイツフェルト・ヤコブ病などがありますが，ADがそのうちの約8割を示すとされています。AD非定形例としてしっかりと診断すること，DLB，CBDとの鑑別を，神経画像を活用して行うことが大事です。

Logopenic variant of AD

Logopenic variant of ADは，文字どおり「語彙に乏しい」という意味で，単語を思い出せなかったり，復唱の障害等が中核症状となります。第Ⅲ章7 前頭側頭葉変性症（FTLD）（p123）で，失語に焦点をあてた新たな疾患概念として「原発性進行性失語症（primary progressive aphasia：PPA）」[68]を紹介していますが［FTLD 図2（p117）］，その1型としてのlogopenic variant of PPAの多くはlogopenic variant of ADであるとされています[69]。神経画像では，左シルビウス裂周囲後部から頭頂葉の萎縮，血流低下がとらえられます。Semantic variant of PPA［FTLD 図2（p117），図6（p121）など参照］は，臨床，MRI，脳血流SPECTのいずれにおいても重要な鑑別診断になります。脳脊髄液，血液，PETなど，今後保険収載も視野に入れれば，Aβ，タウのバイオマーカー

図16 60歳代，性別非公表。Posterior variant of AD

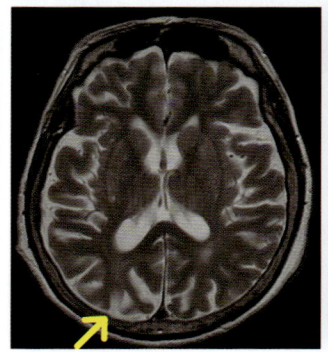
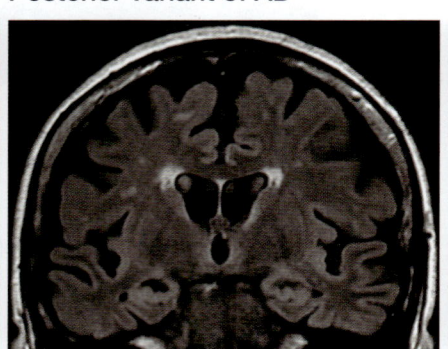
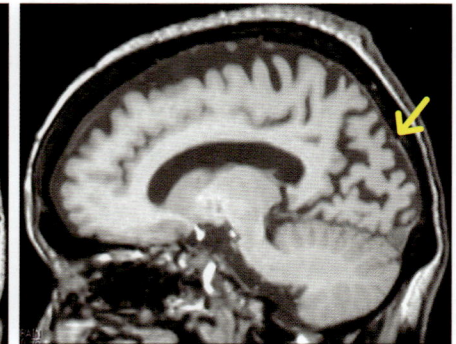

a：T2強調横断像　　b：FLAIR冠状断像　　c：T1強調矢状断像

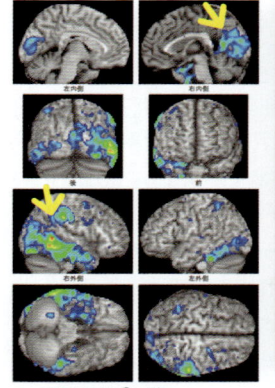
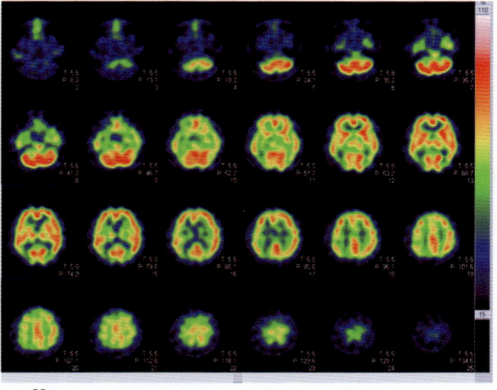

d：VSRAD®画像　　e：⁹⁹ᵐTc-ECD脳血流シンチグラフィ（SPECT像）

緩徐進行性相貌失認（隣人がわからないが，声を聞くとわかることがある），徐々にもの忘れ進行，MRI検査時点のMMSE＝14点（遅延再生0/3），病期7年，APOE：33。
a〜c：視診上，脳室脳溝拡大は軽度認められる。側脳室下角の描出は軽度認められる。右優位に後頭葉脳溝拡大が目立つ（→）。d：VSRAD®の灰白質解析でも，右優位に後頭葉のZスコア上昇を認める（→）。海馬近傍関心領域のZスコアは1.04。e：右優位後頭葉の血流低下が認められる（→）。f：早期相，晩期相ともに取り込み低下は認められない。g：Bolt法によるspecific binding ratio（SBR）[R：5.87，L：6.18，ave：6.02（補正なし）。R：5.10，L：5.31，ave：5.20（脳室・萎縮補正あり）]と，明らかな低下はないが。やや丸みを帯びてみえる。h：広範囲に集積がある。

図16の続き

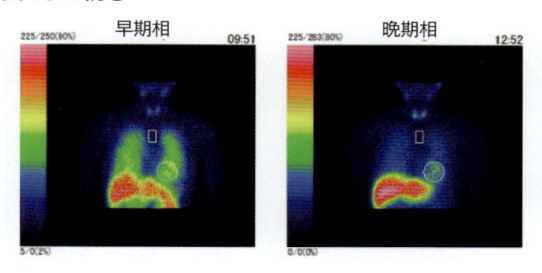

f：¹²³I-MIBG心筋シンチグラフィ

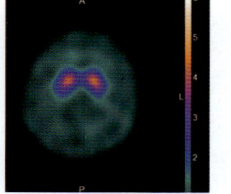

g：¹²³I-FP-CIT（SPECT像）

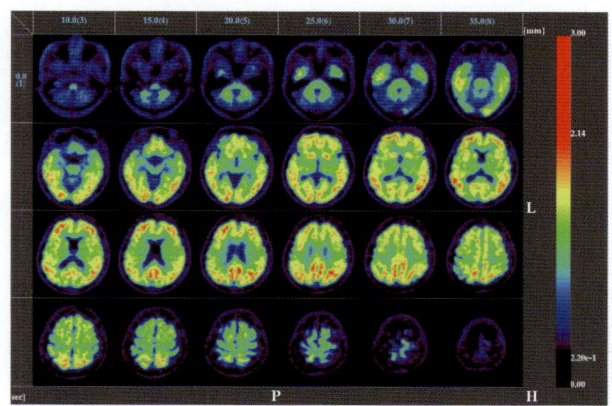

h：アミロイドPET像

を併せた検討が鑑別の鍵となってくる可能性があります。その一方、臨床経過はどこまでももっとも重要と思われ、経過に即した画像所見を積み重ねていきたいと思います。

図17は、FTLD,進行性失語（流暢性）としてフォローしていましたが、緩徐にもの忘れ、認知機能障害が増悪しています。脳脊髄液で、リン酸化タウ上昇、Aβ低下があり、ADを背景とするlogopenic aphasiaとしてフォローされています。病期3年、MMSE＝22点時のMRIでは、左側脳室下角の拡大、シルビウス裂の拡大がとらえられ、左優位に側頭極から扁桃、海馬、シルビウス裂周囲に萎縮がとらえられています。VSRAD®では、関心領域のZスコアは2.40,脳全体との萎縮比は6.4倍と海馬近傍の関心領域のZスコア上昇もあり、かつ広範囲に左側頭葉萎縮がシルビウス裂周囲にまで及んでいます。明らかな海馬硬化症を疑う信号変化はとらえられず、白質の信号変化も視診上は確認できません。

frontal variant of AD（fvAD）,前頭型AD/behavioral variant of AD（bvAD）, 行動異常型AD

fvADは、初期より脱抑制、性格変化、記憶障害よりも遂行機能障害が目立つ臨床的特徴を有します。それでは、前頭側頭型認知症、特に行動異常型前頭側頭型認知症

（behavioral variant of FTD：bvFTD）と比べ[70]、臨床、画像的相違はあるでしょうか？ Ossenkoppeleらは、fvFTDを behavioral variant of AD（bvFTD）/行動異常型ADとし[71]、第Ⅲ章7 前頭側頭葉変性症（FTLD）の表1（p118）で示したbvFTDの診断基準を満たしながら、ADとしての臨床的、画像的特徴を有する疾患群が存在するということを提唱しています。形態的にはMRI/CTで、典型的ADに比べて前頭葉優位の萎縮が目立ち、bvFTDに比べて頭頂葉、後部帯状回の萎縮が目立つ可能性が示唆されています。

複合病理の存在を忘れない

高齢者、認知症の画像診断では、「嗅内野皮質の萎縮があり、脳血流SPECTで後部帯状回の血流低下があるからAD」というシンプルな症例は、むしろ少ないのが現実です。高齢になればなるほど、認知症の背景には複数の病態が高率に存在しています。第Ⅷ章 複合病理（p252）に詳述していますが、ADもLewy小体病理をはじめとする合併病理は高率です。一筋縄ではいかない複合病理をもった認知症の画像診断の入口は、まず「認知症の背景には複合病理がある。診断できるものをしっかりと診断する」ということに尽きると思います。第Ⅷ章 複合病理では、ADとDLB、AD水頭症、PSPと頭部外傷、ADとアミロイドアンギオパチーの重複症例（それでもほんの一部だが）を提示しています（p255）が、

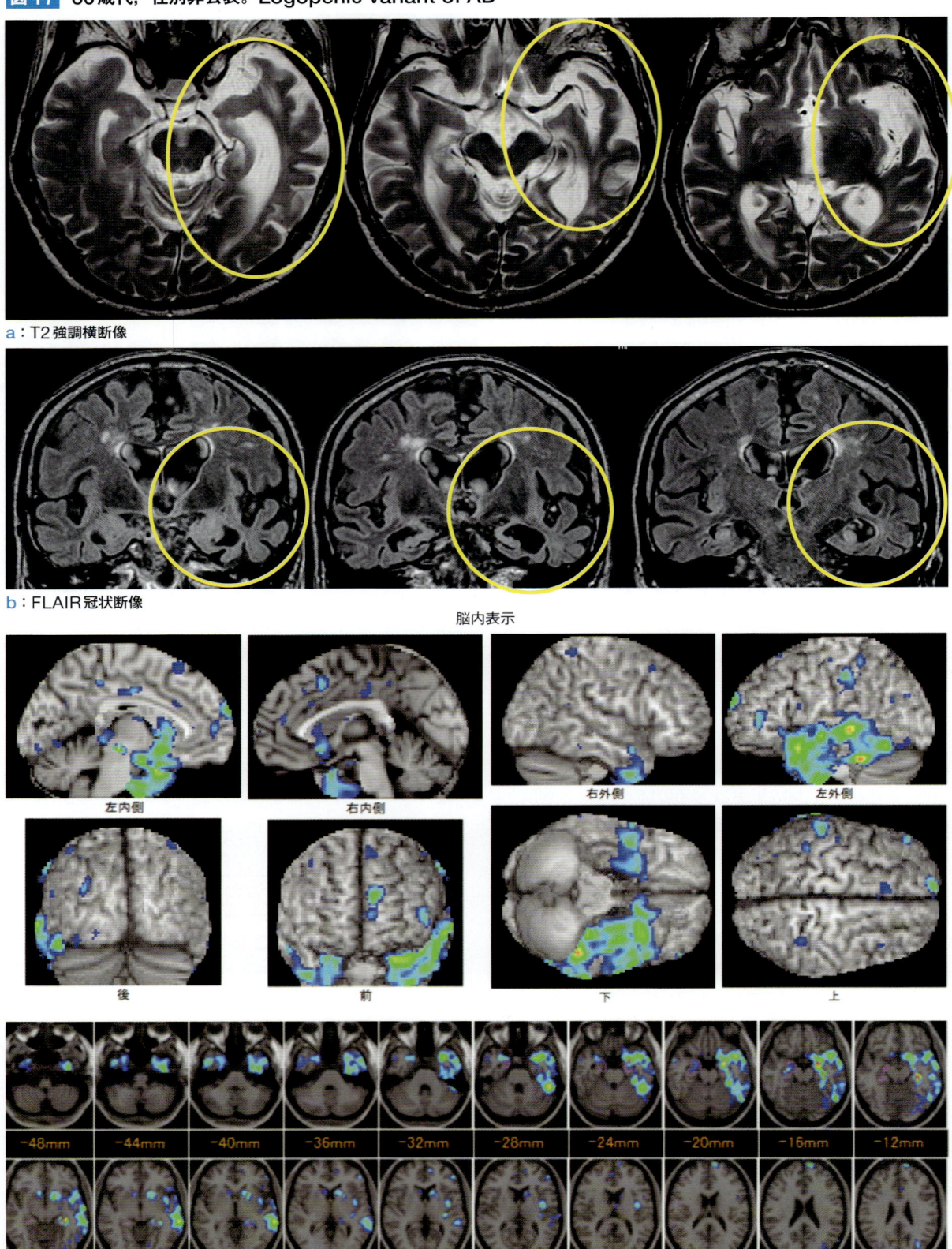

図17 60歳代，性別非公表。Logopenic variant of AD

a：T2強調横断像

b：FLAIR冠状断像

脳内表示

左内側　　右内側　　右外側　　左外側

後　　前　　下　　上

-48mm　-44mm　-40mm　-36mm　-32mm　-28mm　-24mm　-20mm　-16mm　-12mm

c：VSRAD®画像

図17の続き

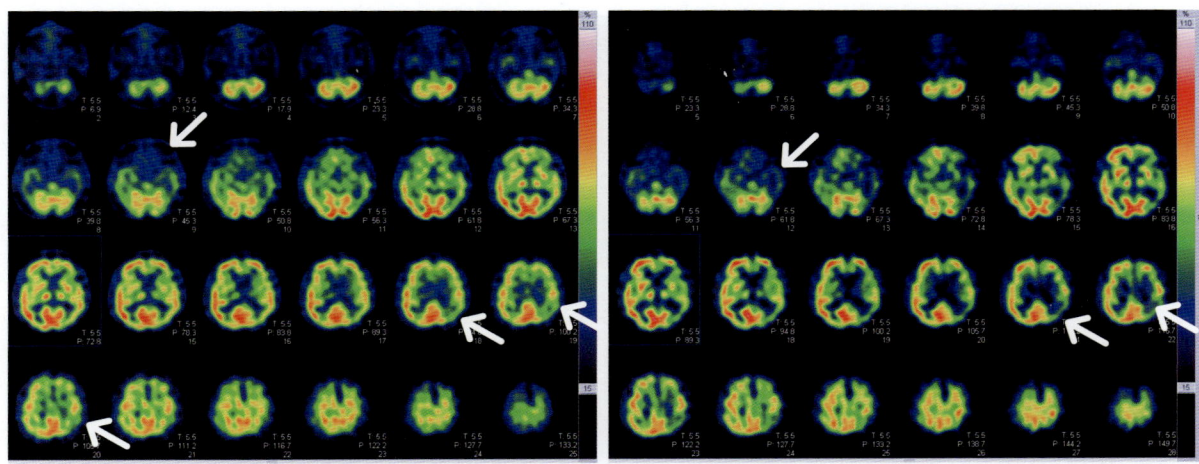

d：a〜c検査の3年前99mTc-ECD脳血流シンチグラフィ（SPECT像）　e：MRI検査時点の99mTc-ECD脳血流シンチグラフィ（SPECT像）

進行性失語（流暢タイプ），徐々に健忘，認知機能障害が進行している。脳脊髄液では，Aβ低下，リン酸化タウ上昇があり，ADが示唆されている。MMSE＝22点時のMRI。

a：左側脳室下角の拡大，シルビウス裂の拡大がある。b：側脳室下角拡大，シルビウス裂拡大があり，側頭極から扁桃，海馬，シルビウス裂周囲に萎縮がとらえられる。c：関心領域のZスコアは2.40，脳全体萎縮比は6.4倍だが，広範囲に左側頭葉萎縮がとらえられ，シルビウス裂周囲にまで及んでいる。d, e：99mTc-ECD脳血流SPECTの3年間のフォローを示す。MRI検査の3年前（d）では左頭頂側頭連合野の集積低下が認められる（→）。左内側側頭葉も集積低下がある。3年後，左頭頂側頭連合野（→），左前頭前野の集積低下があり，進行が著しい。左右差も著明である。左側頭葉の集積低下も増悪が明瞭である。両側中心溝周囲の血流はいずれも比較的保たれている。

本項では，高齢者の日常では多くみられる広い意味での複合的な病態がみえる画像を挙げておきたいと思います。

図18は，70歳代の男性，病期5年，MMSE＝18点時の画像です。MRI冠状断像で海馬萎縮が示唆され，VSRAD®では関心領域のZスコア3.79と海馬近傍萎縮がとらえられています。99mTc-ECD脳血流SPECTでは，頭頂葉，後部帯状回，楔前部の一部に血流低下が示されADを疑う画像所見です。その経過中，活動性の低下，意欲低下が進行，病期5年での頭部CTでは，著明なるい痩が認められ，頭部CT骨条件では，下顎頭の変性も高度です。頭部CTのパイロット画像をみると歯牙はほとんど抜けており，舌根も落ち気味ですね。歯牙，顎関節などの状況把握は，介護・看護の観点からも大切なことのように思います。口腔機能が認知症に影響するという研究は近年多くみられ，予防，認知機能改善にも関与してくる可能性も指摘されています。

MCI段階のADと鑑別すべき疾患とその鑑別点

内側側頭葉の萎縮があり，もの忘れで発症するAD以外の病態がある

高齢発症でもの忘れが発症契機で，また内側側頭葉海馬近傍萎縮が病初期にみられれば，AD鑑別は必須です。しかし，MCI段階で内側側頭葉海馬近傍萎縮を認め，臨床的にもADとの鑑別を要する疾患は，思いのほか高率に存在します。連続剖検での背景病理からも推察されていたことですが[72]，AD疾患修飾薬が臨床実装されるとなれば，超高齢社会における認知症画像診断においてファーストタッチの役割を果たすMRIで，それらの鑑別への道筋をつけることは一層重要になってきます[24-26, 48, 72-75]。Jackらは，MRIや機能画像でADらしい所見を呈しながら，アミロイドPET陰性の状態をSNAP（suspected non-Alzheimer's disease pathophysiology）[NOTE12]とよぶことを提唱し，Aβの蓄積がないのに，ADに似た臨床，形態変化を呈する神経変性疾患を認識する必要を示しています。本書ではSNAPの具体的背景について，後述する嗜銀顆粒性認知症（第III章3，p83），前頭側頭型認知症（第III章7，p117）において詳述も試みているのですが，ここでMCI段階，MMSE＝24点を示し，いずれも内側側頭葉萎縮を示した症例を示し，ファーストタッチでの鑑別のきっかけ，道筋を記載したいと思います。

ファーストタッチの鑑別と道筋

図19は，MMSE＝24点，MCIレベルでの4症例のMRI冠状断を提示したものです。図19a〜dの初発症状はもの忘れであることが記載され，図19a〜cの3例の認知機能障害の進行は緩徐でした。図19dは進行が早く，徐々に無口

図18 70歳代，男性。AD疑い（病期5年，MMSE＝18点。低栄養，下顎頭変性，歯牙の喪失）

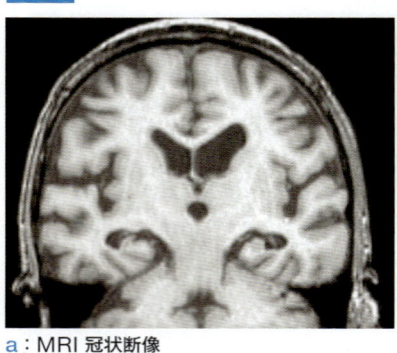

a：MRI 冠状断像

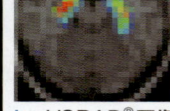

b：VSRAD® 画像

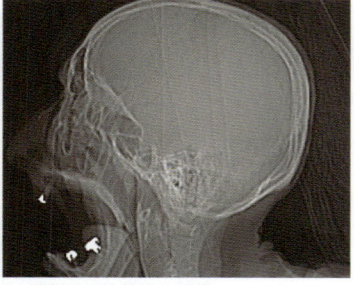

c：⁹⁹ᵐTc-ECD脳血流シンチグラフィ（SPECT像）

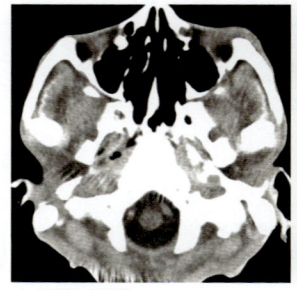

d：頭部CT像

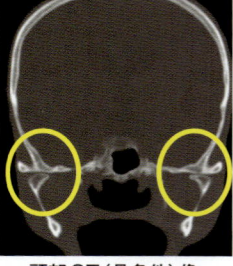

e：頭部CT（骨条件）像

f：頭部CT位置決め画像

a：海馬萎縮が示唆される。b：関心領域のZスコア3.79と海馬近傍萎縮が示唆される。c：頭頂葉，後部帯状回，楔前部の一部に血流低下が示されている。AD疑いとしてフォロー中，活動性の低下，意欲低下が進行した。d：るい痩を認める。e：下顎頭の変性を認める（○）。f：歯牙はほとんど抜け，舌根沈下気味で検査が行われている。

（文献73，図5より転載）

となり，無動も進み，病期1年でMMSE＝3点となっています。

　いずれも，側脳室下角の拡大（Scheltens grade 2）を認め，海馬近傍に萎縮が疑われることをまず認識することが第一歩です。そこで，側頭葉の腹側（側頭極から扁桃）はどうか，左右の差はないか，シルビウス裂の拡大に左右差はないかなど側頭葉の局在について視点を広げていきましょう。**図19a**は，本項の**図7**に相当します。MCI段階では側頭極から扁桃の高度萎縮は目立ちません（**図7a**）。さらに，脳全体に視点を広げ，画像を俯瞰してみると，頭頂葉の脳溝拡大がとらえられています（**図7c**）。VSRAD®も内側側頭葉，海馬近傍萎縮を指示していて，MCI due to ADとして，可能であれば脳血流SPECTに進みます（抗Aβ抗体薬実装の際は，脳脊髄液，アミロイドPET，血液バイオマーカーへ進む選択肢が増える）。本例は脳血流SPECTでも頭頂葉血流低下があり，後部帯状回，楔前部のZスコア上昇からもMCI due to ADとの臨床診断がなされ，剖検でもADと診断されています。**図19b**はいかがでしょうか？　やや右優位ですが両側側脳室下角の拡大がとらえられています。第Ⅲ章3嗜銀顆粒性認知症の**図4**，**図5**（p82）を参照してみてください。本例（嗜銀顆粒性認知症の**図4**）では，右優位に側脳室下角の拡大が認められます。後方海馬の萎縮は軽度で，sloping shoulders signは陰性［嗜銀顆粒性認知症 **図4**（p82），**図7**（p84）］，扁桃のvolumeも右優位に低下してい

ることが視診上もとらえられ，側頭葉腹側の萎縮は，**図19a**に比べて強いようにみえますが，頭頂葉脳溝拡大はとらえられず，全脳を俯瞰すると側頭葉に萎縮が限局している傾向があります。また，側頭葉の一番内側が薄くとらえられ，同部は嗜銀顆粒性認知症で変性が最も強い迂回回に相当しているようです。VSRAD®は右優位，腹側優位に海馬近傍Zスコア上昇を示しています。嗜銀顆粒性認知症らしい形態です。脳血流SPECTでは頭頂葉血流低下ははっきりせず，ADらしさに欠けています。脳脊髄液もAβ低下を認めず，SNAPであり，かつ嗜銀顆粒性認知症を疑っていました。剖検では，AD病理は認められず，主たる背景病理は嗜銀顆粒性認知症でした。

迂回回の場所

　ここで，迂回回とはどこか，簡略な解剖を示しておきたいと思います［第Ⅲ章3 嗜銀顆粒性認知症の**図1**，**図2**（p80）も参照］。Jürgen KMらの教科書では，前交連からの距離を示した断面で，側頭葉内側面の解剖を示しています（**図20上段**）[77]。迂回回は，側頭葉の最内側，腹方にあり，扁桃，嗅内野皮質に隣接し包み込むように存在しています。嗅内野皮質に始まるADに比べて，迂回回にはじまるAGD/DGは，ごくわずかな相違で，易怒性，性格変化等局在に根差した臨床症状が前面に出ること，その後の臨床経過，病巣の進展に大きな相違ができることは大変興味深く，その違

図19 MCIを鑑別しよう

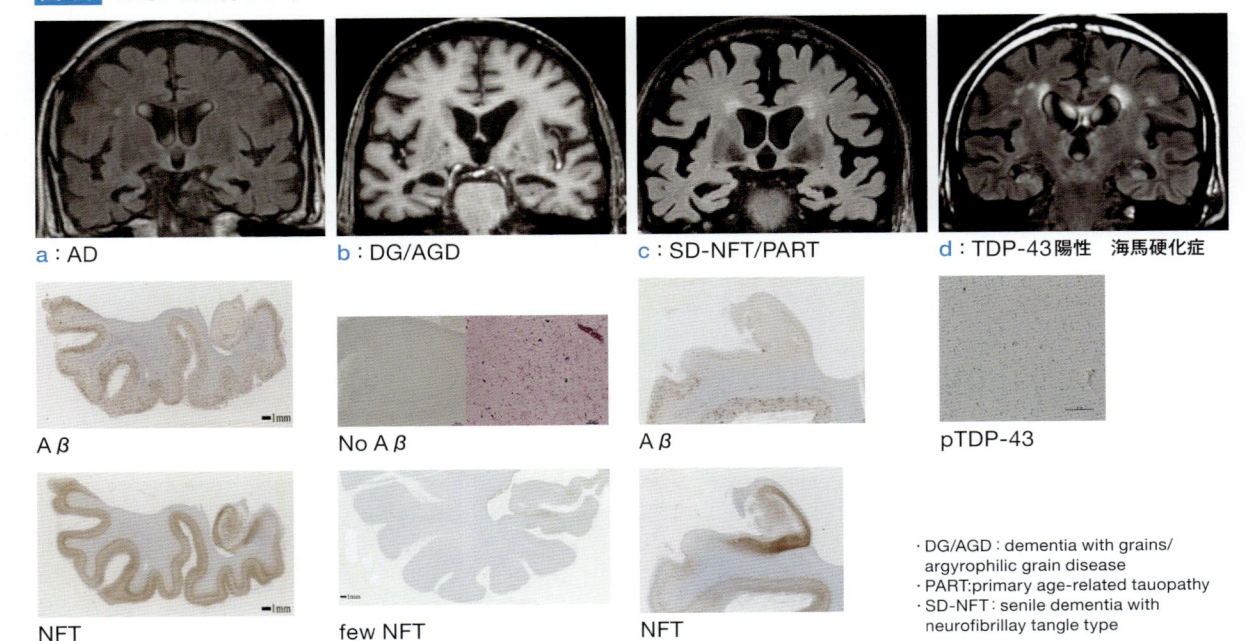

a：AD　　　　b：DG/AGD　　　　c：SD-NFT/PART　　　　d：TDP-43陽性　海馬硬化症

Aβ　　　　No Aβ　　　　Aβ　　　　pTDP-43

NFT　　　　few NFT　　　　NFT

・DG/AGD : dementia with grains/argyrophilic grain disease
・PART:primary age-related tauopathy
・SD-NFT : senile dementia with neurofibrillay tangle type

MMSE＝24点，MCIレベル，初発症状：もの忘れ，いずれも海馬近傍萎縮が視診上疑われる。

[病理画像は，東京都健康長寿医療センター神経病理，高齢者ブレインバンク 齊藤祐子先生，大阪大学大学院連合小児発達学研究科 附属子どもの心の分子制御機構研究センター ブレインバンク・バイオリソース部門・常勤特任教授，大阪大学医学部附属病院神経内科・脳卒中科（兼）東京都健康長寿医療センター高齢者ブレインバンク・バイオリソースセンター事務局長 常勤特任研究員（神経病理）・脳神経内科（兼）（クロスアポイント）村山繁雄先生のご厚意による]

いを認識することの重要さを改めて思います。**図20**の下段は，正常対照（70歳代）の脳MRIにおいて，解剖アトラスに従い迂回回（黄緑色），嗅内野皮質（ピンク色），扁桃（黄銅色）で色分けし，立体的に構成したものです（緑色は海馬）。

さて，**図19c**に戻りましょう。病理学的に神経原線維変化型老年期認知症/原発性年齢関連タウオパチー（SD-NFT/PART）が確認されています。SD-NFT/PARTの単独病理の経験は，筆者自身は深くありませんが，このような1例があるということで，第Ⅲ章4 SD-NFT（PART）の**図1**（p89）を参照してください。MCI段階のMRIでは，側脳室下角の軽度拡大はあります。VSRAD®も関心領域のZスコアは2.84と高値を示しています。AGD/DGのMCI段階に比べ，海馬萎縮は後方まで存在し，また，**図19b**のAGD/DGに比べ，扁桃のvolumeは保たれているようにみえます。海馬近傍萎縮は明瞭ですが，7年のフォローアップで全脳の萎縮進行は軽微にもみえます。本例は，脳血流SPECTは得られなかったのですが，アミロイドPETは陰性，SNAPであり，その背景はSD-NFT（PART）でした。ADに比べれば，全脳萎縮の広がりは軽度，AGD/DGに比べれば側頭極から扁桃の萎縮は早期には軽度ですが，後方海馬までの萎縮は目立つという傾向が，SD-NFT（PART）の形態的特徴として積み上げられるかどうか，丁寧な検証が望まれます。**図19d**も側脳室

下角の拡大があり，海馬近傍萎縮はありそうです。本例では，後方海馬までの萎縮も明瞭で，右海馬にはFLAIR像でわずかに高信号が疑われました。

右優位前頭側頭葉の萎縮，脳血流SPECTでも前頭葉優位の血流低下，アミロイドPET陰性（非掲載）のSNAPであり，海馬硬化症を伴うTDP-43陽性，前頭側頭型認知症でした。海馬がT2強調像やFLAIR像で「白くて小さい」海馬硬化症の所見は，日常画像診断では決して少ないものではありません。その背景にTDP-43と関連する神経変性疾患がありうること，また，鑑別すべき病態が複数あること[第Ⅲ章8 高齢者の海馬硬化症（p133），第Ⅲ章7 前頭側頭型認知症（p116）参照]は，画像でみえる所見なので，ぜひ記載して臨床に還元していきたいと思います。

その他とまとめ

行ったり来たりでわかりにくいところも多かったと思いますが，ここまでADの日常画像診断についてお話してきました。ADの原因に迫る抗Aβ抗体薬の臨床実装が始まった今，Aβ，タウの異常沈着の証拠を含む早期の正確なAD診断が求められていることは間違いありません。2025年現在，日本では認知症診断の第一歩はMRIだという視点で記載をし

図20　迂回回，嗅内野皮質，扁桃

A：AC-PCラインに垂直，視交叉を通る冠状断面　　　B：A断面から約0.7mm後方の冠状断面　　　C：Aから約4.2mm後方の冠状断面

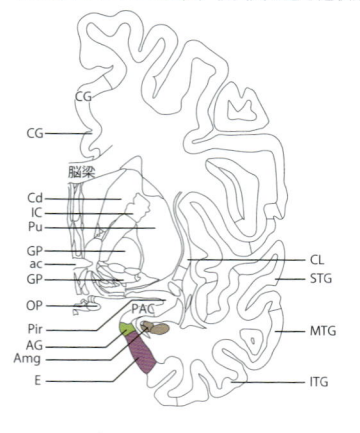
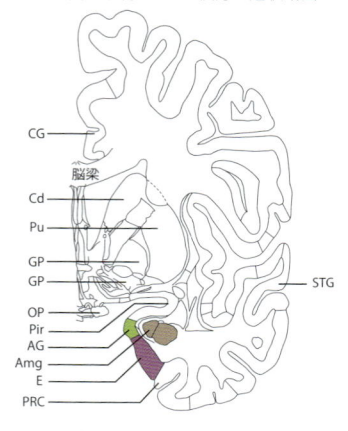
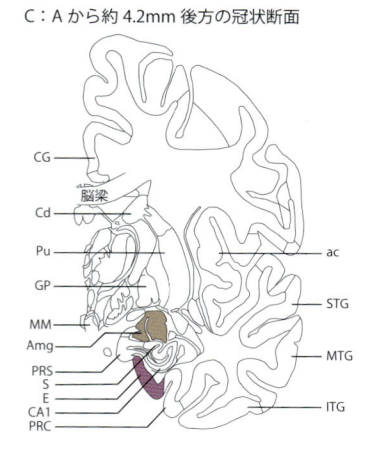

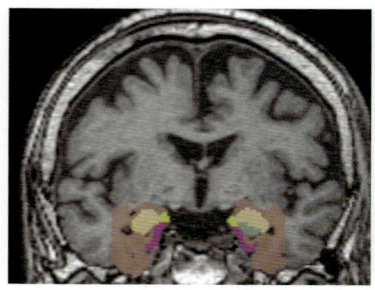
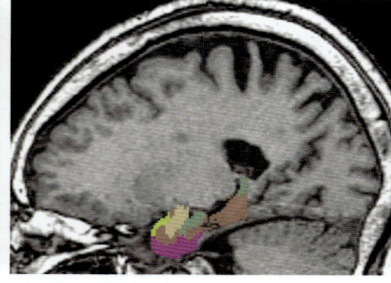
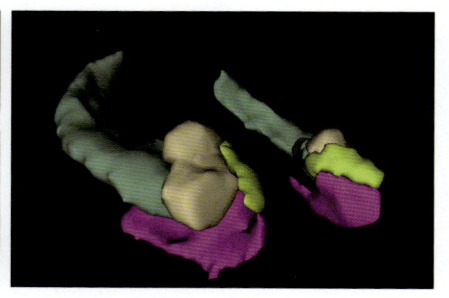

AG：ambient gyrus（迂回回），E：entrhinal cortex（嗅内皮質），Amg：amygdala（扁桃），S：subiculm（海馬支脚），CA1：海馬CA1，ITG：inferior temporal gyrus（下側頭回），MTG：middle temporal gyrus（中側頭回），STG：superior temporal gyrus（上側頭回），OP：optic tract（視索），ac：anterior commisure（前交連），Pu：putamen（被殻），GP：globus pallidus（淡蒼球），Cd：caudate nucleus（尾状核），CG：cingulate gyrus（帯状回），MM：mammilary body（乳頭体），PAC：periamygdaloid cortex（扁桃体周囲皮質），IC：internal capsule（内包），PRC：perirhinal cortex（嗅周野），S：subiculum（海馬支脚），Pir：piriform cortex（梨状皮質），PRS：presubiculum（前海馬支脚）
黄緑色：迂回回，ピンク色：嗅内野皮質，黄銅色：扁桃，緑色：海馬（下段作図：徳丸明日香）

ているわけですが，Aβ，タウの可視化あるいはバイオマーカーとしての証拠を得るという観点では，MRI単独で「薬剤適応に対応する診断」に至ることは困難です。しかし，PETを的確に運用，正確な診断を供する施設は今日では限定されており，豊かな日本の医療資源（MRIはわが国では6,000台を超える稼働）を適切に運用し，脳脊髄液，血液などの新たなバイオマーカー，日常診療のシーケンスを越えたMRIの最新技術，さらには最も重要な「人材配置」を含め，手を

取り合って，新たな社会的医療インフラを再構築していくことが望まれます。（それにしても，人，人，人が大事です！）

　日常の画像診断で得られる情報は必ずしも潤沢とはいえない場合もありますが，Aβやタウ，あるいはグリア増生などを目指して評価するPET，脳脊髄液，血液ではみえないものも，日常のMRI，CTではみえていることがあるはずです。一時点のMRIであっても，その画像のなかに，その患者の時間経過，たくさんのAD以外の認知症の背景となる病態，血管障害，アミロイドアンギオパチー，頭部外傷後，他の変性疾患の合併，腫瘍，てんかん原，栄養状態，利き手などいろいろなものが包含されています。そして，所見に即した記述を続けていくなかで生まれてくる疑問点が，最先端の神経画像技術開発に，細い糸かもしれませんが，連続していることを期待したいと思います。

> ### NOTE 12　SNAP
>
> 　Jackらは，MRIや機能画像でADらしい所見を呈しながら，アミロイドPET陰性の状態をSNAP（suspected non-Alzheimer's disease pathophysiology）とよぶことを提唱しています[76]。Aβの蓄積がないのに，ADに似た臨床，形態変化を呈する神経変性があることを認識する必要があること，それにはAβ，タウをはじめとする病因を示す「客観的バイオマーカー」に基づいて定義する必要があることを記載しています。65歳以上の認知症，軽度認知障害で最大25％程度あることも示唆されており，当センターの高齢者ブレインバンク連続剖検例のデータともほぼ一致しています[73]。

抗Aβ抗体薬実装に際した投与前MRIチェック事項（簡略紹介）

抗Aβ抗体薬が2023年12月から臨床実装されました。

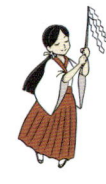

大事なポイント！

▶病期，病型によって画像所見は異なります。

▶A＝Aβ，T＝タウ，N＝神経変性という病因，病態を客観的バイオマーカーによって評価，診断することが推奨されます（ATNシステム，表4）。

▶ATNシステムは，病因に基づいた創薬，薬剤適応，薬効評価に有用です。

▶ATNIVSシステム（表5）が新たに提唱されました。時間軸，背景の複合的な病態，バイオマーカーに基づく診断，病態判断を目指しています。

▶アミロイドPETも，わが国において保険適用となり，読影態勢，検査体制など社会医療インフラ構築が課題です。

▶できるだけ早期の正しい診断のために画像診断活用が望まれます（図2）。

▶MCI due to ADを正しく診断しましょう。
・MRIで内側側頭葉萎縮，脳血流SPECTで頭頂葉，後部帯状回，楔前部血流低下は大事な所見
・アミロイドPET，タウPET，脳脊髄液，血液など客観的バイオマーカーの活用が広がっていく転換期

▶若年性，早発性ADでは，内側側頭葉萎縮が目立たない場合があります。その段階でも，脳血流SPECTで頭頂葉，後部帯状回，楔前部血流低下をとらえられる場合があります。

▶非定形ADに特徴的画像所見があります（表3，図16，17）。

▶内側側頭葉萎縮，もの忘れで発症，高齢発症で，ADと鑑別すべき重要疾患があります（SNAPを含む，図18，19，第III章3 嗜銀顆粒性認知症，第III章7 前頭側頭型認知症など）。

▶複合病理に留意（第VIII章 複合病理）しましょう！

前述してきたARIA-E＆HというMRIのみが客観的診断情報となる副作用があること，薬効を適切に得るため，丁寧な臨床，画像からのフォローが必要であることが明記されています。本項では，第1回目MRI（薬剤投与前1年以内，適応判断のためのMRI）でのチェック事項を簡略に紹介します。

前述したように（表7，8，図3），MRIでのARIA-E&Hの評価，フォローは副作用評価，薬剤投与継続可否判断に直結します。判断基準を「薬剤投与にかかわる各施設のチームで共有すること，また投与中に他施設に転院した場合にも情報が共有されること」を目途として，筆者の施設ではチェックシート（表15）を採用し，所見をチェックしています。放射線関連3学会で計画されるARIA講習会でもチェックシートの紹介があります。チェックシートに沿って，第1回目MRの読影についてみていきましょう。

チェック事項のステップ

① 第1回目MRの主たる役割は，「禁忌の判断」および「AD以外の認知症の有無判断」です（表16）。

② 投薬禁忌となるMRI所見は，

・脳微小出血（最大径10mm以下）5カ所以上。脳表ヘモジデリン沈着

・脳出血（最大径10mm超）1箇所以上

・血管原性浮腫

・滲出液貯留

です（表15，16参照）。

③ ARIA-Hを判断します。ARIA-Hは，gradient echoT2*強調像やsusceptibility-weighted imaging（SWI）によって

評価します。まず図21からみてみます。両側視床，両側大脳皮質下などに20個以上の微小出血が提示したスライス面だけでも認められ，投薬禁忌症例としてチェック「✓」が入ります。両側淡蒼球の対称性低信号（T2*強調像）は，淡蒼球の生理的石灰化です。左右差のある場合や，微細な場合に迷うことがあると思いますが，鉄は常磁性体，石灰化は反磁性体であることを認識しておく必要のあるピットフォールですね。図22は，脳表（くも膜下腔）ヘモジデリン沈着がありますので，禁忌にチェックが入ります。1年以内にT2*強調像と3D-T2*強調像が撮像されていますが，所見の増悪の可能性と同時に，シーケンスの相違による差があることに，常に留意が必要になります。図23は，3つめの禁忌である最大径10mm以上の出血を示しています。また，脳表ヘモジデリン沈着もとらえられ，チェック項目2か所にチェックが入り，投与禁忌例となります。本例は剖検確定のアミロイドアンギオパチーがあり，実質内出血，くも膜下腔のヘモジデリン沈着が確認されています。

④ ARIA-Eをみていきます。ARIA-Eは，アミロイド関連画像異常のうち，**浮腫・滲出液貯留**を指します。脳実質における浮腫や脳溝，くも膜下腔への蛋白液滲出としてMRI，FLAIR像で評価されます。テント上で生じることが多いですが，テント下の症例も報告されています。臨床的には無症候のことも多いのですが（それゆえ，第1回目MRIで偶然発見されることも少なくない），頭痛，嘔吐，嘔気，意識変容などの症状発現を認めることがあります。自然軽快することもありますが，ステロイドなどの治療介入がなされる場合があります。

図24では，拡散強調像で信号異常はありませんが，

表15 レカネマブ　MRレポート　チェックシート（案）

薬剤投与前スクリーニング第1回MRI（投与前1年以内）

1. 投薬禁忌
▶脳微小出血（最大径10mm未満）5か所以上　　（　）
▶脳表ヘモジデリン沈着症　　（　）
▶脳出血（最大径10mm以上）1か所　　（　）
▶血管原性浮腫　　（　）

2. 投薬の際に検討するべき項目
▶AD以外の認知症を示唆する臨床的に問題となる病巣（　）
▶脳挫傷，脳軟化，動脈瘤，血管奇形，感染病巣　　（　）
▶重度の小血管疾患または白質疾患または占拠性病変　（　）

薬剤投与中モニタリングMRI
第XX回MR（XX回目投与前）
前回MRI（比較画像：FLAIR，T2*，SWI）の撮像についてのチェックポイント
- 撮像機種の磁場強度（3T or 1.5T）が異なる　　（　）
- 撮像スライス厚が異なる（FLAIR，T2*，SWI）　（　）
- 撮像パラメータ（T2*，SWIにおけるTE）が異なる（　）

ARIAの判定
ARIA-E
- 軽度　　　　（　）
- 中等度　　　（　）
- 高度　　　　（　）
ARIA-H
1. 新たなARIA-Hの出現
- 軽度（　）（脳微小出血，脳表ヘモジデリン沈着症）
- 中等度（　）（脳微小出血，脳表ヘモジデリン沈着症）
- 高度（　）（脳微小出血，脳表ヘモジデリン沈着症，脳出血）

2. 前回にARIA-Hを認めた場合の経過観察
（　）脳微小出血の増大・増加（あり，なし）
（　）脳表ヘモジデリン沈着症の増大・増加（あり，なし）
（　）脳出血の増大・増加（あり，なし）
＊ARIA-Hの増大・増加なし＝安定化

付記
ARIA-Eの重症度分類基準
- 軽度　　：1カ所に限局かつ5cm未満
- 中等度　：1カ所に限局かつ5〜10cmあるいは複数個所に10cm未満
- 重度　　：10cmを越える
留意事項：解剖学的部位を考慮する必要はなく病変が複数の連続した区域にまたがる場合は1病変として扱う。ただし病変が両側大脳半球にまたがる場合は正中線を境界として別々の病変として評価を行う。

ARIA-Hの重症度基準
- 軽度：
脳微小出血（1〜4個）
脳表ヘモジデリン沈着症　1カ所
- 中等度：
脳微小出血（5〜9個）
脳表ヘモジデリン沈着症　2カ所
- 重度：
脳微小出血（10個以上）
脳表ヘモジデリン沈着症　3カ所以上
留意事項：微小出血は治療に起因する（治療開始後に生じた）微小出血の累積数とする。微小出血と脳表ヘモジデリン沈着で重症度が異なる場合は，より重いほうを選択する。

表16 抗Aβ抗体薬　レカネマブ〜投与前第1回MRの役割

禁忌の判断：MRIで以下の所見がある場合には，投与しない

- 2.1 本剤の成分に対し重篤な過敏症の既往歴のある患者
- 2.2 本剤投与開始前に血管原性脳浮腫が確認された患者（ARIAのリスクが高まるおそれがある）
- 2.3 本剤投与開始前に5個以上の脳微小出血，脳表ヘモジデリン沈着症，または1cmを超える脳出血が確認された患者（ARIAのリスクが高まるおそれがある）

AD以外の認知症を示唆する，臨床的に問題となる病巣の検出

- 血管性認知症：脳梗塞，出血，白質病変（高度小血管病），微小皮質梗塞，アミロイドアンギオパチーなど
- 頭部外傷後：脳挫傷，びまん性軸索損傷，慢性硬膜下血腫，chronic traumatic encephalopathy（CTE）
- 動脈瘤
- 血管奇形：海綿状血管腫，動静脈奇形，静脈奇形
- 脳腫瘍（ただし，髄膜腫またはくも膜嚢胞と診断される病変で，最大径が1cm未満であれば除外する必要はない）
- プリオン病
- てんかん，てんかんの原因病巣，痙攣後脳症
- 代謝性脳症
- AD以外の変性認知症：前頭側頭型認知症（嗜銀顆粒性認知症，原発性年齢関連タウオパチー，limbic-predominant age-related TDP-43 encephalopathy（LATE），fused in sarcoma，海馬硬化症，大脳皮質基底核変性症，進行性核上性麻痺，Lewy小体型認知症，核内封入体病など

（文献32，78，79を基に作成）

図21 禁忌（微小出血5カ所以上の場合），いずれもT2*強調像

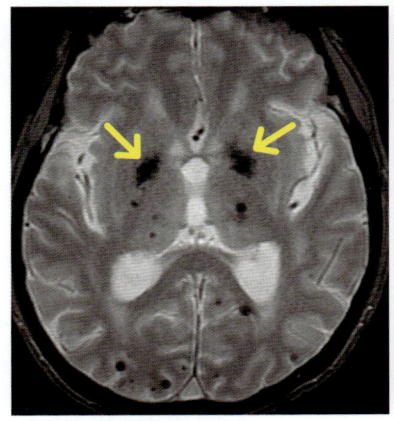
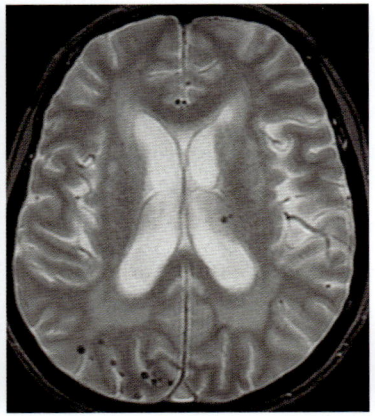

黄矢印は淡蒼球の石灰化。

禁忌所見
- ・脳微小出血（最大径10mm以下，
  5カ所以上）　　　　　　　（ ✓ ）
- ・脳表ヘモジデリン沈着症　　（なし）
- ・脳出血（最大径10mm超）1カ所（なし）
- ・血管原性浮腫/滲出液貯留　　（なし）

PITFALL 生理的石灰化に注意，石灰化は反磁性体

図22 禁忌（脳表ヘモジデリン沈着の場合）

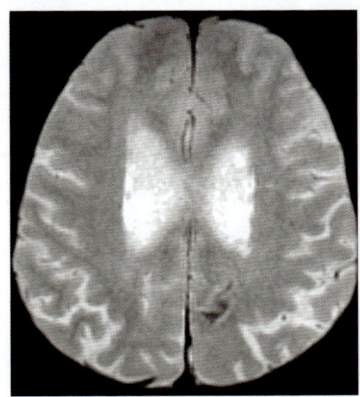
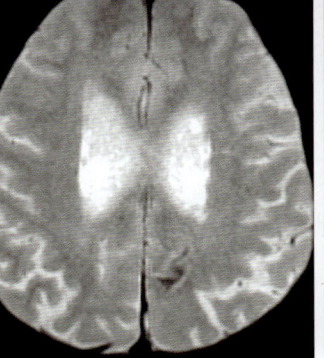

a：T2*強調像　ADスクリーニング　　a：3DT-2*強調像

禁忌所見
- ・脳微小出血（最大径10mm以下，
  5カ所以上）　　　　　　　（なし）
- ・脳表ヘモジデリン沈着症　　（ ✓ ）
- ・脳出血（最大径10mm超）1カ所（なし）
- ・血管原性浮腫/滲出液貯留　　（なし）

PITFALL シーケンスによって描出に差がある可能性に留意

図23 禁忌（最大径10mm以上の出血の場合）

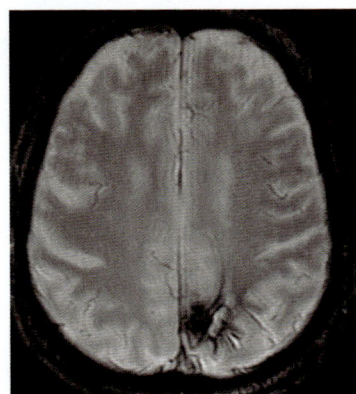

ADスクリーニング：アミロイドアンギオパチー剖検確定例。

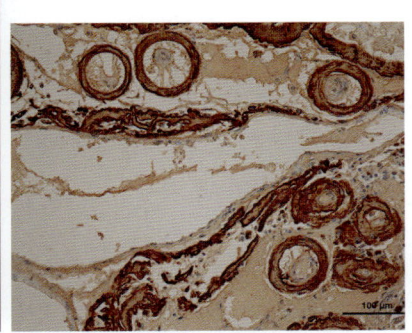

a：T2*強調像　　　　　　b：抗Aβ抗体免疫染色像（血管壁陽性）

禁忌所見
- ・脳微小出血（最大径10mm以下，
  5カ所以上）　　　　　　　（なし）
- ・脳表ヘモジデリン沈着症　　（ ✓ ）
- ・脳出血（最大径10mm超）1カ所（ ✓ ）
- ・血管原性浮腫/滲出液貯留　　（なし）

PITFALL 禁忌所見は重畳することもある

FLAIR像で右優位，両側側頭後頭葉，頭頂葉におよぶ脳溝描出不良，皮髄境界が一部不明瞭なびまん性の高信号が白質に認められ血管原性浮腫があります。またT2*強調像では，皮質下に多数の微小出血がとらえられています。脳微小出血最大径10mm以下5カ所以上，血管原性浮腫にチェックが入ります。血管原性浮腫では，拡散強調像で所見なし，FLAIR像あるいはT2強調像で白質を中心に高信号を示します。腫脹を伴い脳溝描出不良，皮質下の微小出血重畳が診

断のヒントになる場合があります。図25はARIA-Eの脳溝滲出液を示しています。左の脳溝にFLAIR像で高信号がとらえられ，ARIA-Eにチェックが入ります。臨床的には無症状，6カ月後には消失しています。FLAIR像で脳溝が高信号を呈す病態は，ARIA-Eのみならず，くも膜下出血，造影剤漏出（Gd投与後2〜24時間），酸素投与，静脈洞血栓症，腫瘍などによるmass effect，髄膜炎など複数ある点は知っておく必要があります（第Ⅵ章 積極的鑑別が必要な背景疾患，p210）。

⑤ ARIA-E&Hの禁忌事項をチェックしたら，次にAD以外の認知症に影響を与える病態がないかをチェックします。これは，本書で述べているあらゆる疾患が包含されます。腫瘍性病変では，10mm未満の小さい髄膜腫や，小さいくも膜嚢胞は除外する必要はないとされています。そのほかの病変は，治験では除外されていたものですが，実臨床では禁忌とはなっていません。薬剤投与のメリットとデメリットをしっかりと判断し，また薬効を適切に得るにはどのような判断が適切かを見極め，臨床を進めていくものと考えます。

図24 禁忌（ARIA-E 血管原性浮腫の場合）

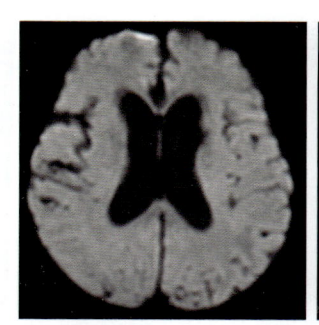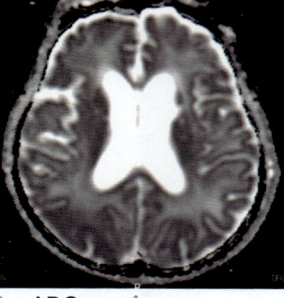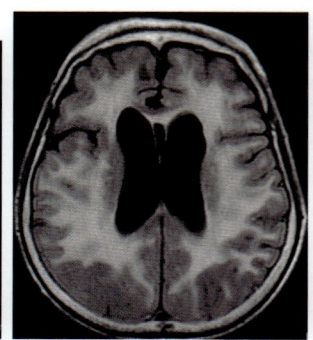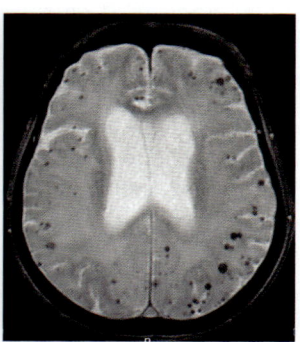

a：拡散強調像　　　　b：ADCマップ　　　　c：FLAIR像　　　　d：T2＊強調像
ADフォロー中：アミロイドPET陽性確認例，痙攣。

禁忌所見
・脳微小出血（最大径10mm以下，5カ所以上）　　（ ✓ ）
・脳表ヘモジデリン沈着症　　　　　　　　　　　（なし）
・脳出血（最大径10mm超）1カ所　　　　　　　　（なし）
・血管原性浮腫/滲出液貯留　　　　　　　　　　　（ ✓ ）

PITFALL
・禁忌所見は重畳することも少なくない
・拡散強調像で所見なし，T2あるいはFLAIR像で高信号→血管原性浮腫
・血管原性浮腫は広範囲にとらえられることがある
　・びまん性のleukoaraiosis等との鑑別を要する
　・微小出血重畳はヒントになる
　・腫脹所見を見落とさない

図25 禁忌（ARIA-E 脳溝滲出液の場合），いずれもFLAIR像

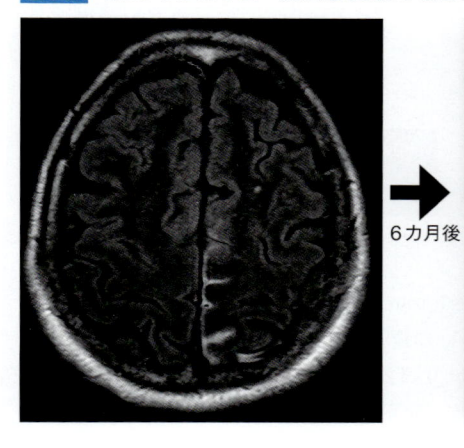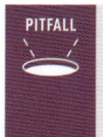6カ月後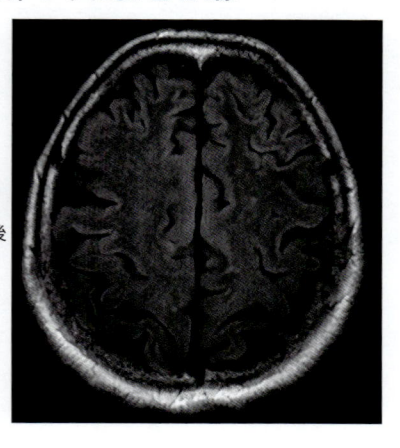

禁忌所見
・脳微小出血（最大径10mm
　以下，5カ所以上）　（なし）
・脳表ヘモジデリン沈着症（なし）
・脳出血（最大径10mm
　超）1カ所　　　　　（なし）
・血管原性浮腫/滲出液貯留
　　　　　　　　　　　（ ✓ ）

文献

1) Cummings JL: Alzheimer's disease. N Engl J Med 2004; 351: 56-67.

2) Ikejima C, Yasuno F, Mizukami K, et al: Prevalence and causes of dementia in Japan. a population based study. Stroke 2009; 40: 2709-2714.

3) Ayodele T, Rogaeva E, Kurup JT, et al: Early -Onset Alzheimer's disease: What is Missing in Research? Curr Neurol Neurosci Rep 2021; 21: 4.

4) 朝田 隆：若年性認知症の実態と対応の基盤整備に関する研究 厚生労働省科学研究費補助金（長寿科学総合研究事業）総合研究報告書. 2009.

5) Liu E, Wang D, Sperling R, et al: Biomarker Pattern of ARIA-E participants in phase 3 randomized clinical trials with bapineuzumab. Neurology 2018; 90; e877-e886.

6) Barkhof F, Daams M, Scheltens P, et al: An MRI rating scale for amyloid-related imaging abnormalities with edema or effusion AJNR 2013; 34: 1550-1555.

7) Sperling RA, Jack Jr CR, Black SE, et al: Amyloid-related imaging abnormalities (ARIA) in amyloid modifying therapeutic trials: recommendations from the Alzheimer's Association Research Roundtable Workgroup. Alzheimers Dement 2011; 7: 367-385.

8) Antolini L, DiFrancesco JC, Zedde M, et al: Spontaneous ARIA-like events in cerebral amyloid angiopathy-related inflammation: a multicenter prospective longitudinal cohort study. Neurology 2021; 97: e1809-1822.

9) Alzheimer A, Stelzmann RA, Schnitzlein HN, Murtagh FR: An English translation of Alzheimer's 1907 paper, "Uber eine eigenartige Erkrankung der Hirnrinde" Clin Anat 1995; 8; 429-431.

10) Hardy J, Selkoe DJ: The amyloid hypothesis of Alzheimer's disease: progress and problems on the road to therapeutics. Science 2002; 297; 353-356.

11) Sperling RA, Aisen PS, Beckett LA, et al: Toward defining the preclinical stages of Alzheimer's disease: recommendations from the National Institute on Aging-Alzheimer' s Association workgroups on diagnostic guidelines for Alzheimer's disease. Alzheimers Dement 2011; 7: 280-292.

12) Tulving E: What kind of a hypothesis is the distinction between episodic and semantic memory? J Exp Psychology: Learning, Memory and Cognition 1986; 12: 307-311.

13) Corder EH, Saunders AM, Strittmatter WJ, et al: Gene dose of apolipoprotein E type 4 allele and the risk of Alzheimer's disease in late onset families. Science 1993; 261: 921-923.

14) Ferreira D, Nordberg A, Westman E: Biological subtypes of Alzheimer disease: A systematic review and meta-analysis. Neurology 2020; 94: 436-448.

15) Dubois B, Feldman HH, Jacova C, et al: Advancing research diagnostic criteria for Alzheimer's disease: the IWG-2 criteria. Lancet Neurol 2014; 13: 614-629.

16) Gerstmann J: Some notes on the Gerstmann Syndrome. Neurology 1957; 7: 866-869.

17) 安藤喜仁，澤田幹雄，森田光哉 ほか：左中前頭回後部限局性梗塞により不全型Gerstmann症候群・超皮質性感覚失語を呈した65歳男性例. 臨床神経学 2009; 49: 560-565.

18) Bálint R: Seelenlähmung des "Schauens", optische Ataxie, räumliche Störung der Aufmerksamkeit. Mschr Psychiat Neurol 1909; 25: 51-81.

19) Albert Ms, Dekosky ST, Dickson D, et al: The diagnosis of mild cognitive impairment due to Alzheimer's disease: Recommendation from the National Institute on Aging-Alzheimer's assoication workgroups on diagnostic guidelines for Alzheimer'disease. Alzheimers Dement 2011; 7: 270-279.

20) McKhann GM, Knopman DS, Chertkow H, et al: The diagnosis of dementia due to Alzheimer's disease: recommendations from the National Institute on Aging –Alzheimer's Association workgroups on diagnostic guidelines for Alzheimer's disease. Alzheimers Dement 2011; 7: 263-269.

21) Jack CR Jr, Bennett DA, Blennow K: NIA-AA Research Framework:toward a biological definition of Alzheimers disease. Alzheimers Dement 2018; 14: 535-562.

22) 日本核医学会 認定制度 アミロイド PET 読影講習修了証 https://jsnm.org/specialist/amyloid_pet_koushu/ （2024 年 12 月閲覧）

23) Jack Jr. CR, Andrews JS, Beach TG, et al: Revised criteria for diagnosis and staging of Alzheimer's disease: Alzheimer's Association Workgroup. Alzheimeris Dement 2024; 30: 5143-5169.

24) 德丸阿耶，齊藤祐子，村山繁雄：特集高齢者における画像診断〜高齢者にみられる画像変化を中心に〜 1) 脳神経―MRI,CT―. 日獨医報 2007; 52: 6-21.

25) 德丸阿耶，亀山征史，下地啓五，飯島 健：認知症が疑われる患者での画像選択. 日獨医報 2018; 63: 14-49.

26) 德丸阿耶：日常の画像診断での decision tree と画像診断医のふるまい方. 画像診断 2021; 41: 1458-1469.

27) 日本核医学会ほか監修：アミロイド PET イメージング剤の適正使用ガイドライン 改訂第 3 版（2023 年 9 月 21 日）.

28) Barkhof F, Daams JF, Scheltens HR, et al: An MRI Rating Scale for Amyloid-Related Imaging Abnormalities with Edema or Effusion. AJNR Am J Neuroradiol 2013; 34: 1550-1555.

29) Sperling R, Salloway S, Brooks DJ, et al: Amyloid-related imaging abnormalities in patients with Alzheimer's disease treated with bapineuzumab: a retrospective analysis. Lancet Neurol 2021; 11: 241-249.

30) Salloway S, Chalkias S, Frederik Barkhof F, et al: Amyloid-Related Imaging Abnormalities in 2 Phase 3 Studies Evaluating Aducanumab in Patients With Early Alzheimer Disease. JAMA Neurol 2022; 79: 13-21.

31) VandeVrede L, Gibbs DM, Koestler M, et al: Symptomatic amyloid-related imaging abnormalities in an APOE $\varepsilon 4/\varepsilon 4$ patient treated with aducanumab. Alzheimers Dement (Amst) 2020; 12: e12101.

32) Cummings J, Apostolova L, Rabinovici GD, et al: Lecanemab: Appropriate Use Recommendations. J Prev Alzheimer's Dis 2023; 10: 362-377.

33) Braak H, Braak E: Neuropathological staging of Alzheimer-related changes. Acta Neuropathol 1991; 82: 239-259.

34) Matsuda H: Voxel-based morphometry of brain MRI in normal aging and Alzheimer's disease. Aging Dis 2012; 4: 29-37.

35) Scheltens P, Leys D, Barkhof F, et al: Atrophy of Medial temporal lobes on MRI in probable Alzheimer disease and normal ageing: diagnostic value and neuropsychological correlates. J neurol neurosurg Psychiatry 1992; 55: 967-972.

36) Gronenschild EG, Habets P, Jacobs HIL, et al: The effects of FreeSurfer version, workstation type, and Macintosh operating system version on anatomical volume and cortical thickness measurements PLoS ONE 2012; 7: e38234.

37) Free Surfer available at: http://surfer.nmr.mgh.harvard.edu/

38) Matsuda H, Mizumura S, Nemoto K, et al: Automatic Voxel-Based Morphometry of Structural MRI by SPM8 plus Diffeomorphic Anatomic Registration Through Exponentiated Lie Algebra Improves the Diagnosis of Probable Alzheimer Disease. AJNR Am J Neuroradiol 2012; 33: 1109-1114.

39) Frisoni GB, Jack CR Jr, Bocchetta M, et al: The EADC-ADNI Harmonized protocol for manual hippocampal segmentation on magnetic resonance evidence of validity. Alzheimers Dement 2015; 11: 111-125.

40) Yushkevich PA, Pluta JB, Wang H, et al: Automated volumetry and regional thickness analysis of hippocampal subfields and medial temporal cortical structures in mild cognitive impairment. Hum Brain Mapp 2015; 36: 258-287.

41) Hirata Y, Matsuda H, Nemoto K, et al: Voxel-based morphometry to discriminate early Alzheimer's disease from controls. Neurosci Lett 2005; 384: 269-274.

42) Matsuda H: MRI morphometry in Alzheimer's disease. Aging Res Rev 2016; 30: 17-24.

43) Jacobs HI, Radua J, Lückmann HC, et al: Meta-analysis of functional network alterations in Alzheimer's disease: toward a network biomarker. Neurosci Behav Rev 2013; 37: 753-765.

44) Nakaya M, Sato N, Matsuda H, et al: Free water derived by multi-shell diffusion MRI reflects tau/neuroinflammatory pathology in Alzheimer's disease. Alzheimer's Dement(NY) 2022; 8: e12356.

45) Ikebe Y, Sato R, Amemiya T, et al: Prediction of amyloid positron emission tomography positivity using multiple regression analysis of quantitative susceptibility mapping. Magn Reson Imaging 2023; 103: 192-197.

46) Sato Y, Kudo K, Udo N, et al: A diagnostic index based on quantitative susceptibility mapping and voxel-based morphometry may improve early diagnosis of Alzheimer's disease Eur Radiol 2022; 32: 4479-4488.

47) Kamagata K, Andica C, Takabayashi K, et al: Association of MRI Indices of Glymphatic system with amyloid deposition and cognition in mild cognitive impairment and Alzheimer's disease. Neurology 2022; 99: e2648-e2660.

48) 徳丸阿耶，櫻井圭太，下地啓五ほか：高齢者の脳イメージング 認知症診断への第一歩．臨床放射線 2017; 62: 1737-1751.

49) Buckner RL, Andrews-Hanna JR, Schacter DL: The brain's default network: anatomy,function, and relevance to disease. Ann N Y Acad Sci 2008; 1124: 1-38.

50) Andrews-Hanna JR, Reidler JS, et al: Functional-anatomic fractionation of the brain's default network. Neuron 2010; 65: 550-562.

51) Ishibashi K, Miura Y, Oda K, et al: Alzheimer's disease-like pattern of 18F-FDG uptake during a hyperglycemic state and negative 11C-PiB binding in a patient with mild cognitive impairment. J Alzheimers Dis 2014; 42: 385-389.

52) Ishibashi K, Sakurai K, Shimoji K, et al: Altered functional connectivity of the default mode network by glucose loading in young, healthy participants. BMC Neurosci 2018; 19: 33.

53) Ohnishi T, Matsuda H, Tabira T, et al: Changes in brain morphology in Alzheimer disease and normal aging: is Alzheimer disease an exaggerated aging process? AJNR Am J Neuroradiol 2001; 22: 1680-1685.

54) 中村重信：アルツハイマー病；初老期発症型と老年期発症型の相違．精神科治療学 2010; 25: 1293-1298.

55) Awata S, Edahiro A, Arai T, et al: Prevalence and subtype distribution of early -onset dementia in Japan. Psychogeriatrics 2020; 20: 817-823.

56) Ishii K, Kawachi T, Sasaki H, et al: Voxel-based morphometric comparison between early-and late-onset mild Alzheimer's disease and assessment of diagnostic performance of z score images. AJNR Am J Neuroradiol 2005; 26: 333-340.

57) Shima K, Matsunari I, Samuraki M, et al: Posterior cingulate atrophy and metabolic decline in early stage Alzheimer's disease. Neurobiol Aging 2012; 33: 2006-2017.

58) Kobayashi R, Hayashi H, Kawakatsu S, et al: Comparing Medial Temporal Atrophy Between Early-Onset Semantic Dementia and Early -Onset Alzheimer's disease using Voxel-based Morphometry: A multicenter MRI Study. Curr Alzheimer Res 2022; 9: 503-510.

59) Hayashi H, Kobayashi R, Kawakatsu S, et al: Utility of Easy Z-Score Imaging System-Assisted SPECT in Detecting Onset Age-Dependent Decrease in Accumulation. Dement Geriatr Cogn Dis Extra 2020; 10: 63-68.

60) Visser D, Verfaillie SCJ, Wolters EE, et al: Differential associations between neocortical tau pathology and blood flow with cognitive deficits in early-onset vs late-onset Alzheimer's disease. Eur J Nucl Med Mol Imaging 2022; 49: 1951-1963.

61) Crutch SJ, Schott JM, Rabinovici GD, et al: Consensus classification of posterior cortical atrophy. Alzheimers Dement 2017; 13: 870-884.

62) Kennedy J, Lehmann M, Sokolska MJ, et al: Visualizing the emergence of posterior cortical atrophy. Neurocase 2012; 18: 248-257.

63) Carrasquillo MM, Khan Q, Murray ME, et al: Late-onset Alzheimer disease genetic variants in posterior cortical atrophy and posterior AD. Neurology 2014; 82: 1455-1462.

64) Andrade K, Kas A, Samri D, et al: Visuospatial deficits and hemispheric perfusion asymmetries in posterior cortical atrophy. Cortex 2013; 49: 940-947.

65) Rosenbloom H, Alkalay A, Agarwal N, et al: Distinct clinical and metabolic deficits in PCA and AD are not related to amyloid distribution. Neurology 2011; 76: 1789-1796.

66) Ossenkoppele R, Schonhaut DR, Baker SL, et al: Tau, amyloid, and hypometabolism in a patient with posterior cortical atrophy. Ann Neurol 2015; 77: 338-342.

67) Benson DF, Davis RJ, Snyder BD: Posterior cortical atrophy. Arch Neurol 1988; 45: 789-793.

68) Gorno-Tempini ML, Hillis AE, Weintraub S, et al: Classification of primary progressive aphasia and its variants. Neurology 2011; 76: 1006-1014.

69) Spinelli EG, Mandelli ML, Miller ZA, et al: Typical and atypical pathology in primary progressive aphasia variants. Ann Neurol 2017; 81: 433-443.

70) Rascovsky K, Hodges JR, Knopman D, et al: Sensitivity of revised diagnostic criteria for the behavioural variant of frontotemporal dementia. Brain 2011; 134: 2456-2477.

71) Ossenkoppele R, Pijnenburg YAL, Perry DC, et al: The behavioral/dysexecutive variant of Alzheimer's disease: clinical neuroimaging and pathological features. Brain 2015; 138: 2732-2749.

72) Saito Y, Murayama S: Neuropathology of mild cognitive impairment. Neuropathology 2007; 27: 578-584.

73) 徳丸阿耶：画像診断医からの提言—認知症は画像診断名ではない，どう筋道を立てるか—．臨床画像 2019; 35: 1232.

74) Tokumaru AM, Saito Y, Murayama S, et al: MRI Diagnosis in Other Dementias. In Neuroimaging Diagnosis for Alzheimer's Disease and Other Dementias (Matsuda H, Asada T, Tokumaru AM, ed). Springer,2017,p39-116.

75) Adachi T, Saito Y, Hatsuta H, et al: Neuropathological asymmetry in argyrophilic grain disease. J Neuropathol Exp Neurol 2010; 69: 737-744.

76) Jack Jr CR, Knopman DS, Chételat G, et al: Suspected non-Alzheimer disease pathophysiology-concept and controversy. Nat Rev Neurol 2016; 12: 117-124.

77) Jürgen KM, Asshuner J, Paxinos G. Atlas of the human brain second edition. ELSEVIER academic press 2004.

78) レケンビ® 滴静注電子添文 第 1 版（2023 年 9 月作成）．

79) 厚生労働省最適使用推進ガイドライン レカネマブ（遺伝子組換え）．https://www.mhlw.go.jp/content/12404000/001178607.pdf（2024 年 11 月閲覧）

2. Lewy小体型認知症/認知症を伴うパーキンソン病（DLB/PDD）

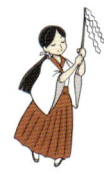

DLB/PDDのエッセンス

▶DLBは，αシヌクレイン凝集物 NOTE 13 を主要構成成分とするLewy小体を病理学的特徴とする認知症です。

▶変性性認知症のなかでは，アルツハイマー病（AD）に次いで高率に存在するとされ[1]，高齢者では認知症の7.5％以上を占めるという報告もあります[2]。

▶DLBとPDDは，Lewy小体の存在を特徴とする複数の病態を包含する「Lewy小体病（LBD）という疾患スペクトラム」に属すると考えられます[3], NOTE 14。LBDは，DLB，PDDに加え，パーキンソン病（PD），自律神経症状で発症する純粋自律神経不全などを含みます（図1）。

▶2017年に提唱されたDLB臨床診断基準では，認知症，パーキンソニズム，幻視という中核的な臨床症状に加え，大脳基底核でのドパミントランスポーターの取り込み低下があれば，probable DLBとすることができると記載され，客観的バイオマーカーとしての神経画像の適切な運用が放射線科の大事な役割となっています。

▶ADとの合併病理も高率であることに留意が必要です。

NOTE 13　シヌクレイノパチー

αシヌクレイン（α-synucleinopathy）が脳内に異常に凝集，蓄積して封入体を形成する疾患群を，シヌクレイノパチーといいます。その代表的疾患は，Lewy小体病（Lewy body disease：LBD）と多系統萎縮症（multiple system atrophy：MSA）です。

NOTE 14　Lewy小体病（LBD）

LBDは，シヌクレイノパチーの代表的疾患です。Lewy小体が出現するすべての病態を包含する疾患概念であり，パーキンソン病（Parkinson's disease：PD），認知症を伴うパーキンソン病（PD with Dementia：PDD），Lewy小体型認知症（dementia with Lewy bodies：DLB），Lewy小体を伴う自律神経不全症（pure autonomic failure with Lewy bodies：PAF with LB）が知られています。

はじめに

Lewy小体型認知症（dementia with Lewy bodies：DLB）は，大脳皮質に広範なLewy小体出現を認め，臨床的に進行性認知症を特徴とする新しい病態として，1976年以降，Kosakaらにより提唱された神経変性疾患です[1]。以降，多くの研究が積み重ねられ，Lewy小体の主要構成蛋白はαシヌクレインであることがわかってきましたNOTE13。

認知症の背景として，アルツハイマー病（Alzheimer's disease：AD）に並び有病率の高い重要疾患として知られ，高齢者では認知症の7.5％を占めるという報告もあります[2,3]。進行する認知機能障害に先立ち，うつ，妄想，幻覚などの精神症状，嗅覚障害などが先行することもあり，パーキンソニズム，自律神経障害などが前景に出るか，あるいは重畳してきます。臨床症状と経過は多様多彩なため，どのようにDLBという病態に迫るのか，画像診断医にとって難しいことも多いのですが，Kosakaらをはじめ，わが国の研究者による不断の努力にも支えられ，2017年に新たに改訂されたDLBの国際臨床診断基準には，客観的バイオマーカーとして神経画像が取り入れられています[4,5]。

本項では，新しい臨床診断基準に基づいた日常臨床診断の道筋を示し，また，MRIで病態解析に迫る新たな技術を紹介します。

DLBとPDDについて

本項では「DLB/PDD」と2つの診断名を並べて記載しています。画像診断医にとって，2つの診断名があることに戸惑いを覚えるかもしれません。DLBとPDD（Parkinson's disease with dementia）は，ともにLewy小体を神経病理学的特徴とする認知症ですが，DLBは，認知症がパーキンソン症状発現と同時か先んじる場合，PDDはパーキンソン病（Parkinson's disease：PD）が先行し，その経過中に認知症を発症した場合，とされています。

認知症を発症してしまうと，両者の鑑別は困難と言わざるをえません。そこで，パーキンソニズムが，認知症発症の1年以上前から存在する場合をPDD，認知症発症がパーキンソニズムに先行する場合あるいはパーキンソニズム発症1年以内であればDLBとする「1年ルール」が診断基準に採用されてきました。このルールは2024年4月現在でも使われて

いるものですが，あくまで「操作的基準」と考えられ，両者の病態背景そのものに明確な差は示されていません。

大まかに言えば，認知症が先か，パーキンソン症状が先かということですが，さらに詳細な臨床的相違の報告があり，また，DLBとは別建てのPDD診断基準の提唱[6]もあるので，病名を並列とすることが「是」であるかは議論があると思われます。ここでは詳細を述べる紙幅がありませんが，多様な臨床症状に合わせ，適切な治療方針を立てる必要に基づく区別ととらえられ，LBD（Lewy body disease）という包括的な疾患モデル（**図1**）のもとで，病変の進展形式による表現型の相違や，病態を解明する試みが続いています。

Lewy小体病の病態

DLBとPDDは，Lewy小体の存在を特徴とする複数の病態を包含する"Lewy小体病（LBD）という疾患スペクトラム"に属すると考えられています[3], NOTE14。LBDは，DLB，PDDに加え，パーキンソン病（PD），自律神経症状で発症する純粋自律神経不全症などを包含する概念です（**図1**）。LBDは，脳幹型（45%），辺縁型（移行型，25%），新皮質型（30%）にも分けられ，脳幹型がパーキンソン病に相当します。**図1**でも示していますが，それらの病態は重なりあうこともあります。

臨床診断（**表1**）

進行性の認知機能低下がDLB診断のコアとなりますが，初期には記憶障害は目立たず，注意障害，遂行力や視空間機能低下が強いことが報告されています。また，この認知機能低下はしばしば変動を伴うことも知られています。

臨床診断の特異度，感度を上げるため，数度の改訂を経て，2017年に新たな国際臨床診断基準が提唱されました[4,5]（**表1，図2，3**）。その臨床診断基準には，**注意や明晰さの著明な変化を伴う認知機能の変動，繰り返し出現する具体的な幻視（そこにいない人，子供，小動物，虫など），レム睡眠行動異常（認知機能低下に先行することもある），誘因のないパーキンソニズム**の4つの中核的臨床症状が記載されました（**表1，図2**）。

認知機能障害に先行して，幻覚，妄想，うつ状態などの多様な精神症状出現や，嗅覚障害などが知られており，病初期（病前を含む）の臨床診断は容易ではありません。高齢者の精神症状発現時には，DLBをまず疑うことが必要だという由縁です。また，**図1**に示したようにαシヌクレイン陽性のLewy小体の分布によって病型，進行経過などが異なる

図1 Lewy小体病

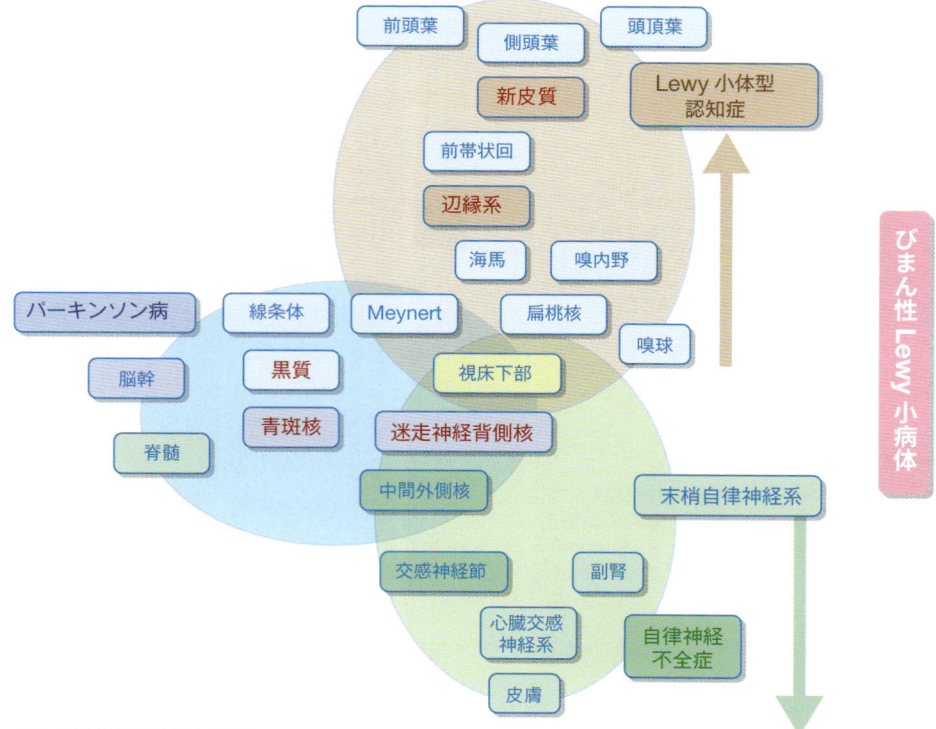

赤字：臨床病型に深くかかわる部位

（東京都健康長寿医療センター ブレインバンク HP より転載）

ことがわかっており，そのことを反映して臨床的には，起立性低血圧，尿失禁，便秘などの自立神経症状，易転倒性，嗅覚異常などの多彩な病態が混在しているのです。自律神経障害，易転倒性などの重畳もあり，ADと比べて臥床状態に陥るまでの期間が短いことも知られています。

例えば自律神経障害に起因する中年，高齢者の便秘，麻痺性イレウス，繰り返す頭部外傷などを「日常画像診断」で初めてみた場合に，背景疾患としてのDLBを考慮することが必要な場合にも多々遭遇します。また，高齢になればなるほどADの特徴を示す病理所見の合併が多くなることは，画像診断においてぜひ知っておきたい情報です。

重複病理が背景にある場合の診断の困難は言うまでもありませんが，"DLBか，はたまたADか"を問うばかりではなく，複合的な背景病理が存在することを認識し，時系列に沿って患者がどのような病態にあるかを考え，画像診断の立場から検査マネジメントをすることも大切な役割だと思います。

画像と診断（表1）

2017年に提唱された臨床診断基準で，指標的バイオマーカー，支持的バイオマーカーとして，神経画像が取り入れられました（図2，3）。わが国からの，営々と継続された情報発信が大きな役割を果たしていることは，誇らしいことだと思います。

指標的バイオマーカーは，臨床的にDLBを疑ったときに，より診断を確実にする必須検査と理解しています（図2～4）。ドパミントランスポーターの取り込み低下，^{123}I-MIBG

表1　DLBの臨床診断基準（2017）

1．中核的特徴（最初の3つ：認知の言動，幻視，レム睡眠行動異常は典型的には早期から出現し，臨床経過を通して持続する）

- 注意や明晰さの著明な変化を伴う認知の変動
- 繰り返し出現する構築された具体的な幻視・認知機能の低下に先行することもあるレム期睡眠行動異常症
- 特発性のパーキンソニズムの以下の症状のうち1つ以上：動作緩慢，寡動，静止時振戦，筋強剛

2．支持的特徴

- 抗精神病薬に対する重篤な過敏性，姿勢の不安定性，繰り返す転倒，失神または一過性の無反応状態のエピソード，高度の自律機能障害（便秘，起立性低血圧，尿失禁など），過眠，嗅覚鈍麻，幻視以外の幻覚，体系化された妄想，アパシー，不安，うつ

3．指標的バイオマーカー

- SPECTまたはPETで示される基底核におけるドパミントランスポーターの取り込み低下
- MIBG心筋シンチグラフィでの取り込み低下
- 睡眠ポリグラフ検査による筋緊張低下を伴わないレム睡眠の確認

4．支持的バイオマーカー

- CTやMRIで側頭葉内側部が比較的保たれる
- SPECT，PETによる後頭葉の活性低下を伴う全般性の取り込み低下（FDG-PETによりcingulate island signを認めることあり）
- 脳波上における後頭部の著明な徐波活動

Probable DLBは，以下により診断される

a. 2つ以上の中核的特徴が存在する
または
b. 1つの中核的特徴が存在し，1つ以上の指標的バイオマーカーが存在するprobable DLBは指標的バイオマーカーの存在のみで診断するべきではない

Possible DLBは，以下により診断される

a. 1つの中核的特徴が存在するが，指標的バイオマーカーの証拠を伴わない
または
b. 1つ以上の指標的バイオマーカーが存在するが，中核的特徴が存在しない

DLBの診断の可能性が低い

a. 臨床像の一部または全体を説明しうる，ほかの身体疾患や脳血管疾患を含む脳障害の存在（ただし，これらはDLBの診断を除外せず，臨床像を説明する複数の病理を示しているかもしれない）
b. 重篤な認知症の時期になって初めてパーキンソニズムが出現した場合

DLBの診断には，社会的あるいは職業的機能や，通常の日常活動に支障をきたす程度の進行性の認知機能低下を意味する認知症であることが必須である。初期には持続的で著明な記憶障害は認めなくてもよいが，通常進行とともに明らかになる。注意，遂行機能，視空間認知のテストによって著明な障害がしばしばみられる。DLBは認知症がパーキンソニズムの前か同時に出現したときに診断されるべきである。PDDは，明らかなパーキンソン病の経過中に起こった認知症を記載するために用いられるべきである。実際の場では，その臨床的状況に最も適した用語が用いられるべきで，Lewy小体病（Lewy body disease）といった総称がしばしば役立つ。DLBとPDDの区別が必要な研究では，認知症の発症がパーキンソニズム発症の1年以内の場合DLBとする"1年ルール"を用いることが推奨される。

（McKeith IG, Boeve BF, Dickson DW, et al: Diagnosis and management of dementia with Lewy bodies: Fourth consensus report of the DLB Consortium. Neurology. 2017; 89: 1-13 および文献5より引用）

図2 2017年改訂 DLB臨床診断基準

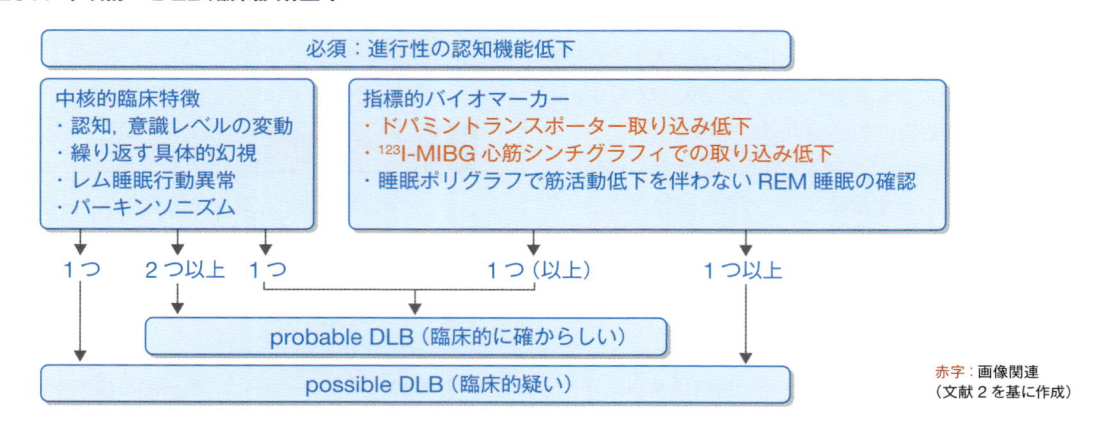

赤字：画像関連
（文献2を基に作成）

図3 DLBのバイオマーカー

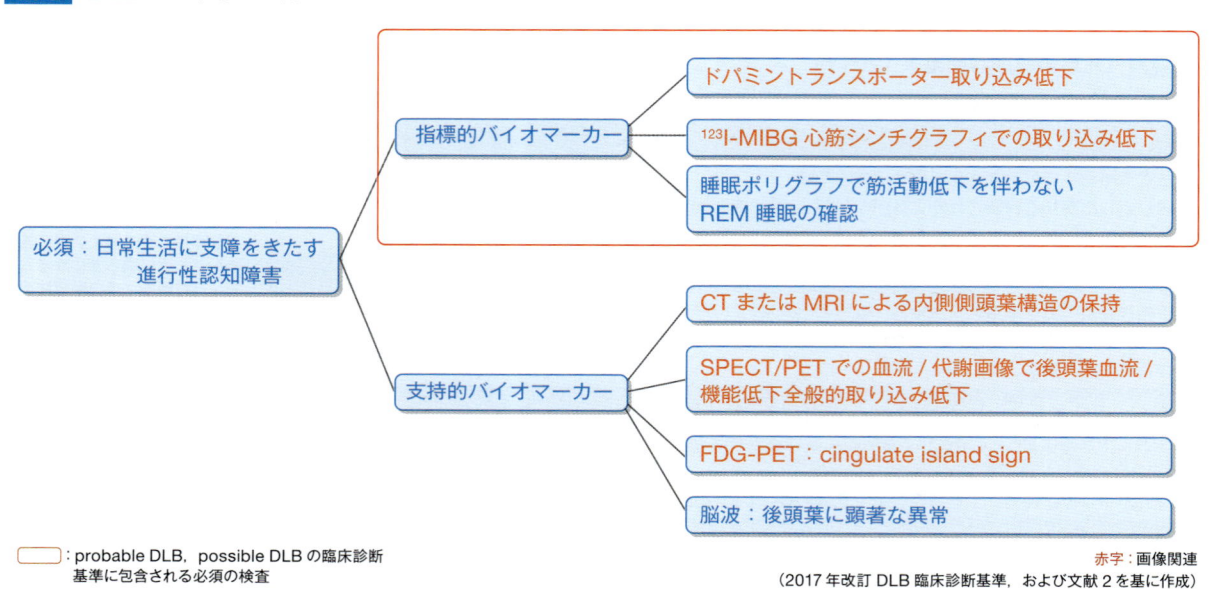

▢ ：probable DLB，possible DLB の臨床診断基準に包含される必須の検査

赤字：画像関連
（2017年改訂 DLB臨床診断基準，および文献2を基に作成）

（metaiodobenzylguanidine）心臓交感神経シンチグラフィ（^{123}I-MIBG心筋シンチグラフィ）での心集積低下が，それに相当します。

支持的バイオマーカーは，probable DLB，possible DLB の診断基準には含まれないのですが，除外診断に有用性があり，またDLBを支持しうるバイオマーカーとなります（図2，3）。

日常臨床での診断過程（図4）

日常の画像診断では，指標的バイオマーカーが核医学検査であっても，まずはMRI（MRI不可であればCT）が第一歩であることは変わりません。粗大な脳血管障害，特発性正常圧水頭症，慢性硬膜下血腫，腫瘍，その他の病態を鑑別し，変性性認知症の鑑別に進みます。その際，治療可能な病態を，適切な時期に正確に診断しつつ，適切な検査マネジメントを主治医とともに構築することが画像診断医の大切な役割です（図4）。

MRI，CT

スクリーニングのMRI検査で，DLBに特徴的な所見を見出すのは難しいと日々感じています。DLB単独例では，全脳萎縮は指摘できても，局在萎縮はADほど目立たないことが多いです。診断基準の支持的バイオマーカーの項目にも，「CTまたはMRIによる比較的保持された内側側頭葉構造」と記載されており，ほかのバイオマーカーと併せて参考にな

図4 日常臨床での DLB 検査マネジメント

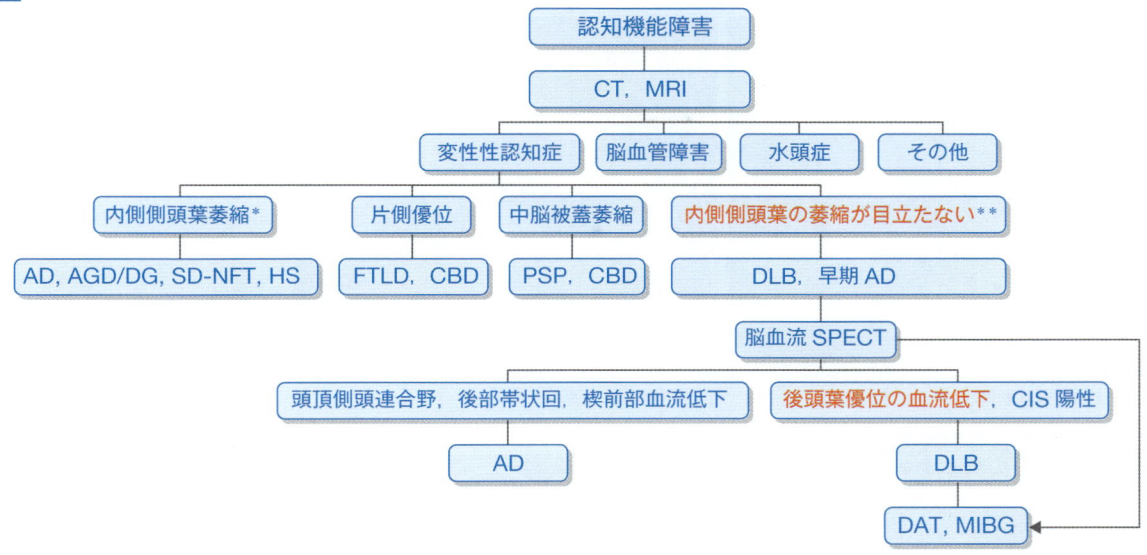

赤字：支持的バイオマーカー，太字：指標的バイオマーカー
＊ DLB でも病期によっては内側側頭葉萎縮を示す。また DLB は AD との合併病理が多いことも知られている。
＊＊ AD も病期によっては内側側頭葉萎縮がめだたない場合がある。
AD：アルツハイマー病，AGD/DG：嗜銀顆粒性認知症，SD-NFT：老年期神経原線維変化型認知症，HS：海馬硬化症，FTLD：前頭側頭型認知症，
CBD：大脳皮質基底核変性症，PSP：進行性核上性麻痺，DLB：Lewy 小体型認知症，CIS：cingulate island sign

PITFALL

❶ DLB でも長期経過や，合併病変によっては全脳萎縮に加え内側側頭葉萎縮が強調される場合がある
  ・「支持的バイオマーカーにとらわれすぎて内側側頭葉萎縮があるから DLB ではない」と，安易に判断しない
❷ AD 合併も，高齢になればなるほど高率となる。AD やほかのタウオパチーに伴う α シヌクレイノパチーでは，扁桃核に強調された病理学的変化を示し扁桃核亜型と分類する意見もある
  ・VBM 解析では，AD と比べて中脳萎縮があることが報告されている[7]。ただし，とらわれ過ぎないことも大事

る所見です。ただし，日常臨床では，この「比較的保持」は，AD と比較してという意味だと理解しておいたほうがよいように思います。

脳血流 SPECT/ FDG-PET（PET は現時点で保険収載外）

脳血流 SPECT も有用性があり，支持的バイオマーカーに記載があります。**全脳血流/代謝低下に加え，後頭葉血流/代謝低下**があれば DLB の可能性を考えます（図3，4）（支持的バイオマーカー）。初期 AD では全脳血流量が比較的保たれることから，認知機能障害が軽いにもかかわらずびまん性の大脳血流低下があれば DLB の可能性を考慮する必要がある場合が出てきます。糖代謝をみる FDG-PET は，脳血

流 SPECT と比べると感度，空間分解能などに優れていることは言うまでもありませんが，現時点では保険収載外です。

^{99m}Tc-ECD は後頭葉の集積が高く描出される場合があるため，留意が必要な場合があります[8]。^{123}I-IMP と，washout 時間，検査時間（収集のための）の相違などもあり，それぞれの薬剤の特徴を，核医学の先生方に教示いただきながら，当該施設での神経画像を "把握すること" が大切です。

DLB では後部帯状回での代謝が保たれる **cingulate island sign**（CIS，FDG-PET では支持的バイオマーカー）が報告されています[9]。CIS は，FDG-PET で頭頂連合野，楔前部の糖代謝低下と比較して後部帯状回の代謝低下が少なく，その部位が「島状」に残っているようにみえる所見をいいますが（**図5，6**），脳血流 SPECT でも同様の所見が得られる可能性が示されています[10,11]。

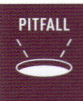

PITFALL

❶ 高齢の DLB では，CIS スコアによる診断能は低くなる傾向がある
  ・背景に AD 病理をはじめとする複合病理重畳があり，所見を修飾する可能性が示唆されている

指標的バイオマーカーの活用

心臓交感神経シンチグラフィ（^{123}I-MIBG 心筋シンチグラフィ）

^{123}I-MIBG（metaiodobenzulglutanidine）は，ノルアドレ

図5 70歳代，男性。Probable DLB（幻視，幻聴，もの忘れ。MMSE＝22点時の画像）

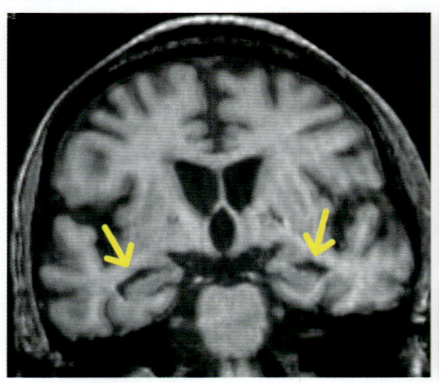

a：T1強調冠状断像

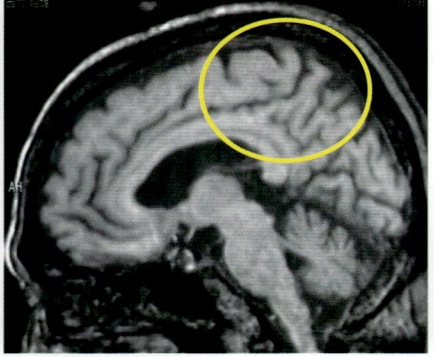

b：T1強調矢状断像

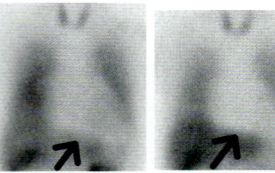

e：123I-MIBG心筋シンチグラフィ

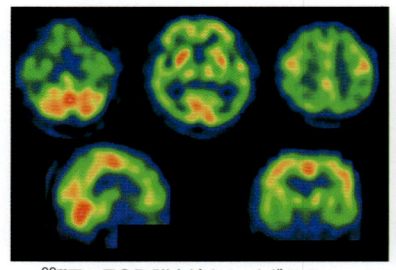

c：99mTc-ECD脳血流シンチグラフィ（SPECT像）

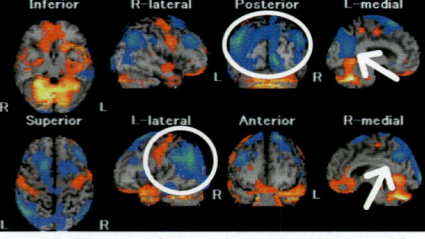

d：脳血流シンチグラフィ（SPECT統計解析像）

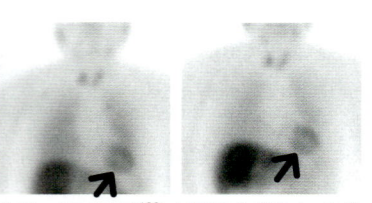

参考：AD症例（123I-MIBG心筋シンチグラフィ）

a：内側側頭葉萎縮は軽度である（→）。b：T1強調矢状断像で，頭頂葉脳溝拡大は目立たない（○）。c：99mTc-ECD脳血流SPECT，d：脳血流SPECT統計解析（青：血流低下，赤：血流保持）では，全脳血流低下，後頭葉血流低下（○）に加え，楔前部の血流低下（→）があるが，後部帯状回の血流低下は目立たない（CIS陽性）。e：心集積低下が認められる（→）。参考：AD症例では，123I-MIBG心筋シンチグラフィで，心筋は正常集積を示す（→）。中核的臨床症状に加え，指標的バイオマーカー1つが陽性，probable DLBである。支持的バイオマーカーも内側側頭葉萎縮が目立たない，脳血流SPECTでの全脳血流低下，後頭葉血流低下が認められる。

（徳丸阿耶，亀山征史，下地啓五，ほか：認知症が疑われる患者での画像選択．日獨医報　2018；63：14-49 より転載）

ナリンと同様の生理的動態を示し，心臓交感神経終末に取り込まれ，心臓交感神経の分布と機能を可視化します。このため，自律神経障害を伴うDLB，PDを含めたLBDでは，123I-MIBG心筋シンチグラフィで心集積が低下します[12-15]。

早期相（15分後），後期相（3時間後）を撮像し，心臓と縦隔（バックグランド）の集積比率（心臓/縦隔比：H/M比），洗い出し率で評価します。わが国の研究者の見識に拠るところも大きいのですが，装置間ごとの差を標準化した手法が採用されており，正常閾値は2.2以上となっています。（図5，6）。標準化による施設を越えたフォロー，評価が可能となっていることは素晴らしく，特筆すべきことです。

ドパミントランスポーターイメージング

123I-ioflupane（123I-FP-CIT，DATスキャン）は黒質線条体に発現するドパミントランスポーターに親和性を示します。このため黒質線条体ドパミンニューロン変性を示すDLBでは**線条体の集積低下**が認められます[16]（図6）。

123I-MIBG心筋シンチグラフィとドパミントランスポーター

PITFALL
❶ 評価の際には，シナプス前機能障害をきたす多系統萎縮症，進行性核上性麻痺，大脳皮質基底核変性症などとの単独での鑑別は難しいことに留意する必要がある
❷ ドパミントランスポーターやセロトニントランスポーターの作用機序に影響する薬剤（抗うつ薬，コカイン，アンフェタミンなど）は，検査結果に影響を与えるため，休薬（あるいは代替薬選択）が必要である
・ 検査にかかわるスタッフ間で情報共有が必要となる

イメージング組み合わせは，ほかの変性疾患との鑑別にも役立ちます[17]。PD，DLBでは，123I-MIBGで心集積が低下しますが，多系統萎縮症（multiple system atrophy：MSA），進行性核上性麻痺（progressive supranuclear palsy：PSP），大脳皮質基底核変性症（corticobasal degeneration：CBD）の単独例では低下しないとされています[14,15]。一方，ドパミントランスポーターイメージングでは，MSA，PSP，CBDでも集積低下が認められます[18]。また，長期経過，病理所見ま

図6 70歳代，女性。Probable DLB症例（MMSE＝18点時の神経画像）

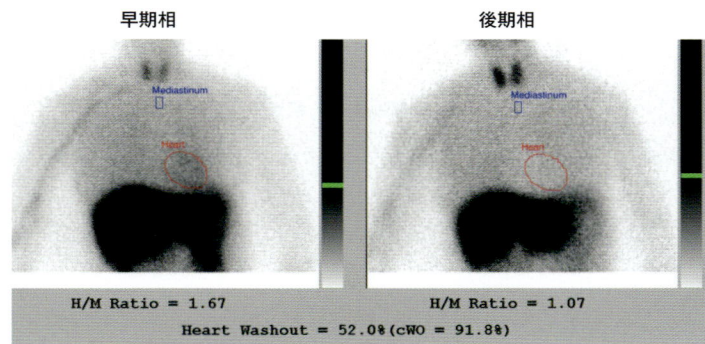

早期相　　　　　　　後期相

H/M Ratio = 1.67　　　　H/M Ratio = 1.07
Heart Washout = 52.0%(cWO = 91.8%)

a：^{123}I-MIBG心筋シンチグラフィ

b：^{99m}Tc-ECD脳血流シンチグラフィ（SPECT像）

SPECT 10　　90

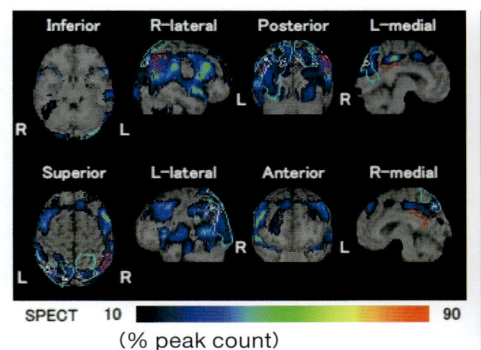

Inferior　R-lateral　Posterior　L-medial
Superior　L-lateral　Anterior　R-medial

SPECT 10　　90
（% peak count）

c：^{99m}Tc-ECD脳血流シンチグラフィ（統計解析像）

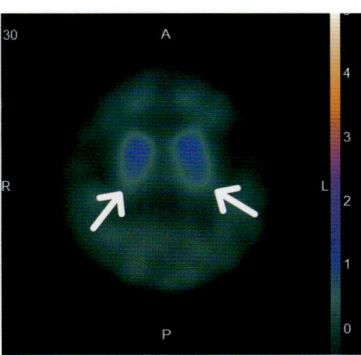

d：^{123}I-FP-CITドパミントランスポーターシンチグラフィ（統計解析像）

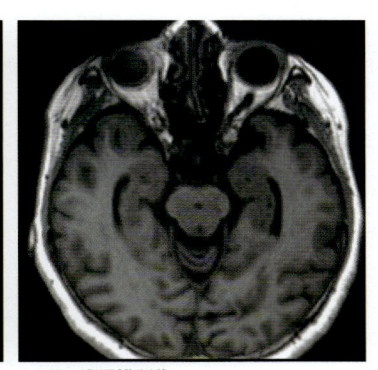

e：T1強調横断像

a：心縦隔比は早期相1.67，後期相1.07（正常参考値は2.2以上），洗い出し率52.0%と亢進を認める。b：後頭葉の血流低下（→）が認められる。後部帯状回（○）の血流は保たれている（CIS陽性）。c：赤で囲われた部位が初期ADで特異的に血流が低下する後部帯状回および頭頂葉の領域。本例では，後部帯状回の赤囲み内の血流低下に乏しく，楔前部や頭頂葉から後頭葉のLewy小体型認知症で特異的に血流が低下する青囲み内の血流低下がとらえられる。d：両側被殻背側優位に集積低下が認められる。e：側頭葉内側の高度萎縮はとらえられない。中核的臨床症状に加え，指標的バイオマーカー2つ，支持的バイオマーカー2つ以上，probable DLBの診断基準に相当する。

でを追跡していると，重畳する病態によって例外は常にあることを痛感させられることも多々あることを付記しておきます。

DLB確定例でも，**図1**に示したように，Lewy小体，αシヌクレインの病理学的広がりや病期によって，^{123}I-MIBGでは異常が認められなかったのに，ドパミントランスポーターイメージングでは基底核の集積低下が明瞭な症例，あるいはその逆となる症例も少なくありません。**迷ったら患者の主訴に沿う**というはじめの一歩に立ち戻ることも，また大事です。

病態に迫る画像技術の進捗

神経メラニン画像やSWI（susceptibility-weighted imaging：磁化率強調像）による黒質ドパミン神経細胞の変性に迫る画像技術開発[19-21]，位相差強調画像（phase difference enhanced imaging：PADRE）[22,23]での視放線の

詳細評価がMRIで進捗しています。さらに，定性的な評価から定量的評価（quantitative susceptibility mapping：QSMなど）へと可能性が広がり，人工知能（artificial intelligence：AI）を取り入れた解析など，さまざまな先端的検討が進んでいるところです。治療経過，薬効評価などにも役立つ定量的評価法が日常診療に取り入れられる日が近いことを期待しましょう。

神経メラニン画像による青斑核，黒質の評価

3T turbo spin echo T1強調像における日常の神経メラニンは高信号を示します。DLBでは，青斑核，黒質のメラニン含有ドパミン神経細胞脱落し，神経メラニン画像でも青斑核，黒質の信号が低下します（**図7**）。病理と画像の対応を行うことを続けていると，メラニン画像が背景病理によく対応していることに感銘を受けます。薬効評価にも有用性が報告されていますが，同時に日常画像診断では，視覚評価のみではどのように記載すべきが難しい場合も多く，日常

診療でできるだけ正確に情報を伝える手段としての定量評価法が活用できることを期待しています。

位相差強調画像（PADRE）による視放線の評価

DLBでの幻視は，重要な臨床症状です。functional MRI，拡散テンソル，default mode network，糖代謝PETなどを用いた幻視の機序に関する研究が進められ，視放線を含む腹側伝導路の視覚情報処理に障害があることが報告されています。

PADREは，ミエリンの位相を選択的に描出することで，視放線の層構造を可視化できる画像技術です[23]。幻視を伴うDLB症例では，視放線の層構造が消失することが報告され[23]（図8），幻視の病態解明に寄与する可能性があります。

磁化率強調画像（SWI）による黒質評価

黒質背外側は，ドパミン作動性ニューロンの豊富な黒質緻密部に相当し，正常ではSWIで高信号を示すとされます。DLBでは，変性による鉄沈着のため，背外側の高信号が消失し（swallow tail signの消失），ADやFTLDとの鑑別に役立つとの報告があります。

図7 神経メラニン画像

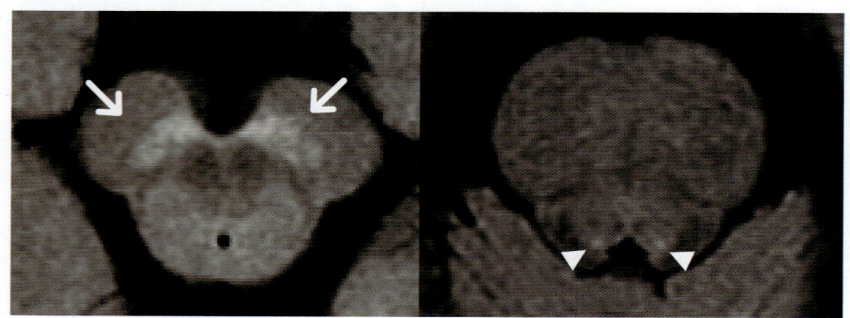

a：50歳代，男性，正常対照

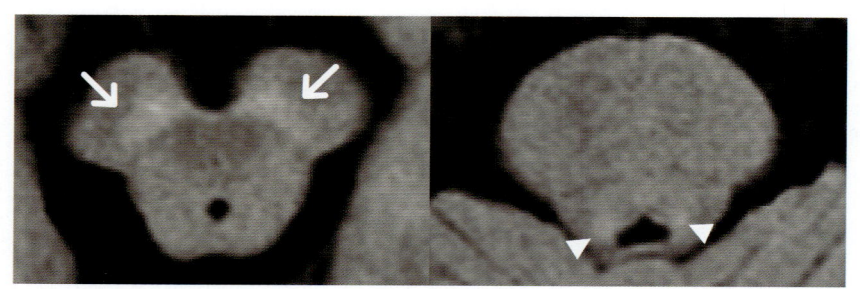

b：70歳代，男性，probable DLB

a：黒質（→），青斑核（▶）に神経メラニンを反映する高信号が明瞭である。b：黒質（→），青斑核（▶）ともに高信号が不明瞭化している。c：DLB症例，脳幹は小ぶりで，黒質の幅は狭くなっている（→）。青斑核の茶色も正常対照に比べ明らかに不明瞭（→）である。d：cの正常対照の黒質（左→），青斑核を示す（右→）。

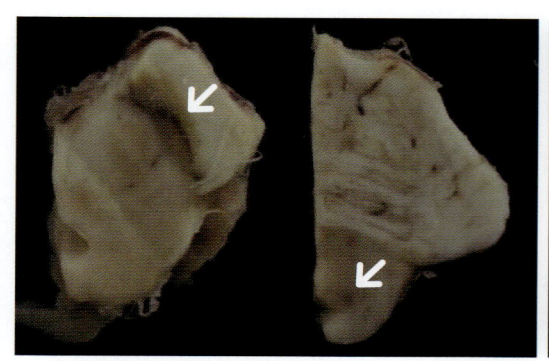

c：参考病理像（70歳代，性別非公表）

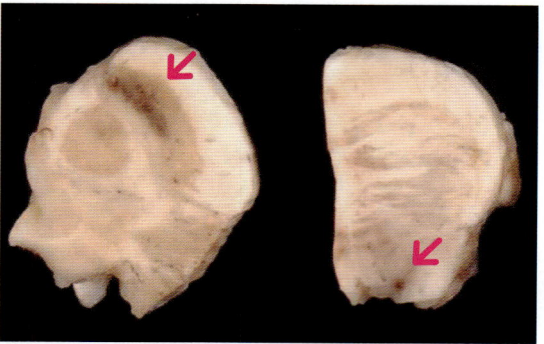

d：cの正常対照（70歳代，性別非公表）

[病理画像は，東京都健康長寿医療センター神経病理，高齢者ブレインバンク 齊藤祐子先生，大阪大学大学院連合小児発達学研究科 附属子どもの心の分子制御機構研究センターブレインバンク・バイオリソース部門・常勤特任教授，大阪大学医学部附属病院神経内科・脳卒中科（兼） 東京都健康長寿医療センター高齢者ブレインバンク・バイオリソースセンター事務局長 常勤特任研究員（神経病理）・脳神経内科（兼）（クロスアポイント） 村山繁雄先生のご厚意による]

図8　PADREによる視放線評価

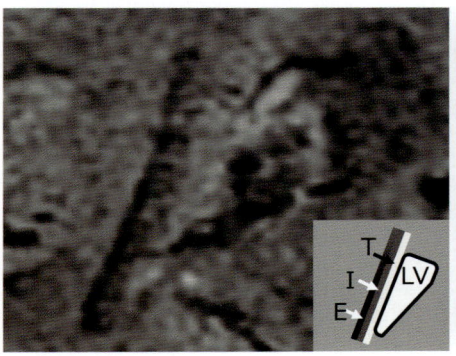

a：正常対照

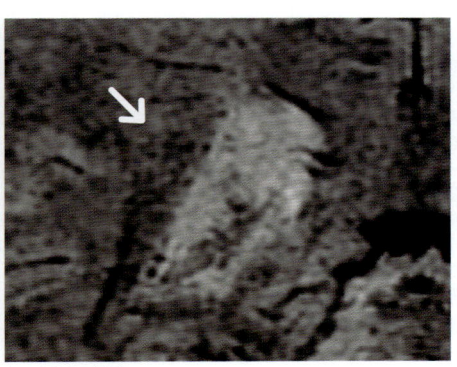

b：DLB症例

a：正常対照では，側脳室（lateral ventricle：LV）外側に視放線の細部構造，外矢状層（external sagittal layer：E），内矢状層（internal sagittal layer：I），壁板（tectum：T）に相当する3層構造がとらえられる。

b：DLB症例では，この3層構造が頭側で確認できない（→）。

（画像は，量子科学技術研究開発機構量子医科学研究所　宮田真里先生のご厚意による）
（文献22より転載）

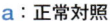

鑑別診断

❶ADは重要な鑑別である

DLB単独では，ADに比べて海馬辺縁系の局在萎縮がめだたないことが多いが，脳血流SPECT，DATスキャン，MIBG心筋シンチグラフィなど組み合わせて鑑別を進める（図4）。病期の長い例，AD病理合併例，高齢などの因子で，必ずしも萎縮がないとは限らないことに留意

❷うつ病

病前，病初期を含めてうつ症状などの精神症状が前景に立つ場合があることが知られている。客観的バイオマーカーとしての適切な神経画像の活用が望まれる

❸高齢になればなるほど，DLBとAD病理の重畳が高頻度になる

❹前頭側頭型認知症

幻視や幻聴などの訴えがあれば，ときに前頭側頭型認知症との鑑別を要する

❺進行性核上性麻痺（PSP），大脳皮質基底核変性症（CBD），多系統萎縮症（MSA）などパーキンソン症状と認知症をきたす変性疾患は，鑑別となりうる NOTE 15

これらの疾患は，DATスキャンで基底核の集積低下を認めるが，MIBG心筋シンチグラフィでの心集積が保たれる場合が多い。

NOTE 15　DAT検査の際の注意点

繰り返しになりますが，DAT検査単独では，シナプス前機能障害をきたす多系統萎縮症，進行性核上性麻痺，大脳皮質基底核変性症などとの鑑別は難しいです。[123]I-ioflupaneは黒質線条体に発現するドパミントランスポーターに親和性を示し，黒質線条体変性を示す疾患では集積低下が認められます。

ドパミントランスポーターやセロトニントランスポーターへの作用機序を有する薬剤（抗うつ薬，コカイン，アンフェタミンなど）は，検査結果に影響を与えるため，休薬（あるいは代替薬選択）が必要です。

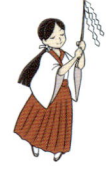

DLBの画像所見で大事なポイント

▶指標的バイオマーカー，支持的バイオマーカーの役割を把握し，日常臨床の診断過程を適切にマネジメントすることは，放射線診断医の重要な役割です。

▶形態的に，内側側頭葉萎縮が目立たず，幻視，パーキンソン症状，自律神経障害があれば，保険収載されている指標的バイオマーカー，支持的バイオマーカーを組み合わせて検討しましょう。

▶自律神経障害による便秘，便秘によるイレウス，失神に伴う外傷，嗅覚障害などで，初回検査が行われることもまれではありません。高齢者の自律神経障害や嗅覚障害に，PDやDLBが隠れていないかを考えることで，背景にあるLewy小体病を指摘できることがあります。

▶DATと[123]I-MIBGの組み合わせは，DLB鑑別に有用とされます。

▶DAT：PSP，CBD，MSAでも集積低下があります。

▶[123]I-MIBG：一般にPSP，CBD，MSAでは集積低下を認めません。例外は常にあります。

▶DATと[123]I-MIBGの組み合わせは有用です。

薔薇の香りがわからない

ADやDLBなどの変性性認知症では，病前期，病初期から嗅覚障害が認められます。特にDLBではADに比べ，嗅覚障害の程度が重いことが報告されています。あるカンファレンスで，主訴に薔薇の香りがわからない（DLB疑いの患者）との記載を拝見したときには，"人の五感"の繊細な変容をどうやって客観的に評価し，病前，病初期診断に結び，治療にまでたどり着けられるのか，改めて"主訴に沿う"ことの意味を考えさせられました。わが国では，基準嗅覚検査，静脈性嗅覚検査の一部が保険収載され活用されています。また，MRIで，パーキンソン病での嗅球から嗅覚経路の評価などもすでに報告されています[24-26]。

MCI段階での嗅覚障害の程度が，認知症発症予測にもつながることが指摘されており，日常臨床の場面で，MRIを活用する私たちにとっても課題とすべき領域と考えています。鼻腔から嗅覚上皮の受容器，嗅球，前嗅核，嗅結節，梨状皮質，扁桃体，嗅内皮質へと投射され，さらに海馬，眼窩前頭野へと嗅覚認知ネットワークが形成されます。その"道筋"を考えると，普段から息を吸うこと，香りを嗅ぐことの一瞬一瞬が，脳に直結していることにも驚かされます。

いまだ解明されていない"病態"の緒となるのではないかという研究，議論があり興味は尽きません。高齢者ブレインバンク（Sengokuら）からも320例の剖検例で，嗅球のαシヌクレイン病理の意義についての報告があります[27]。

文献

1) Kosaka K, Yoshimura M, Ikeda K, Budka H: Diffuse type of Lewy body disease: progressive dementia with abundant cortical Lewy bodies and senile changes of varying degree--a new disease? Clin Neuropathol 1984; 3: 185-192.

2) Saito Y, Murayama S: Neuropathology of mild cognitive impairment. Neuropathology 2007; 27: 578-584.

3) Walker Z, Possin KL, Boeve BF, Aarsland D: Lewy body dementias. Lancet 2015; 386: 1683-1697.

4) McKeith IG, Boeve BF, Dickson DW, et al: Diagnosis and management of dementia with Lewy bodies: Fourth consensus report of the DLB Consortium. Neurology 2017; 89: 88-100.

5) 日本神経学会監修，認知症疾患診療ガイドライン作成委員会編集：認知症疾患診療ガイドライン2017. 医学書院，東京，2017. https://neurology-jp.org/guidelinem/nintisyo_2017.html（2024年7月閲覧）

6) Emre M, Aarsland D, Brown R, et al: Clinical diagnostic criteria for dementia associated with Parkinson's disease. Mov Disord 2007; 22: 1689-1707.

7) Whitwell JL, Weigand SD, Shiung MM, et al: Focal atrophy in dementia with Lewy bodies on MRI: a distinct pattern from Alzheimer's disease. Brain 2007; 139: 708-719.

8) 石井一成：Lewy小体型認知症の画像診断. 近畿大医誌 2018; 43: 3-10.

9) Graff-Radford J, Murray ME, Lowe VU, et al: Dementia with Lewy bodies; basis of cingulate island sign Neurology 2014; 83: 801-809.

10) Imabayashi E, Yokoyama K, Tsukamoto T, et al: The cingulate island sign within early Alzheimer's disease-specific hypoperfusion volumes of interest is useful for differentiating Alzheimer's disease from dementia with Lewy bodies. EJNMMI Research 2016; 6: 67.

11) Imabayashi E, Soma T, Sone D, et al: Validation of the cingulate island sign with optimized ratios for discriminating dementia with Lewy bodies from Alzheimer's disease using brain perfusion SPECT. Ann Nucl Med 2017; 31: 536-543.

12) Watanabe H, Ieda T, Katayama T, et al: Cardiac (123) I-metaiodobenzylguanidine(MIBG) uptake in dementia with Lewy bodies: comparison with Alzheimer's disease. J Neurol Neurosurg Psychiatry 2001; 70: 781-783.

13) Oda H, Ishii K, Terashima A, et al: Myocardial scintigraphy may predict the conversion to probable dementia with Lewy bodies. Neurology 2013; 81: 1741-1745.

14) Orimo S, Suzuki M, Inaba A, et al: 123I-MIBG Myocardial scintigraphy for differentiating Parkinson's disease from other neurodegenerative parkinsonism: a systematic review and meta-analysis. Parkinsonism Relat Disord 2012; 18: 494-500.

15) Treglia G, Cason E: Diagnostic performance of myocardial innervation imaging using MIBG scintigraphy in differential diagnosis between dementia with Lewy bodies and other dementias; a systematic review and a meta-analysis. J Neuroimaging 2012; 22: 111-117.

16) Walker Z, et al: Differentiation of dementia with Lewy bodies from Alzheimer's disease using a dopaminergic presynaptic ligand. J Neurol Neurosurg Psychiatry 2002; 73: 134-140.

17) Shimizu S, Hirano K, Kanetaka H, et al: Utility of the combination of DAT SPECT and MIBG myocardial scintigraphy in differentiating dementia with Lewy bodies from Alzheimer's disease. Eur J Nucl Med Mol Imaging 2016; 43: 184-192.

18) Treglia G, Cason E, Cortelli P, et al: Iodine-123 metaiodobenzylguanidine scintigraphy and iodine-123 ioflupane single photon emission computed tomography in Lewy body diseases; complementary or alternative techniques? J Neuroimaging 2014; 24: 149-154.

19) Sasaki M, Shibata E, Toyama K, et al: Neuromelanin magnetic resonance imaging of locus ceruleus and substantia nigra in Parkinson's disease. Neuroreport 2006; 17: 1215-1218.

20) Kamagata K, Nakatsuka T, Sakakibara R, et al: Diagnostic Imaging of Dementia with Lewy Bodies by Susceptibility-Weighted Imaging of Nigrosomes Versus Striatal Dopamine Transporter Single-Photon Emission Computed Tomography: A Retrospective Observational Study. Neuroradiology 2017; 59: 89-98.

21) Rizzo G, De Blasi R, Capozzo R, et al: Loss of Swallow Tail Sign on Susceptibility-Weighted Imaging in Dementia With Lewy Bodies. J Alzheimers Dis 2019; 67: 61-65.

22) 宮田真里，掛田伸吾：主訴に沿う－俯瞰し収束する画像診断の目 ④人が見える. Brain & Nerve 2018; 70: 1359-1367.

23) Miyata M, Kakeda S, Yoneda T, et al: Optic radiation atrophy in Lewy body disease with visual hallucination on phase difference enhanced magnetic resonance images. Scientific Reports 2022; 12: 18556.

24) Wang J, You H, Liu JF, et al: Association of olfactory bulb volume and olfactory sulcus depth with olfactory function in patients with Parkinson disease. Am J Neuroradiol 2011; 32: 677-681.

25) Wu X, Yu C, Fan F, et al: Correlation between progressive changes in piriform cortex and olfactory performance in early parkinson's disease. Eur Neurol 2011; 66: 98-105.

26) Wattendorf E, Welge-Lussen A, Fiedler K, et al: Olfactory impairment predicts brain atrophy in parkinson's disease. J Neurosci 2009; 29: 15410-15413.

27) Sengoku R, Saito Y, Ikemura M, et al: Incidence and extent of Lewy body-related alpha-synucleinopathy in aging human olfactory bulb. J Neuropathol Exp Neurol 2008; 67: 1072-1083.

3. 高齢者タウオパチー①
嗜銀顆粒性認知症/嗜銀顆粒病（DG/AGD）

疾患概念

　嗜銀顆粒性認知症（dementia with grains：DG/argyrophilic grain disease：AGD）は，1987年にBraak夫妻らが新たに発見し，提唱した認知症をきたす神経変性疾患です[1]。彼らは，高齢者の連続剖検例の検索中（ADの神経原線維変化を検索する過程において）に，Gallyas-Braak（GB）鍍銀染色で陽性を示す円形，勾玉状構造物を新たにみつけ，嗜銀顆粒と命名しました。さらに，嗜銀顆粒のみが認知症の背景として考えられる症例があることに気づき，それを嗜銀顆粒性認知症（argyrophilic grain disease：AGD）と定義し，ADに次ぐ頻度があると報告したのです。高齢で発症し，初発症状はもの忘れが多く，ADのなかでも特に早期ADとの鑑別が大事です。2017年には，認知症疾患診療ガイドライン（以下，診療ガイドライン）[2]にも掲載され，ADに対する抗Aβ抗体薬の臨床実装が進むなか，鑑別がよりいっそう重要となってきています。

「嗜銀顆粒性認知症」「嗜銀顆粒病」という名称

　さて，診療ガイドラインでは，この疾患を嗜銀顆粒病（argyrophilic grain disease：AGD）あるいは嗜銀顆粒性認知症（dementia with grains：DG）と記載しており，本項の標題でも併記しました。AGDは認知症の有無を問わない病名で，DGは「嗜銀顆粒に関連する病理」が認知症の主たる背景である場合に使われることが多いと思われます。今後，疾患名が変遷していく可能性がありますが，本項ではDG/AGDを用いることにします。

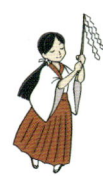

> 嗜銀顆粒性認知症は，1987年Braak夫妻により報告された病理学的定義に基づく神経変性疾患です。またSaitoらは，病理学的な病変の広がりによるstagingを提唱しています[3]。

臨床

　DG/AGDの臨床的特徴は，①高齢発症が多い（80歳代以上発症の認知症診断過程では，DG/AGDの可能性も考慮して画像をみることが大事），②もの忘れを初発とすることが多い，③ADに比べ，易怒性，性格変化，頑固，固執など前頭側頭型認知症にみられるような症状が目立つ，④認知機能障害の進行は緩徐で，軽度認知障害（mild cognitive impairment：MCI）段階の期間が長く，ADL（Activity of daily life）も保たれることが多い，⑤ドネペジル塩酸塩の治療効果は限定的で治療効果に乏しいことが多い，などが挙げられます[2,4,5]（**表1**）。

　MCI段階が長く，緩徐進行性でADLが保たれるということは，医療に結び付いていない段階で易怒性，性格変化，頑固さ，社会性逸脱などの社会生活に支障をきたす症状が前景に出ることも多いのです。そのため，罹患者本人はもとより，家族，介護者にとっても適切な対応が難しい疾患です。超高齢化社会において，ADやLewy小体型認知症などとの臨床的鑑別を正確に行うことは，一段と重要性を増

表1　DG/AGDの臨床的特徴

高齢発症が多い
●80歳以上では，鑑別に留意を
もの忘れで受診
●緩徐進行性であるためMCIの時期が長い
易怒性，頑固さ，性格変化等
●精神科を初診とする場合も多い
●在宅介護の困難例が多い
●画像，病理での左右差は臨床症状にも反映される 　（左優位→認知症の程度は重くなる／右優位→頑固さ，介護への抵抗感が強いなど）
パーキンソニズムや妄想，晩発性統合失調症の背景病理としての報告もあり，症例を積み重ねる必要がある
ドネペジル塩酸塩の効果は限定的とされる

していると考えます。家族や介護, 看護者にとっては"これまでと打って変わったような怒りっぽさ, 社会性の逸脱"がDG/AGDに基づく"症状"だと理解することで, 心的負担が軽快することも少なくありません。さらに, その症状に対応した"人生の設計", 適切な介護計画, 医療的対応がなされる端緒となることも望めるからです。もちろん, ADをはじめとする変性認知症の疾患修飾薬開発, 治験においての鑑別の重要性, DG/AGDへの治療的アプローチ開発のために適切な時期の正確な診断が重要であることは, 言を俟たないところです。

疫学

欧米からの報告ではDG/AGDの頻度は5〜9%, 認知症におけるDG/AGDは3〜12.5%との報告があります[1,6-9]。Saitoらによる軽度認知障害連続剖検例の報告では, 変性認知症の背景としてはDG/AGDはADにも匹敵する頻度を示し[10], DG/AGDの頻度は, 調査するコホート, 報告によってかなり相違があります。これまで述べてきたように, 現時点の確定診断には病理診断が欠かせないことから, 実際の頻度よりも低く報告されている可能性もあり, 今後の積み重ねが大事な疾患と考えています。

適切な臨床診断基準のためにも, 臨床, 画像, 血清, 脳脊髄液バイオマーカー, 機能画像などを組み合わせ, 所見を蓄積していくことが望まれます。

画像所見

今日では, DG/AGDの確定診断には, 神経病理学的診断が欠かせません。図1にSaitoらによる嗜銀顆粒性認知症の病理学的広がりによるstagingを示します[3]。側頭葉から扁桃核移行部前方, 迂回回からはじまる嗜銀顆粒の沈着, 変性が特徴的です。迂回回に限局するものがstage I, さらに側頭葉内側面を前方および後方に進展しているものをstage II, 前脳基底部, 前帯状回への広がりをstage IIIとし, stage IIIでは7割に認知症, 2割にMCIレベルがあり, さらに年齢に依存して進展ステージが上昇することがわかっています。

嗜銀顆粒性認知症の初発部位であり, 主座となる迂回回は, AD初期の病理学的変化部位として重要な嗅内野皮質に隣接しています(図2)。このわずかな初発局在の差異, 病変の広がりのスピードや差異が, DG/AGDとADの臨床経過の相違の要因でもあるのです。迂回回から扁桃核への病変の広がりは, 性格変化, 易怒性などに関与している可能性が高いでしょう。また, 側頭葉内側から脳全体に視野を広

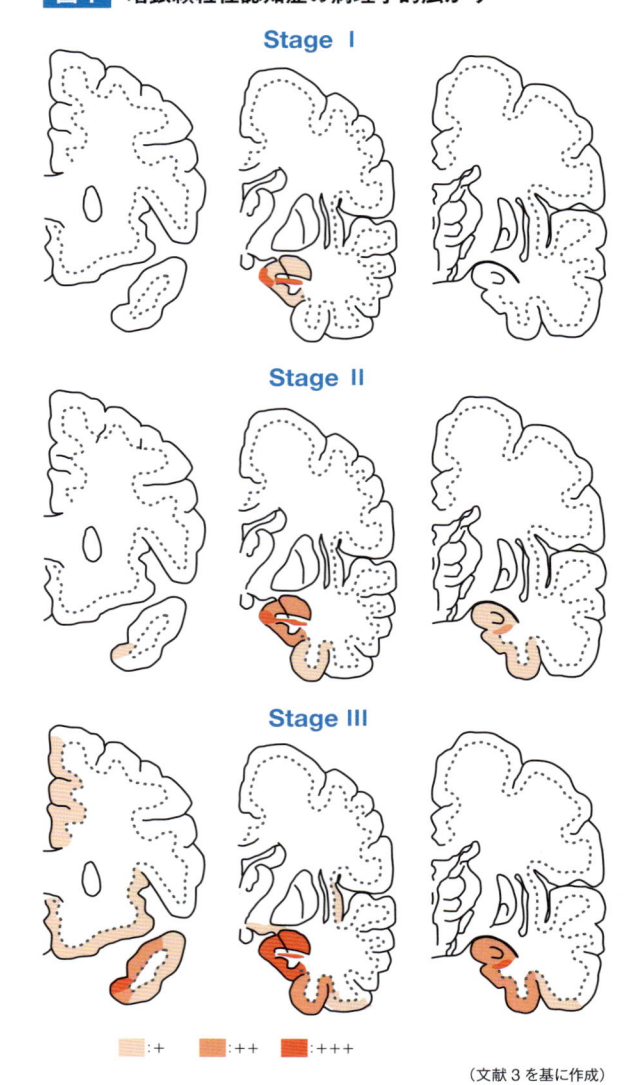

図1 嗜銀顆粒性認知症の病理学的広がり

Stage I

Stage II

Stage III

:+　　:++　　:+++

(文献3を基に作成)

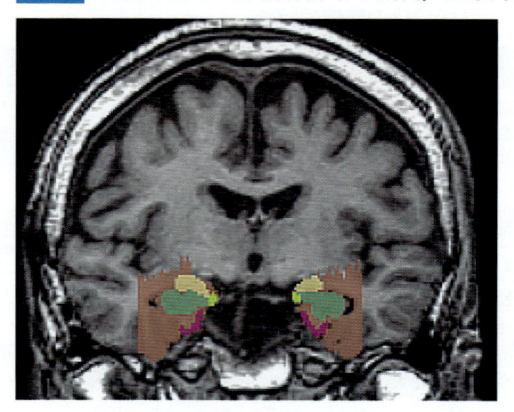

図2 鑑別のための詳細解析(70歳代, 正常対照)

黄緑色:迂回回, **ベージュ色**:扁桃, **ピンク色**:嗅内野皮質, **緑色**:海馬
迂回回は側頭葉内側の最も内側に出てくる。

げてみますと，ADでは後部帯状回，楔前部などの変性，萎縮，全脳に病変が進展しますが，DG/AGDではstage Ⅲでも ADに比べて限局的とも言えます。

　図3は，剖検例のDG/AGDとADをvoxel based morphometryの手法で萎縮部位をZスコアで表示したものです。DG/AGD，ADとも萎縮が最も強い領域/Zスコアが大きいのは側頭葉内側前方領域です。しかし，DG/AGDでは萎縮は腹側前方に限局しバラつきも少ないのですが，ADでの萎縮は腹側，内側に広く分布し，側頭葉背外側面にも萎縮が広っている様子がみて取れます。次に，日常臨床画像の特徴を検討していきましょう。

MRI [4,5,11)]

もちろんMRIが撮像できない場合はCTで！

　頭部MRIでは，左右差を示すことが多いです（図3）。左右差のはっきりしない症例もありますが，左右差を画像診断で記載しておくことは重要です。右優位の症例では頑固さや介護への抵抗性が強く，左優位では認知機能障害が右優位よりも強く出るなど臨床経過と左右差の関連も今後症例を積み重ねていく必要があると考えています。迂回回からはじまる，側頭葉内側，かつ腹方優位の萎縮が認められます（図1, 3）。

　認知症あるいは軽度認知障害としての検査が行われる段階では，左右差のある側頭極萎縮を伴うことが多いです（図4）。わが国では，MRIによる局在萎縮評価を簡便に行うためのフリーソフトウエアVSRAD®（voxel-based specific regional analysis system for Alzheimer's disease）が，全国2,000施設以上で使用されています。現状のVSRAD®では，AD診断に用いられている関心領域のZスコアは，嗜銀顆粒性認知症でも高値を示します。MCI段階であるのにかかわらず，ZスコアがADに比べて高く表示される，左右差が明瞭，腹側に限局しているような場合には，DG/AGDを臨床症状と併せ検討することが，診断に役立つ場合があります。

　前述の側頭極から扁桃体，迂回回の萎縮に比べ，全脳の萎縮の進行は緩やかです。側頭葉内側，腹側の萎縮が明瞭なのに，DG/AGDでは頭頂葉脳溝拡大が目立たない場合も多く，単独症例では視覚的診断に役立つ場合があります。

Sloping shoulders sign（なで肩サイン）

　Sakuraiらは[12)]，前述のDG/AGDの萎縮局在に注目して，Sloping shoulders signが，DG/AGDとADを日常臨床で，簡便に鑑別するのに役立つと報告しています（p84で詳述）。病理学的変化に即した，また日常診療でパッとみて鑑別を思い浮かべることができる，直観的，有用性のあるサインだと思います。横断画像で（3Dデータが望ましい），海馬頭

図3　DG/AGDとADの病変の広がり

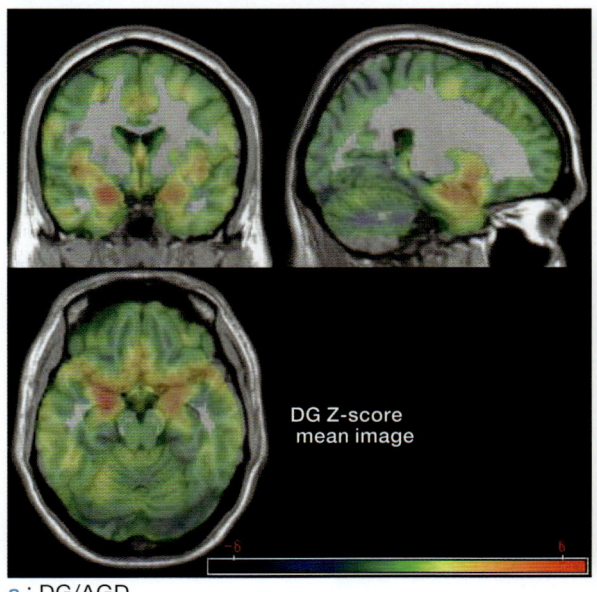
a：DG/AGD

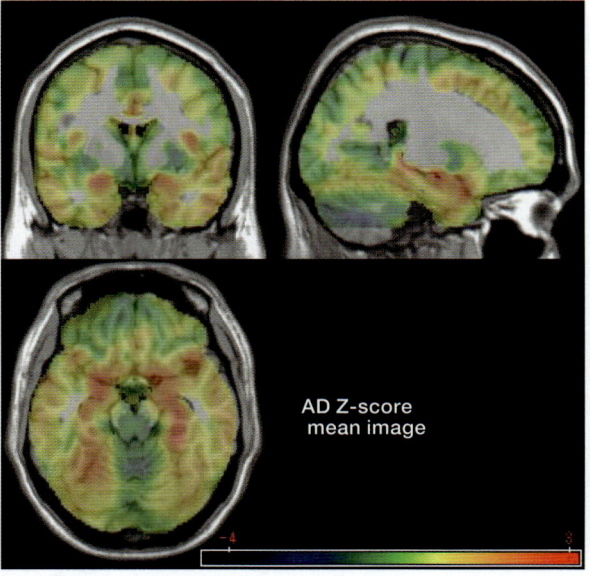
b：AD

剖検例のVBM解析を示す（東邦大学 水村直先生との共同研究解析）。剖検例のDG/AGDとADをvoxel based morphometryの手法で萎縮部位をZスコアで表示したものである。DG/AGD,ADとも萎縮が最も強い領域（Zスコアが高い，橙色が強い部位）は側頭葉内側前方領域である。しかし，DG/AGDでは萎縮は腹側前方に限局しバラつきも少ないが，ADでの萎縮は腹側，内側に広く分布し，側頭葉背外側面にも萎縮が広っている様子がみて取れる。

図4 80歳代，男性。MMSE＝24点，MCIレベル：剖検確定DG

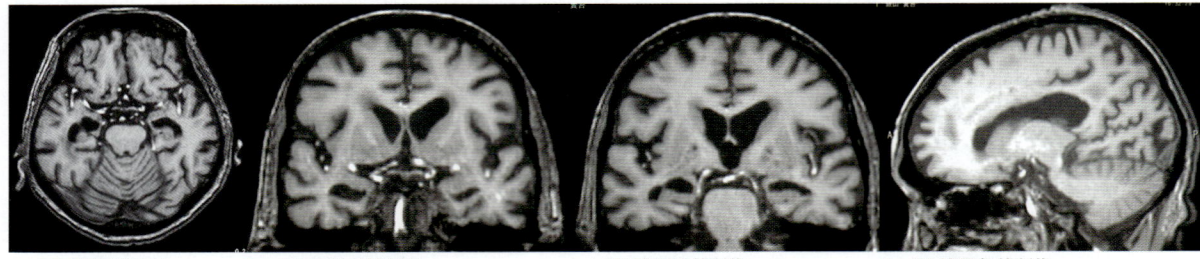

a：T1強調横断像　　b：T1強調冠状断像　　c：T1強調冠状断像　　d：T1強調矢状断像

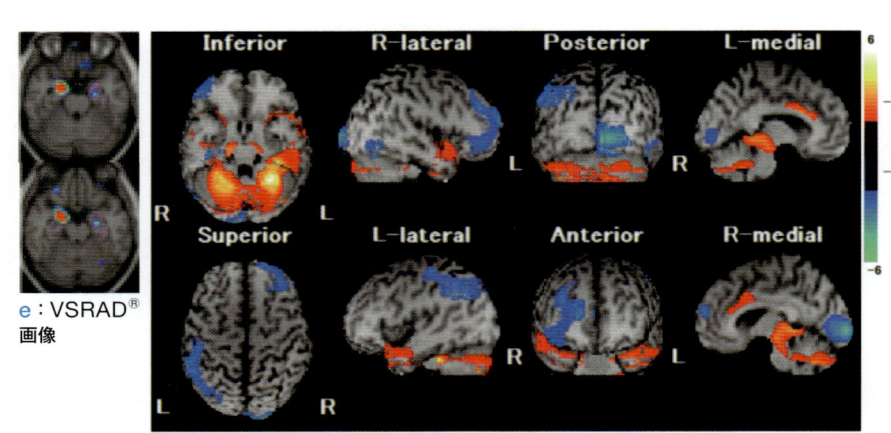

e：VSRAD®
画像

f：脳血流シンチグラフィ（SPECT像）

a〜c：右優位に側頭極から扁桃，側頭葉腹側，最内側の萎縮が示唆される。d：a〜cの萎縮の程度の割に，頭頂葉脳溝拡大はとらえられない。e：右優位側頭葉内側，前方萎縮が示されている（Zスコア＝3.14）。f：後部帯状回，楔前部は保たれており，ADを示唆する変化は得られない。g〜i：剖検では，迂回回から扁桃体の萎縮が，海馬に比べて強く認められ，MRI所見と対応した。背景には，ADの病理はなく（Aβ，神経原線維変化は乏しい），嗜銀顆粒性認知症（StageⅢ）であった。

GB：Gallyas-Braak

[g〜iの病理画像は，東京都健康長寿医療センター神経病理，高齢者ブレインバンク 齊藤祐子先生，大阪大学大学院連合小児発達学研究科 附属子どもの心の分子制御機構研究センター ブレインバンク・バイオリソース部門・常勤特任教授，大阪大学医学部附属病院神経内科・脳卒中科（兼）東京都健康長寿医療センター高齢者ブレインバンク・バイオリソースセンター事務局長 常勤特任研究員（神経病理）・脳神経内科（兼）（クロスアポイント）村山繁雄先生のご厚意による]
（徳丸阿耶ほか：高齢者タウオパチー：これだけは知っておきたい Key Points for imaging diagnosis of "Senile Tauopathy". 臨床画像 35; 1271-1280: 2019, 図2より転載）

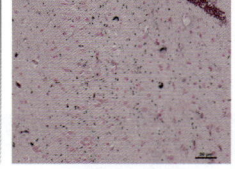

g：抗Aβ抗体染色像（海馬）　　h：AT8染色（海馬，神経原線維変化像）　　i：GB染色像（迂回回）

図5 剖検確定の嗜銀顆粒性認知症2例

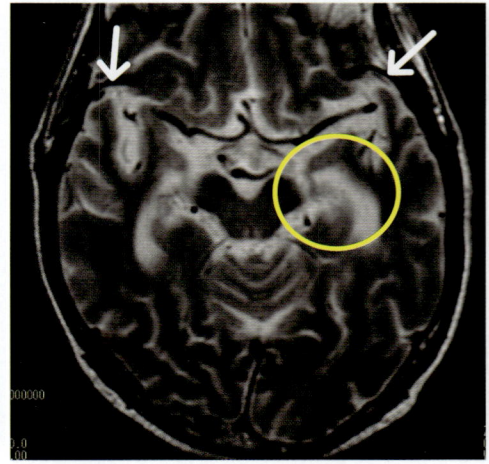
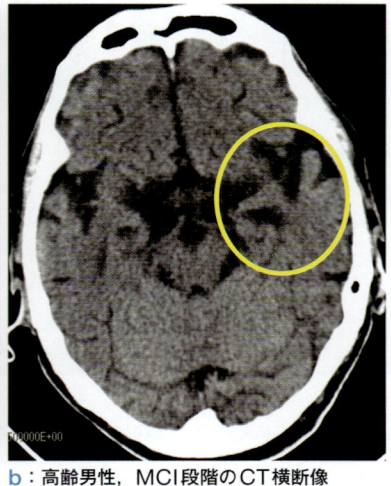

a：左優位に側頭極（→），側頭葉内側萎縮がある（○）。扁桃領域の萎縮，迂回回萎縮も指摘できる。剖検確定嗜銀顆粒性認知症であった。
b：左優位に側頭極萎縮，側頭葉内側，腹側優位の萎縮が認められる（○）。扁桃の萎縮も目立つが，臨床的にはMCI段階。AD病理はほとんど認められず，剖検確定の嗜銀顆粒性認知症である。

a：高齢男性，MCI段階のT2強調横断像　　b：高齢男性，MCI段階のCT横断像

（徳丸阿耶ほか：高齢者タウオパチー：これだけは知っておきたいKey Points for imaging diagnosis of "Senile Tauopathy". 臨床画像 35; 1271-1280: 2019, 図4より転載）

の最もよくみえるスライス面で，側脳室下角の壁を通る線を引いて，交わる角度が鋭角であればAD，鈍角であればDG/AGDの可能性を考慮するというものです。日常診療で簡便にトライできますので，是非トライしてみてください。ただし，sloping shoulders signも，病期や複合病理の存在によっては判断が難しい場合もあることには注意が必要です。

では，症例をみていきます。図4は80歳代，もの忘れで発症，MMSE＝24点，MCI段階でのMRIを示しています。右優位，腹側優位に側脳室下角の拡大が認められ（図4a〜d），右優位扁桃の萎縮も視診上でもとらえられています。VSRAD®右優位に関心領域の腹側に限局するZスコア上昇を示しています（図4e）。図4cをみると，sloping shoulders signは陰性です。さらに，脳血流SPECTでは，後部帯状回，楔前部の血流低下はとらえられず，ADらしさに欠けています。剖検では，Aβ，神経原線維変化の病理は些少で，Stage Ⅲの嗜銀顆粒沈着の広がりが認められました。

図5a，bは，筆者が2004年に東京都健康長寿医療センターに赴任して，AD疑いとして検査に供されるMCI段階の患者に，初回は萎縮がごく軽度であるのに，その後，海馬近傍から全脳萎縮が進行する群と，すでに萎縮は高度であるにもかかわらずその後臨床的進行が軽微な群があることに気づきながらも，その差が何に由来するかの判断に難渋していたときに，カルテ庫にあった臨床診断AD，剖検診断DG/AGD102例の"フィルム"を引っ張り出して，見直したもののなかの2例です。いずれもMCI段階で検査に供されています。

図5aでは，左優位に側頭極から扁桃の萎縮が明瞭にとらえられていると思います。図5bの高齢のMCI段階でのCTですが，やはり左優位に側脳室下角腹側の拡大と，扁桃の萎縮が視診上でとらえられていると思います。古い症例で横断像のみ，あるいはCT像のみの場合も多かったのですが，この1枚の横断像からも，"側頭極から扁桃，海馬腹側の萎縮が目立つが，全脳萎縮は軽微"という印象がもてると思います。

図6，7では，剖検確定ADと剖検確定AGDの海馬頭を通る断面でのsloping shoulders signをみてみたいと思います。図6aの剖検確定AD，T1強調横断像（海馬頭を通る断面）で，側脳室下角の内側に沿って線を引くと，交わる角度は鋭角，まるでなで肩のようにみえます。本例ではAβ，神経原線維変化とも陽性，AD病理が確認されています。図7aは，剖検確定AGDです。図6aと同様に側脳室下角の内側に沿って線を引くと，交わる角度は鈍角となり，剖検確定ADとの差をみてとれると思います。この鈍角は，腹方優位の萎縮を反映しています。本例では，背景にAD病理はとら

えられず，嗜銀顆粒が広範囲に沈着，Stage ⅢのAGDでした。

脳血流SPECT/ PET

単独のDG/AGD症例では，ADに典型的な後部帯状回から楔前部の血流低下がとらえられず，側頭葉に限局した血流低下を認めることが多いです。

単独例ではアミロイドPET陰性ですが，経過に従い陽性を示す場合もあり（もちろん，そのなかにはAD重畳例も加わっていることでしょう），症例を積み重ね，それぞれのバイオマーカーの意義を明確にしていく必要があるでしょう。アミロイドPETの陽性と髄液Aβの低下はよい相関を示し，DG/AGD単独症例ではアミロイドPETは陰性である可能性が高いと思われますが，高齢者の認知症の背景には複合的病態，合併病理像は高率に存在しており，DG/AGDが単独の認知症背景である純粋な症例は，むしろ少ないことに留意することは重要です。

その他のバイオマーカー [4,13]

剖検で確認されたADの脳脊髄液所見ではアミロイドβ蛋白（amyloid β -protein：Aβ）の低下，総タウおよびリン酸化タウの上昇を認めるのに対して，DG/AGDではAβは正常，総タウおよびリン酸化タウは正常かごく軽度の上昇とADと相違があることがわかってきています。5-HIAA（5-ヒドロキシインドール酢酸），HVA（ホモバニリン酸）はLewy小体型認知症（DLB）では高率に低下を示すものの，DG/AGDでは正常範囲という知見も明らかになりつつあります。今後血液バイオマーカーの洗練なども期待され，病因に直結する適切なバイオマーカーと画像による「病態広がり判断」「病期による変化」「合併病理像の抽出」などを組み合わせていくことが大事になると考えます。

PITFALL

❶ **DG/AGDは，単独の背景病理はむしろ少なく，高率に複合的な合併病理が存在することが多いことが知られている**
- DG/AGDに限らず，高齢の認知症の背景には複合的な病態が存在していることを認識する

❷ **同じ4リピートタウオパチーであるPSPやCBDとの合併が多いことが病理学的には知られているが，ADやPARTとの合併も少なくない**
- 日常臨床診断では合併が多いことを忘れない

図6 Sloping shoulders sign：AD（Braak NFT stage IV），MMSE＝18点，剖検確定例

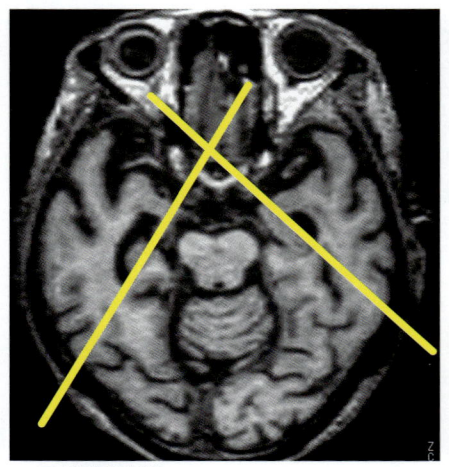

a：T1 強調横断像

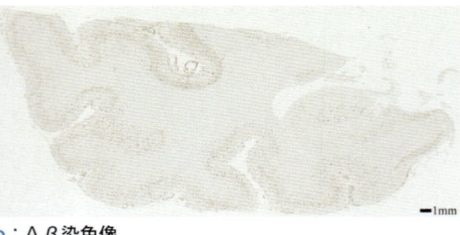

b：Aβ染色像

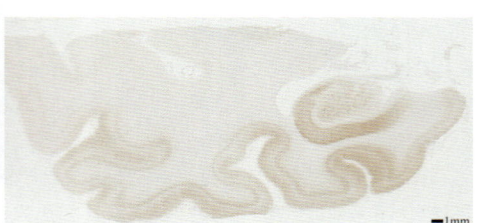

c：AT8 染色像

a：海馬頭を通る断面で，側脳室下角の内側に沿って線を引くと，交わる角度は鋭角，まるでなで肩のようにみえる。b，c：Aβ，神経原線維変化とも陽性，AD病理が確認された。

[病理画像は，東京都健康長寿医療センター神経病理，高齢者ブレインバンク 齊藤祐子先生，大阪大学大学院連合小児発達学研究科 附属子どもの心の分子制御機構研究センター ブレインバンク・バイオリソース部門・常勤特任教授，大阪大学医学部附属病院神経内科・脳卒中科（兼）東京都健康長寿医療センター高齢者ブレインバンク・バイオリソースセンター事務局長 常勤特任研究員（神経病理）・脳神経内科（兼）（クロスアポイント）村山繁雄先生のご厚意による]

図7 Sloping shoulders sign：病理確定AGD，MMSE＝22点

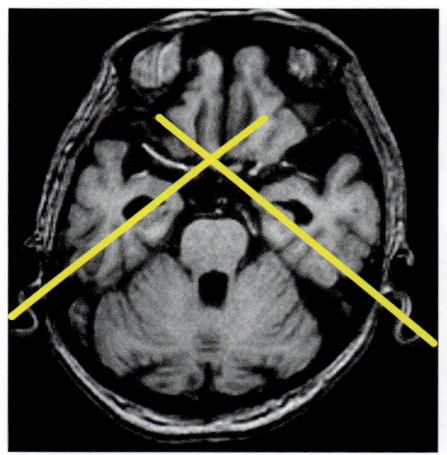

a：T1 強調横断像

b：Aβ染色像　　c：AT8 染色像

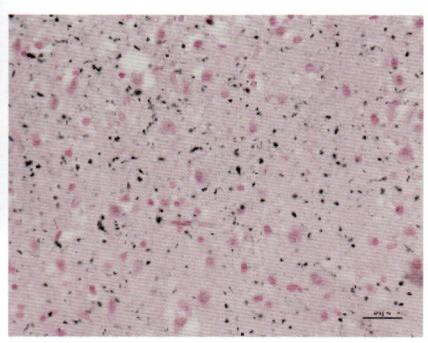

d：GB染色像

a：剖検確定AGDで，図6aと同様に側脳室下角の内側に沿って線を引くと，交わる角度は鈍角となる。腹方優位の萎縮を反映している。b〜d：背景にAD病理はとらえられず，嗜銀顆粒が広範囲に沈着，Stage IIIのAGDであった。

[病理画像は，東京都健康長寿医療センター神経病理，高齢者ブレインバンク 齊藤祐子先生，大阪大学大学院連合小児発達学研究科 附属子どもの心の分子制御機構研究センター ブレインバンク・バイオリソース部門・常勤特任教授，大阪大学医学部附属病院神経内科・脳卒中科（兼）東京都健康長寿医療センター高齢者ブレインバンク・バイオリソースセンター 事務局長 常勤特任研究員（神経病理）・脳神経内科（兼）（クロスアポイント）村山繁雄先生のご厚意による]

表2 主たる4リピートタウオパチー

- 嗜銀顆粒性認知症（dementia with grains：DG/argyrophilic grain disease：AGD）
- 進行性核上性麻痺（progressive supranuclear palsy：PSP）
- 大脳皮質基底核変性症（corticobasal degeneration/corticobasal syndrome：CBD/CBS）
- globular glial tauopathy（GGT）
- MAPT遺伝子異常―familiar FTLD tau

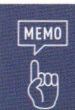

MEMO 鑑別診断

❶AD
重要な鑑別診断になる。MCI段階でも側頭極から扁桃，迂回回（側頭最内側の皮質の菲薄に留意）に片側優位の萎縮を示す高齢者ではDG/AGDについて，一考してみよう。ADとの重畳も少なくない

❷原発性年齢関連タウオパチー（primary age-related tauopathy：PART）[14,15]（第Ⅲ章4，p87参照）
海馬領域は神経原線維変化が加齢とともに多く出現することが知られている。PARTは，加齢性変化から神経原線維変化型老年期認知症（senile dementia with neurofibrillary tangle：SD-NFT）までを包含する幅広い概念として近年提唱されているものである。認知機能障害をきたすSD-NFTでは，高齢発症，緩徐進行性，もの忘れ初発などが知られており，臨床的にはAD初期，DG/AGDとの鑑別が必要になる。迂回回の萎縮に始まり，内側側頭葉腹側萎縮が目立つDG/AGDと比べ，SD-NFTでは後方海馬までの萎縮がとらえられる。また，DGでは扁桃体の菲薄化が軽度認知障害でも目立つ場合が多いが，SD-NFTでは比較的保たれている場合が多い

❸limbic-predominant age-related TDP-43 encephalopathy（LATE）[16]（第Ⅲ章7，p130参照）
辺縁系萎縮からはじまる（あるいは首座をおく）認知症には，本項の主題であるDG/AGDのほかにAD，PARTなど複数の病理学的背景が存在する。近年，これらＡβやタウの蓄積による疾患ではなく，TDP-43が辺縁系優位に沈着する認知症として，LATEが報告された。高齢発症の認知症としてADの鑑別として重要となってくる可能性がある。LATEは海馬硬化症を伴う症例があることが知られており，TDP-43蓄積に伴う海馬硬化症をMRIでしっかりと診断することも大事

❹fused in Sarcoma（FUS）
FUS遺伝子変異は筋萎縮性硬化症とも関連するとされているが，近年，原因蛋白が不明なままであった前頭側頭葉変性症（FTLD）にFUS陽性封入体が判明し，FUS変異を伴うFTLDの新たな病理学的分類にFTLD-FUSが加えられた。画像の報告は少ないが，ここに記載を加えておく

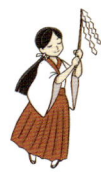

DG/AGDの画像所見で大事なポイント

▶迂回回から始まる側頭葉内側，腹方優位の萎縮があります。Sloping shoulders signも参考にしてください。側頭葉深部の「最も内側」部分が菲薄化していないかもみてくださいね。

▶左右差が認められることが多いですが，左右差がはっきりしない症例もあります。

▶病期の進展によって，前頭葉，側頭葉に広範に嗜銀顆粒沈着が広がり（図1），画像所見でも萎縮は広範囲に進展します。

▶脳血流SPECTでは，側頭葉内側面の血流低下が認められます。左右差が認められる場合もありますが，左右差のみではADとの鑑別になりません。ADで特徴的とされる頭頂葉の血流低下は，嗜銀顆粒性認知症では目立ちません。

▶局在萎縮を評価することは，嗜銀顆粒性認知症とADの鑑別に大事なことですが，神経病理学的にも萎縮，変性の部位が近接し，かつ重なっているためにその分別は必ずしも容易ではありません。視診上の評価に加え，洗練された画像解析を積み重ねることが求められています。

▶わが国では，MRIによる局在萎縮評価を簡便に行うためのフリーソフトウエアVSRAD®が全国2,000施設以上で使用されている現状があります[6]。現状のVSRAD®では，ADの診断で用いられている関心領域のZスコアは，嗜銀顆粒性認知症でも高値を示します。また，軽度認知障害（MCI）段階でも，ZスコアがADに比べて高く表示される場合，左右差が明瞭な場合に，嗜銀顆粒性認知症を検討することが必要になります。

文献

1) Braak H, Braak E: Argyrophilic grains ; Characteristic pathology of cerebral cortex in cases of adult onset dementia without Alzheimer changes. Neurosci Lett 1987; 76: 124-127.

2) 日本神経学会監修，認知症疾患診療ガイドライン作成委員会編集：第11章嗜銀顆粒性認知症．認知症疾患診療ガイドライン2017. 2017年，医学書院，東京，p295-299. https://www.neurology-jp.org/guidelinem/nintisyo_2017.html.（2023年12月閲覧）

3) Saito Y, Ruberu NN, Sawabe M, et al: Staging of argyrophilic grains: an-age associated tauopathy. J Neuropathol Exp Neurol 2004; 63: 911-918.

4) Adachi T, Saito Y, Hatsuta H, et al: Neuropathological asymmetry in argyrophilic grain disease. J Neuropathol Exp Neuro 2010; 69: 737-744.

5) Tokumaru AM, Saito Y, Murayama S, et al: MRI Diagnosis in Other Dementias. In Neuroimaging Diagnosis for Alzheimer's Disease and Other Dementias (Matsuda H, Asada T, Tokumaru AM, ed). Springer 2017, p39-116.

6) Martinez-Lage P, Munoz DG: Prevalence and disease associations of argyrophilic grains of Braak. J Neuropathol Exp Neurol 1997; 56: 157-164.

7) Braak H, Braak E: Cortical and subcortical argyrophilic grains characterize a disease associated with adult onset dementia. Neuropathol Appl Neurobiol 1989; 15: 13-26.

8) Tolnay M, Spillantini MG, Goedert M, et al: Argyrophilic grain disease;Widespread hyperphosphorylation of tau protein in limbic neurons. Acta Neuropathol 1997; 93: 477-484.

9) Saito Y, Nakahara K, Yamanouchi H, Murayama S: Severe involvement of ambient gyrus in dementia with grains. J

Neuropathol Exp Neurol 2002; 61: 789-796.

10) Saito Y, Murayama S: Neuropathology of mild cognitive impairment. Neuropathology 2007; 27: 578-584.

11) Sakurai K, Tokumaru AM, Ikeda Tet al: Characteristic asymmetric limbic and anterior temporal atrophy in demented patients with pathologically confirmed argyrophilic grain disease. Neuroradiology 2019; 61: 1239-1249.

12) Sakurai K, Iwase T, Kaneda D, et al: Sloping Shoulders Sign: A Practical Radiological Sign for the Differentiation of Alzheimer's Disease and Argyrophilic Grain Disease. J Alzheimers Dis 2021; 84: 1719-1727.

13) 齊藤祐子, 德丸阿耶: 前頭側頭葉変性症と関連疾患 嗜銀顆粒性認知症. 老年精神医学雑誌 2019; 30; 1114-1120.

14) Crary JF, Trojanowski JQ, Schneider JA, et al: Primary age-related tauopathy (PART): a common pathology associated with human aging. Acta Neuropathol 2014; 128: 755-766.

15) Yamada M: Senile dementia of the neurofibrillary tangle type(tangle only dementia); The neuropathological criteria and clinical guidelines for the diagnosis. Neuropathology 2003; 23: 311-317.

16) Nelson PT, Dickson DW, Trojanowski JQ, et al: Limbic-predominant age-related TDP-43 encephalopathy (LATE): consensus working group report. Brain 2019; 142: 1503-1527.

4. 高齢者タウオパチー②
神経原線維変化型老年期認知症（SD-NFT）/ 原発性年齢関連タウオパチー（PART）

疾患概念

神経原線維変化型老年期認知症（senile dementia of the neurofibrillary tangle type：SD-NFT）は，海馬を中心に神経原線維変化（neurofibrillary tangle：NFT）を認める老年期認知症です。ADも海馬領域にNFTがみられる重要疾患ですが，SD-NFTではADと異なり，老人斑の蓄積はほとんど認められないか軽微にとどまります。認知症剖検例での報告では5%内外の頻度があるとされ[1-4]，加齢に従い増加すると想定されています。当初は，ADの亜型と考えられていたのですが，YamadaらによりADと異なる新たな疾患として確立されてきたものです[1,2,4]。

2018年The National Institute on Aging-Alzheimer's Association（NIA-AA）で提唱されたATN systemでのA（－），T（＋），N（＋）の病態に相当すると考えられ，アミロイドやタウを標的とするAD治療薬の開発・治験・臨床応用が進む今日[NOTE 16]，神経病理，臨床，神経画像のさまざまな観点から知見を積み重ね，臨床診断を明確にしていくことが望まれる疾患の1つです。近年，加齢に伴い側頭葉内側，海馬近傍領域にNFTが蓄積する病理変化，それによって生じる病態を広く包含する**原発性年齢関連タウオパチー**（primary age-related tauopathy：PART）という概念が提案されています[5], [NOTE 17]。PARTは，臨床的な正常から軽度認知障害，SD-NFTを包含する病理学的概念で，ADとの鑑別の重要性はもとより，加齢とは何か，高齢の認知症を考えるうえでも知っておきたい「疾患，病態のとらえ方」だと思います。

NOTE 16 抗Aβ抗体薬の臨床実装

2023年1月6日，米国FDA（US Food & Drug Administration）にてアルツハイマー病（Alzheimer's disease：AD）の主病因の1つアミロイドβ（Aβ）を標的とする抗Aβ抗体薬が条件付きながら承認されたのに引き続き，2023年8月，わが国では厚生労働省がAβの凝集，沈着過程の早期から中間凝集段階であるオリゴマーやプロトフィブリルに結合し，神経毒性をブロックする機序をもつ新規治療薬レカネマブが承認されました。さらに2024年9月には，凝集Aβプラークのみに存在するとされるN3pGAβに対する抗体薬であるドナネマブが承認され，臨床実装が始まっています。

NOTE 17 原発性年齢関連タウオパチー（PART）

近年，加齢に伴い側頭葉内側，海馬近傍領域にNFTが蓄積する病理変化，それによって生じる病態を広く包含するPARTというよび方が提案されています。老人斑の蓄積は認められないか，あるいは軽微にとどまります。臨床的な正常から軽度認知障害，SD-NFTを包含する病理学的概念です。

臨床

後期高齢者，特に**85歳以上の高齢者**での発症が知られ，その**初発症状は記憶障害，もの忘れ**です。ADに比べ，**進行は緩徐**とされます。もの忘れ以外の認知機能障害は保たれる傾向があり，遂行機能障害，人格変化等は軽いとされています。一方，妄想やせん妄がみられるとの報告があり，側坐核のタウ病変との関連が示唆されています[6], [NOTE18]。MCI段階のADや，嗜銀顆粒性認知症/嗜銀顆粒病（dementia with grains/argyrophilic grain disease：DG/AGD），前頭側頭型認知症などとの鑑別が必要になりますが，高齢になればなるほど複合的な背景病理もあり，一筋縄ではいきません。

臨床と画像所見のみならず，病理，生化学，血液，脳脊髄液，遺伝子などの客観的バイオマーカーの意義を検討し，臨床に還元することができるよう，「所見を積み重ねることが大切」だと思います。今は，そのための過程，分岐点にあるのだと実感しています。**表1**にYamadaらによるSD-NFTの臨床診断ガイドラインの提唱を記載しました。客観的解析に役立つ神経画像を積み重ね，臨床，背景病理に基づく確定診断（あるいはほかのバイオマーカーに拠る可能性もあ

表1 神経原線維変化型老年期認知症（SD-NFT）の臨床診断ガイドライン提唱

- 発症：老年期（後期高齢者）に記憶障害で発症する
- 経過：初発は記憶障害を主体とし，ほかの認知機能障害や人格変化は比較的保たれる。進行は緩徐である
- 頭部画像（CT/MRI）：海馬領域の萎縮と側脳室下角の拡大（大脳皮質のびまん性萎縮は比較的軽度）
- 鑑別診断：AD，その他の変性性認知症

（文献1，2より引用）

る）との対応によって，診断ガイドラインがさらに洗練されていくものと考えます。

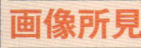
画像所見

MRI

もちろんMRIが撮像できない場合はCTで！

　後期高齢者，80歳代以降の発症，緩徐進行性，もの忘れを初期症状とする場合，画像診断でも鑑別に挙がってくることを認識しましょう。SD-NFTでは，神経原線維変化が海馬傍回，海馬に広範囲に認められ，神経細胞脱落，グリオーシスを伴います。形態変化は，この神経病理学的変化に対応し，**海馬傍回，海馬領域の萎縮**がとらえられます[7-11]。この形態変化は，AD，DG/AGDなどとの鑑別が必要になります。迂回回の萎縮に始まり，内側側頭葉腹側萎縮が目立つDG/AGDと比べ，SD-NFTでは後方海馬までの萎縮がとらえられるとされています。また，DG/AGDではMCI段階で扁桃体の萎縮が目立つ場合が多いのに比べ，SD-NFT単独では扁桃体の萎縮はDG/AGDに比べれば軽微にみえることが多いと思います（前項の**図4，5，7**，p82，84参照）[1,2,4,7,8]。

　病期に従って全脳萎縮進行が明瞭になってくるADに比べ，SD-NFTでは大脳皮質の広範萎縮は軽度である可能性が示唆されています。前方海馬や扁桃体萎縮がないためVSRAD®でZスコア高値を呈することは少ないとの記述も見受けられるのですが[9]，**図1**の病理診断確定例ではVSRAD®のZスコアは2.84と高値を示し，DG/AGDに比べ前方に限局せず，後方までZスコア上昇があることがみて取れます。この相違は，正常からMCI，認知症までの長期間に渡り，緩徐に進行するSD-NFTであれば，病期によって画像形態や臨床病態が異なる可能性を示しているのではないかとも思われます。

　病期による画像所見の推移についての検討はまだ少ないのです。あえて1例に依存し，「サイエンス」とはいえない記述をしていることを自覚していますが，臨床診断，生前の診断がまだ難しいSD-NFTの臨床，画像，その他のバイオマーカーの積み重ねが，治療，適切な介護などにつながるだろうという希望を込めています。経過による臨床症状の推移，MRIによる形態変化との対応，髄液，血液バイオマーカー

との対応，機能画像，PETによるアミロイドやタウイメージングの所見の蓄積を，背景病理を確認しつつ積み重ねることは，疾患修飾薬開発，治験を適切に進行し，さらに的確な治療，介護，看護計画を立てるうえでも重要なことだと思います。

脳血流SPECT/ PET

　脳血流SPECTでのまとまった報告もまだ少ないです。側頭葉内側に限局する血流低下パターンを示す例と，AD類似のパターンを示すものについての記述がありますが[12]，さらに背景病理に基づく症例を積み重ねる必要があるでしょう。髄液，血液バイオマーカーや，アミロイドPET，タウ標的PETなどを組み合わせ，症例を積み重ねることが診断基準の洗練につながっていきます（**図1**）。

　ただし，AD，DG/AGD，Lewy小体型認知症との合併病理の報告，PART病理確定症例での内側側頭葉萎縮が合併するTDP-43 proteinopathyに影響されている可能性を指摘する報告などもあり，後期高齢者の認知症では，背景に高率に複合病理があることを認識しつつ解析していく必要があります[3,7,12-14]。

その他のバイオマーカー

　アポリポ蛋白E（apolipoproteinE：ApoE）遺伝子では，ADに比べ$\varepsilon 4$の頻度が低く（8〜10％），逆に$\varepsilon 2$の頻度が高いことが報告されています[15]。脳脊髄液や血液バイオマーカーのまとまった報告はありませんが，髄液バイオマーカーやアミロイドPET，タウ標的PETなどを組み合わせることで，診断の確実性を得ることが期待されています。臨床と画像で手を携え，確かな症例を積み重ねましょう。

症例検討

　では，剖検例の画像をみてみましょう。**図1**は高齢男性，80歳代にもの忘れで発症，比較的緩徐に認知症は経過していました。MMSE＝27点，発症3年のMRI（**図1a〜d**），MMSE＝17点，初回MRから7年後のMRI（**図1e**）を示しています。T2強調横断像では，DG/AGD（前項の**図4，5，7**，p82，84参照）でみられるような片側優位，側頭極から扁桃体の強い萎縮は確認できず（**図1a,c**），VSRAD®でも後方海馬までの萎縮が示唆されています（**図1b**）。この時点では，頭頂葉の脳溝拡大は目立たず（**図1d**），全脳萎縮は軽微といえるでしょう。

　7年のフォローで，MMSEは27点から17点と下がり，臨

床的にも認知症の進行が認められた時点では，側脳室下角の拡大，海馬傍回脳溝拡大が進行しています（図1e）。海馬近傍萎縮の進行は示唆できるでしょう。アミロイドイPETでは有意の集積を認めず（図1f），病理学的にはMRIに対応するように海馬辺縁系に強調される萎縮がマクロ病理でとらえられました（非掲示）。Aβの蓄積は些少でしたが（非提示），海馬CA1から海馬支脚，海馬傍回に広がり，かつ同領域に比較的限局する神経原線維変化がとらえられました（非掲示）。臨床，画像，病理を通して，SD-NFTが診断された症例です。

図1 高齢男性。神経原線維変化型老年期認知症（SD-NFT），剖検確定

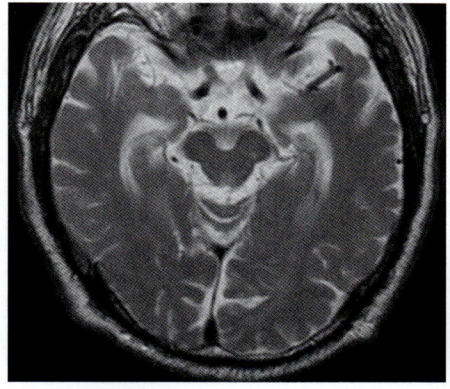

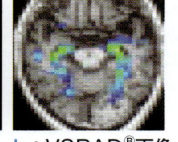

a：T2強調横断像　　　　b：VSRAD®画像

a：MMSE＝27点MCI段階で撮像されたMRI T2強調横断像である。DG/AGDと比べ，側頭極の萎縮は軽度で，扁桃近傍の菲薄化も目立たない。b：Zスコアは2.84と高値を示したが，DG/AGDのようにZスコア上昇部位は腹方に限定しておらず，後方海馬までの萎縮が示唆された。c：側頭極から扁桃体の萎縮は目立たないが，側脳室下角の拡大はある。d：cでも全脳萎縮は目立たないが，矢状断で頭頂葉脳溝拡大は目立たない。e：初回MR検査から7年後，MMSEは27点から17点に悪化，認知機能障害の緩徐進行がある。側脳室下角の拡大，海馬傍回脳溝拡大が進行している。海馬近傍萎縮は目立つ割に，7年の経過で全脳萎縮は軽度といえる。f：有意な集積を認めない。

（a，b は徳丸阿耶，村山繁雄，斎藤祐子：高齢者タウオパチー：これだけは知っておきたい Key Points for imaging diagnosis of "Senile Tauopathy". 臨床画像 2019; 35: 1271-1280, 図6より改変転載／f の画像は東京都健康長寿医療センター研究所 認知症未来社会創造センター 副センター長，神経画像 /AI 診断システムチーム 専門部長 石井賢二先生のご厚意による）

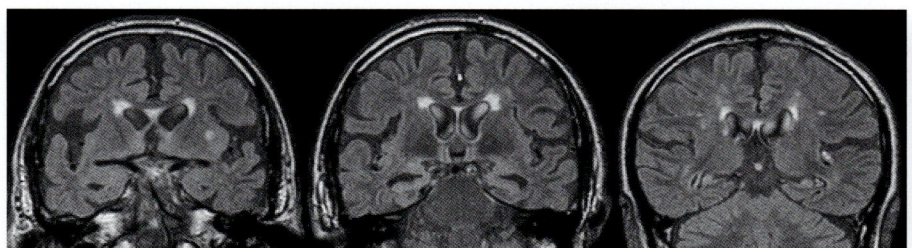
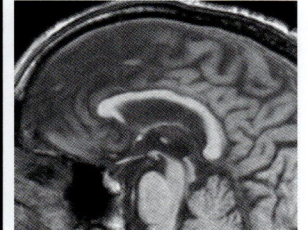

c：FLAIR冠状断像　　　　　　　　　　　　　　　　　　d：T1強調矢状断像

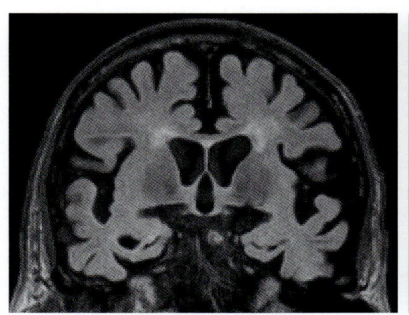
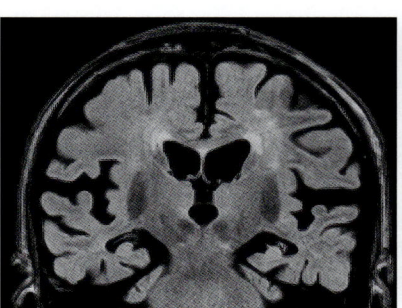
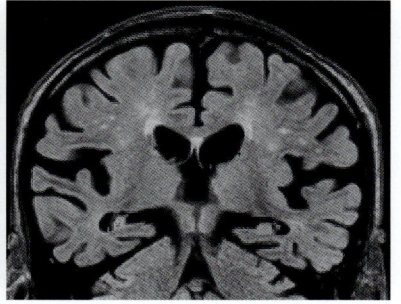

e：7年後のFLAIR冠状断像（MMSE＝17点と認知機能障害は緩徐進行）

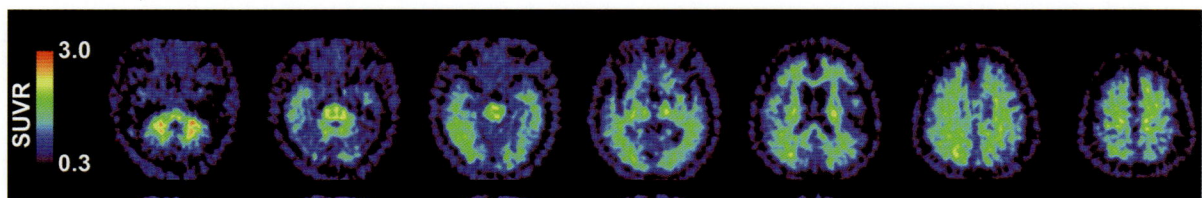

f：アミロイドPET像

PITFALL

❶ 高齢者の認知症では，背景は複合的であることは当たり前である
・SD-NFTでも，AD，DG/AGD，Lewy小体型認知症，TDP-43 proteinopathy，さらには脳血管障害などとの合併病理が高率に存在することがわかっている。繰り返しになるが，本疾患に限らず，後期高齢者の認知症では，背景に高率に複合病理があることを認識する必要がある

❷ 緩徐進行性であることはわかっているが，臨床病期と画像の経過を追跡した報告は少ない
・そのため，病期によって画像所見が異なっていることはありうる。例えばVSRAD®所見についても，数値が上がらないという記述もあるが，また本項ではVSRAD®のZスコア高値を示した剖検例を提示している

❸ MCI段階であるのにVSRAD®でZスコアが高い場合
・ADとの鑑別疾患としてDG/AGDとともにSD-NFTを考慮する

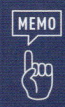

MEMO

鑑別診断

❶ AD
早期ADとSD-NFTの形態的鑑別は難しいものである。いずれも海馬近傍萎縮を示す。ADに比べSD-NFTは，進行は緩徐で，全脳萎縮の進行も遅いとされており，病期に応じた評価を行うことが大切である。脳血流SPECT，脳脊髄液（近い将来には血液）データとあわせての評価，タウ，アミロイドPETを組み合わせた診断は鑑別に有用と考えられるが，PET検査，血液検査の保険収載は，いまだ限定的である

❷ DG/AGD
臨床，形態的にも鑑別の難しい疾患であるが，DG/AGDは性格変化，易怒性など前頭葉症状が強いとされる。また，迂回回の萎縮に始まり，内側側頭葉腹側萎縮が強調されるDG/AGDと比べ，SD-NFTでは後方海馬までの萎縮がとらえられるとされている。また，DG/AGDではMCI段階で扁桃体の萎縮が目立つ場合が多いのに対し，SD-NFT単独では扁桃体の萎縮はDG/AGDに比べると軽微にみえることが多いと思われる

❸ limbic-predominant age-related TDP-43 encephalopathy（LATE）[16]（第Ⅲ章7，p130参照）
辺縁系萎縮からはじまる（あるいは首座をおく）認知症として，近年，ADやDG/AGDなどのAβやタウの蓄積による疾患ではなく，TDP-43が辺縁系優位に沈着する認知症として，LATEが報告された。高齢発症の認知症では，鑑別が重要となってくる可能性がある。LATEは海馬硬化症を伴う症例があることが知られており，TDP-43蓄積に伴う海馬硬化症をMRIでしっかりと診断することも大事である

❹ fused in sarcoma（FUS）
FUS遺伝子変異は筋萎縮性硬化症とも関連するとされているが，近年，原因蛋白が不明なままであった前頭側頭葉変性症（FTLD）にFUS陽性封入体が判明し，FUS変異を伴うFTLDの新たな病理学的分類にFTLD-FUSが加えられた。画像の報告は少ないが，ここに記載を加えておく

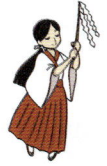

SD-NFTの画像所見で大事なポイント
▶ 後期高齢者の変性性認知症の背景病理に，AD，パーキンソン病に伴う認知症，Lewy小体型認知症，DG/AGDとともに，SD-NFTがまれならず存在する可能性を認識しましょう
▶ AD早期診断ソフトとしてVSRAD®がわが国では広く普及していますが，その関心領域は感度を優先してDG/AGDやSD-NFTなどの変性，萎縮部位と重なっていることを認識しましょう。
▶ DG/AGDと比べ，早期から後方海馬まで萎縮が存在します。早期においてはADとの鑑別は形態のみでは難しいです。DG/AGDでは，MCI段階でも形態的に扁桃体の萎縮が視診でさえ明瞭な場合も多いですが，SD-NFT単独かつ初期であれば，扁桃体は比較的保たれている可能性があります。
▶ 病期に従った全脳萎縮の程度は，ADに比べて軽度である可能性が示唆されます。
▶ 形態的に萎縮の進行があるのに認知障害の進行が軽微な場合，DG/AGDとともにSD-NFTの鑑別を考慮しましょう。抗Aβ抗体薬が臨床実装され，PETや脳脊髄液でAβの存在が否定される群を，安易に「適応外」とよぶのでなく，しっかりと病態を解明していくことが求められていると思います。

文献

1) 山田正仁：神経原線維変化型老年期認知症—診断と治療の展望—，老年精神医学雑誌 2016; 2: 73-79.

2) Yamada M：Senile dementia of the neurofibrillary tangle type（tangle only dementia）；The neuropathological criteria and clinical guidelines for the diagnosis. Neuropathology 2003; 23: 311-317.

3) Saito Y, Murayama S: Neuropathology of mild cognitive impairment. Neuropathology 2007; 27: 578-584.

4) Yamada M, Itoh Y, Otomo E, et al: Subgroups in dementia of the Alzheimer type identified using positron emission tomography Neuropathology 1996; 16; 89-98.

5) Crary JF, Trojanowski JQ, Schneider JA, et al: Primary age-related tauopathy（PART）：a common pathology associated with human aging. Acta Neuropathol 2014; 128: 755-766.

6) Kawakami I, Hasegawa M, Arai T, et al: Tau accumulation in the nucleus accumbens in tangle-predominant dementia. Acta

Neuropathol Commun 2014; 2: 40.

7) Tokumaru AM, Saito Y, Murayama S, et al: MRI Diagnosis in Other Dementias. In Neuroimaging Diagnosis for Alzheimer's Disease and Other Dementias (Matsuda H, Asada T, Tokumaru AM, ed). Springer 2017; p39-116.

8) 徳丸阿耶, 下地啓五, 亀山征史, ほか: 画像診断医のための認知症画像診断 5. アルツハイマー病以外の認知症（治療可能な認知症を含めて）. 画像診断 2018; 38: 897-911.

9) 岩崎　靖: 第4章主要疾患の病態 9 神経原線維変化型老年期認知症. 認知症イメージングテキスト 画像と病理から見た疾患のメカニズム（富本秀和ほか, 編）. 医学書院, 東京, 2020, p206-210.

10) Josephs KA, Murray ME, Tosakulwong N, et al: Tau aggregation influences cognition and hippocampal atrophy in the absence of beta-amyloid: a clinico-imaging-pathological study of primary age-related tauopathy(PART). Acta Neuropathol 2017; 133: 705–715.

11) Quintas-Neves M, Teylan MA, Besser L, et al: Magnetic resonance imaging brain atrophy assessment in primary age-related tauopathy(PART). Acta Neuropathologica Communications 2019; 7: 204.

12) 齊藤祐子, 金丸和富, 徳丸阿耶, ほか: 高齢者タウオパチーの診断のポイント. 老年精神医学雑誌 2011; 22; 36-44.

13) Josephs KA, Murray ME, Tosakulwong N, et al: Brain atrophy in primary age-related tauopathy is linked to transactive response DNA-binding protein of 43kDa. Alzheimers Dement 2019; 15: 799-807.

14) Matsubara T, Ishii K, Saito Y, et al: Neurofibrillary tangle-predominant dementia followed by amyloid β pathology: a clinico-radio-pathological case providing insights into current disease-modifying therapeutic strategy. Acta Neuropathol Commun 2024; 12: 98.

15) Robinson AC, DavidsonYS, Roncaroli F, et al: Influence of APOE genotype in primary age-related tauopathy. Acta Neuropathol Commun 2020; 8: 215.

16) Nelson PT, Dickson DW, Trojanowski JQ, et al: Limbic-predominant age-related TDP-43 encephalopathy(LATE): consensus working group report. Brain 2019; 142: 1503-1527.

III

神経変性疾患

5. 高齢者タウオパチー③
進行性核上性麻痺（PSP）

■ はじめに

進行性核上性麻痺（progressive supranuclear palsy：PSP）は，神経細胞やグリア細胞内に異常にリン酸化された4リピートタウ蛋白が蓄積し，封入体を形成する神経変性疾患である4リピートタウオパチーの1つです MEMO, NOTE 19 。病理学的には，神経原線維変化とアストロサイト内のタウ陽性封入体が淡蒼球，視床下核，黒質，脳幹被蓋，小脳歯状核，前頭葉などの変性領域に認められます。1963年にRichardsonらが，発症初期からの姿勢保持障害，易転倒性，垂直性核上性注視麻痺，認知症を臨床的特徴とするPSPの臨床病理学的所見を報告し，症例が積み重ねられてきました。

現在では，Richardsonらが示した典型的なPSP（Richardson症候群）のほかに，多彩な臨床病態を包含することが明らかとなり，画像診断も疾患概念の変遷に対応する必要が出てきました。また，タウを標的とする疾患修飾薬（病態抑止薬）開発治験が進められており，治験の適切な遂行のために早期に正確な診断を得ること，さらにしっかりとした除外診断のための鑑別も求められています。画像診断のバイオマーカーとしての意義を高める診断技術の開発と同時に，日常臨床ではPSPの幅広い病態を把握する丁寧な画像診断が望まれており，診断医も楽ではありません。読影室に孤立せず，臨床，バイオマーカーのチーム，病理，看護，介護スタッフのコミュニケーションを痛切に感じる疾患の1つです。

NOTE 19

タウオパチー（tauopathy）

微小管結合蛋白の一種であるタウ蛋白が，リン酸化して不溶性となり神経細胞やグリア細胞に異常蓄積する病態の総称としてタウオパチーが用いられています。生化学的な解析から，C末端側の微小管結合領域の繰り返す数によって，3リピートタウと4リピートタウに大別されています。ADは，アミロイドβ蛋白が沈着する疾患として知られていますが，さらにタウ蛋白沈着が加わり，神経変性を加速するとされています。高齢者で，アミロイドβ蛋白よりもタウ蛋白沈着が優位となる疾患群を高齢者タウオパチーとよんでおり，認知症，パーキンソニズムなど，神経変性疾患の重要な鑑別疾患を包含しています。3リピートが蓄積する疾患としてピック病があり，4リピートタウが蓄積する疾患はPSP，CBD，嗜銀顆粒性認知症，原発性年齢関連タウオパチーなどがあります。ADは3，4リピートタウの双方が蓄積することが知られています。

■ 臨床

新しい臨床診断基準：PSPには多彩な臨床病型がある

PSPの典型的臨床像は，発症早期からの転倒を伴う姿勢保持障害，垂直性核上性注視麻痺を中核とするもので，認知症合併も高率です。報告者の名前から，Richardson症候群（PSP-RS）とよばれています[1,2]。その後，多様な病態を示す臨床亜型が次々と報告され，病理確定診断PSPを検討した報告では，生前の臨床診断率は，初診時は25％に過ぎず，最終臨床診断でも60％強にとどまるとされています[3]。臨床亜型と病理学的な病変分布との関連を示す報告も積み重ねられ[4]，2017年にはMovement Disorder Societyによる新しい診断基準として（以下，MDS基準），RSに加え7つの臨床亜型PSP variantsが提唱されました（**表1**）[1], NOTE 20 。

臨床亜型と病理学的な病変分布との関連を示すわが国のPSP剖検70例の病理学的な病変分布についての報告[5]をみると，淡蒼球，視床下核，黒質，脳幹被蓋，小脳歯状核，前頭葉にPSP病理像を認める群は73％で，これらの多くはPSP-RSをはじめとする典型的PSPの臨床病態に対応しています。淡蒼球，視床下核，黒質に限局したPSP病理像を認める群は18％で，臨床的にはPSP-PGF（PSP-progressive gait freezing），PSP-P（PSP-predominant parkinsonism）を呈していました。これらの亜型では，病理学的な病変分布を反映して，MRIでも中脳被蓋や前頭葉優位の萎縮が目立たないことに留意が必要です。また，欧米では報告が少ないようですが，16％に小脳歯状核や橋核に変性の強い群があり，それらは臨床的にPSP-C（PSP-predominant cerebellar ataxia）の病態を呈していたと報告されています。大脳皮質に左右差を伴うPSP病理を示す群は9％，これらの臨床病型 はPSP-F（PSP-predominant frontal presentation），PSP-SL（PSP-predominant speech/language disorder），PSP-CBS（PSP-corticobasal syndrome）などが包含されています（**表1**）[4]。

表1にPSP臨床亜型のそれぞれの特徴，病変分布について簡略に示しましたので参考にしてください。病理学的変化の強い部位に◎，○を付けています。もちろん○のついていない部位にも軽度から中等度の病態は存在しています。

表1　PSPの臨床病型，病変分布

臨床病型	主症状	病変分布					
		前頭葉，中心前回	淡蒼球，視床下核	黒質	中脳・橋被蓋	歯状核	橋核
PSP-RS	発症早期からの姿勢保持障害，転倒，垂直性核上性注視麻痺。認知症	◎	◎	◎	◎	◎	
PSP-P	パーキンソニズムが主徴，進行緩徐。パーキンソン病との鑑別が難しい		◎	◎			
PSP-PGF	L-dopa無効の歩行のすくみ現象，小声，無声など。進行緩徐		◎	◎			
PSP-F	認知機能障害，前頭葉症状（前頭側頭型認知症との鑑別要）	◎	◎				
PSP-OM	眼球運動障害が主徴						
PSP-SL	進行性非流暢性失語。発語失行	○（左シルビウス裂周囲）					
PSP-CBS	失行，パーキンソニズムなど大脳皮質基底核変性症候群を示す	◎（左右差あり）	◎	○	○	○	○
PSP-PI	姿勢保持障害						
PSP-C注1)	小脳性運動失調。わが国には比較的多い。多系統萎縮症や脊髄小脳変性症との鑑別要					◎	◎
PSP-PLS（まれ）注2)	上位運動ニューロン徴候が主：構音障害，嚥下障害						

注1）MDS 基準に含まれない。わが国では，病理確定診断の 10% 程度とされるが，欧米では頻度が低い。
注2）MDS 基準に含まれない。

PSP-RS：PSP-Richardson syndrome，PSP-P：PSP-Predominant Parkinsonism，PSP-PGF：PSP-progressive Gait Freezing，PSP-F：SP-Predominant Frontal Presentation，PSP-OM：PSP-Ocular Motor Dysfunction，PSP-SL：PSP-Predominant Speech/Language Disorder，PSP-CBS：PSP-Predominant Corticobasal Syndrome，PSP-PI：PSP-Predominant Postural Instability，PSP-C：PSP-Predominant Cerebellar Ataxia，PSP-PLS：PSP-Primary lateral sclerosis

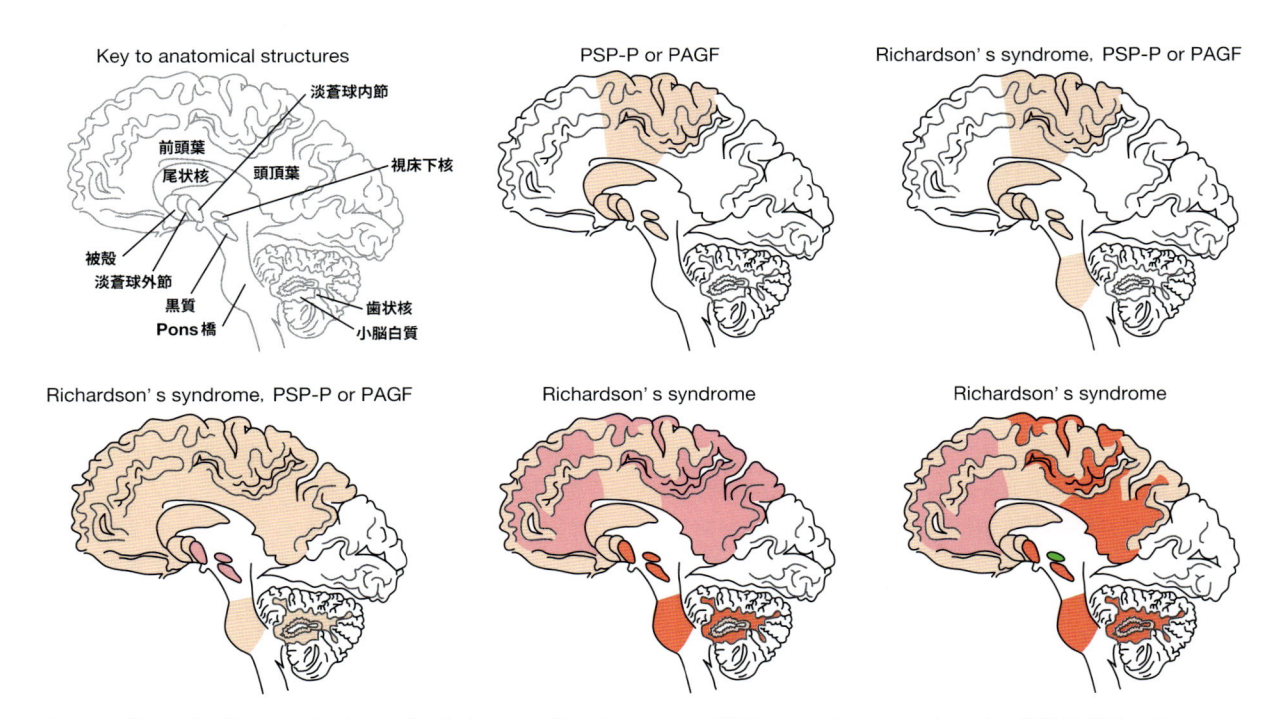

Brown：mild severity，Purple：moderate severity，Red：severe，Green：very severe，PSP：progressive supranuclear palsy，PSP-P：PSP-parkinsonism，PAGF：pure akinesia with gait freezing，STN：subthalamic nucleus，GPi：globus pallidus interna，GPe：globus pallidus externa. Reproduced with permission from Oxford University Press.[18]

［文献 4 の図2（Severity of PSP tau pathology varies according to distribution）を参考に作成］

PSP mimics

PSPと臨床診断された症例のうち，PSP病理は6割強から8割以下にとどまっていると報告されています。残りの30％内外の非PSPでは，大脳皮質基底核変性症（corticobasal degeneration：CBD），多系統萎縮症（multiple system atrophy：MSA），Lewy小体型認知症（DLB：dementia of Lewy bodies）等が含まれています。疾患修飾薬の治験，開発応用に期待が寄せられるなか，αシヌクレイオパチー[NOTE 21]であるMSA，DLBの除外，鑑別診断は一層重要になっています。

画像所見

PSPは，広範な臨床スペクトラムを有する難治性の神経変性疾患ということがわかってきました。2024年11月時点で疾患特異性のあるバイオマーカーや，病態抑止治療の方法は確立していませんが，タウに標的を定めた疾患修飾薬（病態抑止薬）開発は現在進行形で進められており，早期の正確な診断，病態に沿った診断に「神経画像」は大事な役割を果たしています。中脳被蓋萎縮，前頭葉や中脳被蓋の血流低下，黒質変性などの典型的な所見をしっかりと診断することは言うまでもありませんが，今後は新たに明確となってきている多彩な病態，臨床病型に対応する診断が，求められることになると思います[6,7]。日常臨床のなかで，それらに対応することは大変なことですが，画像にみえている

所見を余さずとらえ，臨床に還元しつつ，ほかのバイオマーカーと併せた所見の蓄積，また生化学，遺伝子，病理所見とつなぐ"場所"を提供するのも画像診断の拠って立つところと思います。

MRI

 もちろんMRIが撮像できない場合はCTで！

MRIは病態診断に有用です。繰り返す転倒で来院した患者の救急CTやMRIで中脳被蓋萎縮を指摘し，背景にPSPがあることを推定し，診断の端緒となることも少なくありません。PSPでの転倒は防御姿勢が取れず背側に倒れるといった危険な転倒になることも少なくありませんので，救急の高齢者の外傷を診断するときには注意してください（第Ⅵ章，**図36**，p235参照）。

PSPが臨床で疑われた場合の検査では，横断像のみではなく，矢状断や斜冠状断像で，中脳被蓋萎縮，上小脳脚萎縮の有無を評価することが望ましいと思います。薄いスライス厚での3D gradient echo法を用い，評価すべき解剖学的構造の面積測定，画像統計解析を取り入れた客観的評価の有用性，SWI，QSMによる神経変性部位を描出する試みなど[8-10]も報告が積み重ねられており[11]，多彩な臨床スペクトラムに対応する神経画像情報の洗練が望まれます。

中脳被蓋萎縮

中脳被蓋の萎縮は，日常画像診断の中でPSPを示唆する端緒となりうる大事な所見といえます[7]。正中矢状断像では，橋底部と比較して中脳被蓋萎縮が高度になると，ペンギンシルエットサイン/ハチドリ（ハミングバード）サインとよばれる特徴的な形態を示します（**図1**）。横断像のみの場合，中脳背側の萎縮が朝顔の花のような形態を示しmorning glory signあるいはミッキーマウスサインとよばれています[12]（**図2**）。頭部外傷を繰り返す症例のCT所見で，PSPを示唆する契機となる場合がありますので，ぜひ知っておきたい所見です。

一方，発症早期や**表1**に紹介した臨床亜型では中脳被蓋の高度萎縮が目立たない症例があり，ペンギンシルエットサイン/ハチドリサインのみにとらわれてはいけません（**図3，7**）。**図3**に，正常対照，PSP-RS（病期6年，病期9年），PSP-SL，PSP-CBSの病理確定例の正中矢状断像を掲示しています。病期もそろっていないのですが，PSP-RSとほかの臨床亜型の中脳被蓋の萎縮の程度，進行には差がある可能性はありそうです。ただし，**図3a**の正常対照とは，いずれのPSPも差があり，中脳被蓋には萎縮がとらえられています。

図1 ペンギンシルエットサイン，ハチドリサイン

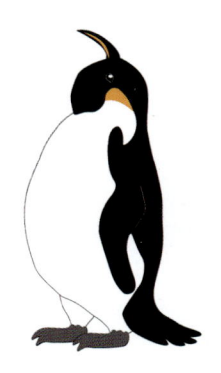

a：コウテイペンギン

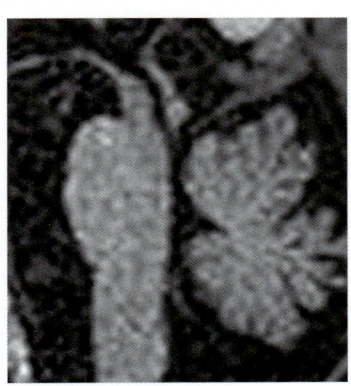

b：進行期のPSP-RS

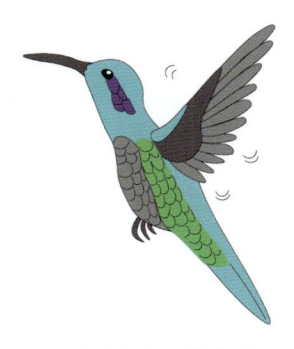

c：ハチドリ（ハミングバード）

a〜c：PSPでは，正中矢状断像での中脳被蓋萎縮をとらえることが重要である。橋底部萎縮の程度に比べ高度に萎縮が進行すると，中脳吻部がペンギンやハミングバードの嘴，中脳被蓋が頭，橋が胴体のようにみえることから，ペンギンシルエットサイン，ハチドリ（ハミングバード）サインとよばれる。ハチドリサインでは，ホバリングのため羽ばたき続けている羽根が小脳に相当する。
（a，c作画：德丸明日香）

（德丸阿耶：変性疾患・蓄積病. 頭部画像診断の勘ドコロNEO, メジカルビュー社, 東京, 2021年, p310, 図31より転載）

図2 morning gloryサイン

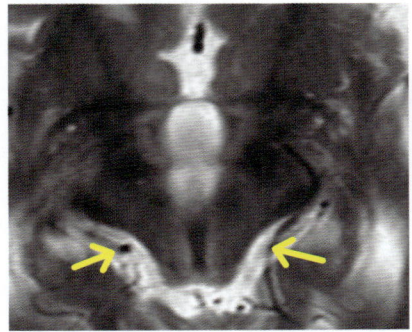

a：T2強調横断像

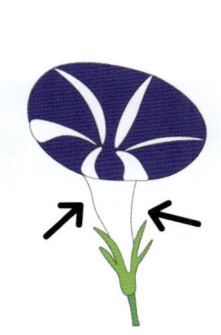

b：アサガオ

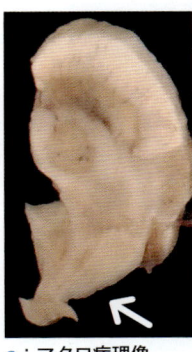

c：マクロ病理像

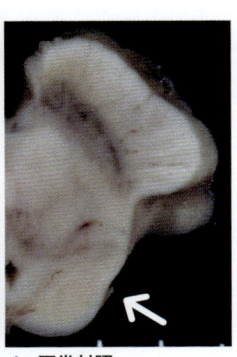

d：正常対照

a，b：70歳代の男性，剖検確定PSP。横断画像でも中脳萎縮が明瞭で（a→），背側はアサガオの花のように細く描出される（morning glory sign, b→）。四丘体槽から迂回槽の拡大もとらえられる。c：病理像でも黒質，赤核，中脳被蓋にPSP病理は強くとらえられ中脳被蓋萎縮をきたしており，MRI所見に対応している。d：同年代の正常対照を参考に示す。

［病理画像は，東京都健康長寿医療センター神経病理，高齢者ブレインバンク 齊藤祐子先生，大阪大学大学院連合小児発達学研究科 附属子どもの心の分子制御機構研究センター ブレインバンク・バイオリソース部門・常勤特任教授，大阪大学医学部附属病院神経内科・脳卒中科（兼）東京都健康長寿医療センター高齢者ブレインバンク・バイオリソースセンター 事務局長 常勤特任研究員（神経病理）・脳神経内科（兼）（クロスアポイント）村山繁雄先生のご厚意による。b作画：德丸明日香］
（a, cは德丸阿耶：変性疾患・蓄積病. 頭部画像診断の勘ドコロNEO, メジカルビュー社, 東京, 2021年, p309, 図28より転載）

図3 PSP，病期，臨床亜型によって中脳被蓋の萎縮の程度は異なる

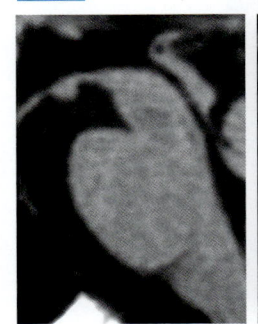

a：70歳代 正常対照
127.0mm², 0.28

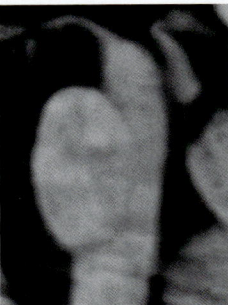

b：80歳代 PSP-SL
病期1年 85.8mm², 0.17

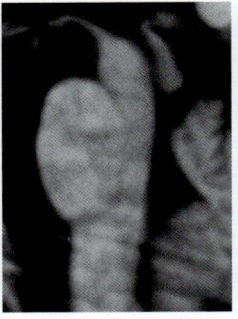

c：70歳代 PSP-CBS
82.8mm², 0.16

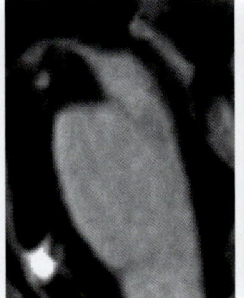

d：80歳代 PSP-RS
病期6年 64.6mm², 0.145

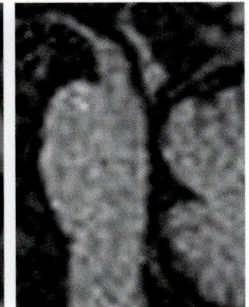

e：PSP-RS 病期9年
50.2mm², 0.12

PSPでは，病期，臨床亜型によって中脳被蓋の萎縮の程度は異なる。発症早期やPSP-variantsでは，高度の中脳被蓋萎縮をとらえることが難しい場合も多い。
a〜e：病理確定例。数字は，左が正中矢状断像での中脳被蓋面積，右が中脳/橋の面積比を示す。病期や，臨床亜型により中脳被蓋の萎縮は，一見目立たないものもあるが，正常対照と比べて萎縮は指摘できることが多い。また橋も，正常対照に比べると萎縮があることがわかる。

（德丸阿耶：変性疾患・蓄積病. 頭部画像診断の勘ドコロNEO, メジカルビュー社, 東京, 2021年, p309, 図29より転載）

上小脳脚萎縮

上小脳脚萎縮も，PSPの診断の端緒になることがあり，大切な所見です。小脳歯状核変性に追随する小脳遠心路の二次変性を反映するとされています。第4脳室の横に広がるような拡大をみたら，上小脳脚に注目してみましょう。冠状断でみると，より説得力が増します（図4）。同図に70歳代のPSP-RSと正常コントロールの上小脳脚を示します。

70歳代でも臨床的正常例とPSP-RSでは，目でみるだけでも萎縮の程度が異なることがわかります。横断画像でスライス厚が厚かったり，冠状断でもやや前倒しの斜冠状断で

上小脳脚に沿った切断面を選択できれば評価がより明確にできます。3Dの画像データが収集できるのが理想です。ただし，この所見も臨床亜型によっては，変性，萎縮が目立たないことがあります。

前頭葉優位の萎縮

PSP病理は前頭葉，中心前回にも広がることがわかっています。PSP-RS，PSP-F，PSP-CBS，PSP-SLなどでは，アルツハイマー病（Alzheimer's disease：AD）に比べて前頭葉優位の萎縮が目立つことが多いです（図5）。大脳皮質の萎縮に左右差を伴う群では，前頭葉前方にPSP病理が強

図4 70歳代，男性，上小脳脚萎縮，変性，病理確定PSP-RS

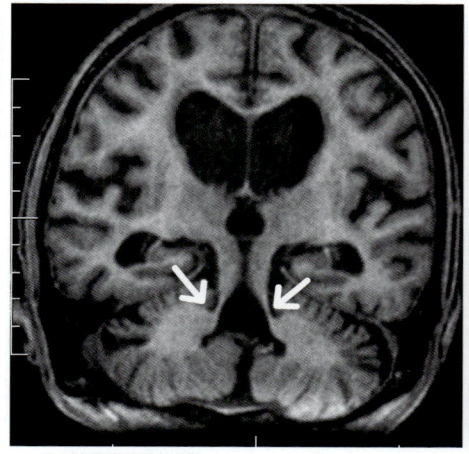

a：T1強調斜冠状断像

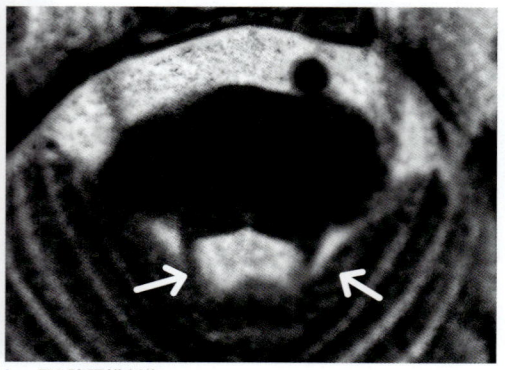

b：T2強調横断像

a：両側上小脳脚の萎縮が認められる。小脳歯状核の変性に基づく小脳遠心路二次変性を反映しているとされる。

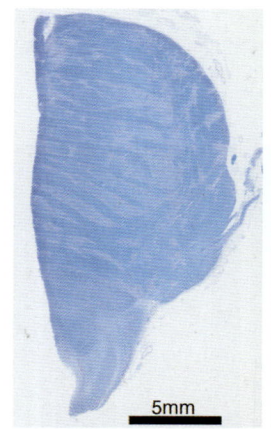

c：脳幹KB染色像（本例）

正常対照

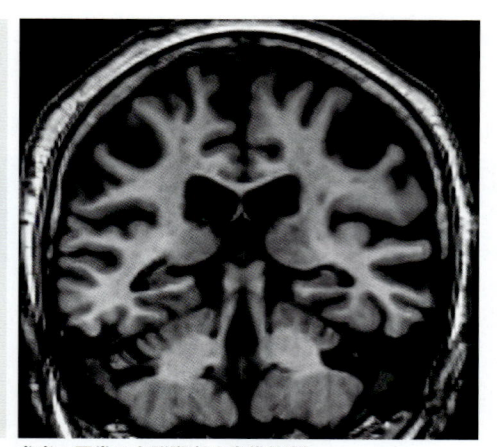

参考：正常の上脳脚（80歳代前半），T1強調冠状断像

（a，bは徳丸阿耶：変性疾患・蓄積病. 頭部画像診断の勘ドコロNEO，メディカルビュー社，東京，2021年，p310，図30より転載）

いPSP-F, 優位半球シルビウス裂周囲に変性が強く発語失行を示すPSP-SL, 前頭葉後方領域にPSP病理が強調されるPSP-CBSなどがあり, 臨床亜型が示す臨床症状と変性の局在が対応していることが報告されています[4,5]。もちろん前述した萎縮の局在は, それぞれ独立したものではなくPSP-RSでは, これらすべての所見が経過中に明確にとらえられます。PSP-RSは, PSPのなかでは7割程度を示すことがわかっていますので, まずコアとなるこれらの所見の有無を確認し, きちんと診断することが大事です。そのうえで, PSP-RSでも病初期は所見が軽度であること。臨床亜型では中脳被蓋の萎縮が軽度にとどまり, 萎縮の進行も

緩徐である場合があることを認識しておきたいと思います。

図6に垂直性眼球運動障害を示す病期5年の症例を掲示します。正中矢状断で, 中脳被蓋の断面積は65mm^{2}と高度萎縮を示し, 橋被蓋も橋底部と比較して萎縮があります。両側上小脳脚も萎縮を認めます。両側淡蒼球には, T2強調像で非特異的ながら淡い高信号が認められます。ドパミントランスポーターイメージ（DAT）では右優位に基底核の集積低下が明らかですが, ^{123}I-MIBG（metaiodobenzylguanidine）心筋シンチグラフィでは, 集積低下, 洗い出し率の低下は認められず, PSP-RSに合致する画像所見を示しています。

図5　前頭葉優位の萎縮

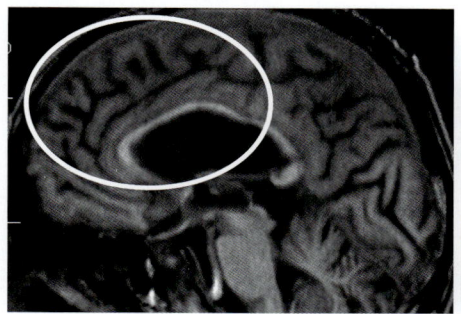
a：T1強調矢状断像

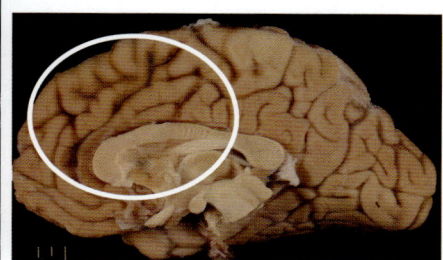
b：マクロ病理像

a：中脳被蓋の萎縮もとらえられるが, さらに俯瞰すると, 萎縮は前頭葉優位, 前帯状回の萎縮が目立つ（○）。認知症が前景となるPSPもあり, ADとの鑑別に役立つこともある。脳梁も菲薄化している。b：前帯状回萎縮を示す（○）。

[bの病理画像は, 東京都健康長寿医療センター神経病理, 高齢者ブレインバンク 齊藤祐子先生, 大阪大学大学院連合小児発達学研究科 附属子どもの心の分子制御機構研究センター ブレインバンク・バイオリソース部門・常勤特任教授, 大阪大学医学部附属病院神経内科・脳卒中科（兼）東京都健康長寿医療センター高齢者ブレインバンク・バイオリソースセンター事務局長 常勤特任研究員（神経病理）・脳神経内科（兼）（クロスアポイント）村山繁雄先生のご厚意による]

図6　80歳代，PSP-RS

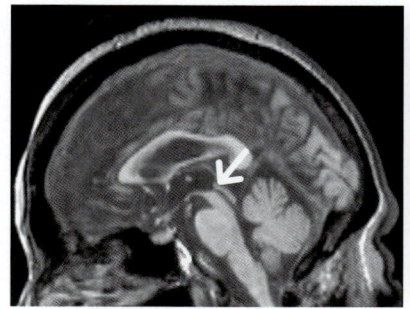
a：T1強調矢状断像

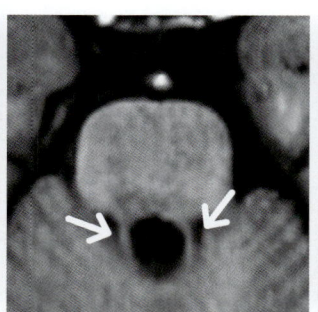
b：T1強調横断像

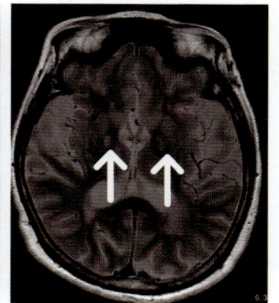
c：プロトン密度強調横断像

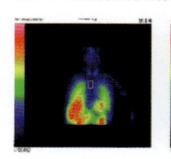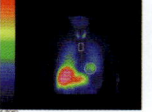

	Heart	188.1 c/p	Heart	105.3 c/p
	Mediastinum	61.9 c/p	Mediastinum	37.6 c/p
H/M	3.04		H/M	2.80
回帰式補正値［コリメータSLEHRO］ H/M	2.38		回帰式補正値［コリメータSLEHRO］ H/M	2.22

Washout Rate(BC+DC+)　36.8 %

d：^{123}I-MIBG心筋シンチグラフィ像

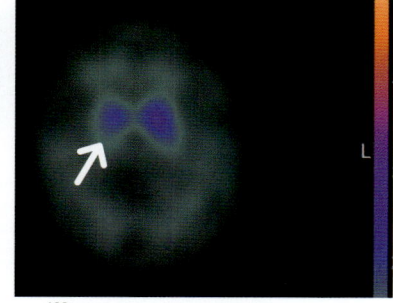
e：^{123}I-FP-CIT（SPECT像）

垂直性眼球運動障害で発症。
a：正中矢状断像で, 中脳被蓋の萎縮が認められる（→）。断面積は65mm^2。b：両側上小脳脚の萎縮を認める（→）。c：淡蒼球に高信号を認める（→）。d：集積低下, 洗い出し率の低下は認められない。e：右優位に集積低下が認められる（→）。

信号変化

淡蒼球（内節優位），視床下角，小脳歯状核，下オリーブ核，黒質など，PSP病理変化の強い部位に信号変化がとらえられる場合があります。淡蒼球内節の信号変化は，T2強調像，FLAIR，プロトン密度強調像で高信号を示すことがあり，プロトン密度強調像は特に有用とされています。PSPに特異的とはいえないのですが，診断の助けになることがありますので，記載します（図6〜8）。3T MRIでの神経メラニン画像で，黒質，青斑核の神経メラニンの可視化，磁化率強調像での赤核，黒質などの鉄沈着評価，有用性が報告されています[13]。

PSP臨床亜型の画像所見について

繰り返しになりますが，PSPには臨床亜型があることがわかってきました。そのために新たな臨床診断基準も提唱されており，画像診断も対応していく必要があります。病変の局在，広がり診断で「病態」を示すことはできても，疾患名に1対1でたどり着くことが難しいために，日常診断のなかでは隔靴掻痒の感をもつことも少なくありませんが，私達はどこかで，次世代の希望（治療，病態進行抑制など）をつなぐ役割も担っているのではないかと思います。今できること，今みえている所見を記載し，できるだけ経過に沿った丁寧な診断を積み重ねることが，新たな疾患概念の広がりに対応する術ではないかと思います。

病理，生化学，遺伝子などのバイオマーカーと結び付けるためにも，繰り返し非侵襲的に，経過を追跡することができ，視覚的に病態を示す画像診断は大切な役割を果たしています。画像の標準化，精度管理を広く共有することで，文字通り縦横無尽に，縦断，横断的検証が進み，画像統計解析の信頼度，ひいてはAI（artificial intelligence）診断（補助）にまで進む「時代」が迫ってきているようにも感じています。

画像解析による客観的評価[11]，QSM（quantitative susceptibility mapping），SWIなど背景病理，病態を反映し，かつ定量的評価も可能となるプロトコールを日常臨床にどのように組み入れるかは，研究と日常臨床をつなぐなかでは，難しい課題でもあります[8-10]。

しかし，臨床の全経過を追跡し，画像情報を適宜フォローし，病理診断，生化学，遺伝子診断までを包含することは，1例1例長い時間をかけて，患者，家族，医療スタッフの多くの努力の集結，施設を越えた不断の努力が必要で，大変なことですが，わが国での多施設共同研究［Japanese longitudinal Biomarker Study in PSP and CBD（JALPAC），Japanese validation study of consensus criteria for the diagnosis of corticobasal degeneration〜

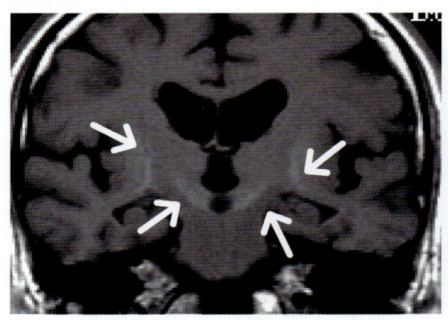 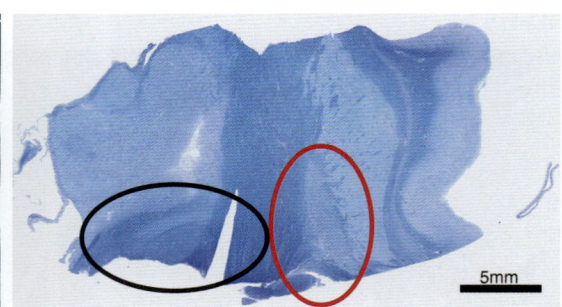
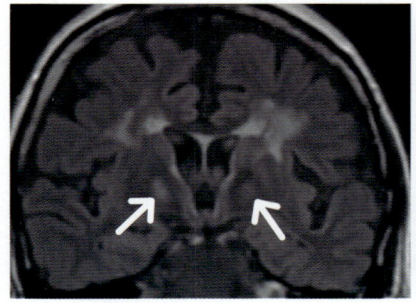 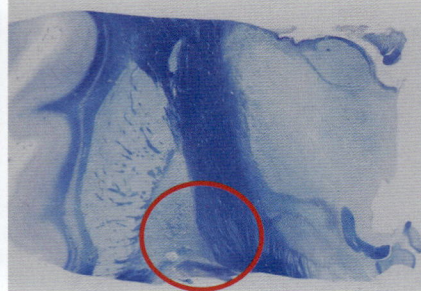

図7　淡蒼球，視床下角，小脳歯状核など変性をきたす部位の信号変化も参考所見

a：T1強調冠状断像　　b：KB染色像

c：FLAIR冠状断像　　d：KB染色像

a：淡蒼球，視床下核に高信号を認める（→）。b：病理でも淡蒼球内節の萎縮と変性（赤丸），視床下核の萎縮，変性を認める（○）。a，bは70歳代 PSP-RS。c：両側淡蒼球に高信号を認める。d：淡蒼球は内節優位にグリオーシス，萎縮を認める（80歳代，PSP）。

[b, dの病理画像は，東京都健康長寿医療センター神経病理，高齢者ブレインバンク 齊藤祐子先生，大阪大学大学院連合小児発達学研究科 附属子どもの心の分子制御機構研究センター ブレインバンク・バイオリソース部門・常勤特任教授，大阪大学医学部附属病院神経内科・脳卒中科（兼）東京都健康長寿医療センター高齢者ブレインバンク・バイオリソースセンター事務局長 常勤特任研究員（神経病理）・脳神経内科（兼）（クロスアポイント）村山繁雄先生のご厚意による]
（a, c：頭部画像診断の勘ドコロ NEO，p310，図31 より転載）

multicenter study〜（J-VAC study）][14)]は，現在進行形で
その努力を具現化しています。

図8は，歩行障害，1歩目が踏み出せない，小字症，比較
的早期に無動となった症例を掲示しています。中脳被蓋や
上小脳脚の萎縮は目立ちませんが，淡蒼球にT2強調像で淡
い高信号を認めました。病理では淡蒼球内節優位の萎縮と

変性を示し，信号変化に対応する可能性がありました。古
い症例で，SWIやQSMでの評価は叶いませんでしたが，今
後は変性疾患における「鉄」の評価も重要になると思われま
す[8-10)]。本例の病理所見では，中脳被蓋萎縮は軽度で，小脳
歯状核の変性も軽度にとどまり，臨床的にも病理学的にも
PSP-PGFの病理変化を反映しています。

図8 80歳代，女性。歩行障害，小字症，嗄声から無動進行（PSP-PGF例）

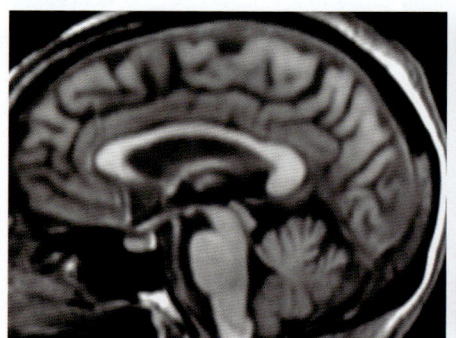
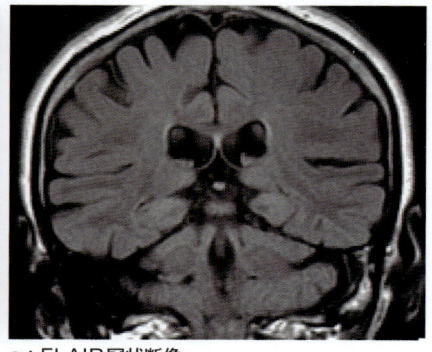

a：T1強調矢状断像　　　　　　b：T2強調横断像　　　　　　c：FLAIR冠状断像

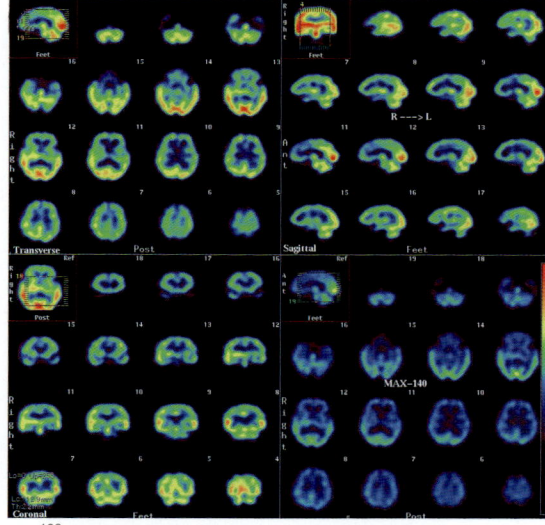
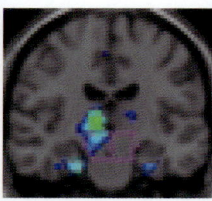
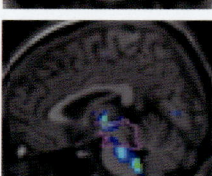
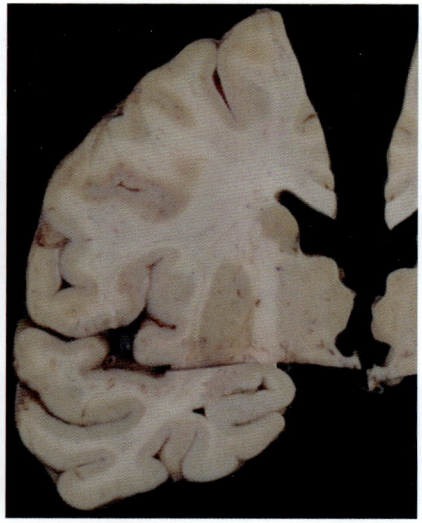

d：[123]I-IMP脳血流シンチグラフィ（SPECT像）　　e：VBM白質解析像　　f：マクロ病理像

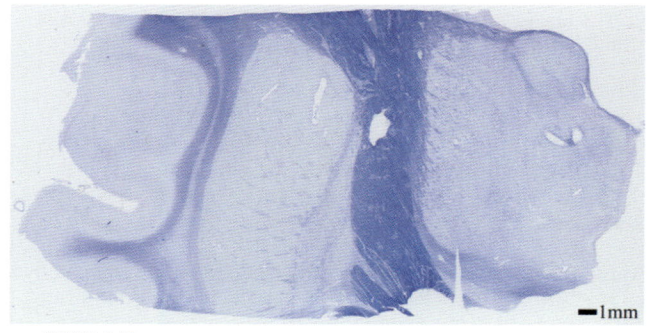

g：髄鞘染色像

a：中脳被蓋の高度萎縮を示唆するのは難しい。b：両側淡蒼球内節に
淡い高信号を認める（→）。c：視診上で両側上小脳脚萎縮を指摘する
のは難しい。d：前頭葉に高度集積低下を認める。基底核にも集積低
下疑いがある。e：淡蒼球，視床下角を含む領域，脳幹被蓋の萎縮疑
いを示す。f, g：淡蒼球，特に内節はマクロ病理像で茶色の色つきを
示し，萎縮を示している。

[f, gの病理画像は，東京都健康長寿医療センター神経病理，高齢者ブレイン
バンク 齊藤祐子先生，大阪大学大学院連合小児発達学研究科 附属子どもの心
の分子制御機構研究センター ブレインバンク・バイオリソース部門・常勤特任教
授，大阪大学医学部附属病院神経内科・脳卒中科（兼）東京都健康長寿医療セ
ンター高齢者ブレインバンク・バイオリソースセンター事務局長 常勤特任研究員
（神経病理）・脳神経内科（兼）（クロスアポイント）村山繁雄先生のご厚意による]

図9に，進行性の発語失行を示した症例を提示します。中脳被蓋（正中矢状断での中脳被蓋面積は87mm²と正常対照に比べ，軽度萎縮がある），上小脳脚の萎縮は軽度ですが，前頭葉，前帯状回を含めた萎縮はとらえられます。VSRAD®では，左弁蓋部に萎縮が描出されています。本例の病理所見では，中心前回，前頭前野にPSP病理所見が高度に認められ，PSP-RSに比べて淡蒼球，視床下角，脳幹被蓋，小脳歯状核の変性は軽微にとどまっていました。

図9 80歳代，性別非公開。PSP-SL病理確定例，進行性の発語失行，後に眼球運動障害が出現

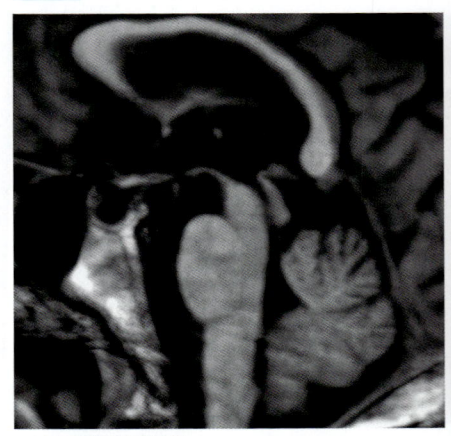
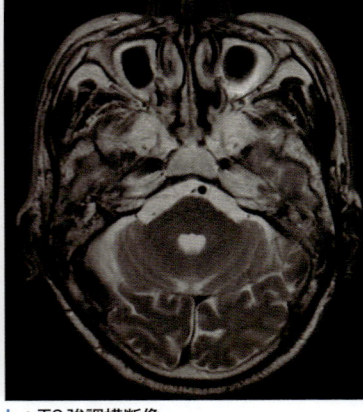
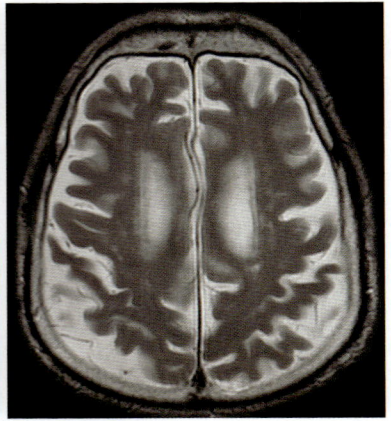

a：T1強調矢状断像　　b：T2強調横断像　　c：T2強調横断像

右　　　　　　　　　左

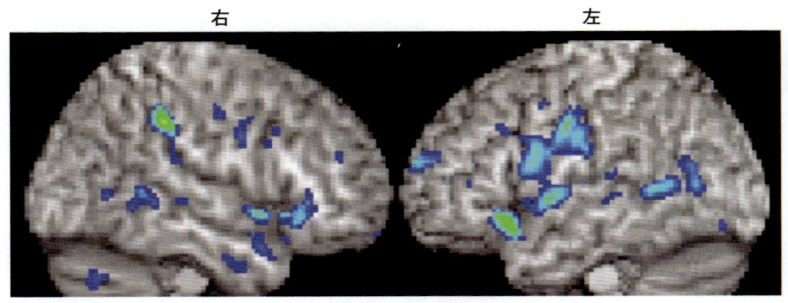

a：正中矢状断像での中脳被蓋面積は87mm²と軽度萎縮はある。第4脳質の拡大は目立たず，橋被蓋の高度萎縮も指摘が難しい。b：上小脳脚がみえてくるスライスだが，高度萎縮を指摘するに至らない。c：前帯状溝の拡大，中心溝を含めた脳溝拡大を認める。d：左弁蓋部の萎縮が反映されている（青）。

d：VSRAD®画像

MEMO

❶ 定量的評価の活用
- 正中矢状断での中脳被蓋面積測定：橋との面積比測定が，ほかのパーキンソン病との鑑別に役立つ[7]（図10）
- MR parkinsonism index（MRPI）：橋，中脳との面積比に加え，上，中小脳脚萎縮を考慮した指標（図11）は加齢の影響を受けにくいとされている[16]。またMPRIに，第3脳室と側脳室前角幅を乗じたMPRI 2.0は，より感度，特異度が高いとされている
- 臨床スペクトラムが広範囲，多彩であるPSPでは，voxel based morphometry（VBM）を含め全脳解析で，病理学的変化を反映する臨床病態，画像変化を描出する試みが進められている[13,17-19]。病理までを追跡して，また病期に即した所見の意義を明確にするのは容易なことではないが，「積み重ねる」ことで初めて本当の意味での「定量的評価」が定まってくるものと思われる。AI（artificial intelligence）もその先に，控えているのだと思われる

❷ 脳血流，糖代謝
- 前頭葉（図8），視床，基底核の血流，糖代謝低下が認められることが報告されている

❸ ¹²³I-MIBG心筋シンチグラフィ
- ¹²³I-MIBG心筋シンチグラフィでは，心臓交感神経系に変性をきたすLewy小体型認知症や，パーキンソン病では，心筋への集積低下を認める。一方，MSA，PSP，CBDでは心集積低下は認められないとされ，パーキンソン病との鑑別に役立つとされるが（図6），特異性はまだ低いのではないかと思われる。また高齢の変性疾患では，複合的背景によって所見が修飾されることには，常に留意することが大切である

❹ ドパミントランスポーターイメージング（DAT）
- ドパミントランスポーターイメージングは，¹²³I-ioflupane（¹²³I-FP-CIT）SPECTが保険収載され活用が広がっている。¹²³I-ioflupaneは黒質線条体に発現するドパミントランスポーターに親和性を示すLewy小体病で線条体集積低下を認める。シナプス前機能障害を示すPSP，MSA，CBDでも集積低下を示すことが知られており（図6），

この所見のみで，PSPとほかのパーキンソン症候群を鑑別することは難しいが，発症5年未満で著明な線条体集積低下を示す"burst striatum"は，PSPをはじめとする非定型パーキンソニズムを疑う契機となりえると報告がある[20]

❺ **タウPET**
- タウオパチーであるPSPでは，病因に迫るバイオマーカーとしての期待があるが，複数のタウオパチーのなかでの意義づけ，リガンドによる相違など（タウ沈着を反映するのか，二次的なグリオーシスなどを反映するのかなどリガンドによって相違があることが示唆されている），さらに検討が望まれる

❻ **SWI，QSM[8-10]**
- SWI，QSMで，パーキンソン症候群を呈するパーキンソン病，多系統萎縮症，PSPの鑑別の可能性が示されている。PSPでは，赤核，小脳歯状核での変化がより強く示され，ドパミンニューロンの減少，iron homeostasisの破綻との関係などが論議されている

図10　正中矢状断で中脳被蓋，橋の面積を測定，中脳/橋比を計算する

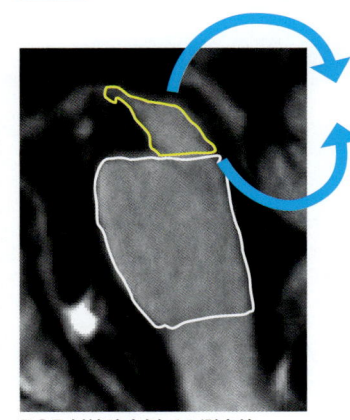

中脳被蓋面積：65mm² と萎縮

橋の面積：448mm²

中脳/橋比＝0.145

正常値参考[3,12]
＊中脳被蓋面積
　142±21mm²
＊橋の面積
　528±51mm²
＊中脳/橋比＝0.237

PSP剖検確定例での測定値　　　　　　　　　（文献3より引用）

図11　MR parkinsonism index（MRPI）

- **計算式**
  MRPI＝（橋/中脳被蓋面積）×（中小脳脚/上小脳脚の長さ）
  ※ 中小脳脚の長さは両側の平均値
  ※ 上小脳脚の長さは6カ所の平均値
- **正常値：6.3〜14.9**[5,6,15]
- **PSPでは高値，MSA では低値になる傾向**

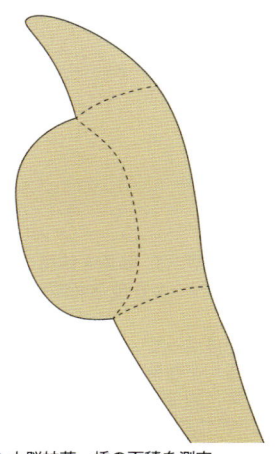

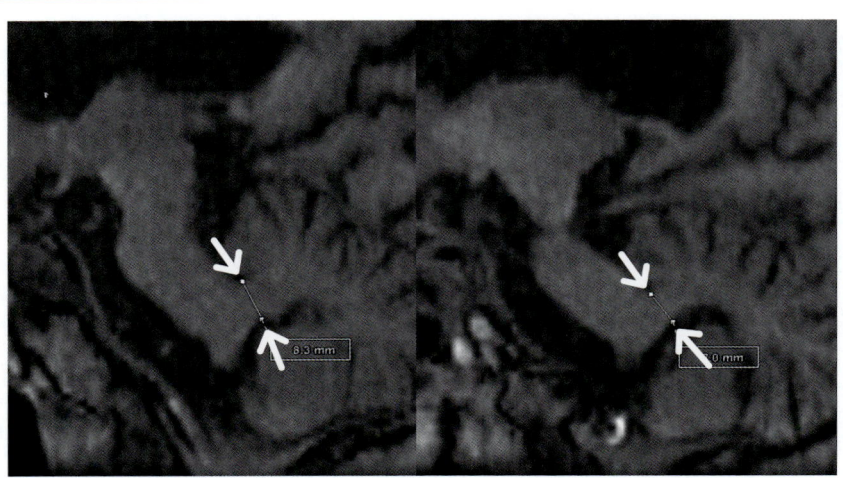

① 中脳被蓋，橋の面積を測定　　　② 両側中小脳脚の幅を測定

図11の続き

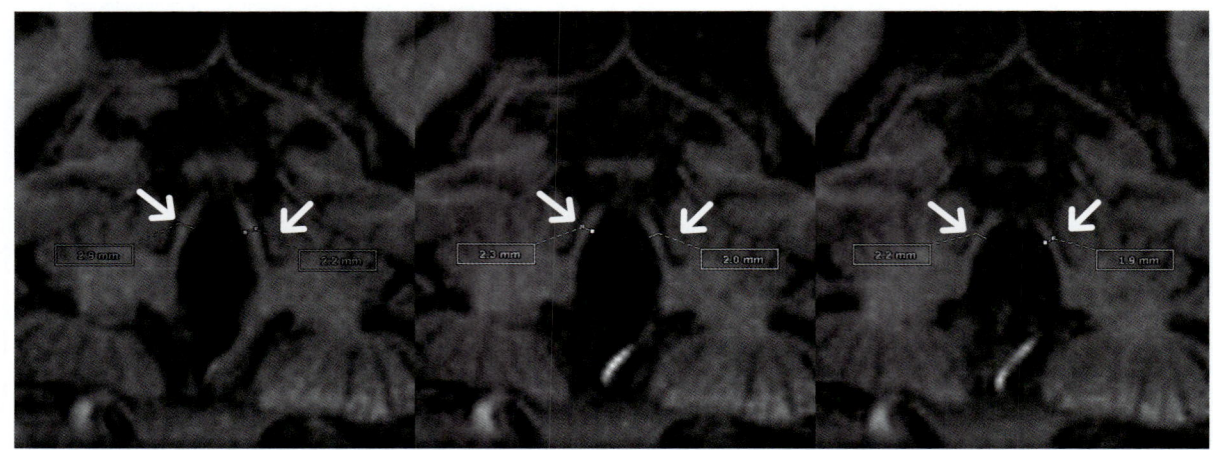

③ 上小脳脚の幅を測定（斜冠状断で6カ所）

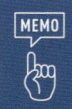

MEMO **鑑別診断**

❶ PSP mimics
臨床診断PSPの内，約3割はPSP以外の背景病理であったとの報告もあり，それらをPSP mimicsとよぶ。これほど，PSPの臨床診断は一筋縄ではいかないが，そのなかには，CBD，MSA，Lewy小体型認知症（dementia of Lewy bodies：DLB）などが含まれる。病態管理，治療計画，介護計画の新たな疾患修飾薬開発のために，画像診断で鑑別診断をできるだけ明示することができればよい

❷ 多系統萎縮症（MSA）
パーキンソニズムを示すMSA-Pでは，被殻外側の萎縮，信号変化を認める。小脳症状が前景に立つMSA-Cでは，脳幹底部のhot cross bun signを認め，鑑別に有用

❸ 大脳皮質基底核変性症（CBD）
CBDも中脳被蓋の萎縮を示す。PSP-CBSあるいは，CBDがPSP様の臨床症状を示す亜型もあり，鑑別困難例が少なくない疾患である

❹ パーキンソン病，Lewy小体型認知症
中脳被蓋の萎縮，上小脳脚萎縮はPSPのほうが高度に認められる。DATスキャン，MIBG心筋シンチグラフィなどを組み合わせ，鑑別を進める。MIBG心筋シンチグラフィは，PSPでは異常を認めないことが多いが，複合病理の場合もあり，パーキンソン病，Lewy小体型認知症でも病期，病態によってはMIBG心筋シンチグラフィでの異常を特定できない場合もあるので，総合的な判断が必要である。特に臨床亜型PSP-Pとの鑑別に留意する

❺ ハキム病（iNPH）
ハキム病では，正中矢状断像で中脳被蓋が小さくみえることがある。易転倒性という臨床症状も共通しており，鑑別に苦慮することがあるので注意が必要。DESH（disproportionately enlarged subarachnoid-space hydrocephalus）は，水頭症を疑う重要な所見なので，第Ⅱ章（p24）も参照

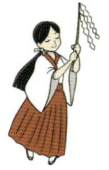

大事なポイント
▶ 中脳被蓋萎縮は重要な所見です。
　・ペンギンシルエットサイン，ハチドリサイン
　・morning glory sign
▶ 一方，病初期やPSP臨床亜型では中脳被蓋萎縮が目立たない例があります。
▶ 上小脳脚萎縮，淡蒼球の信号変化も参考になります。
▶ 多彩な臨床亜型に，神経画像も対応していく必要があります。視覚的評価，局所所見にとらわれ過ぎず，画像を俯瞰し，客観的画像解析手法も取り入れていく必要があります。QSM，SWIなど変性を反映するシーケンスも有用性が期待されます。
▶ 画像に加え，臨床，髄液，血清，遺伝子，病理などと連携を取りながら1例1例に丁寧に向き合っていきましょう。
▶ 易転倒性がありますが，特に防御姿勢が取れない背側への転倒をきたしますので，頭部外傷での救急受診を繰り返している場合があります。その際，CTでもぜひ中脳被蓋の萎縮がないか確認しましょう（第Ⅵ章，図36，p235参照）

文献

1）Höglinger GU, Respondek G, Stameou M, et al: Movement Disorder Society –endorsed PSP study Group: Clinical Diagnosis of progressive supranuclear palsy: The Movement Disorder society criteria. Mov Disord 2017; 32: 853-864.

2）Steele JC, Richardson JC, Olszewski J: Progressive supranuclear palsy. A heterogeneous degeneration involving the brainstem, basal ganglia and cerebellum with vertical gaze palsy, nuchal dystonia and dementia. Arch Neurol 1964; 10: 333-359.

3）Respondek G, Kurz C, Arzberger T, et al: Which ante mortem clinical features predict progressive supranuclear palsy pathology? Mov Disord 2017; 32: 995-1005.

4）Williams DR, Lees AJ: Progressive supranuclear palsy: clinicopathological concepts and diagnostic challenges. Lancet Neurol 2009; 8: 270-279.

5）Yoshida M: Astrocytic inclusions in progressive supranuclear palsy and corticobasal degeneration. Neuropathology 2014; 34: 555-570.

6）Tokumaru AM, Saito Y, Murayama S, et al: MRI Diagnosis in Other Dementias. In Neuroimaging Diagnosis for Alzheimer's Disease and Other Dementias (Matsuda H, Asada T, Tokumaru AM, ed). Springer Japan, 2017, p49-56.

7）Oba H, Yagishita A, Terada H, et al: New and reliable MRI diagnosis for progressive supranuclear palsy. Neurology 2005; 64: 2050-2055.

8）Sjöström H, Surova Y, Nilsson M, et al: Mapping of apparent susceptibility yields promising diagnostic separation of progressive supranuclear palsy from other causes of parkinsonism. Sci Rep 2019; 9: 6079.

9）Mazzucchi S, Frosini D, Costagli M, et al: Quantitative susceptibility mapping in atypical Parkinsonisms. Neuroimage Clin 2019; 24: 101999.

10）Mao Z, Yu Y, et al: Diagnostic Performance of Putaminal Hypointensity on Susceptibility MRI in Distinguishing Parkinson Disease from Progressive Supranuclear Palsy: A Meta-Analysis. Movement Disorders 2023; 10: 168-174.

11）Sakurai K, Tokumaru AM, Shimoji K, et al: Beyond the midbrain atrophy : wide spectrum of structural MRI findings in case of pathologically proven progressive supranuclear palsy. Neuroradiology 2017; 59: 431-443.

12）Broski SM, Hunt CH, Jonson GB, et al: Structural and functional imaging in parkinsonian syndromes. Radiographics 2014; 34: 1273-1292.

13）Sakurai K, Imabayashi E, Tokumaru AM, et al: Volume of interest analysis of spatially normalized PRESTO imaging to differentiate between Parkinson disease and atypical parkinsonian syndrome, Magn Reson Med Sci 2017; 16: 16-22.

14）瀧川洋史 : JALPAC(Japanese Longitudinal Biomarker Study in PSP and CBD). 神経治療 2017; 34: 278-282.

15）Tokumaru AM, Saito Y, Murayama S, et al: Imaging-pathologic correlation in corticobasal degeneration. AJNR 2009; 30: 1884-1892.

16）Quattrone A, Nicoletti G, Messina D, et al: MR imaging index for differentiation of progressive supranuclear palsy from Parkinson disease and the Parkinson variant of multiple system atrophy. Radiology 246; 214-221: 2008.

17）Agosta F, Kostić VS, Galantucci S, et al: The in vivo distribution of brain tissue loss in Richardson's syndrome and PSP-parkinsonism: a VBM-DARTEL study. Eur J Neurosci 2010; 32: 640-647.

18）Hong JY, Yun HJ, Sunwoo MK, et al: Comparison of regional brain atrophy and cognitive impairment between pure akinesia with gait freezing and Richardson's syndrome. Front Aging Neurosci 2015; 7: 180.

19）Santos-Santos MA, Mandelli Ml, Binney RJ, et al: Features of patients with nonfluent/agrammatic primary progressive aphasia with underlying progressive supranuclear palsy pathology or corticobasal degeneration JAMA Neurol 2016; 73: 733-742.

20）Kahraman D, Eggers C, Schicha H, et al: Visual assessment of dopaminergic degeneration pattern in 123-I-FP-CIT SPECT differentiates patients with atypical parkinsonian syndromes and idiopathic Parkinson's disease. J Neurol 2012; 259: 251-260.

III

神経変性疾患

6. 高齢者タウオパチー④
大脳皮質基底核変性症(CBD)/大脳皮質基底核症候群(CBS)

はじめに

大脳皮質基底核変性症(corticobasal denegeration：CBD)は，神経細胞やグリア細胞に異常リン酸化タウが蓄積し発症する4リピートタウオパチー[NOTE 19]に分類される神経変性疾患です。病理学的には，異常リン酸化タウ沈着に加え，大脳皮質，線条体，黒質などに神経細胞脱落とグリオーシス，astrocytic plaque，大脳皮質にballooned neuronを認めます。1968年Rebeitzらが報告して以来[1]，①左右非対称，②大脳皮質徴候，③錐体外路徴候を臨床的特徴とする疾患として報告が積み重ねられてきました。しかし，近年では病理学的背景をもつCBD症例の検討を通し，前述の臨床的特徴に限定されない多彩な臨床像を示すCBDの存在が明らかとなり，疾患概念が大きく変貌しつつあります。そこで，CBDを病理診断名とし，大脳皮質基底核症候群(corticobasal syndrome：CBS)を臨床診断名として使用することが提唱され[2,3]，疾患概念や臨床診断基準の新たな枠組み作りが進められているところです[4]。CBD/CBSの臨床診断は大変難しいですが，異常リン酸化タウの抑制に標的を定めた疾患修飾薬開発も進められるなか[5-7]，治療，治験に寄与しうるためには，背景病理に迫る正確な診断，病態に即した診断が求められることに変わりはなく，画像診断医としても粛々とその役割を果たしたいと考えています。

臨床

多彩な臨床病型があり，国際的にも臨床診断基準の検証，新たな策定が試みられている最中です[4,8-10]。**図1**に，CBD/CBSの疾患概念を，その変遷に留意しながらまとめました。CBDが示す臨床症候のうち，当初に提唱された進行性，非対称性でakinetic rigid syndromeを根幹とするCBS(古典的疾患概念)はその一部に過ぎないことがわかってきました。臨床的にCBDが疑われた症例のうち，病理学的CBDは約半数に過ぎないとも報告されています。

CBS以外の表現型を示した病理診断CBDのなかには，進行性核上性麻痺症候群(progressive supranuclear palsy syndrome：PSPS)，前頭葉性行動・空間症候群(frontal behavioral-spatial syndrome：FBS)，原発性進行性失語の非流暢性/失文法型(non-fluent/agrammatic variant of primary progressive aphasia：naPPA)，アルツハイマー病様認知症(AD like dementia)などがあります[8-10]（**図1，表1**）。さらには，臨床的にCBSを示しながら，病理診断では

図1 CBD/CBSの疾患概念の変遷

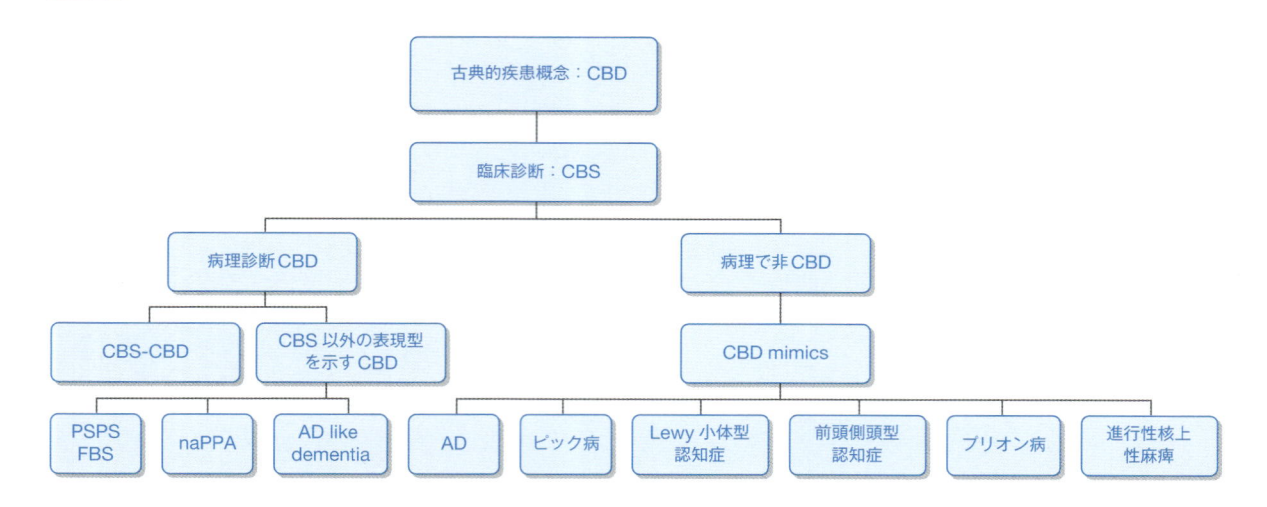

PSPS：progressive supranuclear palsy syndrome，FBS：frontal behavioral-spatial syndrome，naPPA：non-fluent/agrammatic variant of primary progressive aphasia，AD like dementia：アルツハイマー病様認知症

（徳丸阿耶：変性疾患・蓄積病．頭部画像診断の勘ドコロNEO，メジカルビュー社，東京，2021年，p312，図34より一部改変転載）

表1	CBDの多彩な臨床症状

古典的CBS（図1）の臨床症候

- 左右非対称，進行性の強剛，失行，皮質性感覚障害，alien limb sign NOTE 22
- ミオクローヌス，ジストニア，無動など錐体外路症候

CBS症候群には主に以下のものがある（図1も参照）

- 進行性核上性麻痺症候群（PSPS）
  - ▶ パーキンソニズム
  - ▶ 易転倒性
  - ▶ 垂直性眼球運動障害
- 前頭葉性行動・空間症候群（FBS）
  - ▶ 行動，性格変化，遂行機能障害，視空間障害
- 原発性進行性失語の非流暢型/失文法型（naPPA）
  - ▶ 発語失行
  - ▶ 単語は理解できるが，文法や文章理解の障害
- アルツハイマー病様認知症（AD like dementia）を示すCBD
  - ▶ ADとの鑑別困難例は少なくない
  - ▶ ADとの重複病理も少なからず存在する可能性がある

NOTE 22 **alien limb sign**

自分の意志に反して一方の手が勝手に動き，患者にとっては，その手が「他人の手」のように感じられる症状のことです。CBDの特徴的所見として知られていますが，脳梗塞，脳腫瘍やADなどほかの疾患でも報告があります。

非CBDであった症例も多く報告されるようになり，それらをCBD mimicsとよんでいます。その背景には，図1および表1に示したようにアルツハイマー病（Alzheimer's disease：AD），pick病，Lewy小体型認知症，前頭側頭型認知症（frontotemporal dementia：FTD），プリオン病，進行性核上性麻痺（progressive supranuclear palsy：PSP）などが混在しています[3,8,9)]。

このように多彩な臨床病態があることから，CBDを正確に臨床診断することはきわめて難しく，現時点で提唱されている臨床診断基準[10,11)]の感度，特異度はいずれも十分とは言えません。その現状を打破すべく，病理学的に診断されたCBD症例の，臨床，画像，生化学，病理，遺伝子などの解析および蓄積による適切な臨床診断基準の策定と検証が，わが国での多施設共同研究として進行しているところです（JALPAC：Japanese longitudinal Biomarker Study in PSP and CBD，J-VAC：Japanese validation study of consensus criteria for the diagnosis of corticobasal degeneration~multicenter study~）[12,13)]。

■ **画像所見**

このように疾患概念が変遷する現状で，感度，特異度の高い新たな臨床診断基準策定は喫緊の課題であり，神経画像には，客観的バイオマーカーとしての役割が期待されます。しかし，いかに客観的手法とはいえ，画像所見も多様な病態（＝病変の解剖学的局在や強度を反映する可能性）に対応して多彩であることは自明であり，「この特異的な所見があればCBDだ」と断定できるような症例ばかりではありません。

神経画像は，臨床診断を支える有用なツールとして期待されながら，今日提唱されている臨床診断基準[10,11)]に神経画像所見が採用されていないのが現状でもあります。そこで，本書では病理診断CBD，臨床診断CBSについて，"この所見があればCBDを疑いうる"MRI所見，脳血流SPECT（single photon emission computed tomography），PET（positron emission tomography）についての現況を紹介し，そのうえでCBS以外の表現型を呈するCBDやCBD mimicsについて触れ，今後の糧となることを目指したいと思います[14,15)]。

MRI

片側優位の大脳萎縮，大脳脚萎縮：萎縮の局在も大事

CBSの臨床症状と対側の前頭頭頂葉優位の萎縮（中心溝近傍萎縮はメルクマールとなる場合がある）は，診断の端緒となる重要な所見です（図1，2）[13,16-18)]。また，大脳萎縮と同側の大脳脚萎縮もとらえられます（図1，2）[16-18)]。病期や病型によりますが，脳梁体部の萎縮も目立つ場合があります[15)]。これらの所見は，ルーチン画像による視覚的評価でもとらえられますが，左右差が軽微な症例などでは判断が困難な場合もあり，そのようなときに脳表画像作成は視覚評価を助けてくれます[18,19)]。前述のJ-VAC studyでCBDとCBD mimicsを，病理背景のあるMRI画像の検討では，萎縮の局在も重要な鑑別点となっています[13)]。

臨床的にCBSが疑われていた症例群で，側頭葉優位の広範囲の片側萎縮の背景病理は，AD，DLB，FTLD-TDP，GGTなどの可能性があることを報告しています。

大脳脚の軽度の左右差の評価には，VBM（voxel-based morphometry）の評価の有用性も報告されています[20)]。一方，CBDのなかには，片側優位の臨床症状や形態変化，血流，代謝の左右差を示さない症例群があり，前頭側頭葉変性症（frontotemporal lobar degeneration：FTLD），PSP，ADなどと鑑別困難な症例が少なからず存在します。背景病理

がCBDであっても，このように多彩な病態があることを知っておくことは，臨床各科とコミュニケーションをとるうえで大切なことです（図3）。

統計画像解析は，多彩な病態に対応する局在萎縮を，客観性をもってより正確に評価できることから，臨床症候，背景病理と対応を重ね，CBS以外の表現型を呈するCBD，CBD mimicsの画像所見がどのようなものかを検討する際に重要なデータになるでしょう。今後，臨床診断基準に画像診断を組み込んでいくうえでは，適切な検査プロトコルの提言，撮像法の標準化，品質，精度管理の検討が大切であることは言うまでもありませんが，実際にはなかなか難しい課題です。

図2は，60歳代，左手からはじまる失行，進行性の固縮を示したCBS症例です。T2強調横断像では，右優位に中心溝をまたいで前頭頭頂葉萎縮（図2a○），右優位前頭頭頂葉白質に高信号がとらえられます（図2b→）。中脳レベルで

は，右優位に大脳脚萎縮も認められます（図2c→）。正中矢状断での中脳被蓋面積は90mm²，軽度萎縮がとらえられ（図2d→），脳梁体部にも菲薄化があります（図2d▶）。VSRAD®（voxel based specific regional analysis system for Alzheimer's disease）の白質解析では，右優位に前頭葉白質のZスコア上昇を認め，萎縮を反映している可能性があります（図2e）。神経メラニン画像では，黒質のT1短縮が不明瞭となっています（図2f→），ドパミントランスポーターイメージングではSBR（specific binding ratio）4.15（右：4.02，左：4.28）と明瞭な低値は指摘できませんでしたが，定性的に右基底核の取り込み低下が示唆できるでしょう（図2f→）。99mTc-ECD脳血流SPECT像では右優位と取れますが，両側中心溝周囲から前頭葉の集積低下が認められ，側頭葉も右優位に集積低下が疑われます。これだけの画像所見がそろえば，CBSの背景病理はCBDである可能性は高いとレポートに書くことができそうです。

図2　60歳代，女性。CBS

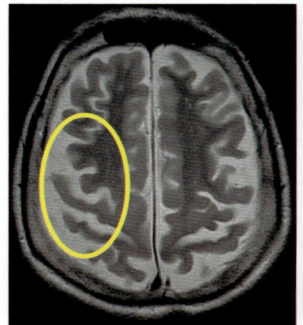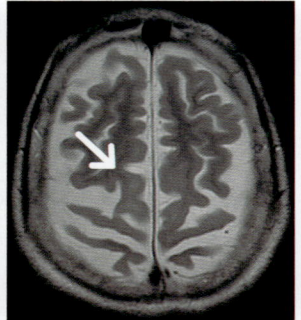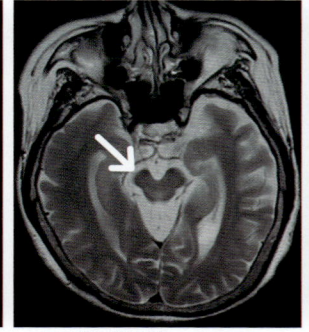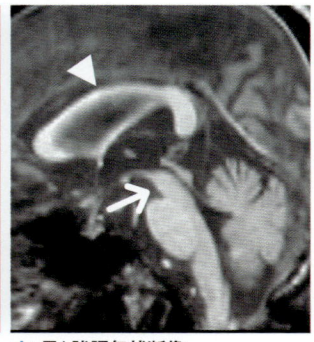

a：T2強調横断像　　b：T2強調横断像　　c：T2強調横断像　　d：T1強調矢状断像

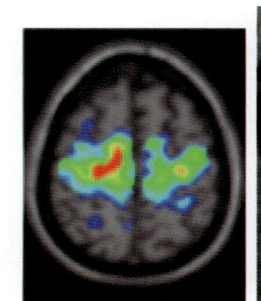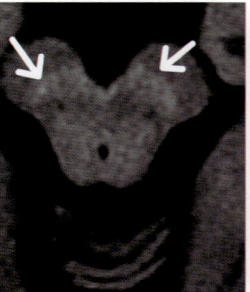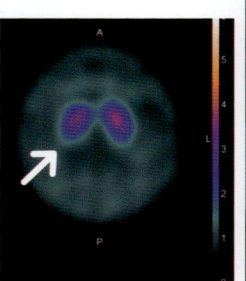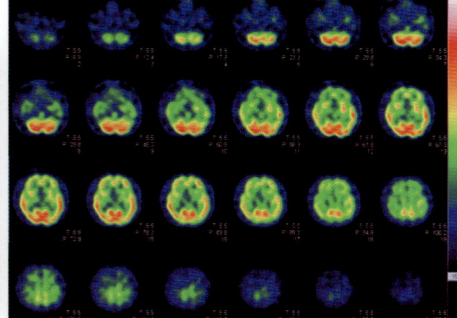

e：VSRAD®画像白質解析　　f：神経メラニン画像　　g：123I-FP-CIT（SPECT像）　　h：99mTc-ECD脳血流シンチグラフィ（SPECT像）

左手から始まる固縮の進行。a，b：右優位に中心溝をまたいで前頭頭頂葉萎縮が明瞭である（○）。また，右優位に白質に高信号がとらえられる（→）。c：右優位に大脳脚萎縮を認める（→）。d：正中矢状断像での中脳被蓋面積は90mm²，軽度萎縮がとらえられ（→），脳梁体部にも菲薄化がある（▶）。e：右優位に前頭葉白質のZスコア上昇を認め，萎縮を反映している可能性がある。f：黒質のT1短縮が不明瞭となっている（→）。g：ドパミントランスポーターイメージング（DATスキャン）では，右基底核の取り込み低下が示唆される（→）。h：両側中心溝周囲から前頭葉の集積低下が認められ，側頭葉も右優位に集積低下が疑われる。

（徳丸阿耶：変性疾患・蓄積病. 頭部画像診断の勘ドコロNEO，メジカルビュー社，東京，2021年，p314，図35より転載）

白質の信号変化，容積低下ににも注目しましょう

　CBDでは，神経細胞のみならずグリア細胞にもタウ蛋白蓄積が認められ，大脳皮質のみならず皮質下白質にもCBDに特異的な病理学的変化が存在することが知られています。この病理学的変化を反映して，T2強調像，FLAIR像，プロトン密度強調像では皮質下白質に高信号強度がとらえられる場合があります（**図2, 3**）[13,17,18,20]。この信号変化は，前頭葉皮質下に限局する淡い高信号から，広範囲に明瞭な高信号を示す症例など，所見は多彩であり，どの程度の割合で，また，どのような臨床症候に対応して高率にとらえられるのか今後の検討が必須ですが，所見が得られた場合には診断契機，補助となる場合があります[13]。

　しかし，前頭頭頂葉の白質高信号（FLAIR/T2強調像）は，CBD mimicsとして重要なPSP-CBSとCBDの鑑別に重要であることを示しています。筆者は1996年に報告した画像と病理を検討したCBDで白質の信号変化を指摘していますが，このときは病理の染色も限定的で，二次変性を反映しているのではないかと記載してしまっています。しかし，CBDの病理では皮質萎縮に加え，タウ陽性のthreadsの出現により皮質下白質のミエリンの減少，粗鬆化があることが示され[21]，MRIでの白質信号変化に対応することがわかっ

てきています[13,17]。

　CBDでは，皮髄境界が不明瞭な場合，通常は，皮質直下に帯状にとらえられているU-fiberの連続性が確認できない場合がありますので，画質に注意しながら所見を確認することが大事です。

　日常診療においてCBDのFLAIR/T2強調像での高信号は微細な場合もありますが，もしVSRAD®を施行しているなら，白質解析評価もぜひ参考にしてください（**図2**）。Sakuraiらは SPM 解析によって，CBDで前頭葉の白質萎縮に意義があることを示していますが[20]，わが国で広く利用されているVSRAD®での白質解析も，変性疾患の諸病態を反映していることがあります。Kuriharaらは，失語を初発症状とするCBDの臨床-画像-病理連関を報告していますが，この報告でもFALIR像での左優位の淡い高信号とVSRAD®白質解析で左前頭葉白質萎縮が，病理，臨床と対応していることを報告しています[22]。

　図3は，もの忘れで発症し，進行性認知機能障害を認めています。2年後から右側優位のパーキンソニズムが明らかとなりました。発症4年目（パーキンソニズムが生じて2年）のMRIのT2強調像で左優位の萎縮が明瞭となり，びまん性の白質高信号が前頭葉優位にとらえられます。よくみると皮髄境界が不明瞭な部位があるようにみえます。病初期に

III 神経変性疾患

図3　70歳代，性別非公表。病理診断CBD，臨床診断，パーキンソニズムを伴う血管性認知症疑い

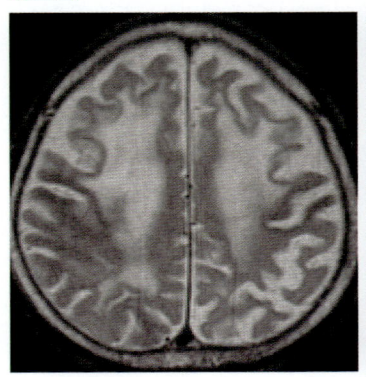

a：T2強調像

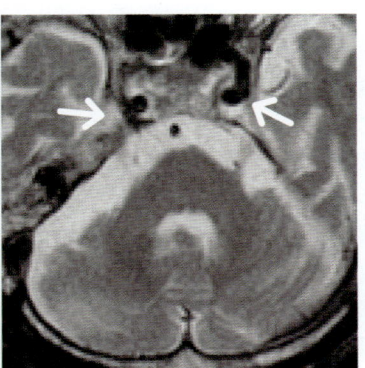

b：T2強調像

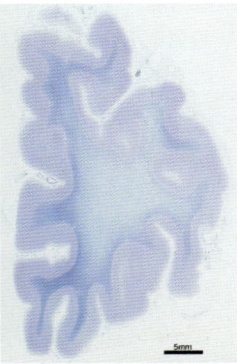

c：髄鞘染色像（前頭葉）

a：左優位に脳溝拡大が目立ち，片側萎縮がある。前頭葉優位に皮質下から深部白質にびまん性の高信号を認める。よくみると，U-fiberの連続性が追跡しきれず，皮髄境界が不明瞭な部位がある。b：検索範囲では，両側内頸動脈のflow voidは確認できた（→）。その一断面を示す。c：一部皮髄境界が不明瞭，皮質下，深部白質に不均一だが，びまん性の高信号を認め，aのMRI所見に対応している。d：皮質から皮質直下白質，白質に連続性に陽性所見がとらえられ，白質病変がCBD病理に一義的なものを包含していることを示している。

白質　　皮質直下白質　　皮質

抗リン酸化タウ抗体（AT8）　　500μm

d：抗リン酸化タウ抗体染色像

[c, d の病理画像は，東京都健康長寿医療センター神経病理，高齢者ブレインバンク 齊藤祐子先生，大阪大学大学院連合小児発達学研究科 附属子どもの心の分子制御機構研究センター ブレインバンク・バイオリソース部門・常勤特任教授，大阪大学医学部附属病院神経内科・脳卒中科（兼）東京都健康長寿医療センター高齢者ブレインバンク・バイオリソースセンター事務局長 常勤特任研究員（神経病理）・脳神経内科（兼）（クロスポイント）村山繁雄先生のご厚意による]

は血管性認知症との臨床診断が付けられていたわけですが，後方視的に画像を見直ししてもいわゆるleukoaraiosis，小血管病に伴う白質病変と鑑別するのは大変難しくみえます。

髄鞘染色ではやや不均一ですが，一部，皮髄境界不明瞭で皮質下から深部白質にびまん性の髄鞘染色性低下が認められ，MRIの信号変化に対応しているようにみえます。抗リン酸化タウ抗体染色では，皮質から皮質直下白質，白質にまで連続するようにタウ沈着が確認され，本症例でのMRI T2強調像での白質信号変化はCBDの病理学的変化に対応していることが示されています[17]。もちろんこの変化は，いわゆるleukoaraiosisとの鑑別は難しい症例ですが，片側優位の萎縮と皮髄境界不明瞭な部位を伴っていることが，かろうじての鑑別のヒント，あるいは重畳を疑うヒントになるでしょう。また，図3の症例では内頸動脈のflow voidは全景にわたって確認され，高度狭窄や閉塞はありません（図3b）。

CBDでは白質萎縮も伴っていることがあるのですが，白質萎縮の視覚的評価は難しく，VBMなどを用いた客観的評価が有用であり，前頭葉皮質下白質や脳梁萎縮が生じることが報告されています（図1，7）[20,23,24]。これらの萎縮部位，信号異常部位は，臨床病型，背景病理の局在によって異なりますので，つくづくCBDの診断は大変です。また，臨床的にも病理学的にも，CBDとの鑑別が重要なPSPと比べ，白質の信号変化や萎縮はCBDのほうが強いという報告は多いです。しかし，PSPにも多様な臨床病型，背景病理の存在が明らかとなっており，白質に一義的な病理を示す症例も経験されますので，臨床に即しながら，画像，病理，生化学，遺伝子など複合的な評価を営々と積み重ねていくことが求められます。そのために，画像診断医は，病変の局在，程度，信号変化，評価法はどのような撮像法によって行われたかなど，所見を正確に記載し続けることが重要です。

近年，[18]F-THK5351 PETを用い片側優位の変性を早期にとらえうること，MAO-B発現を示すような神経変性を示唆しうることが報告され，日常臨床においてCBDで白質病変をとらえることの重要性を裏付けてくれています[25]。

MRIの新しいシーケンスの開発によって，視覚的な信号変化や萎縮評価のみにとどまらず，目にみえないミエリンの障害，皮質脊髄路，脳梁などの変化を早期に，ある程度の定量性をもって評価することが可能になってきています[26-28]。このうち皮質脊髄路のトラクトグラフィ解析をしたBoelmansらは，CBSは正常対照にと比べ，皮質脊髄路の拡散係数（apparent diffusion coefficient：ADC）上昇，異方性の強さの指標となるfractional anisotropy（FA）低下を報告しており[28]，皮質脊髄路の障害を反映している可能性があります。一方，この報告では臨床的に錐体路徴候がみ

られた症例は，ADC上昇，FA異常を認めた症例より少数にとどまっており，病期，病勢による相違があるのか，早期診断，治療（治験）に寄与できる可能性を示すものであるのか，考えさせられる課題がたくさんあります。

中脳被蓋萎縮

CBDでも，中脳被蓋，上小脳脚萎縮が認められることがあり，PSP[16,17]との鑑別が必要となりますが（図2，4），いずれも進行期の萎縮の程度は，PSPに比べると軽度であることが多いでしょう。

ハチドリサイン，ペンギンシルエットサインと称される高度の萎縮は，やはりまずPSPを考えたいところですが，萎縮の程度が軽いときには臨床的鑑別が難しい場合があります。この萎縮も，背景病理，病態を反映するものであり，臨床症候，病型による出現率の検討が進められています。ハキム病（idiopathic normal pressure hydrocephalus：iNPH/特発性正常圧水頭症）でも中脳被蓋が小さくみえることがあり，ときにPSP，CBDとハキム病（iNPH）との鑑別が画像診断に求められることがあります［第Ⅱ 水頭症（p18），第Ⅲ章5 PSP（p95）参照］。

その他の所見

淡蒼球，視床下核にT1強調像で対称性の高信号を認めることがあります（図4）[17]。PSPをはじめとする変性疾患，肝性脳症，経静脈的高栄養などでも類似所見をみることがあり，淡蒼球，視床下角の信号異常単独での診断示唆はできません。

3テスラ（3T）MRIを用いたfast spin echo（FSE）T1強調像を用いたneuromelanin imagingでは，黒質緻密部，青斑核の神経メラニンを可視化することができ，パーキンソン病やうつ病におけるT1短縮領域の減少，治療効果による変化などの報告があります[29,30]。CBDでも黒質変性を反映して，神経メラニン画像での黒質緻密部のT1短縮領域の減少，同部の容積低下が報告されています（図2）。この所見も，パーキンソン病（Parkinson disease：PD），PSP，多系統萎縮症でも同様の変化が報告され[31]，単独での診断を示唆するものではありませんので，全体を俯瞰して所見の意義を検討することが大切です。

脳血流，糖代謝

脳血流SPECT，[18]F-fluorodeoxyglucose（FDG）PETでは，CBSの臨床症状と対側，前頭頭頂葉優位に，脳血流，糖代謝低下が認められます。局在萎縮がMRIで視診上とらえるのが難しいような場合にも，明瞭に脳血流，糖代謝低

図4　80歳代，女性。臨床診断，CBS，病理診断CBD

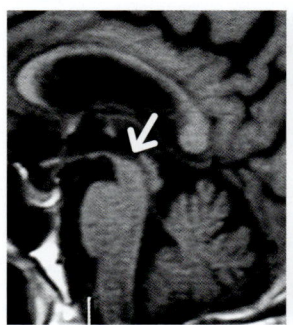
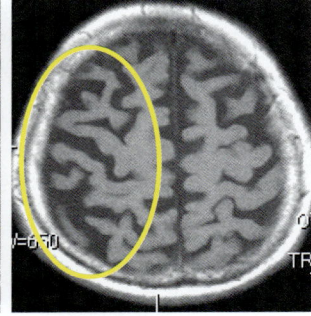
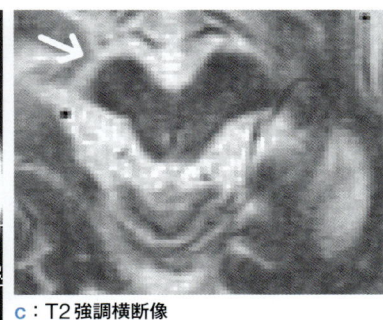

a：T1強調矢状断像　　b：T1強調横断像　　c：T2強調横断像

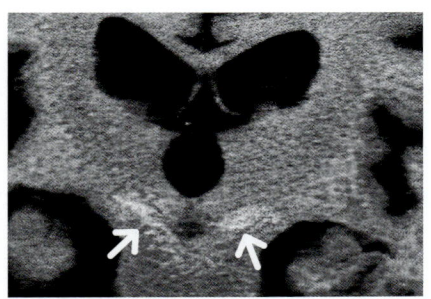

d：T1強調冠状断像

70歳代のときに，すり足歩行，易転倒性が出現し，徐々にパーキンソン症状が悪化した。左に強い寡動，筋強剛がある。発症から，6年目の頭部MRI像と脳血流SPECT像を示す。この検索から3年後に，逝去され，病理検索が施行され，CBDと診断された。
a：中脳被蓋は軽度萎縮を示す（→）。b：右優位に中心溝を挟んで前頭頭頂葉萎縮がとらえられる（○）。c：右大脳脚萎縮がとらえられる（→）。d：視床下核に高信号を認める（→）。変性所見に対応していたが，PSPなど，ほかの変性疾患でもとらえられる所見である。

（徳丸阿耶：変性疾患・蓄積病. 頭部画像診断の勘ドコロNEO，メジカルビュー社，東京，2021年，p314，図36より転載）

下を片側優位に示し，視診上の萎縮部位より広範囲に異常がとらえられることが知られています（図2）。また，大脳皮質のみならず，大脳基底核，視床にも左右差があることにも留意が必要です[32-36]。

ドパミントランスポーターイメージング

ドパミントランスポーターイメージング（dopamine transporter：DAT）は，[123]I-ioflupane（[123]I-FP-CIT）SPECTが保険収載され，活用の幅が広がっています。[123]I-ioflupaneは黒質線条体に発現するドパミントランスポーターに親和性を示すため，黒質線条体変性を示すLewy小体型認知症（dementia with Lewy bodies：DLB）で集積低下を認め，その感度は高いとされています[37]。

一方，ドパミントランスポーターイメージングは，シナプス前機能障害をきたすPD，多系統萎縮症，PSP，CBSでも集積低下が認められます（図2）。ドパミントランスポーターイメージング単独でのCBS/CBDの診断は容易ではありませんが，MRIなどほかのモダリティ，臨床経過と併せ活用することが大切です。CBSとPD，正常対照の比較検討では，CBSではPDに比べて基底核集積低下の左右差が大きく，臨床症状の対側で，より明瞭に低下がとらえられ，尾状核

と被殻がともに低下していることが特徴として挙げられていますが，多彩な病態が明らかになっていることからも，丁寧に症例を積み重ねることが望まれます[38]。

DAT検査では，ドパミントランスポーターやセロトニントランスポーターに作用機序を有する抗うつ薬，コカイン，アンフェタミンなどの薬剤は，検査結果に影響を与えるため，休薬（必要に応じ代替薬選択）が必要となります[39]。

タウイメージング，アミロイドイメージング

CBDは神経細胞，グリア細胞にタウ蛋白が蓄積する4リピートタウオパチーです。その重要な病因であるタウ蛋白蓄積をイメージとして可視化するタウイメージングの開発が進んでおり，アミロイドイメージングとともに，ADの発症過程，病態解明はもとより，CBD，PSP，嗜銀顆粒性認知症，老年期神経原性変化型認知症，globular glial tauopathyなどのタウオパチーについても，病因に直結する診断技術開発，病態解明への期待は大きくなっています。2025年1月現時点で，保険収載された検査ではありませんが，病因に迫る客観的バイオマーカーを，どのように臨床現場に取り入れていくか，"社会インフラ，医療インフラ"を整備するうえで適切な指針が求められていくだろうと思います。

タウPETに用いられるプローブ開発はいくつか進んでいますが，それぞれに特徴があり，CBS，CBDについても検討が進められています[40,41]。タウそのものを表しているとされるもの，あるいはTHK5351などではastrogliosisに関連したMAO-B発現増加を反映しているのではないかと考えられるものなど，その応用と位置付けにはさらなる検討が望まれますが，タウPETでの陽性所見の局在による，タウ病理を背景にもつ神経変性疾患であるAD，PSP，CBDその他の鑑別の可能性も示唆されています[41,42]。またCBDの背景病理にAD合併など複合病理が存在することは知られており[40,43,44]，臨床-画像-背景病理の連関を積み重ね，病態を確認していくことが重要です。

CBD以外のタウオパチーとの，タウイメージングの異同はどのようなものか，3リピートタウと4リピートタウを分別するPETプローブ開発の可能性，αシヌクレイン，TDP，FUSのバイオマーカーとなるPET用製剤の開発の可能性はあるのか，病期や病態によるMRI所見との合致，相違はどこにあるかなど，丁寧に1例1例に沿った検討の積み重ねが望まれる現状です。さらには脳脊髄液を用いたreal-time quaking-induced conversion（RT-QUICK）法，血液を用いたタウの検出，など複数のバイオマーカーの意義を確立することが，病因に直結する疾患修飾薬開発には欠かせませんが，背景病理，臨床経過，臨床画像とあわせての検討はこれから続く大変な道のりです。

■ CBD mimics

病理診断CBDの背景には多彩な臨床病型があり，AD，PSP，FTLDなどとの鑑別が難しい場合があり，臨床診断，神経画像診断の困難があることを述べてきました。では，CBSの背景病理[44]はどのようなものがあるのでしょうか？

これまでの報告では，CBDは半数未満にとどまり，PSP，ADそれぞれ20％程度，そのほかFTLD（TDP-43 proteinopathy，FTLD-fused in sarcoma：FUS），PD，クロイツフェルト・ヤコブ病などが記載されています。ADとの鑑別には，アミロイドイメージング，脳脊髄液でのAβの低値など，複数の客観的バイオマーカーを用いての診断が助けとなると思われますが，保健診療範囲は限定的です。日常臨床現場では，左右差のあるADが存在することを知り，臨床症候，経過とADでは通常認められない中脳被蓋の高度萎縮，高度の白質変性所見が加わってこないかなどの画像所見の積み重ねていくことが大切だと感じています。

図5は，臨床診断CBS，病理診断ADのCBD mimicsです。服の着方がわからないという症状から始まり，左手が思うように動かせない状況が出現，さらには企図振戦，少歩，易

転倒性の増悪を伴い臨床的にCBSが疑われました。発症時T2強調像では，中心溝をまたいでの前頭頭頂葉萎縮は指摘できますが（図5b○），左右差の特定は視診のみでは難しいようにみえます。FLAIR冠状断像では，高度の海馬近傍萎縮はとらえられません（図5c→）。T1強調矢状断像では，中脳被蓋萎縮はとらえられません（図5d→）。[123]I-IMP脳血流SPECTでは，中心溝を挟んで両側頭頂葉の集積低下を認め（図5e），VSRAD®白質解析では，右優位に前頭頭頂葉Zスコア上昇がとらえられました（図5f青）。発症から8年目のT2強調像では，経過中に左後大脳動脈領域の梗塞が加わっていることが示されており（図5g→），海馬辺縁系を含めた全脳の萎縮が進行しています。梗塞は左後大脳動脈領域でありますが，中心溝をまたぐ前頭頭頂葉の萎縮は右優位にとらえられています（図5h○）。病理学的は神経原線維変化，老人斑の局在に明らかな左右差はとらえられませんでしたが，背景に存在したのは広範なAD病理でした。

臨床像，神経画像の観点から，最も鑑別に困難するのはPSPでしょう。PSPのほうが程度は強い場合が多いですが，中脳被蓋，上小脳脚萎縮は両者に認められます。またPSPでも片側優位の大脳皮質，白質の萎縮を呈する症例があり，鑑別が難しい場合は少なくありません。白質のT2強調像やFLAIR像での信号変化，萎縮はCBDのほうがPSPよりも目立つと記載し，PSPの鑑別に役立つ可能性があることを示してきたのですが，病期や病態によってPSPにも白質変化がとらえられる場合もあり，背景病理をはじめ各個症例の客観的バイオマーカーに基づく知見の積み重ねが求められています。

図6に，臨床診断CBS，病理診断PSPのCBD mimicsを掲示します。右手が使いにくいという初発症状に続き，右優位のパーキンソン症状の増悪を認めました。発症7年目のT2強調像では，上小脳脚の軽度萎縮が指摘できるかもしれませんが断定は難しいです（図6a→）。左側ではくも膜下腔の拡大，一部に硬膜下の少量のfluid所見が加わり萎縮の左右差をみることが難しい印象があります。しかし，脳溝拡大は，視診上，臨床症状が強い側の対側，左側に目立つと言えそうです（図6b○）。T1強調横断像では，中脳周囲の脳脊髄液腔の拡大があり，中脳被蓋萎縮は示唆されますが，大脳脚の明らかな左右差はとらえられません（図6c）。T1強調矢状断像で，中脳被蓋面積は90 mm^{2}と軽度萎縮（図6d→），脳梁は菲薄化が疑われます（図6d▶）。[123]I-IMP脳血流SPECTでは，先述の脳実質外，脳脊髄液腔拡大の影響を勘案する必要があり，安易に判断することは難しいのですが，左大脳に優位の集積低下が認められます（図6e）。

図5　80歳代，女性。CBD mimics 症例，臨床診断CBS, 病理診断AD, 左PCA領域梗塞

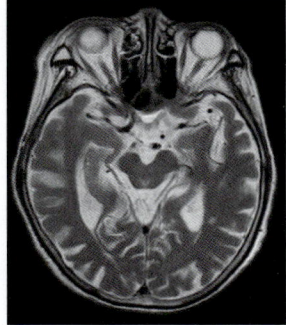

a：T2強調横断像

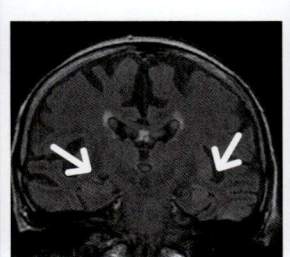

b：T2強調横断像

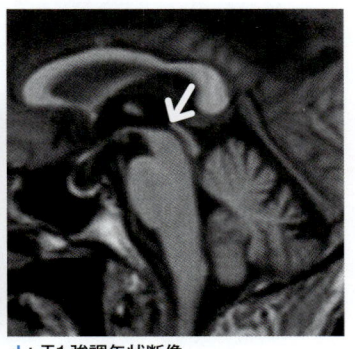

c：FLAIR冠状断像

d：T1強調矢状断像

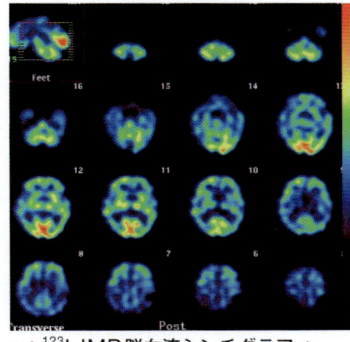

e：123I-IMP脳血流シンチグラフィ
（SPECT像）

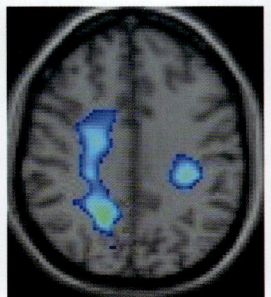

f：VSRAD®画像白質解析

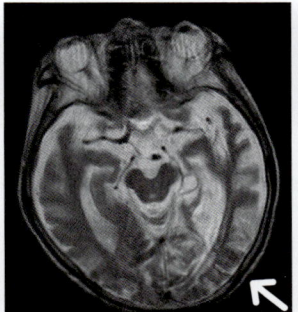

g：8年後のT2強調横断像

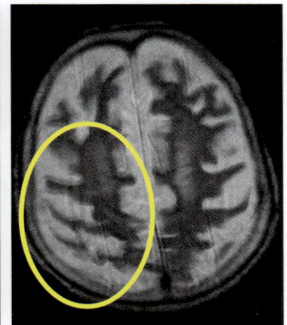

h：8年後のT2強調横断像

a, b：発症時MRI T2強調像では，中心溝をまたいでの前頭頭頂葉萎縮は指摘できるが（○），左右差の特定は視診のみでは難しい。**c**：高度の海馬近傍萎縮はとらえられない（→）。**d**：中脳被蓋萎縮はとらえられない（→）。**e**：中心溝を挟んで両側頭頂葉の集積低下を認める。**f**：右優位に前頭頭頂葉Zスコア上昇がとらえられた（青）。**h, i**：発症8年後，経過中に左後大脳動脈領域の梗塞が加わっている（→）。前脳萎縮の進行が明瞭である。梗塞は左後大脳動脈領域であるが，中心溝をまたぐ前頭頭頂葉の萎縮は右優位にとらえられる（○）が，病理学的には神経原線維変化，老人斑の局在に，明らかな左右差はとらえられなかった。

（文献15，図4A〜Hより改変転載）

図6　80歳代，男性。CBD mimics 症例，臨床診断CBS，病理診断PSP

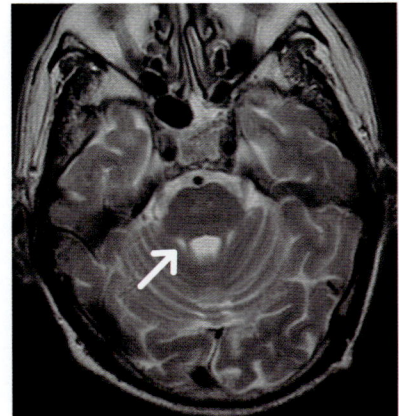

a：T2強調横断像

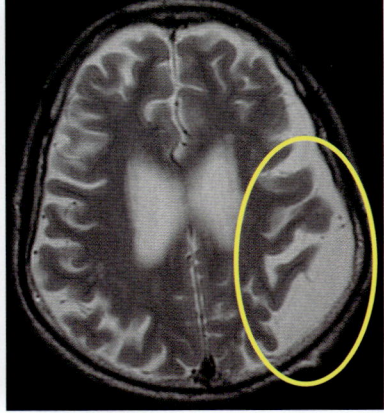

b：T2強調横断像

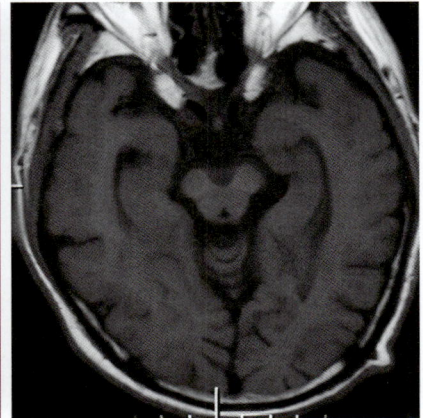

c：T1強調横断像

a, b：上小脳脚萎縮の特定は難しい（→）。左側ではくも膜下腔の拡大，一部に硬膜下水腫様所見が加わり萎縮評価は難しい。しかし，脳溝拡大は，視診上，臨床症状が強い側の対側，左側に目立つ（○）。**c**：中脳周囲の脳脊髄液腔の拡大があり，中脳被蓋萎縮は示唆される。大脳脚の明らかな左右差を特定できない。

図6の続き

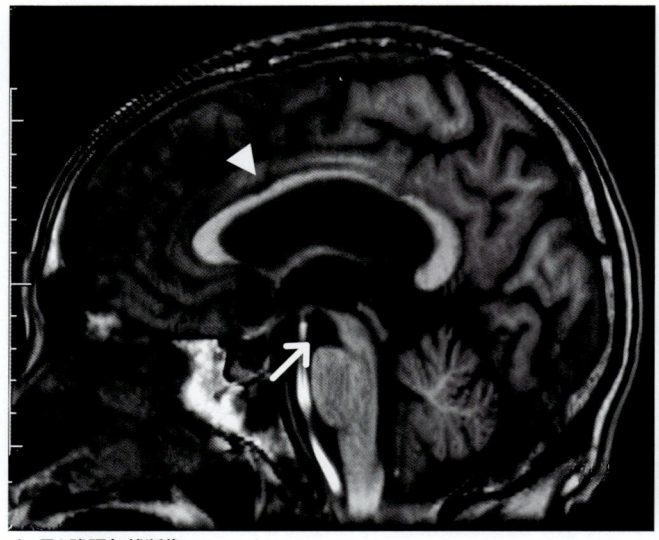

d：T1強調矢状断像

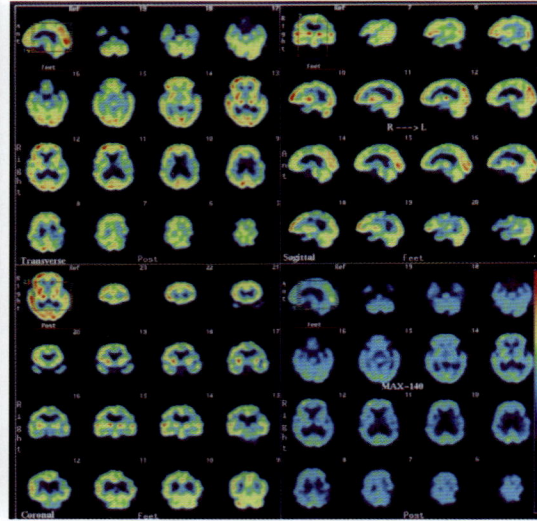

e：^{123}I-IMP脳血流シンチグラフィ（SPECT像）

d：中脳被蓋面積は90mm^{2}と軽度萎縮を示す（→）。脳梁は菲薄化が疑われる（▶）。e：前述の脳実質外，脳脊髄液腔拡大の影響を勘案する必要があるが，左大脳に優位の集積低下が認められる。

（文献15，図5A～Eより改変転載）

MEMO

鑑別診断

❶ADとの鑑別

- 萎縮に左右差のあるADは少なくない。アミロイドイメージング，脳脊髄液でのAβの低値，さらには近い将来血液バイオマーカー所見など，複数の客観的バイオマーカーを用いての診断が助けとなると思われるが，現時点ではいずれも保健診療範囲は限定的である（抗Aβ抗体薬適応判断のためなど）。現状の日常臨床では，臨床症候，経過，ADでは通常認められない中脳被蓋の萎縮，高度の白質変性所見が加わってこないかなどの画像所見の積み重ねが重要
- 図7は，内服管理ができない，日付がわからない，料理の手順がわからないなどからはじまり，次第に易転倒性が明らかになった症例である。臨床診断ADが疑われていた。T2強調横断像で，中心溝のみえる断面で萎縮の左右差を指摘するのは難しく，大脳脚にも萎縮の左右差は指摘できない（図7a，b）。T1強調矢状断（正中）像で中脳被蓋面積は123mm^2，明瞭な萎縮の指摘は難しい（図7c→）。橋底部には，小梗塞の合併が認められる（図7c）。FLAIR冠状断像で上小脳脚の高度萎縮は認められない（図7d→）。海馬近傍の萎縮は視診上，軽度指摘ができる（図7d）。VSRAD®白質解析で，左優位のZスコア上昇，萎縮がとらえられている（図7e）。^{99m}Tc-ECD脳血流SPECT像では，両側前頭葉から頭頂葉の集積低下が認められる。わずかに左優位かもしれないが，ADを否定するのはこの段階では難しいと思われる（図7f）。剖検は，この検査から4年後ではあるが，黒質，脳幹被蓋，扁桃核，海馬，前頭葉にタウ病理を強く認め，CBDの病理診断であった。経時的変化で，形態的に所見が明瞭となっていたのかどうかの確認はできなかったが，多様な臨床病型を示す疾患での神経画像診断の困難を示している

❷PSPは重要な鑑別

- CBD，PSP両者に中脳被蓋が認められる。ペンギンシルエットサインを示す中脳吻部の高度萎縮はPSP進行期で目立つ。白質病変は，CBDのほうがPSPより目立つ場合が多い。所見を丁寧に記載することが大事

CBDの臨床診断は難しいです。神経画像を役立てるべく努力を続けましょう

　CBDの臨床病態は多様であり，必然的に神経画像所見も多様です。臨床に沿い，かつ"客観的バイオマーカー"としての自立した視点をもって，正確に画像所見を記載し続けることが重要です。そのうえで，背景病理，臨床，遺伝子，生化学などと画像所見との対応を蓄積し，CBDとして診断できる根拠，ADやPSP，PD，FTLDなど他疾患との鑑別が困難な場合の画像的根拠を示していく必要があります[4,13,22]。タウ，アミロイドPETなど蓄積蛋白を可視化するイメージング技術は，病因に肉薄し病態をさらに詳細に明らかにする可能性があります。

　精確な診断が，病初期，あるいは病前に得られれば，検討が始まっている病態抑止療法に直結するという期待をもって，丁寧な1例1例への対峙を自他に期待したいと思います。

図7 70歳代，女性。臨床診断AD疑い 病理診断CBD（CBS以外の臨床病型を呈するCBD症例）

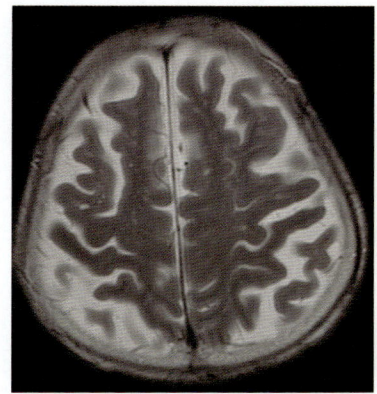

a：T2強調横断像

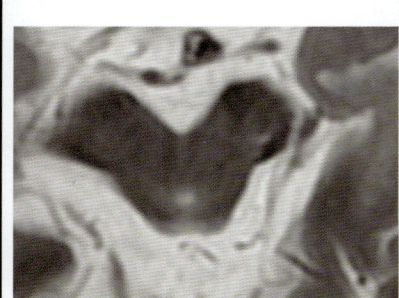

b：T2強調横断像

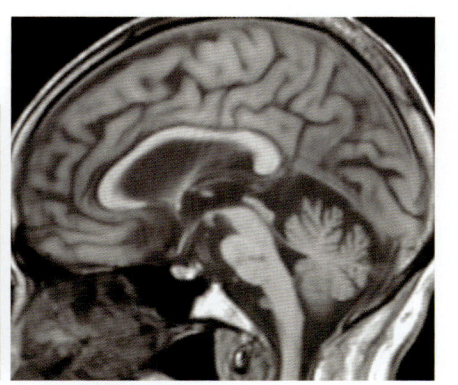

c：T1強調矢状断像

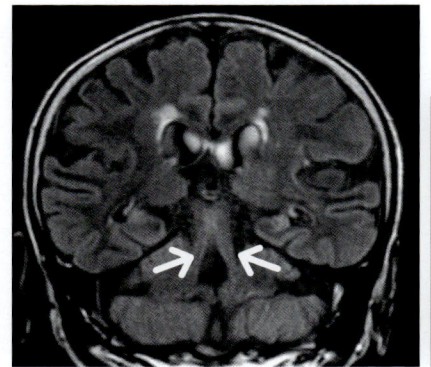

d：FLAIR冠状断像

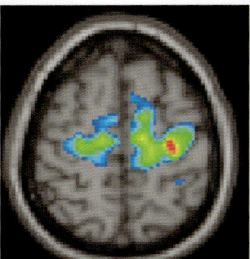

e：VSRAD®画像白質解析

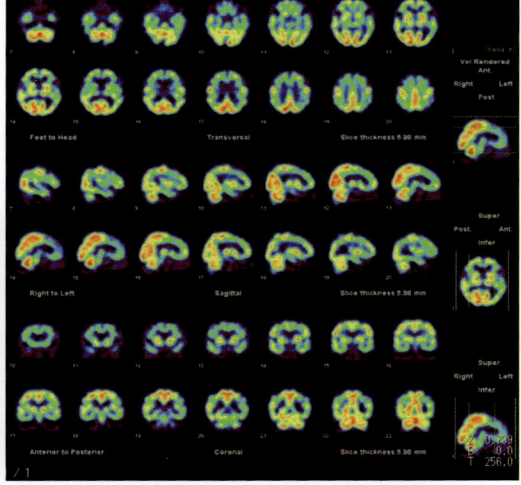

f：99mTc-ECD脳血流シンチグラフィ（SPECT像）

内服管理ができない，日付がわからない，料理の手順がわからなくなり，当科受診。受診時MMSE＝11点。次第に易転倒性などが明らかとなる。
a, b：中心溝のみえる断面で萎縮の左右差を指摘するのは難しく，大脳脚にも萎縮の左右差は指摘できない。c：T1強調矢状断（正中）像で中脳被蓋面積は123mm²，明瞭な萎縮の指摘は難しい（→）。橋底部には，小梗塞の合併が認められる。d：上小脳脚の高度萎縮はとらえられない（→）。海馬近傍の萎縮は視診上軽度指摘できる。f：両側前頭葉から頭頂葉の集積低下が認められる。わずかに左優位かもしれないが，ADを否定するのはこの段階では難しい。剖検は，この検査から4年後であるが，黒質，脳幹被蓋，扁桃核，海馬，前頭葉に変性，タウ病理を強く認めた。経時的変化で，形態的に所見が明瞭となっていたのかどうかの確認はできないが，多様な臨床病型を示す症例での，神経画像診断の困難を示している。

（文献15，図3A～Eより改変転載）

■ 今後の課題

現行の臨床診断基準は，特異度感度ともに低いことがわかっており，改訂の動きが活発化しています。まずは，Armstrong基準にのっとった臨床症候記載を臨床医に託し，画像診断医は臨床に沿い，かつ自立した画像所見を精確に記載することが望まれます。

剖検率が低く推移するなか，背景病理を伴った画像を蓄積することは容易なことではありませんが，背景病理CBDが示す臨床病型CBS，PSPS，FBS，naPPA，AD様認知症が，MRI，脳血流SPECT，ドパミントランスポーターイメー

ジング，脳血流SPECT，FDG-PET，アミロイドPET，タウPETなどで，どのような所見を示すか，1症例ずつ積み上げることが必要です[4, 13, 17, 22]。前述の積み重ねによって，新たな，より精密な臨床診断基準策定に寄与すると思われます。

神経変性疾患の病態理解には，Aβの描出に留まらず，蓄積蛋白αシヌクレイン，3リピート，4リピートタウ，TDP，FUS検出への道が開かれるでしょう。その際にも，日常臨床でのMRI（あるいはCTでも），脳血流SPECTなど保険診療範囲で，"病態に対応する所見，新たな知見に対応する所見，背景病理に対応する所見は何か？"を問い続けることが望まれます。

III
神経変性疾患

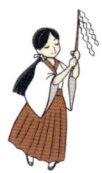

> **大事なポイント**
> ▶ CBDの臨床病態は多彩です。神経画像も，多彩な病態に対応して多様な所見を示します。
> ▶ 本項では，大脳皮質基底核変性症（corticobasal denegeration：CBD）は病理診断名，大脳皮質基底核症候群（corticobasal syndrome：CBS）を臨床診断名として使用します。
> ▶ 片側優位の大脳萎縮（局在が大事，典型的には中心溝近傍の前頭頭頂葉），大脳脚萎縮，白質の信号変化がそろえば，古典的なCBDを示唆する画像所見として，臨床診断の助けになります。
> ▶ CBS以外の表現型を呈するCBD，臨床診断CBSで背景病理がAD，PSPなど多疾患であるCBD mimicsが存在します。
> ▶ CBD mimicsを鑑別すること，CBD mimicsがあることを知っておくことが大事です[13]。

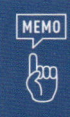

MEMO　鑑別点

❶ **左右差のある萎縮**
　・中心前回をまたぐ前頭頭頂葉優位の萎縮（脳溝拡大の左右差）
　・大脳脚レベルの左右はないかをみる
❷ **矢状断をみる**
　・中脳被蓋の萎縮を示すことがある
　・脳梁菲薄化が目立つ場合がある
❸ **皮髄境界不明瞭を伴う白質信号変化，白質volume低下はないか萎縮が疑われる部位の皮髄境界，白質信号変化を探す（T2強調像，FLAIR像，VSRAD®が施行されている場合，白質解析も参考になる場合あり）**
❹ **❶～❸がそろえば，CBS-CBDを疑う端緒になることが多い**
❺ **しかし！**
　・CBS以外の表現型を呈するCBD，臨床診断CBSで背景病理がAD，PSPなど他疾患であるCBD mimicsが存在する
　・背景病理CBDでも，❶～❸の所見がはっきりせず，臨床的にCBSを疑うことが難しい症例も少なくない

文献

1) Rebeiz JJ, Kolodny EH, Richardson Ep Jr: Corticodentatonigral degeneration with neuronal achromasia. Arch Neurol 1968; 18: 20-33.

2) Cordato NJ, Halliday GM, McCann H, et al: Corticobasal syndrome with tau pathology. Mov Disord 2001; 16; 656-667.

3) Boeve BF, Lang AE, Litvan I: Corticobasal degeneration and relationship to progressive supranuclear palsy and frontotemporal dementia. Ann Neurol 2003; 54(supp 5): S15-19.

4) Aiba I, Hayashi Y, Shimohata T, et al: Clinical course of pathologically confirmed corticobasal degeneration and corticobasal syndrome. Brain Commun. 2023; 5: fcad296.

5) Tolosa E, Litvan I, Hoglinger GU, et al: A phase 2 trial of the GSD-inhibitor tideglusib in progressive supranuclear palsy. Mov Diord 2014; 29: 470-478.

6) Hoglinger GU, Huppertz HJ, Wagenpfeil S, et al: Tideglusib reduces progression of brain atrophy in progressive supranuclear palsy in a randomized trial. Mov Disord 2014; 29: 479-487.

7) Boxer AL, Lang AE, Grossman M, et al: Davunetide in patients with progressive supranuclear palsy: a randomized, double blind, placebo-controlled phase 2/3 trial. Lancet Neurol 2014; 13: 676-685.

8) Ling H, O'Sullivan SS, Holton JL, et al: Does corticobasal degeneration exist? A clinicopathological reevaluation. Brain 2010; 133: 2045-2057.

9) Lee SE, Rabinovici GD, Mayo MC, et al: Clinicopathological correlations in corticobasal degeneration. Ann Neurol 2011; 70: 327-340.

10) Armstrong MJ, Litvan I, Lang AT, et al: Criteria for the diagnosis of corticobasal degeneration. Neurology 2013; 80: 496-503.

11) Mathew R, Bak TH, Hodges JR: Diagnostic criteria for corticobasal syndrome: a comparative study. J Neurol Neurosurg Psychiatry 2012; 83: 405-410.

12) 瀧川洋史：JALPAC(Japanese Longitudinal Biomarker Study in PSP and CBD). 神経治療 2017; 34: 278-282.

13) Sakurai K, Tokumaru AM, Yoshida M, et al: Conventional magnetic resonance imaging key features distinguishing pathologically confirmed corticobasal degeneration from its mimics: a retrospective analysis of the J-VAC study. Neuroradiology 2024; 66: 1917-1929.

14) Tokumaru AM, et al: MRI diagnosis in Other Dementias. 4.5 Corticobasal Degeneration and Corticobasal Syndrome In Neuroimaging Diagnosis for Alzheimer's Disease and Other dementias (Matsuda H, Asada T, Tokumaru AM, ed). Springer, 2017, p56-60.

15) 德丸阿耶, 村山繁雄, 櫻井圭太：Ⅱ各論 3. 大脳皮質基底核変性症 b. 画像所見・検査所見. 非定形パーキンソニズム―基礎と臨床―（下畑享良，編）. 2019, 文光堂, p139-146.

16) Koyama M, Yagishita A, Nakata Y, et al: Imaging of corticobasal degeneration syndrome. Neuroradiology 2007; 49: 905-912.

17) Tokumaru AM, Saito Y, Murayama S, et al: Imaging-pathologic correlation in corticobasal degeneration. AJNR 2009; 30: 1884-1892.

18) Tokumaru AM, O'uchi T, Kuru Y, et al: Corticobasal Degeneration: MR with Histopathologic Comparison. AJNR 1996; 117: 1849-1852.

19) Kitagaki H, Hirono N, Ishii K, Mori E: Corticobasal degeneration: evaluation of cortical atrophy by means of hemispheric surface display generated with MR images. Radiology 2000; 216: 31-38.

20) Sakurai K, Imabayashi E, Tokumaru AM, et al: The feasibility of

white matter volume reduction analysis using plus DARTEL for the diagnosis of patients with clinically diagnosed corticobasal syndrome and Richardson's syndrome. Neuroimage Clin 2015; 17: 605-610.

21) Yoshida M: Neuropathology of tauopathy. Brain & Nerve 2013; 12: 1445-1458.

22) Kurihara M, Arakawa A, Tokumaru AM, et al: Case report Dynamic aphasia as an early sign of corticobasal degeneration: Clinico-radio-pathological correlation. eNeurologicalSci 2024; 37: 100526.

23) Boxer Al, Geschwind MD, Belfor N, et al: Patterns of brain atrophy that differentiate corticobasal degeneration syndrome from progressive supranuclear palsy. Arch Neuro 2006; 63: 81-86.

24) Josephs KA, Whitwell JL, Dickson DW, et al: Voxel-based morphometry in autopsy proven PSP and CBD. Neurobiol Aging 2008; 29: 280-289.

25) Kurihara M, Ishibashi K, Matubara T, et al: High sensitivity of asymmetric 18F-THK5351 PET abnormality in patients with corticobasal syndrome. Sci Rep 2023; 13: 12147.

26) Erbeta A, Mandelli ML, Savoiardo M, et al: Diffusion tensor imaging shows different topographic involvement of the thalamus in progressive supranuclear palsy and corticobasal degeneration. AJNR 2009; 30: 1482-1487.

27) Borroni B, Garibotto V, Agosti C, et al: White matter changes in corticobasal degeneration syndrome and correlation with limb apraxia. Arch Neurol 2008; 65: 796-801.

28) Boelmans K, Kaufmann J, Bodammer N, et al: Involvement of motor pathway in corticobasal syndrome detected by diffusion tensor tractography. Mov Disord 2009; 24: 168-175.

29) Sasaki M, Shibata E, Tohyama K, et al: Neuromelanin magnetic resonance imaging of the locus ceruleus and substantia nigra in Parkinson's disease. Neuroreport 2006; 17: 1215-1218.

30) Sasaki M, Shibata E, Higaki F: Monoamine neurons in the human brain stem; anatomy, magnetic resonance imaging findings, and clinical implications. Neuroreport 2008; 19: 1649-1654.

31) Kashihara K, Shinya T, Higaki F: Reduction of Neuromelanin-Positive Nigral Volume in Patients with MSA, PSP and CBD. Intern Med 2011; 50: 1683-1687.

32) Eidelberg D, Dhawan V, Moeller JR, et al: The metabolic landscape of cortico-basal ganglionic degeneration: regional asymmetries studied with positron emission tomography. J Neurol Neurosurg Psychiat 1991; 54: 856-862.

33) Blin J, Vidailhet MJ, Pillon B, et al: Corticobasal degeneration: decreased and asymmetrical glucose consumption as studied with PET. Mov Disord 1992; 7: 348-354.

34) Hosaka K, Ishii K, Sakamoto S, et al: Voxel-based comparison of regional cerebral glucose metabolism between PSP and corticobasal degeneration. J Neurol Sci 2002; 199: 67-71.

35) Walker Z, Gandolfo F, Orini S, et al: Clinical utility of FDG-PET in Parkinson's disease and atypical parkinsonism associated with dementia Eur J Nuc Med Mol Imaging 2018; 45: 1534-1545.

36) Hossain AKMM, Murata Y, Zhang L, et al: Brain Perfusion SPECT in patients with corticobasal degeneration: analysis using statistical parametric mapping. Mov Diord 2003; 18: 697-703.

37) Mckeith I, O'Braien J, Walker Z, et al: DLB Study Group. Sensitivity and specificity of dopamine transporter imaging with 123I-FP-CIT SPECT in dementia with Lewy bodies: a phase III, multicenter study. Lancet Neurol 2007; 6: 305-313.

38) Cilia R, Rossi C, Frosini D, et al: Dopamine transporter SPECT imaging in corticobasal syndrome. Plos One 2011; 6: 1-10.

39) 日本核医学会，日本脳神経核医学研究会編：イオフルパン診療ガイドライン第2版．2017．http://jsnm.sakura.ne.jp/wp_jsnm/wp-content/themes/theme_jsnm/doc/iofurupan_gl_v2.pdf （2024年5月閲覧）

40) Kikuchi A, Okamura N, Hasegawa T, et al: In vivo visualization of tau deposition in corticobasal syndrome by 18F-THK5351 PET. Neurology 2016; 87: 2309-2316.

41) Tagai K, Ono M, Kubota M, et al: High-Contrast In Vivo Imaging of Tau Pathologies in Alzheimer's and Non-Alzheimer's Disease Tauopathies. Neuron 2021; 109: 42-58.

42) Day GS, Lim TS, Hassenstab J, et al: Differentiating cognitive impairment due to corticobasal degeneration and Alzheimer disease. Neurology 2017; 88: 1273-1281.

43) Saito Y, Murayama S: Neuropathology of mild cognitive impairment. Neuropathology 2007; 27: 578-584.

44) Boeve BF, Maraganore DM, Parisi JE, et al: Pathologic heterogeneity in clinically diagnosed corticobasal degeneration. Neurology 1999; 53: 795-800.

7. 前頭側頭葉変性症（FTLD）

はじめに

前頭側頭葉変性症（frontotemporal degeneration：FTLD）は，前頭葉，側頭葉前方部に神経細胞変性が生じ，行動異常，精神症状，言語障害など特徴的な臨床症状を示す神経変性疾患の総称です[1-6]。1990年代，スウェーデンLund大学とイギリスManchester大学のグループが，性格変化，社会的逸脱，易怒性等の前頭葉症状を示す疾患群に対し「前頭側頭型認知症」という疾患概念を提唱しました[1]。その後さらに失語症状などを加えて「前頭側頭葉変性症」という疾患概念が形成されてきた経緯があります。近年，その疾患概念は，臨床，神経病理，遺伝子，生化学，生理学，画像所見のいずれの分野でも新知見が積み重ねられ，大きな変遷のさなかにあります（本書が出版されるときには，また新たな疾患概念が提出されているかもしれない！）。

次々に変わる疾患概念，分類，さらにはFTLDの背景病理の多様性が明らかとなってきていることも相俟って，画像診断医の立場からみたFTLDは，どこから手を付けてよいのか，否，目をつけてよいのか，臨床の先生方から「FTLD疑い，MRIで診断してください」と依頼をがあったとき，「一体何を求めておられるのか？」と迷うことも少なくありません。

そこで，本項では，まず用語の整理から本題に入っていきます。

疾患概念

前頭側頭葉変性症（FTLD）と前頭側頭型認知症（FTD）とは？

認知症画像診断の現場では，しばしば「FTLD疑い」あるいは「FTD疑い」と記載された検査依頼に遭遇します。文献によっても，2つの用語の定義は異なることがありますが，前頭側頭葉変性症（FTLD）は病理あるいは遺伝学的背景が確認された症例に対して使用され，臨床診断名としては一般に前頭側頭型認知症（frontotemporal dementia：FTD）が使用される傾向にあります。ただし，わが国での指定難病名としてはFTLDが採用されており，日本神経学会の認知症疾患診療ガイドラインでも臨床診断名としてFTLDが使われています[4]。

次に，FTLD疾患概念形成の歴史的背景のなかでも特に重要視され，また画像診断においても，まず知っておきたい3つの臨床症候を確認しましょう（図1）。

図1 臨床症候の分類：まず知っておくべき3症候

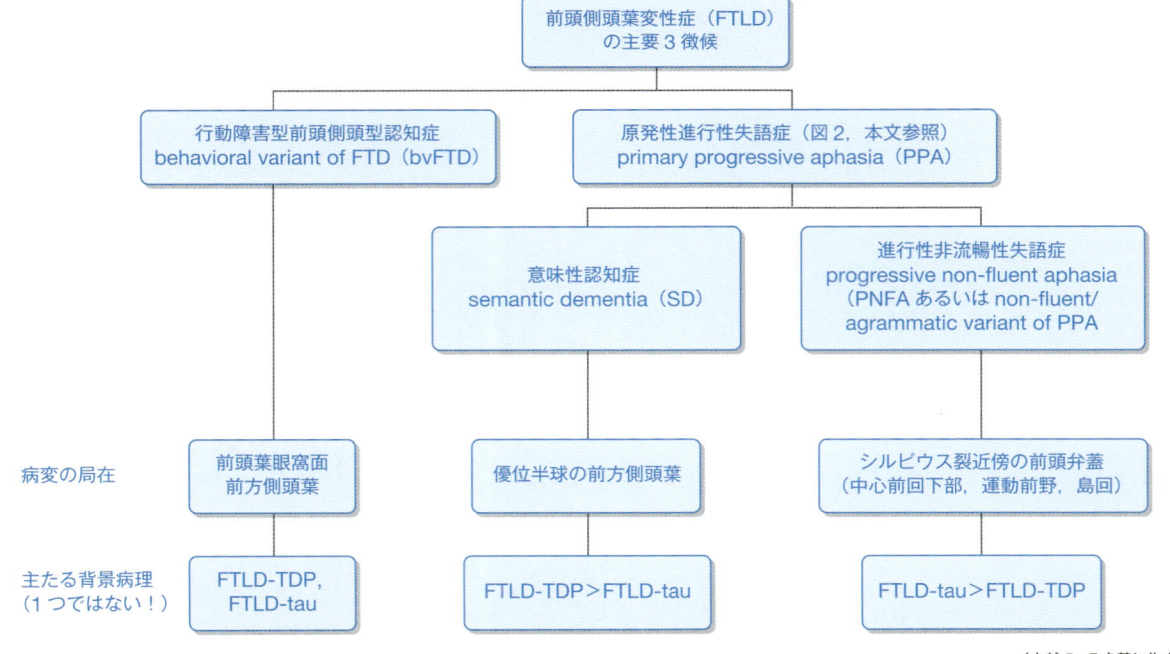

（文献5，7を基に作成）

臨床症候の分類（図1）

行動障害を伴った前頭側頭型認知症（bvFTD），意味性認知症（SD），進行性非流暢性失語（PNFA/non-fluent agrammatic variant of PPA）が大切です

FTLDのまず知っておくべき3症候は，**行動障害を伴った前頭側頭型認知症（behavioral variant of FTD：bvFTD）**，**意味性認知症（semantic dementia：SD）**，**進行性非流暢性失語（progressive non-fluent aphasia：PNFAあるいはnon-fluent/agrammatic variant of PPA）**の3つです（図1，2）。2011年には，それぞれの症候に対する診断基準が提唱され（表1～3），MRIや脳血流SPECTが診断に果たす役割についても記載がなされました（表1～3）。その診断基準には，中核となる臨床症状，特徴的な臨床症状詳記がなされており，bvFTD，SD，PNFAが臨床症候群であることが改めて浮き彫りになっています。主たる3症候の臨床症状をきたす責任病巣をMRIや脳血流SPECTなどで明確に示すことは，広範な背景病理を包含するFTLD画像診断のなかでも，大事な一歩です（図3～8）。

bvFTD, SD, PNFAの画像所見

bvFTD

bvFTDの臨床診断基準（表1）には，CT，MRIで前頭葉，前方側頭葉萎縮を認め，脳血流SPECTで前頭葉血流低下が認められると記載されています[5]。図3は，60歳代前半，

無気力，無関心で受診されました。MRI画像は，一見非特異的ですが，年齢を考慮し，前頭葉優位の全脳萎縮を指摘することが重要です。VSRAD®灰白質解析では明瞭に前頭葉眼窩面，前帯状回優位の萎縮の存在が明瞭です。

本例は，アミロイドPETも施行され，定量評価で陰性，糖代謝PETで左優位に前頭側頭葉の広範囲に及ぶ糖代謝低下が確認され，bvFTDを示唆しうる神経画像が得られています。前頭葉眼窩面，前帯状回，島回萎縮は，それぞれの萎縮のみならず，fronto-temporal-insular networkなど脳内の「社会性を司るネットワーク機能の障害」を惹起している可能性も示唆されており[6]，解剖学的評価はもちろんのことですが，functional MRI，water MRI，QSM，glymphatic systemの評価など先進的なMRI技術が，臨床症候や病理と結び付いて，さらに病態が明らかになってくることを期待しています。

本例のように，明瞭な左右差が視診上明らかでない場合，高齢者での初回検査では「加齢による萎縮」としてスルーされて（スルーして）しまうこともありうるのですが，第Ⅰ章で示したように，生活歴，遺伝歴，既往歴などが重なる高齢者では，高齢になればなるほど個人差が大きくなります。加齢による変化を受容することは医療者，患者ともにとても大事なことだと思いますが，同時に安易に「加齢変化」と片付けず，患者，主治医が困っている要因に目を向けること，これもまた大事なことだと感じています。

ピック病（Pick disease）

FTLDのなかでは最もよく知られた疾患名ですが，頻度は連続剖検のうち0.3～4%程度と必ずしも高くありません。3リピートタウ蛋白陽性のPick球を病理学的特徴としていま

図2 原発性進行性失語症

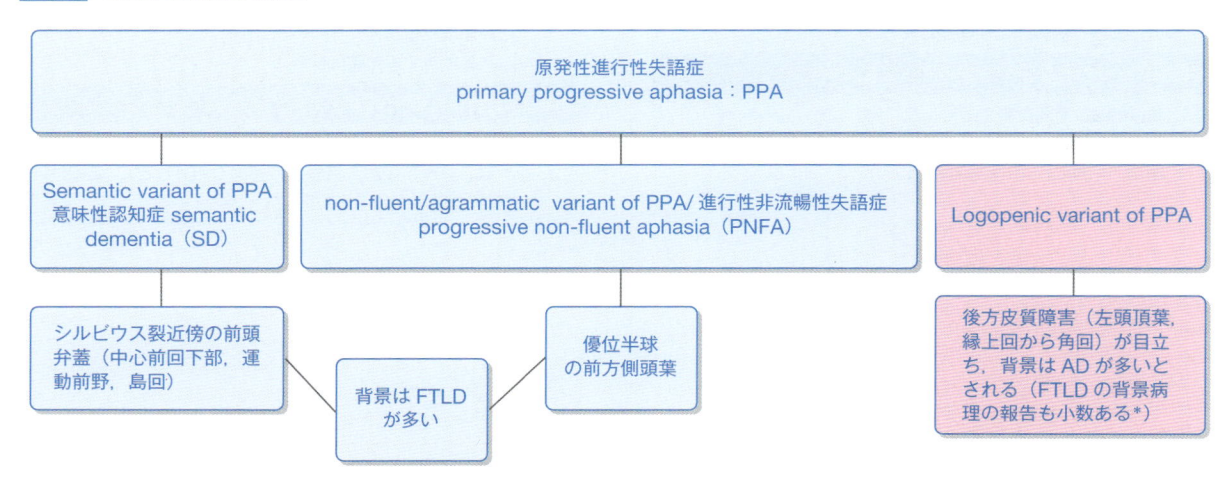

青色枠：FTLDに包含される，ピンク色枠：AD病理が多いとされるが，例外あり（＊）

（文献7を基に作成）

表1 bvFTDの国際診断基準

1. 必須項目	進行性の行動異常，認知機能障害があり，神経変性疾患が考慮されること
2. possible bvFTD[*1] （右記の内3つ以上を満たす）	a. 早期の脱抑制（下記1～3のどれかを満たす） 　　1）社会性の欠如，不適切な行動 　　2）礼節の欠如 　　3）衝動性，無分別，無頓着な行動 b. 無関心または無気力 c. 共感の欠如（下記1，2のいずれかがある） 　　1）他人の要求や感情に無関心 　　2）社会参加，他者との交流，人間的な温かさなどの低下 d. 固執，常同性（下記1～3のいずれかがある） 　　1）単純動作の反復 　　2）強迫的であったり，儀式的な行動 　　3）常同言語 e. 口唇傾向[*3]，食習慣の変化（下記1～3のいずれかがある） 　　1）食の嗜好変化 　　2）過食，飲酒，喫煙の過多傾向 　　3）異食症，口唇傾向 f. 神経心理学的プロフィール 　　遂行機能障害があるのに，エピソード記憶や視覚空間認知の保持
3. probable bvFTD[*2] （右記のすべてを満たす）	臨床的にpossible bvFTDを満たす 社会生活に支障をきたしていることが客観的に認められること（介護者の記載などによる） CT，MRI，脳血流画像で前頭葉，前方側頭葉の萎縮，血流低下がある

＊1）possible bvFTD：必須項目＋possible bvFTD項目のうち3項目を満たす
＊2）probable bvFTD：possible bvFTDに該当し，probable bvFTDの3項目をすべて満たす
＊3）口唇傾向：周辺にあるすべてのものを口唇で確認しようとすること。対象物を口に入れ飲み込んでしまうこともあり，誤嚥，腸閉塞などのリスクを伴う

（文献5より引用）

表2 SDの国際診断基準

臨床的SD

1. 中核症状（下記のすべてを満たす）
   a. 呼称能力低下
   b. 語義が理解できない
2. 特徴的症状（下記のうち，3つ以上を満たす）
   a. 物品に対する知識の消失
   b. 表層性失読
   c. 復唱可能
   d. 文法や語の流暢性は保たれる

画像的に支持されるSD（下記のすべてを満たす）

1. 臨床的SDを満たす
2. 側頭葉前部優位の萎縮を示す（MRIなど），または同領域の血流/代謝低下（SPECT/PET）

（文献6より引用）

表3 PNFAの国際診断基準

臨床的PNFA

1. 中核症状（下記のいずれかを満たす）
   a. 失文法
   b. 発語失行（発声発語器官に異常がないにもかかわらず，発語がなかなか開始できない，発話速度の低下，構音の歪み等が生じ，発話の流暢性が障害される状態）
2. 特徴的症状（以下の内，2つ以上を満たす）
   a. 複雑な構文の文章を理解できない
   b. 単語理解は保持
   c. 物品に対する知識は保持

画像的に支持されるPNFA

1. 臨床的PNFAを満たす
2. 左半球の前頭葉後部，島優位の萎縮（MRIなど），あるいは血流/代謝低下（SPECT/PET）

（文献7より引用）

図3 60歳代前半，性別非公表。無気力・無関心の増悪：bvFTD

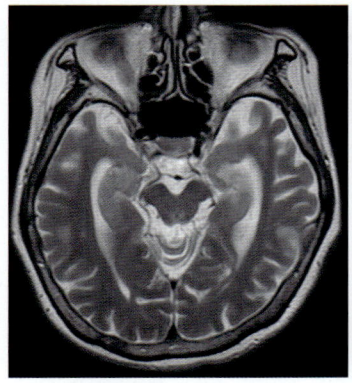
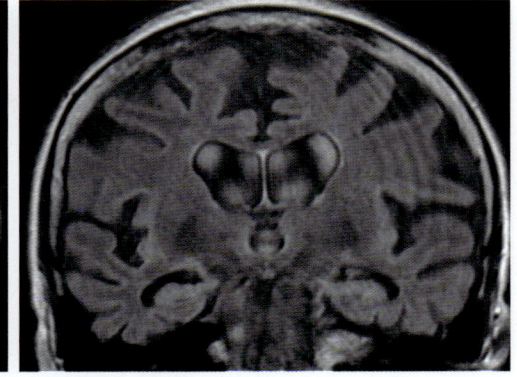

a：T2強調横断像　　　b：T2強調横断像　　　c：FLAIR冠状断像

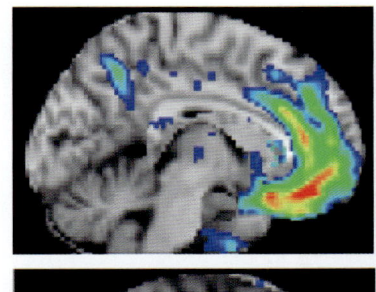
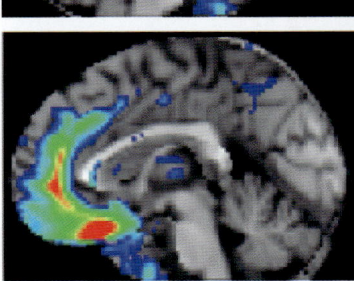

d：VSRAD® 画像解析 灰白質萎縮　　e：FDG-PET像

a，b：一見，非特異的だが，60歳代前半としては，前頭葉優位，全脳の萎縮が認められる（→）。c：検査が始まって，12分後に得られたFLAIR像では，すでに体動制御困難となって画質は不良。海馬に信号異常があるかどうかの判断は難しいが，明瞭な信号上昇はとらえられなかった（海馬硬化症の有無には，常に留意する）。d：前頭前野優位の萎縮が明瞭にとらえられる。e：左優位，前頭側頭葉優位に広範囲に集積低下が認められ，MRIでの萎縮局在とも対応している。
（e の PET 画像は，東京都健康長寿医療センター研究所 認知症未来社会創造センター 副センター長，神経画像/AI診断システムチーム 専門部長 石井賢二先生のご厚意による）

す。臨床的に，bvFTDで発症することが多いとされていますが，その経過のなかで多彩な臨床症状が重畳してきます。**図4**に示すように，皮質（白質も含めてですが）の高度萎縮，菲薄化を認め，ナイフの刃様（knife-blade atrophy）の所見が知られています。病理学的には白質のグリオーシスも強く認められ，MRIのT2強調像やFLAIR像で白質信号上昇も目立ちます。一方，**図5**に示すように，ピック病も，病期によって画像所見は異なります。発症4年目でも，右優位の側脳室下角の拡大，右優位のシルビウス裂拡大など，片側優位，側頭葉優位の萎縮はとらえられますが，ナイフの刃様の萎縮が明瞭な**図5b**は発症10年目の検査画像です。

図4 高齢女性。ピック病（剖検確定例），発症14年のMRI

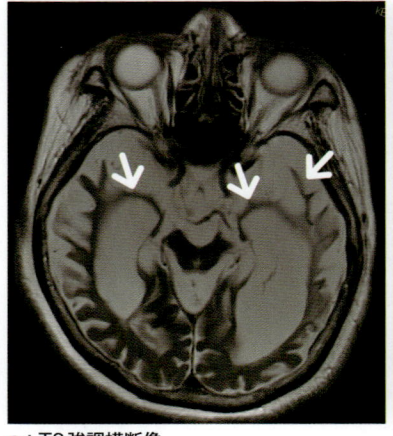 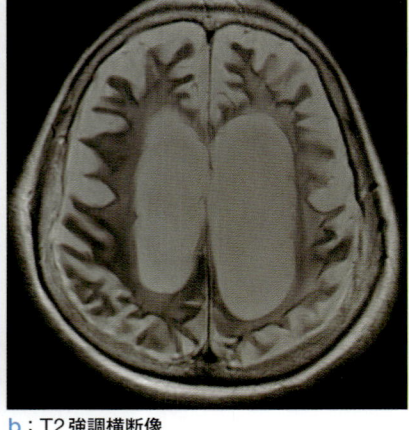

a，b：皮質の菲薄が高度（ナイフの刃様，knife blade様：→），前頭側頭葉優位，全脳の高度萎縮を示す。白質にも，広範囲に高信号が生じており病理学的にもグリオーシスが著明であった。

a：T2強調横断像　　　　　b：T2強調横断像

（徳丸阿耶：変性疾患・蓄積病. 頭部画像診断の勘ドコロ NEO，メジカルビュー社，東京，2021年，p287，図7より転載）

図5 bvFTDで発症，病理診断ピック病

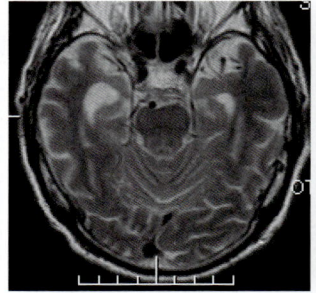 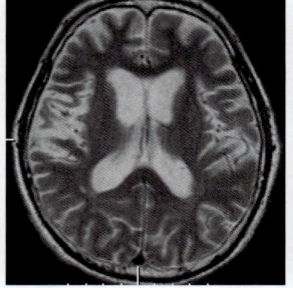 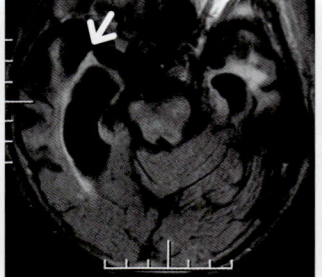 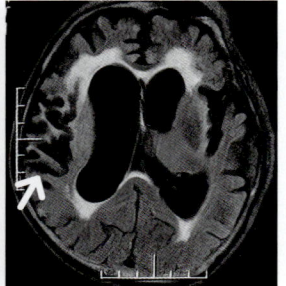

a：T2強調横断像（発症4年，異食行動あり）　　　　b：FLAIR横断像（発症10年，発語の減少，呂律不良増悪）

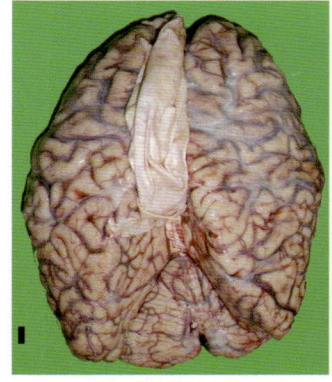 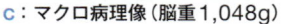 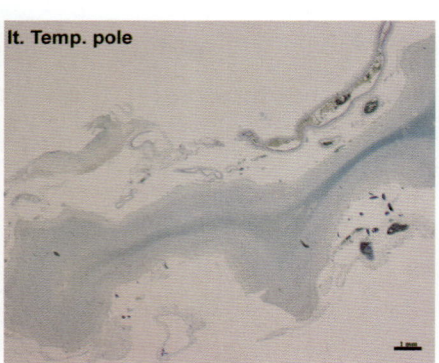 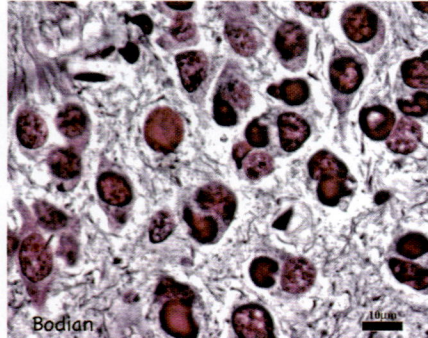

c：マクロ病理像（脳重1,048g）　　d：髄鞘染色像（側頭極）　　e：Bodian染色像

a：60歳代，病前にみられた周囲への思いやりが失われ，不必要なものを購入するなど社会規範を逸脱する行動が目立つようになり，異食行動を示した発症4年目にMRIが施行された。右優位，側頭葉優位の萎縮が認められる。シルビウス裂，側脳室下角の拡大が，右側に認められる。**b**：右側頭葉前方の萎縮（→）は進行している。シルビウス裂近傍の萎縮も明瞭（→）となっている。**a**に比べ，適切な頭位での撮像が難しくなっていることがみて取れる。側頭葉の強い萎縮部位では，白質の信号変化も強く，皮髄境界は不明瞭となっている。**c**：発症11年での剖検では，前頭側頭葉優位，眼窩回，弁蓋に広がる高度萎縮が認められ，画像所見に対応する。**d**：左側頭極を示すが，皮質全層に及ぶ強い変性，Pick球が認められ海綿状の強い変化が認められる。白質の変化も強く，**b**のFLAIR像での白質信号変化に対応している。**e**：大脳皮質には，Pick球が認められ，ピック病（FTLD-tau）と診断された。

[**c〜e**の病理画像は，東京都健康長寿医療センター神経病理，高齢者ブレインバンク齊藤祐子先生，大阪大学大学院連合小児発達学研究科 附属子どもの心の分子制御機構研究センター ブレインバンク・バイオリソース部門・常勤特任教授，大阪大学医学部附属病院神経内科・脳卒中科（兼）東京都健康長寿医療センター高齢者ブレインバンク・バイオリソースセンター事務局長 常勤特任研究員（神経病理）・脳神経内科（兼）（クロスアポイント）村山繁雄先生のご厚意による]

SD

SDの国際診断基準で，画像的に支持されるSDとは，臨床的SDを満たし，かつ側頭葉前部優位の萎縮が明らかであ

ること，または同領域の血流，代謝低下を認めることとされています[7]。

図6は臨床診断SD，病理学的にFTLD-TDP Type C（図9，10）が確認された症例です。発症2年目で左側頭極優位の

図6 80歳代，男性。臨床診断，SD，病理診断，FTLD-TDP，Type C

発症2年目の
MRI

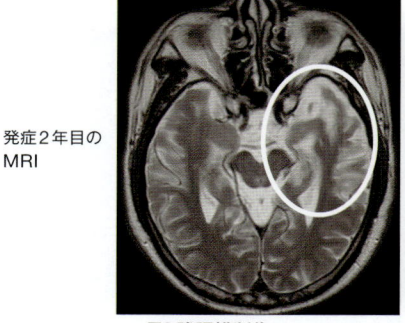
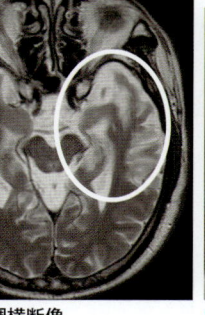

a：T2強調横断像

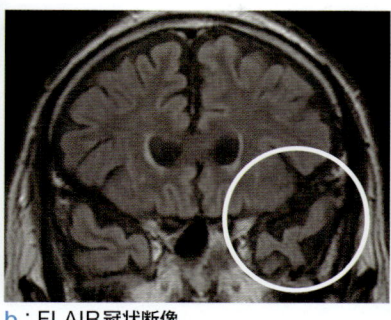

b：FLAIR冠状断像

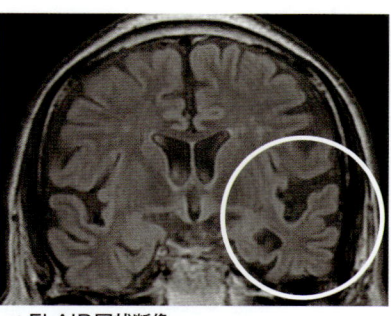

c：FLAIR冠状断像

発症6年目の
MRI

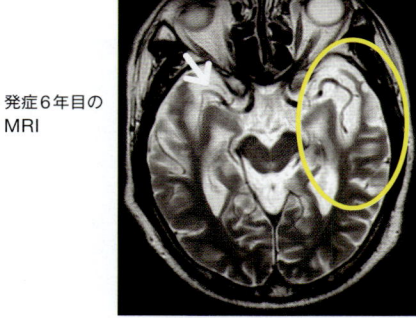
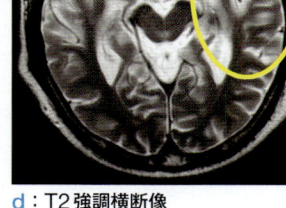

d：T2強調横断像

e：FLAIR冠状断像

f：T1強調矢状断像

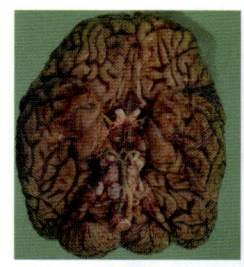

g：マクロ病理像

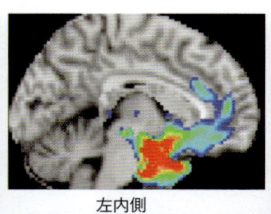

左内側

右内側

h：VSRAD®画像 灰白質萎縮

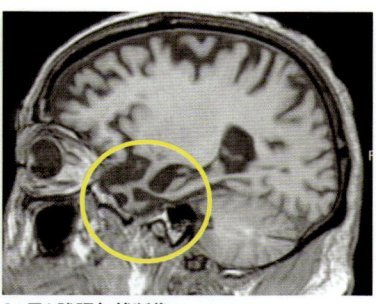

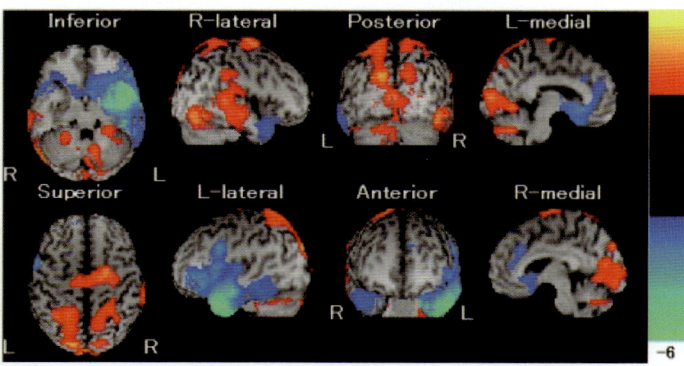

i：99mTc-ECD脳血流シンチグラフィ（SPECT像，相対的血流変動部位表示）

臨床的に意味性認知症を示す。発症2年目のMRI（a～c）と，発症6年目のMRI（d～f），発症3年目の脳血流SPECT像（g）を示す（発症6年で剖検となる）。a，b：左優位，側頭極に萎縮を認める（○）。c：左優位の側頭葉萎縮がある（○）。シルビウス裂の拡大にもわずかに左右差がとらえられる。d～f：左優位，側頭葉前部の萎縮の進行が著しい（○），白質にもT2強調像，FLAIR像で高信号がとらえられる。また，右側頭葉の萎縮も，明瞭となっていることがわかる（→）。g：肉眼所見では，左側頭極に顕著。h：左優位，側頭葉前方萎縮が明瞭である。i：左側頭葉から前頭葉に脳血流低下が認められる。

[g の病理画像は，東京都健康長寿医療センター神経病理，高齢者ブレインバンク 齊藤祐子先生，大阪大学大学院連合小児発達学研究科 附属子どもの心の分子制御機構研究センター ブレインバンク・バイオリソース部門・常勤特任教授，大阪大学医学部附属病院神経内科・脳卒中科（兼）東京都健康長寿医療センター高齢者ブレインバンク・バイオリソースセンター事務局長 常勤特任研究員（神経病理）・脳神経内科（兼）（クロスアポイント）村山繁雄先生のご厚意による]
（a，b，i は，徳丸阿耶：変性疾患・蓄積病．頭部画像診断の勘ドコロ NEO，メジカルビュー社，東京，2021 年，p286，図 5 より転載）

萎縮が認められますが，右側の萎縮ははっきりしません。臨床的にも，画像経過も経時的に増悪，発症6年目では右側を含めて前頭側頭葉優位の高度萎縮を認めています。病理学的な萎縮部位をMRIは反映し，同領域の血流低下も認めら

れました。典型的なSDの臨床経過と画像の経過と言えるでしょう。

図7も，臨床的SDの経過を示していますが，言葉が出にくいことを自覚してから6年目のMRIでは，左側頭窩のくも

図7 60歳代，性別非公表

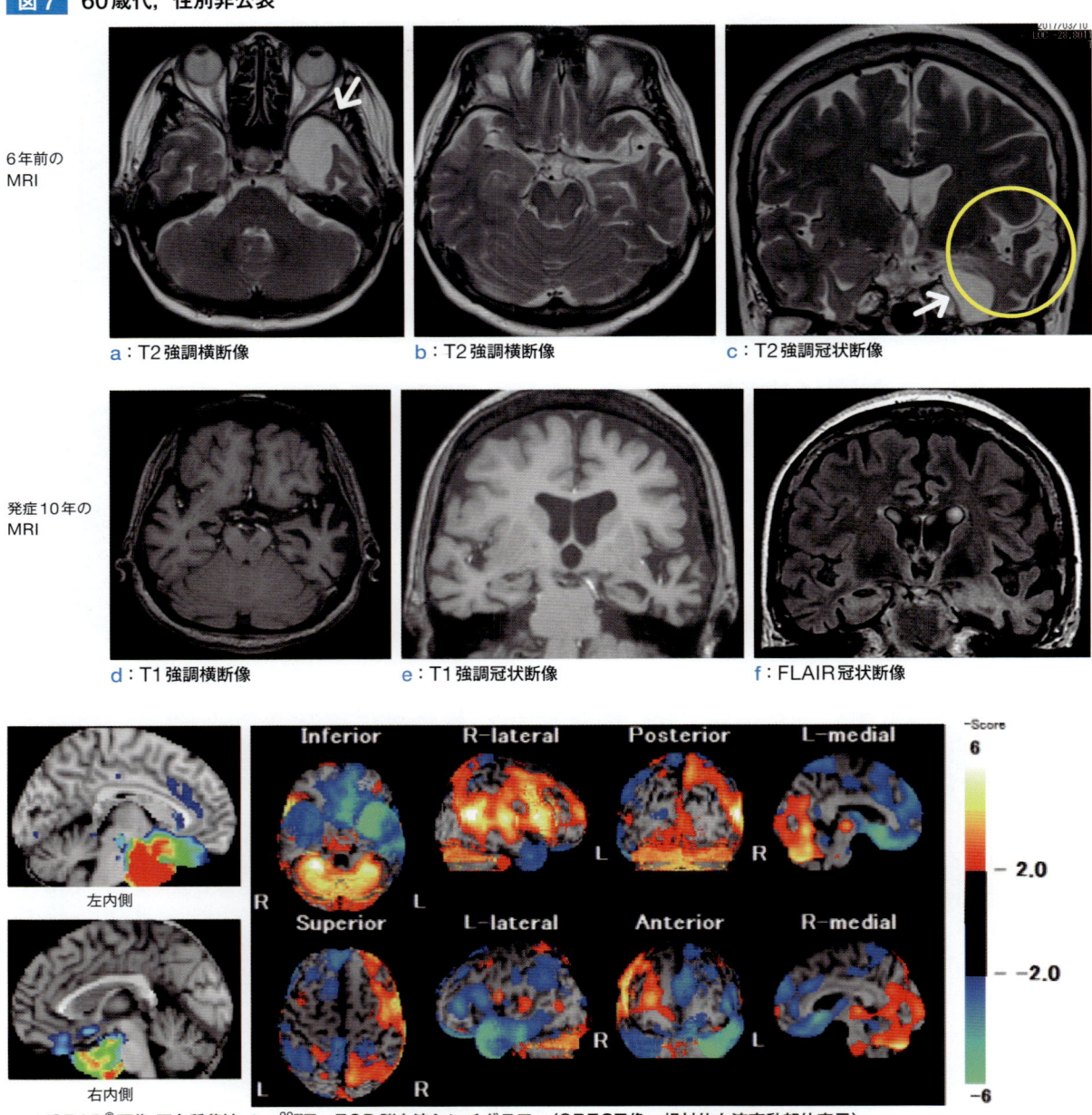

6年前の
MRI

a：T2強調横断像　　　　b：T2強調横断像　　　　c：T2強調冠状断像

発症10年の
MRI

d：T1強調横断像　　　　e：T1強調冠状断像　　　　f：FLAIR冠状断像

g：VSRAD® 画像 灰白質萎縮　　h：⁹⁹ᵐTc-ECD脳血流シンチグラフィ（SPECT像，相対的血流変動部位表示）

10年前から言葉が出にくいことを自覚，数年前から言葉の意味がわからない，言葉が出てこない。6年前のMRI像（a～c）および発症10年（d～f），SDの臨床診断時のMRI像。a～c：左側頭窩にはくも膜嚢胞が認められる（→）。膨隆性で，側頭葉を圧排している。しかし，左側頭葉前部の脳溝拡大はあり，片側優位の萎縮はすでにとらえられている（c：○）。d～f：発症10年目のMRI。左優位だが，a～cに比べ，右側を含め，側頭極，側頭葉前部の脳溝拡大が明瞭となり，萎縮が進行している。FLAIR像では，左側頭葉には白質を含めた高信号が明瞭となっている。g：左優位，側頭葉前方萎縮が明瞭である。h：左優位側頭葉から前頭葉に脳血流低下が認められる。

膜嚢胞があり，側頭葉に圧排性の変化を伴っています。よくみると，すでに左優位の側頭葉脳溝拡大もあり，片側優位，側頭葉前部優位の萎縮はとらえられているのですが，くも膜嚢胞の存在が目を眩ませることもあるかもしれませんね。臨床症状に引っ張られ過ぎてもいけませんが，主訴の背景を探しているときには，脳回，脳溝の状態を，左右差もみながら，丁寧に追っていくことが大事です。さらに4年後には，左優位ながら両側の側頭葉前部の萎縮は進行し，FLAIRで萎縮を示した部位の白質の信号変化も明瞭となっています。

PNFA

PNFAの診断基準で，画像的に支持されるPNFAとは，臨床的PNFA診断基準を満たし，左半球の前頭葉後部，島優位の萎縮，または血流低下を示すことです[7]。臨床診断PNFAの画像（図8）をみてみましょう。60歳代，会話のなかで物や場所の名前が出ない，会話が途切れるなど進行性非流暢性失語が緩徐に進行しています。MR検査時点でのMMSEは11点でした。視覚的には，左シルビウス裂拡大を認め，弁蓋，島回の萎縮が示唆されます（図8a，b→）。視覚的には軽微な所見ではありますが，VSRAD®の灰白質萎縮表示で左側頭葉後部，左前頭葉運動皮質，弁蓋部に萎縮があり，脳血流SPECT（MRI検査の1年後）でも左優位側頭頭頂葉，弁蓋の血流低下が示されています。

臨床症状をきたす解剖学的部位の萎縮や信号変化を指摘すること，また，核医学検査を適切に組み合わせ評価することが大切です。

さて，図1でPNFA，SDを包含したPPAと言う概念が出てきました。PPAとはどのような概念でしょうか？

原発性進行性失語症（PPA）

高齢者専門病院の日常画像診断では，最近「原発性進行性失語症（primary progressive aphasia：PPA）疑い，精査お願いします」との依頼が散見されます。ここで，PPAについて整理しておきたいと思います。PPAは，2011年Gorno-Tempiniらが，失語症に焦点を当てた疾患概念として新たに臨床診断基準を提唱したものです[7]（図2）。

図8 60歳代，性別非公表。PNFA

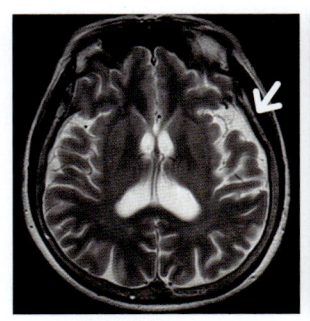
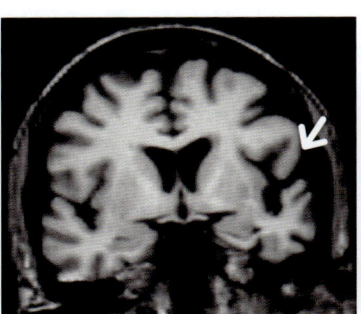
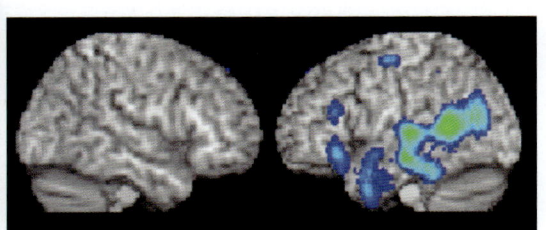

a：T2強調横断像　　　b：T1冠状断像　　　c：VSRAD®画像

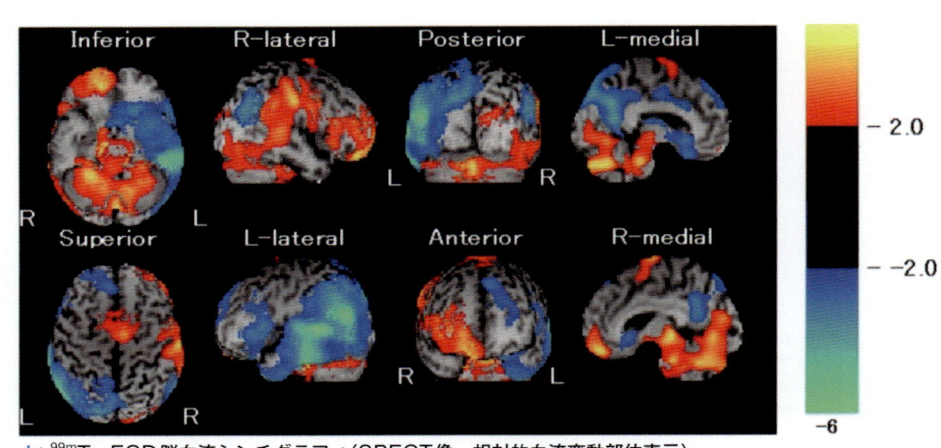

d：⁹⁹ᵐTc-ECD脳血流シンチグラフィ（SPECT像，相対的血流変動部位表示）

会話のなかで物や場所の名前が出ない，会話が途切れるなど進行性非流暢性失語。発症2年目のMRI，発症3年目の脳血流SPECT像。

a，b：左シルビウス裂の拡大が指摘できる（→）。臨床症状との対比が重要。c：左側頭葉後部（青）に萎縮疑い。d：左優位側頭頭頂葉，弁蓋の血流低下が認められる。

PPAはsemantic variant, non-fluent agrammatic variant, logopenic variantの3型に分類され, semantic variantは意味性認知症 (SD), non-fluent agrammatic variantが進行性非流暢性失語 (PNFA) に相当し, この2型はFTLDの主要症候群に含まれ, 背景病理もFTLDに基づくことが多いです[8,9]。さらに, SDの背景病理はFTLD-TDPが多いことが知られ, PNFAの背景病理はFTLD-tauが約70%, ほかはFTLD-TDPが多いことが報告されています[8,9]。一方, logopenic variantは文字通りには「語に乏しい」という意味で, 単語を思い出せなかったり, 復唱の障害等が中核症状となります。その背景病理はADが多いことが知られていますが (第Ⅲ章1 AD, p32), 臨床的にはlogopenic variant of PPAでありながら背景がFTLDであったという報告もありますので[10], 背景病理の多彩な臨床症候群であることを知っておくことが大事です。

ここまで, FTLDの臨床症候と対応する画像所見をみてきましたが, 2025年現在のFTLDの疾患概念は病理, 遺伝学的所見などの積み重ねから, TDP-43 proteinopathy, 進行性核上性麻痺, 大脳皮質基底核変性症, 嗜銀顆粒性認知症, 原発性年齢関連タウオパチー, また筋萎縮性側索硬化症やvalosin-containing protein (VCP) 遺伝子変異に基づくFTLDなど, 多様な疾患群, 病態が包含され, 議論がなされています。本書では, 進行性核上性麻痺 (第Ⅲ章5, p92), 大脳皮質基底核変性症 (第Ⅲ章6, p104), 嗜銀顆粒性認知症/嗜銀顆粒病 (第Ⅲ章3, p79), 原発性年齢関連タウオパ

チー (第Ⅲ章4, p87) などは別項を立てて詳述しているのですが, 臨床科とのカンファレンス, ディスカッションに少しでも役立つように, ここでFTLDの神経病理学的分類について触れ, さらに2019年に提唱されたlimbic-predominant age-related TDP-43 encephalopathy (LATE) についても記載しておきたいと思います。

FTLDの神経病理学的分類[3,11]

ADではAβとタウ, Lewy小体型認知症ではαシヌクレインと, 異常蛋白の蓄積が病因と結び付いていることが明らかとなっている一方, FTLDでは"前頭側頭葉が障害され, 特徴的な臨床症状を呈する"ことが重要視され, その病因となる背景病理は多岐にわたります。あえてFTLDという疾患名で多くの疾患群を包含しているのは, 背景病理が仮に異なっていても, 障害を受ける部位によって生じるFTLDの臨床症状が, 患者, 家族, 介護者, 医療者にとって, 対峙することが困難な病態であることを教えてくれているためのようにも思われます[NOTE23]。

図9に, FTLDの神経病理学的分類, 遺伝子異常を示しました。FTLDの約7割は孤発性, 約3割に遺伝子異常があるとされ, それぞれに, **タウ陽性封入体をもつFTLD-tau, TDP-43陽性のFTLD-TDP, fused-in-sarcoma (FUS) 陽性のFTLD-FUS, その他**が知られています。この図9をみただけでもクラクラしてきますが, tauとTDP-

図9 **FTLDの神経病理学的分類**

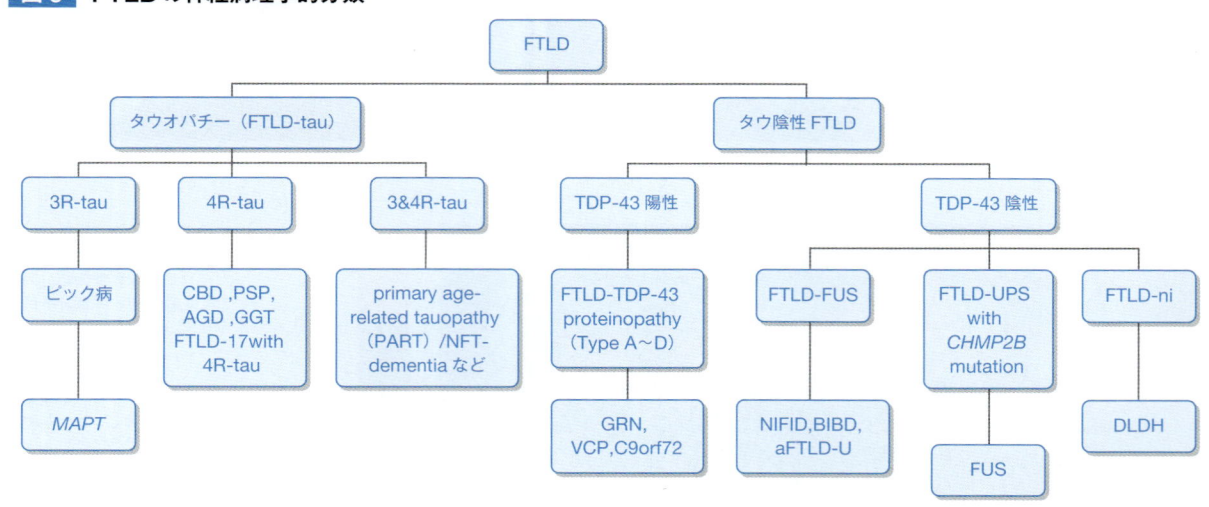

3R:3リピート, 4R:4リピート, CBD:大脳皮質基底核変性症, PSP:進行性核上性麻痺, AGD:嗜銀顆粒病, GGT:globular glial tauopathy (グリア細胞球状封入体タウオパチー), FTDP17:17番染色体に連座しパーキンソニズムを伴う前頭側頭型認知症, NFT-dementia:神経原線維変化型老年期認知症, NIFID:神経細胞性中間径フィラメント封入体病, BIBD:好塩基性封入体病, aFTLD-U:非典型FTLD, *CHMP2B*mutation:荷電多発空胞体蛋白質2B遺伝子変異, DLDH:dementia lacking distinctive histology (組織学的所見の特徴を欠く認知症), FTLD-ni:FTLD-no inclusions, FUS:fused in sarcoma, *MAPT: microtubule associated protein tau*

(文献3, 11を基に作成)

43とFUSの3つをまず押さえましょう。

NOTE 23　BPSDとは

　　　認知症の画像診断を請け負っていますと，しばしば「BPSDあり，背景を診断してください」という依頼に遭遇します。画像診断医にとって耳慣れない言葉でもあり，ここで簡略に触れておきたいと思います。BPSD（behavioral and psychological symptoms of dementia, 認知症の行動・心理症状）は，不安，うつ，焦燥感，睡眠障害，易怒性，幻覚，妄想，多幸性，徘徊行動等の精神症状，行動障害を広く包含した概念です[12]。患者自身はもとより，家族，介護者の重い負担となる重要な認知症の臨床症状であり，画像診断医はできるだけ早期に的確にその背景疾患を「鑑別」していく役割を担っています。Kazuiらは，2,500名近くを解析し，背景疾患によってBPSDの症状に相違が生じることを報告しており[13]，治療法，薬剤選択，介護介入の方法などもそれに応じて異なってきますので，ぜひ画像が助けになるよう頑張りたいですね。ハキム病（iNPH）では，うつやアパシー（無関心，無気力）がBPSDとして前景に立つことが多いもされ，「治療可能な認知症」を適切に診断することも求められるところです。

FTLD-tau

　FTLD-tauには，3リピートタウ[NOTE24]が蓄積するピック病（前述），4リピートタウが蓄積する大脳皮質基底核変性症，進行性核上性麻痺，嗜銀顆粒性認知症，3＋4リピートタウを認める原発性年齢関連タウオパチー/老年期神経原線維変化型認知症などが知られています。それぞれに，臨床的な特徴，疾患概念確立の歴史的経緯があり，本書では別項を立てて詳述しています。**どの視点から，疾患をとらえるかで異なる，分類，疾患概念の重畳が認知症のカンファレンス**（複数科のチームで行われることが望ましい！）**の難しさ**です。病態の重畳や煩雑さをも，画像診断は受け止めなければならないときがあります。そこで，臨床の立場，病理の立場など複数の視点から見た考え方を本書では記載しておきます。

NOTE 24　高齢者タウオパチー

　　　微小管結合蛋白の一種であるタウ蛋白が神経細胞やグリア細胞に蓄積する病態がタウオパチー（tauopathy）です（NOTE19, p92参照）。ADは，Aβ蛋白が沈着する疾患として知られていますが，さらにタウ蛋白沈着が加わり，神経変性を加速し進行していきます。一方高齢者で，Aβ蛋白よりもタウ蛋白沈着が優位となる疾患群が，高齢者タウオパチーです。認知症，パーキンソニズムなど，神経変性疾患の重要な鑑別疾患を包含します。

FTLD-TDP：FTLD全体の50%以上を占める

　FTLD-TDPは，TDP-43（TAR DNA-binding protein of 43kDa）が中枢神経細胞に異常凝縮し，神経細胞死を惹起することで生じることがわかっています。前述した，3主徴のいずれも示しえるのですが，特にSDの背景病理として高率であることが知られています（図1，6はSDを発症したFTLD-TDP）。また，神経細胞内封入体の形状の相違などから，神経病理学的にType A〜D[7-9]の4タイプに分けられています。画像診断と結び付く分類かどうかは今後の課題ですが，TypeDはVCP遺伝子変異による家族性FTLD[14-16]に特異的であることがわかっています。脳，筋肉，骨と全身を俯瞰する画像所見と，病理背景が結び付いているのですね。

　また，C9orf72遺伝子変異を有する家族性FTLDでは，筋萎縮性側索硬化症（amyotrophic lateral sclerosis：ALS）合併（後述する「FTLD-TDPと筋萎縮性側索硬化症（ALS）」の項，p126参照）や運動ニューロン症候合併があることが知られています[8,17]。

FTLD-FUS

　FTLD-tau，FTLD-TDPよりは頻度が少ないのですが，FTLDの背景としてFTLD-FUS（FTLD-fused in sarcoma）が神経病理，遺伝学的な分類として記載されています（図9）。2009年に家族性，若年性のALSの原因遺伝子としてfused in sarcoma（FUS）の遺伝子変異が報告され，さらに神経細胞性中間径フィラメント封入体病，好塩基性封入体病，非定型FTLD-UなどもFUSに包含されることがわかっています[18]。

FTLDトピックス

パーキンソン症候，前頭葉症状を伴う遺伝性FTLD

　図10にFTLDの神経病理，遺伝学的分類を示します。

　遺伝性FTLDのうち，17番染色体に連鎖，常染色体優顕性遺伝を呈するFTDP-17（frontotemporal dementia with Parkinsonism linked to chromosome-17）は，認知症，行動異常，性格変化などの前頭側頭型認知症の症状に加えパーキンソニズムを伴うことが知られています。FTDP-17には，タウの異常を伴うMAPT遺伝子変異型と，TDP-43の異常凝集を伴うprogranulin（PRGN）蛋白質の欠損を引き起こすGRN遺伝子変異型の2つのタイプがあることがわかってい

図10 FTLDの神経病理，遺伝学的分類

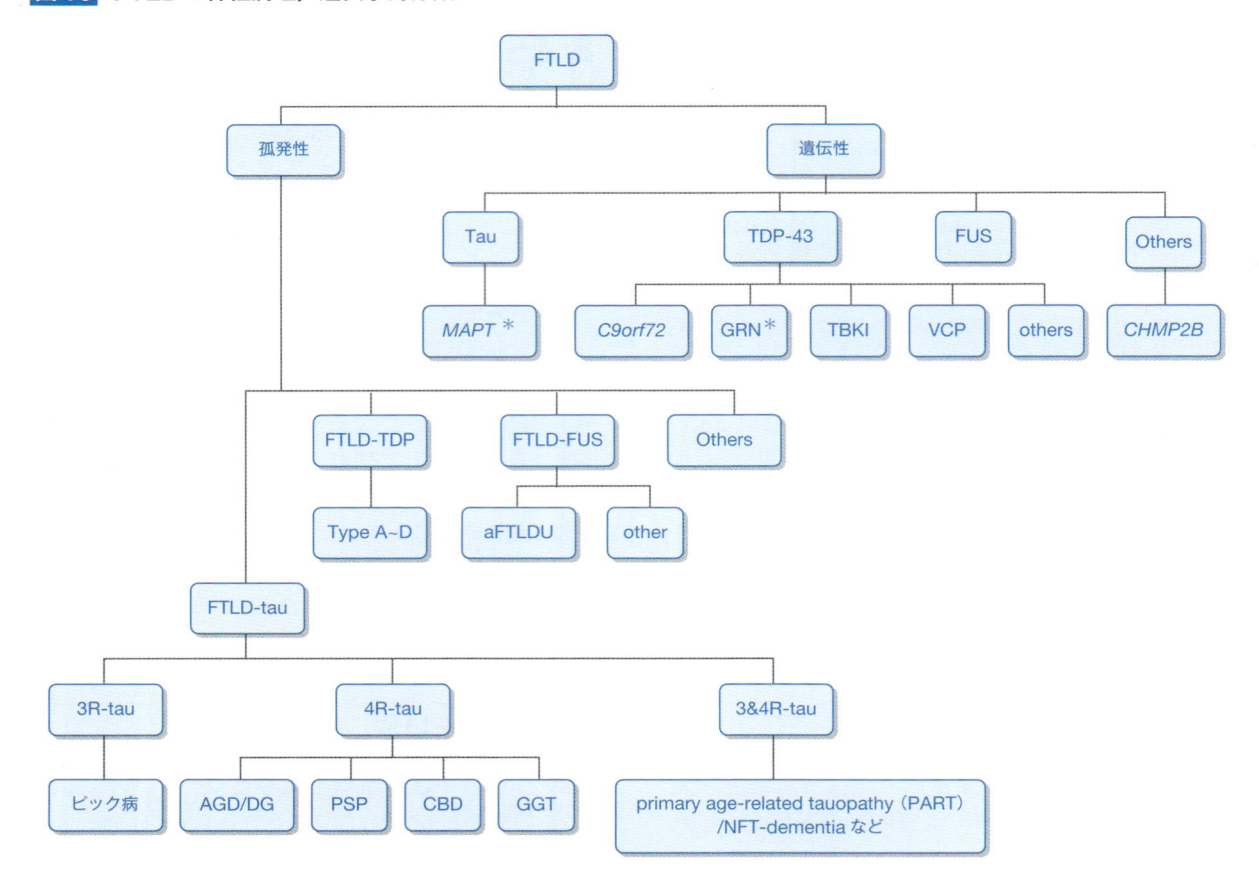

＊FTDP-17：frontotemporal dementia with Parkinsonism linked to chromosome -17と関連する（p125参照）。
CBD：corticobasal degeneration，PSP：progressive supranuclear palsy，GGT：globular glial tauopathy，*MAPT*：microtubule-associated protein tau，aFTLDU：atypical frontotemporal lobar degeneration with ubiquitin inclusions，AGD/DG：argyrophilic grain disease/dementia with grains，*C9orf72*：hexanucleotide repeat expansion sequence in chromosome 9 open-reading frame 72

（文献3，11-13を基に作成）

ます[19-22]。なんと，FTLDの背景は多様であることでしょうか。文献などでみられるFTDP-17の画像所見では，片側優位，前頭側頭葉優位の萎縮を示しFTLDを示唆しうるものにみえましたが，遺伝子までを見通すことは難しく，臨床経過が非典型的であったり，家族歴が疑われる場合に，遺伝子検索の意義を検討することになってくるものと思います。

Jiskootらは，家族性FTDの発症前キャリアを追跡し，MRIでの皮質の萎縮の程度をVBM（voxel based morphometry）で，白質の変化を拡散テンソルで解析し，症状発現を示したコンバーター群に，帯状回，前頭前野，島回，側頭極のvolume低下や，鉤束～脳梁fractional anisotropyの低下などが認められたことを報告しました[23]。MRIを用いた解析が診断，予後を判断するバイオマーカーとしての可能性があることを示しています。その成果を日常臨床現場でどのように活かすか，AIを含めた神経画像解析の革新的進捗が認

められる今日の課題でしょう。

FTLD-TDPと筋萎縮性側索硬化症（ALS）

認知症を伴うALS（amyotrophic lateral sclerosis）は，湯浅・三山病，ALS-D（ALS with dementia）としてわが国からの報告に始まり，症例が積み重ねられてきました[24,25]。近年では，FTLDの臨床経過を示す一群のなかに，運動ニューロン系の症状を伴ったり，あるいは臨床症状が明確でなくても病理学的に運動ニューロンにALS様所見を示す症例が蓄積され[26]，FTLD-TDPとALSを"TDP-43 proteinopathy"という疾患スペクトラムとしてとらえることが提唱されています。TDP-43を背景として，大脳皮質の障害が主となるFTLDと，運動ニューロンを障害するALSが，1つの疾患ス

ペクトラムとして集約され，そのきっかけが丁寧な「1症例ずつの検討であった」ことを思わずにはいられません。FTLD-TDPに運動ニューロン系の変性所見を合併する例は，報告によって異なりますが，これまで考えられていたよりも高率であり，また，ALSの5〜30%には前頭側頭型認知症を合併するとされているので，FTLDを検討するときに運動ニューロンを神経画像の観点から同時に評価できるとよいですね。

図11は，構音障害，むせ，嗄声を初発症状としたALS-Dです。病理学的には，側頭葉優位の皮質から皮質下白質に

図11 年齢，性別非公表。認知症を伴う筋萎縮性側索硬化症（ALS-TDP）

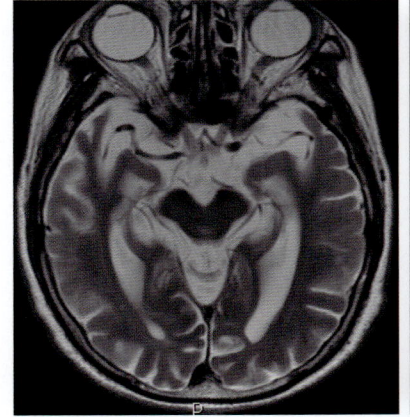

a：T2強調横断像

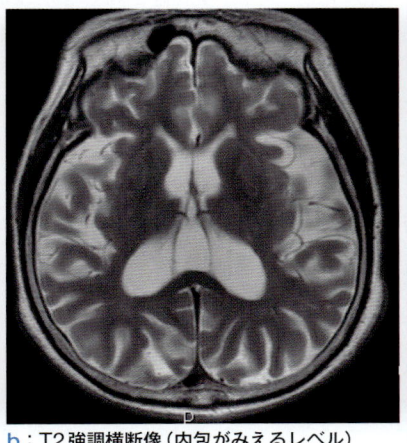

b：T2強調横断像（内包がみえるレベル）

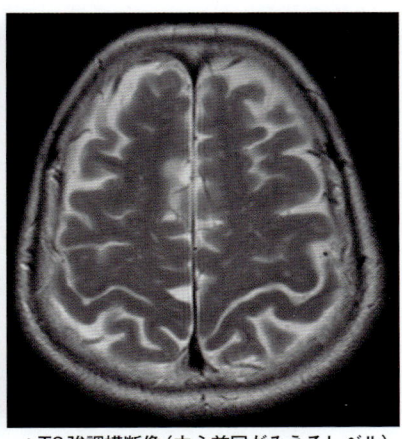

c：T2強調横断像（中心前回がみえるレベル）

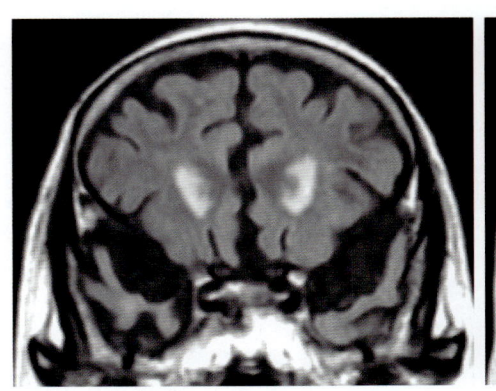

d：FLAIR冠状断像

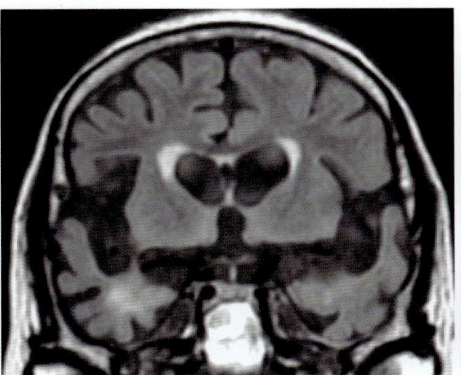

e：FLAIR冠状断像

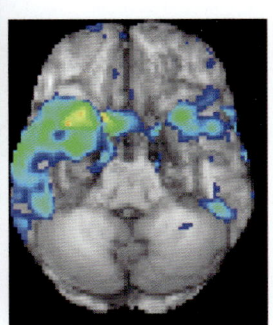

f：VSRAD®画像

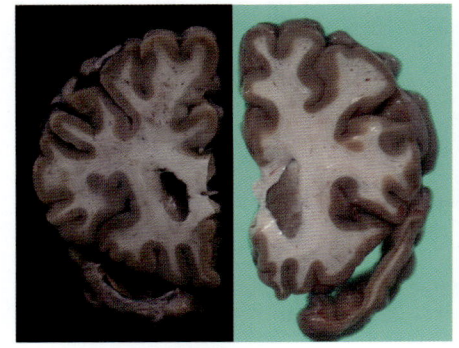

g：マクロ病理像（側頭極レベル）

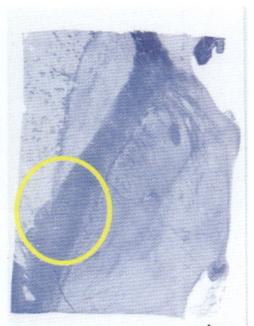

h：髄鞘染色像（内包後脚）

a〜c：右優位に側頭極から扁桃，側頭葉優位の萎縮を認める。内包，中心前回皮質下に信号異常は，この時点とシーケンスではとらえられない。d，e：右側頭極優位の萎縮が明瞭で，皮質下白質の高信号を認める。f：VSRAD®でも，視診上所見と同様に，右優位側頭葉萎縮がとらえられる。g：MRIから7カ月後の剖検。右前頭側頭葉優位の萎縮が捉えられ，MRIでの形態変化に相当する。側頭葉では皮質から皮質下白質にかけての変性が強く，図7d，eでの白質信号変化とも対応していた。h：内包の染色性の低下（○）が軽度認められる。

[g，hの病理画像は，東京都健康長寿医療センター神経病理，高齢者ブレインバンク 齊藤祐子先生，大阪大学大学院連合小児発達学研究科 附属子どもの心の分子制御機構研究センター ブレインバンク・バイオリソース部門・常勤特任教授，大阪大学医学部附属病院神経内科・脳卒中科（兼）東京都健康長寿医療センター高齢者ブレインバンク・バイオリソースセンター事務局長 常勤特任研究員（神経病理）・脳神経内科（兼）（クロスアポイント）村山繁雄先生のご厚意による]

及ぶ変性所見と上位，下位運動ニューロンにも強い変性が認められ，多数のTDP-43陽性所見が確認されています。初発症状は，運動ニューロン症状で受診されたわけですが，すでに右優位側頭極，扁桃海馬を含む萎縮が認められ，病識に乏しく，多幸性を伴い進行していきました。側頭葉白質の信号変化（FLAIR像）も明瞭で，VSRAD®は右優位に側頭葉優位の萎縮が描出されています。ALS-Dでの側頭極や側頭葉前方の皮質下白質高信号については，わが国からのALS-DのMRI所見についての報告で記載があり[27,28]，大事な所見ですが，病期や病態によってとらえられない場合もあります（図11，12）。本例では，T2強調像やFLAIR像，T2*強調像（非表示）で中心前回皮質下や錐体路に信号異常

を指摘することは視診上困難でしたが，提示画像から7カ月後の剖検では，中心前回Betz細胞の減少，変性，内包後脚の髄鞘染色性低下，外側皮質脊髄路の変性，脊髄前根優位の髄鞘染色性低下などを伴っていました。

ALSが，FTLDから運動ニューロン疾患までの広範な疾患スペクトラムを有し，形態画像，機能画像の両観点からも多様な所見を呈することがわかってきています[29-32]。図12に，急速に進行する四肢筋力障害，呼吸障害を呈した剖検確定ALSを示します。T2強調像，3D-T2*強調像，FLAIR像では，ALSで報告されている錐体路，中心前回の信号変化はとらえられませんし，側頭葉白質の信号変化もはっきりしませんが，VSRAD®の灰白質解析評価では扁桃から海馬

図12 高齢，性別非公表。急速に進行する四肢筋力低下，呼吸不全を示したALS-TDP

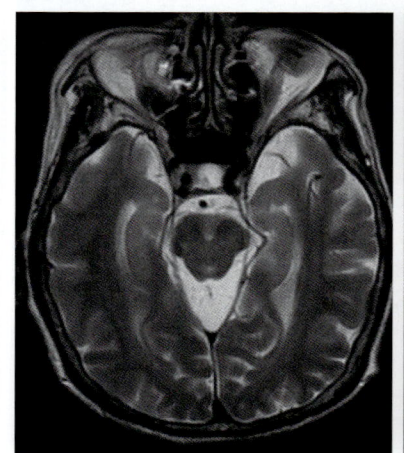

a：T2強調横断像

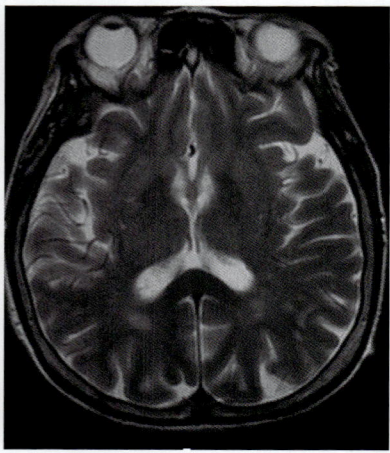

b：T2強調横断像

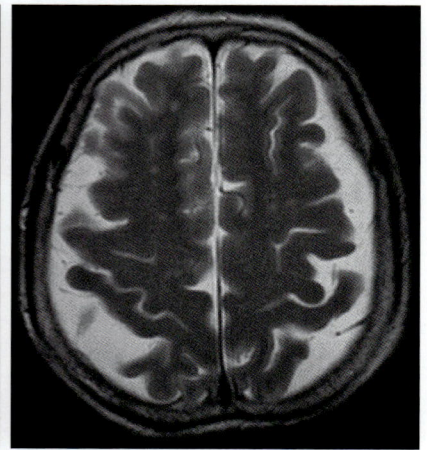

C：T2強調横断像

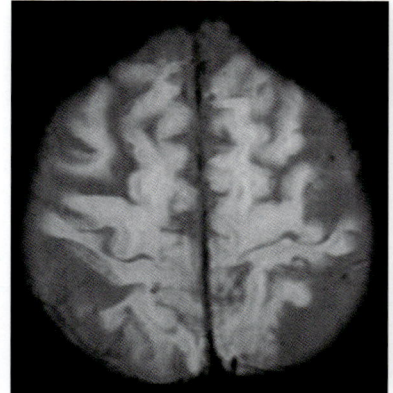

d：3D T2*強調横断像

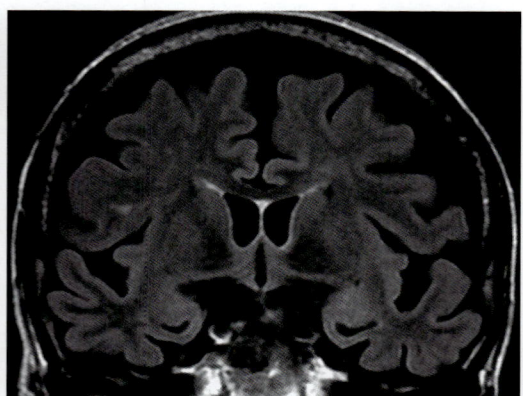

e：FLAIR冠状断像

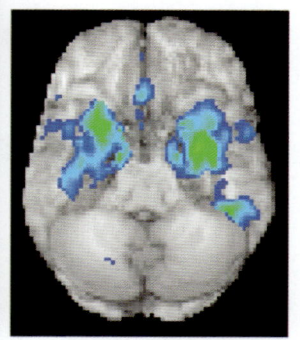

f：VSRAD®画像 灰白質解析

広範囲にALS病理があり扁桃海馬領域にも病理学的変化は明瞭であった。
a〜c：内包や中心前回に明瞭な信号異常は指摘できない。本例では拡散強調像でも信号異常は指摘できなかった。d：中心前回皮質下に明瞭な低信号は指摘できない。e：側頭葉深部の白質の明瞭な信号変化はとらえられない。f：視診上も扁桃海馬領域を含めた萎縮は示唆されたが，VSRAD®では，扁桃海馬領域のZスコア上昇が明瞭にとらえられ，ALS-Dの広がりを示した病理学的所見に対応している。

にかけて明瞭な萎縮が示されています。病理学的には，扁桃海馬領域まで含む広範なALS病理がとらえられ（非提示），ALS-Dとしても矛盾しないような変化がありました（画像と病理の間は約8カ月）。特異的な所見の指摘にまでは至っていないと思いますが，本例での扁桃海馬の萎縮は，臨床経過と併せ検討することで，有用な示唆になっているのではないでしょうか。

ALSが広いスペクトラムを有するということで，図13にALSの診断に有用な画像所見の一部を提示します。ALS-D疑いとしても，これらの所見の混在も含めての評価が大事な場合があります。図12の症例も，顔面神経の萎縮が

FIESTAの斜矢状断で示唆されていました（非提示）。図13a，b（参考図）では，Miyataらが報告した顔面神経の萎縮を示しています[30]。内耳道の精査で選択されるFIESTA（fast imaging employing steady-stage acquisition）では，内耳道内を走行する顔面神経，蝸牛神経，前庭神経が描出できます。内耳道の軸に直行する線を引いて斜矢状断面を得ると，そこには顔面，蝸牛，上，下前庭神経が一断面に描出されることになります。通常はその太さに粗大な差はないわけですが，運動神経の萎縮を示すALSでは早期から，顔面神経が蝸牛神経に比べ萎縮を示し，早期のALS診断にも有用な可能性が示されました。簡便であり，一断面上で

図13 ALSのMRI（参考）

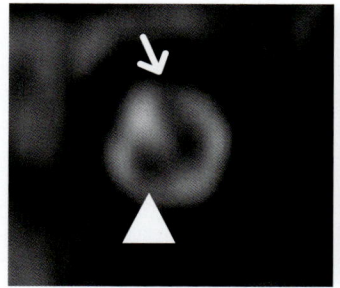

a：内耳道の斜矢状断面像

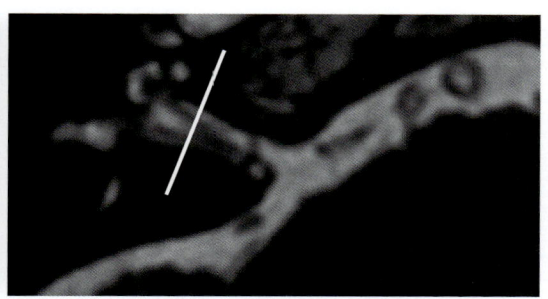

b：MRI FIESTA（年齢，性別非公表　剖検確定ALS）

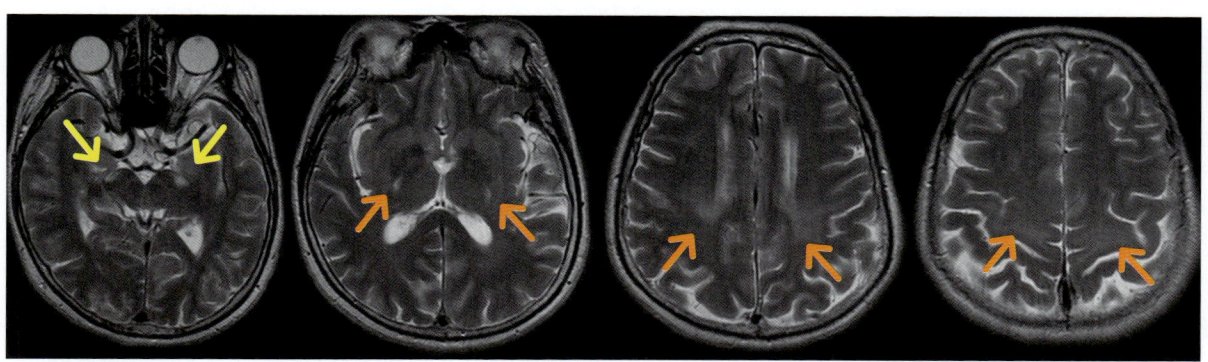

c：T2強調横断像

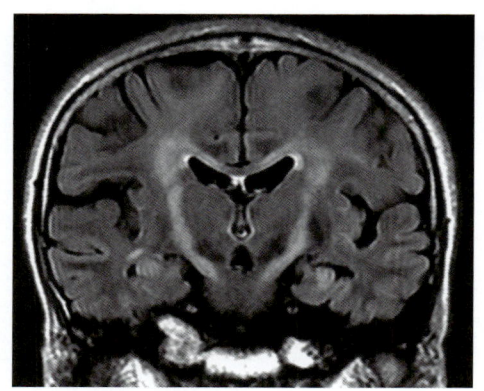

d：FLAIR冠状断像

a：MRI FIESTAで得られた内耳道の軸に垂直な線を引いた断面を示す。→で示された顔面神経は▲で示す蝸牛神経の1/2以下の大きさであり，明らかに萎縮がある。c，d：a，bとは別症例，ALS症例。cでは，両側中心前回皮質下から内包，大脳脚に高信号強度が明瞭にとらえられる（→）。dでは，中心前回皮質下から錐体路に沿った帯状高信号が明瞭に描出されている。

評価できる神経画像ならではの優れた仕事だと思います。**図13c, d**では，中心前回皮質下から錐体路に沿う変性を反映するとされるT2強調像，FLAIR像での高信号を示しました。この所見は拡散強調像でもとらえられることが報告されており，大変印象的ですが，とらえられない症例も少なからずあります。T2強調像，T2*強調像，SWIなどで中心前回皮質下に低信号がとらえられることも報告がありますが，これも描出が得られない症例が少なからずあります。所見がそろわないということそのものが，ALSからALS-Dまでの広い疾患スペクトラムを反映している可能性があります。

針筋電図も含めた生理学的所見とともに，神経画像もTDP-43 proteinopathy，ALS-TDPを示唆することに役立っています。皮質脊髄路に留まらないALS，ALS-Dの脳における微細な変化をとらえるMRI技術は日々洗練されてきており[33-35]，多様な臨床型を示す"疾患スペクトラム"を客観的バイオマーカーとして活用できることを望みます。

LATE

AD疾患修飾薬の臨床応用が始まろうとする今，ADとの鑑別診断は一層重要なものとなっています。TDP-43を病因とするTDP-43 proteinopathyのなかで，高齢発症，もの忘れではじまり，ADとの重要な鑑別疾患として，新たな疾患概念がLATE（limbic-predominant age-related TDP-43 encephalopathy）です[36]。扁桃，海馬の変性，萎縮が先行し，前頭側頭葉，島回に広がり，また初期の臨床症状がADと鑑別が難しいとされています。海馬硬化症を伴う症例があることも報告されていますが，必発ではないとされています。別項にも記載していますが（第Ⅲ章8 HS-Aging, p136），高齢の認知症を診断する際には，海馬硬化症の有無をしっかりと記載しておきたいと思います。

CARTS

さて，TDP-43 proteinopathyは多様な臨床型，病理学的な広がりがあることを紹介してきましたが，CARTS（cerebral age-related TDP-43 with sclerosis）という疾患概念も報告されています[37]。高齢者群で，TDP-43 proteinopathyを有し，海馬硬化症を伴い，緩徐進行性の認知症を呈する群があり，遺伝的素因や"素因"に基づく細動脈硬化などが複合的に関連しているのではないかというものです。高齢の認知症に日々接していますと，"1つの疾患"として説明できることは高齢になればなるほど難しくなり，複合的に存在する背景がみえてきます。神経科学は，遺伝子レベルまで検討して疾患の要因を探ろうとしています。

目に見えない遺伝子診断の時代に突入しているとはいえ，日常の診断医に求められることは，変わらない側面があります。"疾患名にあてはめる診断"ではなく，"所見を記載し，積み重ね病態に近づくこと"を目途とすることが，新たな疾患概念，背景病理に近づく唯一の方法のようにも感じています。

GGT

本項の最後に，FTLD-tau，4リピートタウオパチーの新たな疾患概念，GGT（globular glial tauopathy：グリア細胞球状封入体タウオパチー）を紹介しておきたいと思います。病理学的にオリゴデンドログリアやアストロサイトに小球状globularなタウ陽性封入体を認めることを特徴とする病理学的に確立されてきた疾患概念です[38-42]。封入体の局在，広がりによってType Ⅰ～Ⅲに分類され，呼応するように臨床症候も異なっていることが明らかとなりつつあります。

Type Ⅰは前頭側頭葉優位，Type Ⅱは運動野および皮質脊髄路，Type Ⅲは両者が混じたように前頭側頭葉，運動野，皮質脊髄路に病巣が広がり[39]，臨床病態も病理学的異常所見の広がりに呼応するように，Type Ⅰは前頭葉症状，認知機能障害，Type Ⅱは前頭葉徴候に加え錐体路，錐体外路徴候，Type Ⅲは前頭側頭型認知症に運動ニューロン症状，錐体外路症状などを示すという報告が積み上げられているところです[38-42]。このため，病型によってFTLDのほかの病型，PSP，CBD，運動ニューロン疾患などとの臨床的鑑別が重要となってきます。

病因が異なる疾患概念の提唱は，その先に「治療，適切な介護対応，社会的対応」などと結び付き臨床に還元されてはじめて，真の独立した疾患概念となってくるのだと思います。画像診断は，その橋渡しをする役割がありそうです。GGTでも，Type Ⅰでは，ピック病（**図4, 5**）やSD（**図6**）に似た画像報告や，CBDにも似ているような中心前回皮質，皮質下の信号変化なども症例報告されてきており，地道に画像所見を積み重ねていくことが望まれます。

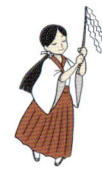

> ## FTLDの画像所見で大事なポイント
>
> ▶ FTLDは，多様な疾患群を包含しています（図1，2，9）。
>
> ▶ bvFTD，SD，PNFAは，前頭側頭型認知症の主要な3病型です。病型に対応する局在萎縮，信号変化，脳血流SPECT所見を適切に記載することが大切です（図1〜6）。
>
> ▶ ピック病は，3リピートタウオパチーです。有名ですが，頻度は必ずしも高くありません。臨床的にはbvFTDを示すことが多いです。進行したピック病では，前頭側頭葉優位の高度萎縮を示し，ナイフの刃様の萎縮（knife-blade atrophy）を呈します。
>
> ▶ 神経病理，遺伝学的な背景については図9を参照。タウ，TDP-43，fused in sarcomaなどが背景病理として知られています。"認知症画像診断"は，複数の関係各科とのコミュニケーションが大事です。FTLDは背景として複数の病理，遺伝子が関与していることを把握しておきたいです。
>
> ▶ TDP-43を背景とする病態は多様で，認知機能障害，運動ニューロン病，ALSなどまでを包含することが知られています。
>
> ▶ ALSに前頭側頭型認知症を合併するALS-Dがあります。側頭葉前部の萎縮，同領域の皮質下白質の信号変化を伴うことがあります。
>
> ▶ LATE，GGTなど，新しい疾患概念について病理，臨床からの報告が増えています。画像を臨床，病理などと結び付けるために，画像所見を積み上げていきましょう。

文献

1) The Lund and Manchester groups: Clinical and neuropathological criteria for frontotemporal dementia. J Neurol Neurosurg Psychiatry 1994; 57: 416-418.

2) Neary D, Snowden JS, Gustafson L, et al: Frontotemporal lobar degeneration: a consensus on clinical diagnostic criteria Neurology 1998; 51: 1546-1554.

3) Lashley T, Rohrer JD, Mead S, et al: Review: An update on clinical, genetic and pathological aspects of frontotemporal lobar degeneration Neuropathol Appl Neurobiol 2015; 41: 858-881.

4) 日本神経学会監修，認知症疾患診療ガイドライン作成委員会編集：認知症疾患診療ガイドライン2017. 2017年. 医学書院，東京. https://neurology-jp.org/guidelinem/nintisyo_2017.html （2024年12月閲覧）

5) Rascovsky K, Hodges JR, Knopman D, et al: Sensitivity of revised diagnostic criteria for the behavioral variant of frontotemporal dementia. Brain 2011; 134: 2456-2477.

6) Ibanēz A, Manes F: Contextual social cognition and the behavioral variant of frontotemporal dementia. Neurology 2012；78: 1354-1362.

7) Gorno-Tempini ML, Hillis AE, Weintraub S, et al: Classification of primary progressive aphasia and its variants. Neurology 2011; 76: 1006-1014.

8) Joseph KA, Hodges JA, Snowden JS, et al: Neuropathological background of phenotypical variability in frontotemporal dementia. Acta Neuropathol 2011; 122: 137-153.

9) Mackenzie IR, Newmann M, Baborie A, et al: A harmonized classification system for FTLD-TDP pathology. Acta Neuropathol 2011; 122: 111-113.

10) Mesulam M, Wicklund A, Johnson N, et al: Alzheimer and frontotemporal pathology in subsets of primary progressive aphasia. Ann Neurol 2008; 63: 709-719.

11) Mackenzie IR, Neumann M, Bigio EH, et al: Nomenclature and nosology for neuropathologic subtypes of frontotemporal lobar degeneration: an update. Acta Neuropathol 2010; 119: 1-4.

12) Grieves CV, Rohrer J: An update on genetic frontotemporal dementia. J Neurol 2019; 266: 2075-2086.

13) Kazui H, Yoshiyama K, Kanemoto H, et al: Differences of behavioral and psychological symptoms of dementia in disease severity in four major dementias. PLoS One 2016; 11: e0161092.

14) Weihl CC, Pestronk A, Kimonise VE: Valosin-containing protein disease: Inclusion body myopathy with Paget's disease of the bone and fronto-temporal dementia. Neuromuscul Disord 2009; 19 308-315.

15) Kimonis VE, Mehta SG, Fulchiero EC, et al: Clinical studies in familial VCP myopathy associated with Paget disease of bone and frontotemporal dementia.Am. J Med Genet 2008; 146A: 745-757.

16) Yamanaka K, Sasagawa Y, Ogura T: Recent advances in p97/VCP/Cdc48 cellular functions, Biochim Biophys Acta 2012; 1823: 130-137.

17) Sieben A, van Langenhove T, Engelborghs S, et al: The genetics and neuropathology of frontotemporal lobar degeneration Acta Neuropathol 2012; 124: 353-372.

18) Mackenzie IR, Munoz DG, Kusaka H, et al: Distinct pathological subtypes of FTLD-FUS. Acta Neuropathol 2011; 121: 207-218.

19) Foster NL, Wilhelmsen KC, Sima AA, et al: Frontotemporal dementia and parkinsonism linked to chromosome 17:a consensus conference. Ann Neurol 1997; 41: 706-715.

20) Forrest SL, Kril JJ, Stevens CH, et al: Retiring the term FTDP-17 as MAPT mutations are genetic forms of sporadic frontotemporal tauopathies. Brain 2018; 141: 521-534.

21) Baker M, Mackenzie IR, Pickering-Brown SM, et al. Mutations in progranulin cause tau-negative frontotemporal dementia linked to chromosome 17. Nature 2006; 442: 916-919.

22) Cruts M, Gijselinck I, van derZee J, et al: Null mutations in progranulin cause ubiquitin-positive frontotemporal dementia linked to chromosome 17q21. Nature 2006; 442: 920-924.

23) Jiskoot LC, Panman JL, Meeter LH, et al: Longitudinal multimodal MRI as prognostic and diagnostic biomarker in presymptomatic familial frontotemporal dementia. Brain 2019; 142: 193-208.

24) 湯浅亮一：痴呆を伴う筋萎縮性側索硬化症について. 臨床神経 1964; 4: 529-533.

25) Nishiura Y, Tan CF, Onodera O, et al: Sporadic amyotrophic lateral sclerosis: two pathological patterns shown by analysis of distribution of TDP-43-immunoreactive neuronal and glial cytoplasmic inclusions. Acta Neuropathol 2008; 116: 169-182.

26) Riku Y, Watanabe H, Yoshida M, et al: Lower motor neuron involvement in TAR DNA-binding protein of 43kDa-related frontotemporal lobar degeneration and amyotrophic lateral sclerosis. JAMA Neurol 2014; 71: 172-179.

27) Mori H, Yagishita A, Takeda T, Mizutani T: Symmetric temporal

abnormalities on MR imaging in amyotrophic lateral sclerosis with dementia. AJNR 2007; 28: 1511-1516.

28）Matsusue E, Sugihara S, Fujii S, et al: Cerebral cortical and white matter lesions in amyotrophic lateral sclerosis with dementia: correlation with MR and pathologic examinations. AJNR 2007; 28: 1505-1510.

29）Higashihara M, Ishii K, Tokumaru AM, et al: 18F-THK5351 PET can identify core lesions in different amyotrophic lateral sclerosis phenotypes. Clin Nucl Med 2021; 46: e582-e583.

30）Miyama M, Kakea S, Hashimoto T, et al: Facial nerve atrophy in patients with amyotrophic lateral sclerosis: Evaluation with Fast Imaging Employing Steady-State Acquisition (FIESTA). J Magn Reson Imaging 2020; 51: 757-766.

31）Sawalha K, Gonzalez-Toledo E, Hussein O: Role of magnetic resonance imaging in diagnosis of motor neuron disease: Literature Review and Two case illustrations. Perm J 2019; 23: 18-131.

32）Christidi F, Karavasilis E, Riederer F, et al: Gray matter and white matter changes in non-demented amyotrophic lateral sclerosis patients with or without cognitive impairment: A combined voxel-based morphometry and tract-based spatial statistics whole-brain analysis. Brain Imaging Behav 2018; 12: 547-563.

33）Miyata M, Kakeda S, Hashimoto T, et al: Facial nerve atrophy in patients with amyotrophic lateral sclerosis: Evaluation with fast imaging employing steady-state acquisition （FIESTA）. J Magn Reson Imaging 2020; 51: 757-766.

34）Sato K, Aoki S, Iwata NK, et al: Magnetic resonance imaging in patients of amyotrophic lateral sclerosis with and without dementia. Brain Nerve 2009; 61: 1259-1268.

35）Khalid S, Gonzalez-Toledo E, Hussein O: Role of Magnetic Resonance Imaging in Diagnosis of Motor Neuron Disease: Literature Review and Two Case Illustrations. Perm J 2019; 23: 18-131.

36）Nelson PT, Dickson DW, Trojanowski JQ, et al: Limbic-predominant age-related TDP-43 proteinopathy （LATE）: consensus working group report. Brain 2019; 142: 1503-1527.

37）Nelson PT, Trojanowski JQ, Abner EL, et al: "New Old Pathologies": AD, PART, and Cerebral Age-Related TDP-43 with sclerosis （CARTS）. J Neuropathol Exp Neurol 2016; 75: 482-498.

38）Hasegawa I, Takeda A, Hatsuta H, et al: An autopsy case of globular glial tauopathy presenting with clinical features of motor neuron disease with dementia and iron deposition in the motor cortex. Neuropathology 2018; 38: 372-379.

39）Ahmed A, Bigio EH, Budka H, et al: Globular glia tauopathies （GGT）: consensus recommendations Acta Neuropathol 2013; 126: 537-544.

40）Takeuchi R, Toyoshima Y, Tada M, et al: Globular glial mixed four repeat Tau and TDP-43 proteinopathy with motor neuron disease and frontotemporal dementia. Brain Pathol 2016; 26: 82-94.

41）Clark CN, Lashley T, Mahoney CJ, et al: Temporal variant frontotemporal dementia is associated with globular glial tauopathy Cogn Behav Neurol 2015; 28: 92-97.

42）Graff-Radford J, Josephs KA, Parisi JE, et al: Globular glial tauopathy presenting as semantic variant primary progressive aphasia JAMA Neurol 2016; 73: 123-125.

8. 高齢者の海馬硬化症
～白くて小さい海馬の背景を探る

はじめに

　海馬硬化症(hippocampal sclerosis：HS)は，小児におけるてんかん原としてよく知られています。病理学的には，海馬，海馬台に神経細胞脱落とグリオーシスが認められ[1,2]，MRI所見と病理を対比し，病勢との関連，予後予測因子のバイオマーカーとしての検討も多くあります[3-5]。一方，2004年に高齢者専門病院に赴任した筆者は，認知症疑いの初回検査高齢者群で，海馬がT2強調像やFLAIR像で白くて小さい「海馬硬化症疑い」としかレポートに記載できない症例が少なくないことに戸惑っていました。そのようななか，この20年間に病理学的に「認知症との関連が示唆される高齢者の海馬硬化症」の報告が相次ぎ，小児てんかん原との病理学的所見の相違，遺伝子検索などが進捗することとなっています[6-10]。

　本項では，"認知症でやってくる高齢者の海馬硬化症"があることを紹介し，日常の画像診断でT2強調/FLAIR像で白くて小さい海馬として描出される"高齢者の海馬硬化症"の知見と注意点，鑑別すべき疾患，病態の現状についてまとめます。

「認知症」でやってくる高齢者の海馬硬化症～ HS-Aging がある

　海馬硬化症は，剖検の0.4～26％に認められると，その数値に幅のある報告がなされていますが，そのうち高齢者の海馬硬化症(hippocampal sclerosis in Aging：HS-Aging)がどの程度あるか正確なところを示すのはなかなか難しいことです。当施設の高齢者ブレインバンクを含めた複数のコホート研究からは，8～18％も剖検脳に海馬硬化症が認められ，85歳以上では10％以上と決して少なくない病態であることをまず押さえておきたいと思います[6,7,9-13]。**表1**は，HS-Agingのポイントです。

　🧑‍⚕️ **HS-Agingを臨床診断するためには，海馬の軸に垂直な冠状断面のFLAIR像やT2強調像が必須です**

　HS-Agingの画像診断には工夫が必要です。矢状断でとらえられる海馬構造(**図1a**，矢状断像)に，垂直な冠状断でのFLAIR像(**図1d～g**)やT2強調像が必須です。この工夫は，

HS-Agingを探すのみならず，認知症精査に際して有用です(海馬および海馬と機能的に連携するMR解剖について，文献14にとてもきれいな画像解剖が示されている)。

表1	高齢者の海馬硬化症～ HS-Aging のポイント

- 85歳以上には剖検脳の10%以上と高率である可能性が指摘されている
- 認知症を主訴とする症例群がある
- pure HS-Aging
  - ▶ HS-Aging 単独の背景病理
- combined HS-Aging
  - ▶ アルツハイマー病やTDP-43proteinopathy合併例も少なくない
- Limbic-Predominant age-related TDP-43 encephalopathy；LATE (第Ⅲ章7参照) に合併するHS-Agingがある
- HS-Agingと関連する遺伝子の検索もなされている
  - ▶ ABCC9遺伝子多型 (動脈硬化との関連もあるか)
- 海馬の軸に垂直な冠状断：FLAIR/T2強調像で必須

図1	海馬の評価

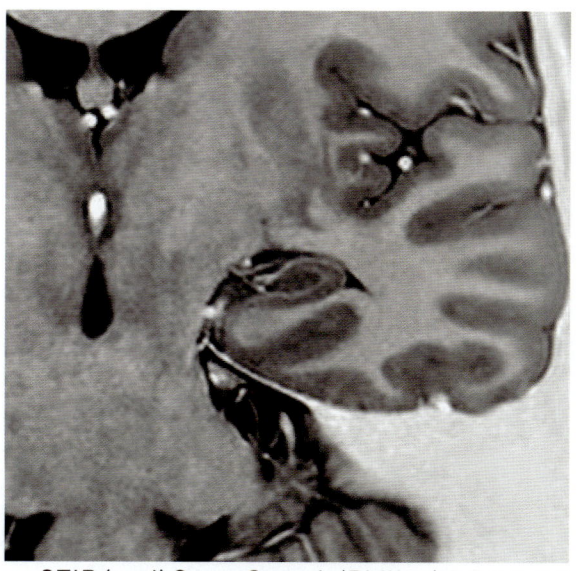

a：STIR(real) SmartSpeed, (Philips) 0.5 × 0.5 × 1.5mm, 2：15min System：Ingenia Elition 3.0T

海馬硬化症の評価には，矢状断でとらえられた海馬構造に直交する冠状断FLAIR像（あるいはT2強調像など）を撮像する。
a：3T STIRでは，海馬内部構造，海馬台，嗅内野皮質が綺麗に描出されている。

図1の続き

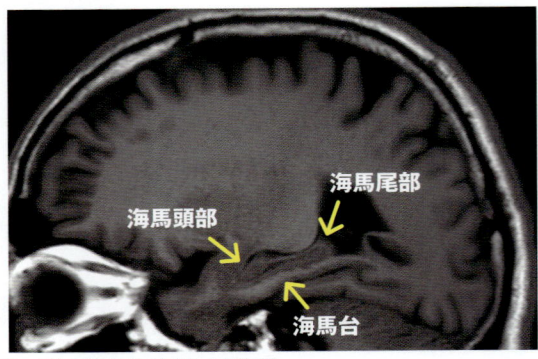

b：T1強調矢状断でみえる海馬

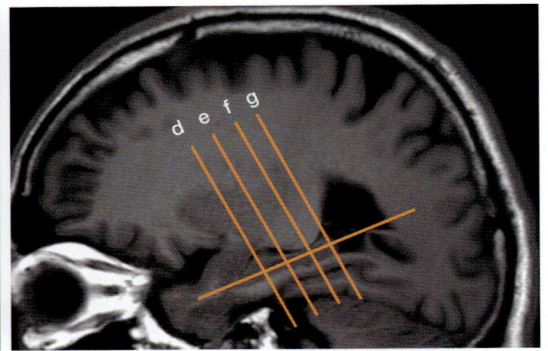

c：海馬軸に垂直なラインを引いて，斜め冠状断面を得る

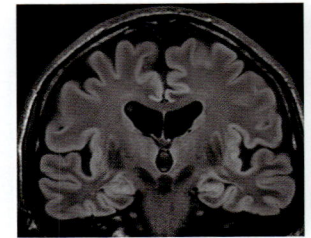

d：海馬頭部

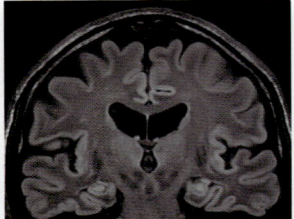

e：海馬

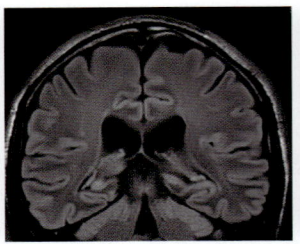

f：海馬尾部

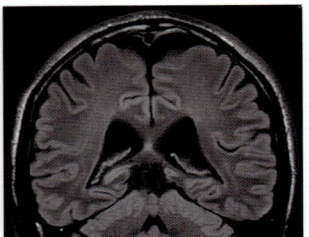

g：海馬尾部から脳弓脚

図2は，HDS-R＝13点，MMSE＝15点いずれも遅延再生0点，記憶障害と前頭葉症状が指摘され，アルツハイマー病（Alzheimer's disease：AD）と血管性認知症重畳疑いでの初回検査です。FLAIR冠状断像では両側海馬の萎縮と高信号（全景は非提示だが，海馬頭部から尾部まで萎縮と高信号がある）を認め，海馬硬化症の鑑別が必須ですが，T2強調横断像のみでは，側脳室下角の拡大があり，扁桃海馬領域の萎縮は指摘できるものの，海馬硬化症疑いを指摘することは困難です。

HS-Agingの背景病理

ほかの変性疾患合併のない純粋型海馬硬化症pure HSと，神経変性疾患合併を伴う混合型海馬硬化症combined HSがあるとされています。その背景病理の検討から，TDP-43病理に関連した変性機序が多く包含されている可能性が示され，症例が積み重ねられているところです。また，危険因子として動脈硬化，*ABCC9*との関連を含め，遺伝子検索も進められています。

図2 年齢，性別非公表。高齢のもの忘れ初診

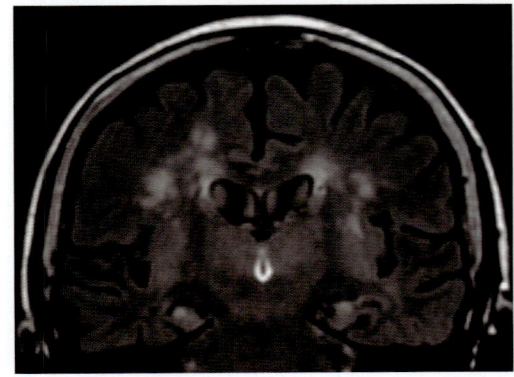

a：FLAIR冠状断像

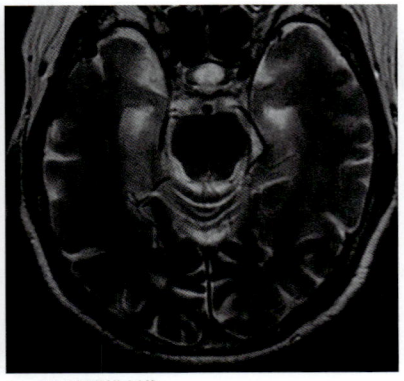

b：T2強調横断像

HDS-R＝13点，MMSE＝15点，いずれも遅延再生0点。記憶障害と前頭葉症状でADと血管性認知症重畳疑いでの検査。
a：両側海馬の萎縮は海馬頭部から尾部まで明瞭で，高信号を伴っており両側海馬硬化症が疑われる。
b：扁桃から海馬萎縮は指摘できるが，T2強調横断像のみで海馬硬化症を積極的に疑うのは難しい。

さらに，HS-Agingは高齢で多くみられることから当然と言えば当然ですが，ADやLewy小体型認知症，TDP-43 proteinopathyなどの前頭側頭型認知症，血管性認知症との合併も少なくありません[6,7,9-17]。

HS-Agingの臨床

てんかん原としてではなく，認知症の背景としてHS-Agingがあり，適切な神経画像によって診断の端緒を得ることが可能であると考えています。臨床の段階で，本当の意味でのpure HSを診断し尽くすことは難しい課題ですが，まずは海馬硬化症を画像で抽出し，臨床-画像-病理（その他のバイオマーカーを含む）連関を積み重ねていくことが大切ではないでしょうか。

AD合併や，TDP-43病理合併例での，認知機能低下は高度であることが報告されており，第Ⅷ章 複合病理（p252）でも述べていますが，病期，病態によって変動する画像所見をできる限り正確に記述し，臨床との対応をしていくことが望まれます（なかなか難しいことではある）。

CARTS，LATE[15,16]

近年，85歳以上の高齢者で海馬硬化とTDP-43病理を認め緩徐進行性の認知症を呈する群に，*ABCC9*などの遺伝的素因に関連する脳動脈硬化，慢性虚血により海馬硬化を起こし，さらにTDP-43病理を伴うものがあり，これらを"cerebral age-rerated TDP-43 with sclerosis（CARTS）"として分離する試みもなされています。また，2019年にはlimbic-predominant age-related TDP-43 encephalopathy（LATE）という新しい疾患概念が提唱されています（前項，

p130参照）。高齢，もの忘れで発症，臨床的にADとの鑑別を要するが，背景病理はTDP-43 proteinopathyであること，海馬硬化症合併がありうることが報告されています。

いずれにせよ，海馬硬化症HS-Agingの存在をしっかりと日常の神経画像で把握することで，新たな病態に迫る入口に立ち，臨床に還元していくことが，日常臨床で画像診断を担う私達放射線科医の役目かと思います。

HS-AgingをMRIで診断しましょう

HS-Agingは，CTやMRI横断像のみで指摘することはできません。

白くて小さい海馬

海馬の軸に垂直な冠状断FLAIR/T2強調像で，「白くて小さい」海馬をみたら疑いましょう。片側の場合も多いですが，両側に所見が存在することもあります。また，「小さい」と書きましたが，病期によっては視覚的に萎縮が明瞭でない時期もあるようです（図2〜6）。また，海馬の変性に追随すると思われるPapez回路の二次変性，乳頭体の萎縮評価なども画像診断医の仕事になります（図3）[18,19]。

> 海馬および周辺構造の解剖に即した所見は病態解明に役立つ可能性があります。まず，疑って，指摘して，フォローをしましょう

せっかく海馬の内部構造まで描出できる"よい画像"が得られるのに，「白くて小さいとは何事か！？」と思われるかもしれません。確かに，HS-Agingでは小児てんかんと異なり，

図3 **70歳代，女性**

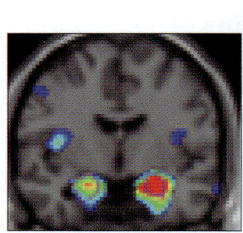 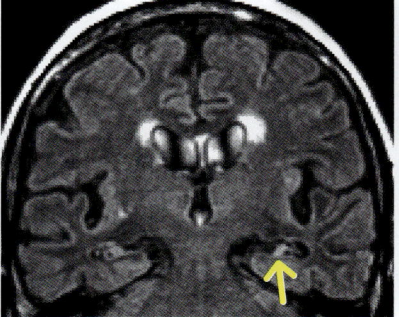 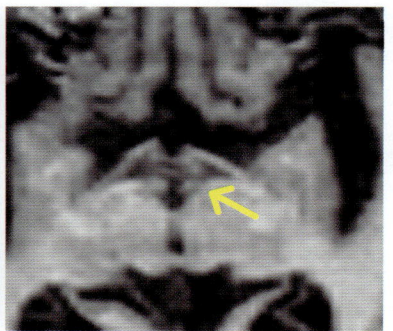

a：VSRAD®画像　　　b：FLAIR冠状断像　　　c：SPGR軸位断像

10年前よりもの忘れ，その後の進行は緩徐である。MR検査時点のHDS-R＝19点。VSRAD®スコアは4.02。
a：左優位に海馬傍回のZスコア上昇が認められる。b：左海馬の高度萎縮と高信号がとらえられる（→）。c：同側の乳頭体萎縮が示唆され（→），左海馬硬化症に追随するPapez回路の変性による乳頭体萎縮疑いが，画像的には想定される。

（文献18より転載）

海馬支脚からCA1領域に病変が強いとの報告もありますので，海馬の内部構造，周辺の解剖を評価できる画像で，精細な局在をつまびらかにすることで，より病態に即した診断ができると考えます。しかし，HS-Agingの病態を明らかにするために病理と対応するためには，ときに数十年に及ぶ長期のフォローアップが必要で，「剖検数／率」ともに低下している今日において，たやすいことではありません。本項で提示する病理背景をもつHS-Aging例も長期経過フォローや赴任前を含めた古い画像（ときにフィルム！）を後方視的に検討したものが含まれ，必ずしも画質は十分とは言えません。

また，経過をみていると，初期に海馬の灰白質，白質の分別ができ，灰白質の一部（海馬支脚に限局か？と思わせる）にFLAIR像での高信号が認められていたものも，経過を追跡するうちに萎縮とともに皮髄境界が不明瞭となり，病理学的な海馬構造内の病変の軽重と画像を対応させることが難しくなってくる場合もあります。遺伝子，その他の生理学，生化学的な所見と対応するためにも，まず，疑って，指摘し

て，フォローしましょう。図4は，20数年以上前に撮像されたもので，画質は不十分です。左海馬にFLAIR像で高信号を認め，右側では認められなかった側脳室下角の拡大もあり，萎縮も伴っています。病理学的にはCA1〜2の神経細胞脱落があり，海馬硬化症と考えられます。

合併する神経変性疾患，脳血管障害をしっかり診る

海馬硬化症の所見を見つけても，そのことだけで完結しない可能性がHS-Agingの診断では大事なところです。新しい疾患概念として提出されたLATE，CARTSともに，海馬硬化症単独ではなく，TDP-43の病理，血管障害リスクに関連する遺伝子異常について述べていますし，また，ADやLewy小体型認知症などの変性性認知症との合併もあると考え，しっかりと診断していくこと，HS-Aging重複が臨床にどのように影響するかを積み重ねていきたいと思います。

図5も，白くて小さい海馬がとらえられ，臨床画像診断に

図4 80歳代，男性。もの忘れ，CDR＝0.5

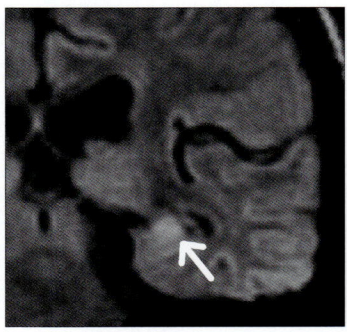
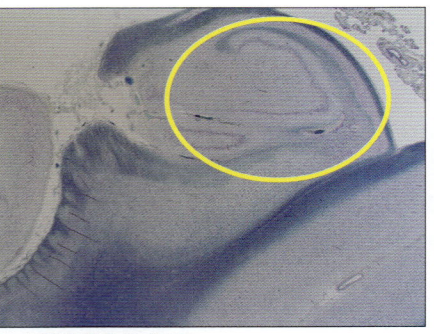

a：左海馬の萎縮と高信号が認められる（→）。b：左海馬CA1〜2に神経細胞の消失が認められる（→）。

[bの病理画像は，東京都健康長寿医療センター神経病理，高齢者ブレインバンク 齊藤祐子先生，大阪大学大学院連合小児発達学研究科 附属子どもの心の分子制御機構研究センター ブレインバンク・バイオリソース部門・常勤特任教授，大阪大学医学部附属病院神経内科・脳卒中科（兼）東京都健康長寿医療センター高齢者ブレインバンク・バイオリソースセンター事務局長 常勤特任研究員（神経病理）・脳神経内科（兼）（クロスアポイント）村山繁雄先生のご厚意による]

（文献19，p320，図27-2 より転載）

a：FLAIR冠状断像　b：KB染色像（左海馬）

図5 年齢，性別非公表。高齢の認知症

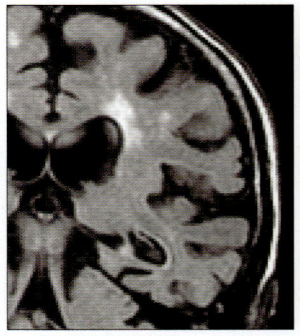
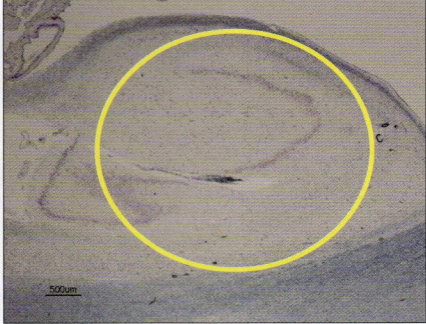
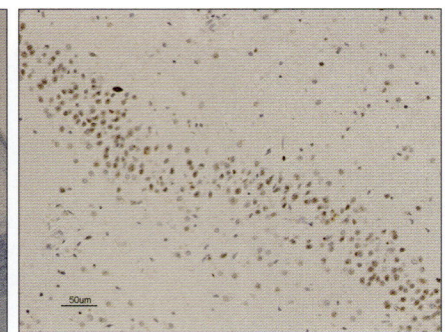

a：FLAIR冠状断像　b：KB染色像（左海馬）　c：pTDP-43免疫染色像（左海馬）

海馬硬化症，AD合併。海馬硬化の背景には，TDP-43病理を伴う。
a：左海馬は高度萎縮を示し，高信号を伴っている。b：左海馬では，海馬支脚，CA1〜2の限局的萎縮，神経細胞脱落を認め，海馬硬化症の所見である。
c：その背景には，TDP-43陽性構造物が認められている。本例は，ADも合併している。
[b，cの病理画像は，東京都健康長寿医療センター神経病理，高齢者ブレインバンク 齊藤祐子先生，大阪大学大学院連合小児発達学研究科 附属子どもの心の分子制御機構研究センター ブレインバンク・バイオリソース部門・常勤特任教授，大阪大学医学部附属病院神経内科・脳卒中科（兼）東京都健康長寿医療センター高齢者ブレインバンク・バイオリソースセンター事務局長 常勤特任研究員（神経病理）・脳神経内科（兼）（クロスアポイント）村山繁雄先生のご厚意による]

は海馬硬化症が，全脳萎縮に合併していると記載しました。進行性認知症の背景にはADが確認されていますが，右海馬にはみられなかった左海馬の高度萎縮とFLAIR像での高信号，左優位海馬領域に強調されるTDP-43病理を伴っていました。合併病理がある難しい症例であり，海馬硬化症が臨床，病理学的変化に対し，相互にどのような影響を与えているか考えるべき，と教えてくれています。

図6は，1年前からもの忘れ，会話がかみ合わないことが増えてきた高齢の患者です。臨床的にはLewy小体型認知症も疑われ，MRIに加え，[123]I-MIBG心筋シンチグラフィ，DATスキャン，脳血流SPECT検査が施行されています。FLAIR冠状断像では左海馬の萎縮と高信号を認め，海馬硬化症疑いがあります。[123]I-MIBG心筋シンチグラフィ晩期相での集積軽度低下，DATスキャンでの左線条体集積の高度低下があり，Lewy小体型認知症に海馬硬化症を合併している可能性があります。

III 神経変性疾患

図6 高齢のもの忘れ

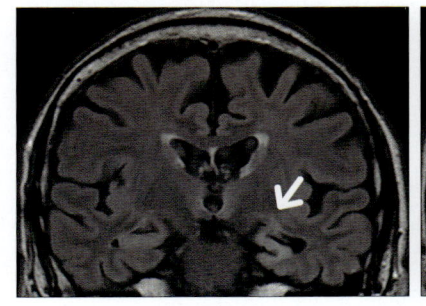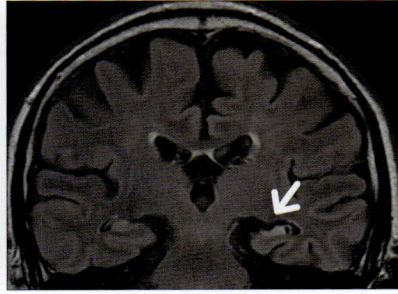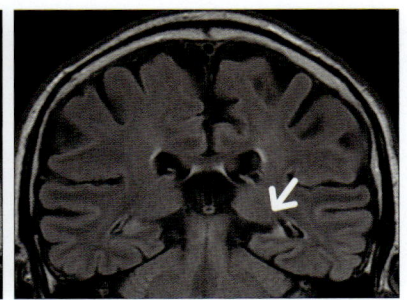

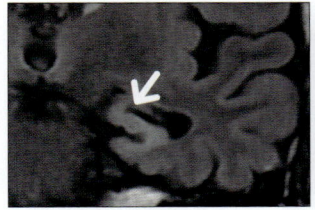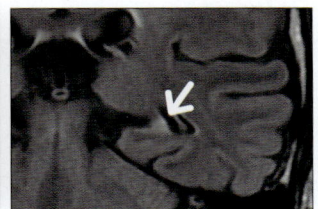

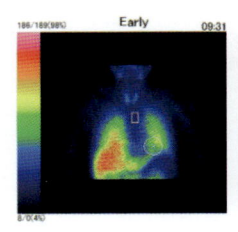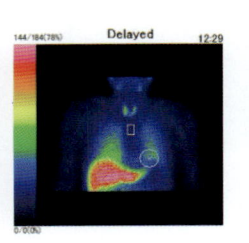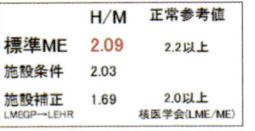

a：FLAIR冠状断像

1年前からもの忘れ，会話がかみ合わないことが増えてきた。初回MR，DATスキャン，MIBG心筋シンチグラフィを示す。

a：左海馬頭部から尾部にかけ，萎縮と高信号が認められ，海馬硬化症疑いがある（→）。b：早期相は正常範囲だが，晩期相でのwash outが認められる。c：DATスキャンでは左線条体集積の高度低下が認められる。

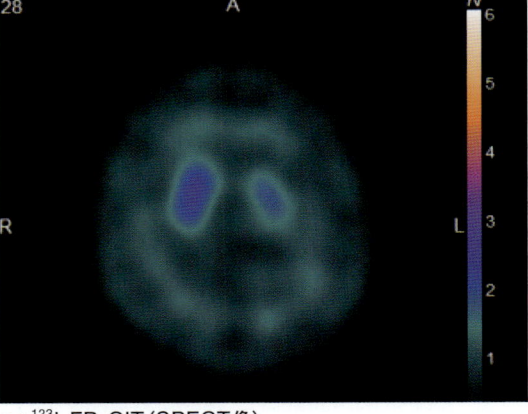

b：[123]I-MIBG心筋シンチグラフィ像

c：[123]I-FP-CIT（SPECT像）

	H/M	正常参考値		H/M	正常参考値
標準ME	2.44	2.2以上	標準ME	2.09	2.2以上
施設条件	2.35		施設条件	2.03	
施設補正	1.91	2.0以上	施設補正	1.69	2.0以上

Heart 90.6 count/pixel　Heart 48.4 count/pixel
Mediastinum 38.5 count/pixel　Mediastinum 23.9 count/pixel

図7　症候性てんかんが確認されている70歳代，性別非公表

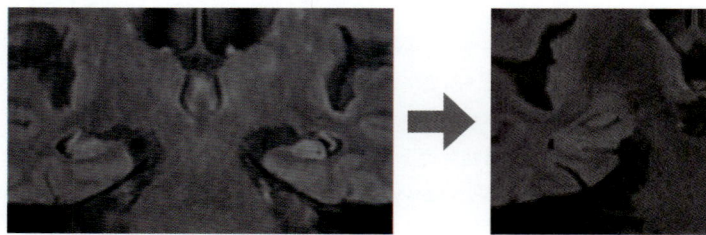
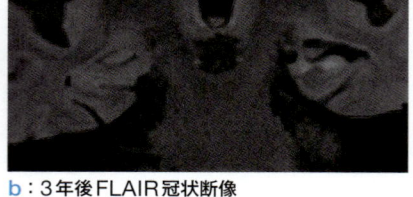

a：発症時FLAIR冠状断像

b：3年後FLAIR冠状断像

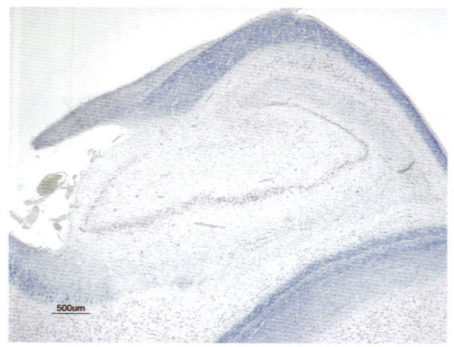

c：KB染色像（左海馬）

a：症候性てんかん発症時FLAIR像では，左海馬に構造は保たれているが，淡い高信号が認められる。b：3年後，FLAIR冠状断像で左海馬の高度萎縮，皮髄境界は不明瞭となり高信号がさらに明瞭となっている。c：左海馬錐体細胞はC2領域を除き高度の細胞脱落が認められ，グリオーシスを伴っており，海馬硬化症を呈した。背景にTDP-43の病理は認められない。

[cの病理画像は，東京都健康長寿医療センター神経病理，高齢者ブレインバンク 齊藤祐子先生，大阪大学大学院連合小児発達学研究科 附属子どもの心の分子制御機構研究センター ブレインバンク・バイオリソース部門・常勤特任教授，大阪大学医学部附属病院神経内科・脳卒中科（兼）東京都健康長寿医療センター高齢者ブレインバンク・バイオリソースセンター事務局長 常勤特任研究員（神経病理）・脳神経内科（兼）（クロスアポイント）村山繁雄先生のご厚意による]

図8　70歳代，女性（FLAIR冠状断像）

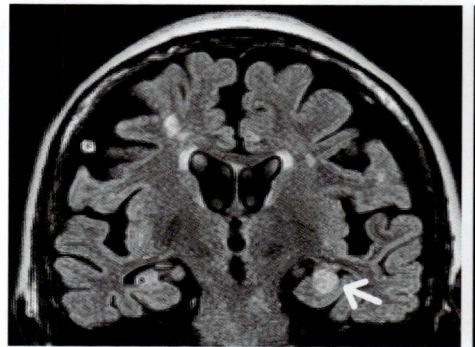
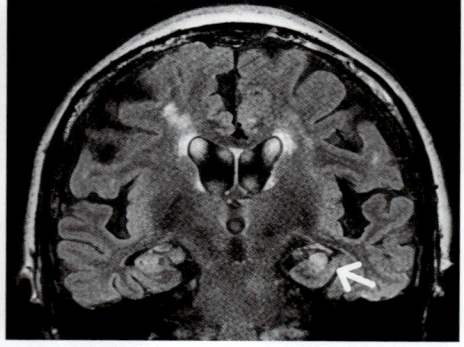

a：非ヘルペス辺縁系脳炎疑い発症時

b：11カ月後

一過性失語が3日で消退。髄液HSV-1 PCR陰性。インフルエンザA抗体陽性を示し，非ヘルペス辺縁系脳炎が示唆された。10カ月後，HDS-R＝24点と軽度認知障害を示すのみで経過している。

a：左海馬の腫脹と高信号が認められる。b：左海馬の萎縮が進行，高信号は遷延している。この時点では，HDS-R＝24点と軽度認知障害が認められる。

（文献19，p320，図27-3 より転載）

COLUMN ❺

鑑別診断というべきか？　背景病態を考えるというべきか？

　TDP-43病理や，*ABCC9* の遺伝子異常との関連など神経変性疾患としてのHS-Aging画像所見は，前述のように一見シンプルなものです。しかし，海馬の萎縮とFLAIR像で高信号を示す病態は，神経変性疾患としてのHS-Agingのほかにも複数あります。画像の背景にある痙攣後，脳炎後（図8），脳梗塞（第Ⅳ章　図6，p147）などについては，背景のリスクの把握，病態把握のためにも，現病歴，既往歴なども含めての検討，鑑別が必要です。

　痙攣後脳症，NMDA（N-methyl-D-aspartate）脳炎後，後大脳動脈領域の梗塞による海馬所見については，それぞれの章に図を紹介しています。図7は，症候性てんかん発症時にFLAIR冠状断像で海馬構造は確認できるものの，皮質優位に高信号を示し，その3年後に高度萎縮，皮髄の分別も難しくなり，高信号も増悪した症例を示しています。左海馬錐体細胞はC2領域を除き高度の細胞脱落，グリオーシスを伴っており，病理学的には海馬硬化症を呈しています。本例では，背景にTDP-43の病理は認められませんでした。

　図8は，70歳代の女性です。一過性失語が3日で消退している時点でのMRI検査および11カ月後のフォローアップMRIを掲示しています。髄液HSV-1 PCR陰性，インフルエンザA抗体陽性を示し，非ヘルペス辺縁系脳炎の経過が疑われています。発症10カ月後，HDS-R＝24点と軽度認知障害を示すのみで経過していますが，左海馬は初回MR FLAIR像では腫脹と高信号，11カ月には腫脹は軽快しているものの，淡い高信号が残存しています。

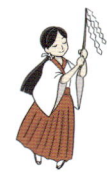

高齢者の海馬硬化症（HS-Aging）における画像所見の大事なポイント

▶ 高齢者に，小児てんかんとは病態の異なる可能性がある「高齢者の海馬硬化症（HS-Aging）」が存在します。
▶ 剖検の報告では，85歳以上で10％を超えるなど，比較的高率に存在する可能性があります。
▶ もの忘れ，認知症を主訴とするHS-Agingがあります。
▶ 単独病理の場合もありますが，AD，Lewy小体型型認知症，前頭側頭型認知症，血管性認知症などとの合併も多い可能性があり，重畳例では認知症が重いなど，臨床を修飾する可能性があります。
▶ 画像診断のためには，海馬の軸に垂直なスライス面でのFLAIR像（あるいはそれに準ずる，より精細なシーケンス）が推奨されます。
▶ 変性疾患としての海馬硬化症の背景に，TDP-43病理が関与している可能性があり，症例を積み重ねる必要があります。遺伝子検索なども進んでいます。
▶ LATE，CARTSなどに合併する海馬硬化症が報告され，新たな疾患概念の提唱を本項でも紹介。
▶ 白くて小さい海馬の背景は，TDP-43病理を有する神経変性疾患としての海馬硬化症のみではありません。
▶ 痙攣後，脳炎後，血管障害，その他の病態との鑑別は必須です。
▶ 海馬硬化症に追随するPapez回路の二次変性，乳頭体萎縮なども画像は評価することができます。DTI解析，volume解析などにも一定の意義が見出されると思われます。

文献

1) 日本認知症学会編：海馬硬化症 認知症テキストブック. 2008年，中外医学社，東京，p351-353.
2) 柳下 章，新井信隆 編著：難治性てんかんの画像と病理. 2007年，秀潤社，東京，p203.
3) 亀山茂樹，柿田明美：内側側頭葉てんかんと海馬硬化. Neurological Surgery 脳神経外科 2007; 35: 719-729.
4) Watson C, Nielsen SL, Cobb C, et al: Pathological grading system for hippocampal sclerosis: Correlation with magnetic resonance imaging-based volume measurements of the hippocampus. J Epilepsy 1996; 9: 56-64.
5) Kim JH, Tien RD, Felsberg GJ, et al: Clinical significance of asymmetry of the fornix and mamillary body on MR in hippocampal sclerosis. AJNR Am J Neuroradiol 1995; 16: 509-515.
6) Nelson PT, Schmitt FA, Lin Y, et al: Hippocampal sclerosis in advanced age: clinical and pathological features. Brain 2011; 134: 1506-1518.
7) Nag S, Yu L, Capuano AW, et al: Hippocampal sclerosis and TDP43 pathology in aging and Alzheimer disease. Ann Neurol 2015; 77: 942-952.
8) Tokumaru AM, Saito Y, Murayama S, et al: MRI Diagnosis in Other Dementias. In Neuroimaging Diagnosis for Alzheimer's Disease and Other Dementias (Matsuda H, Asada T, Tokumaru AM, ed). 2017, Springer, p39-115.
9) Nho K, Saykin AJ, et al: Alzheimer's Disease Neuroimaging Initiative: Hippocampal Sclerosis of Aging, a Common Alzheimer's Disease 'Mimic': Risk Genotypes are Associated with Brain Atrophy Outside the Temporal Lobe. J Alzheimers Dis 2016; 52: 373-383.
10) Saito Y, Murayama S: Neuropathology of mild cognitive impairment. Neuropathology 2007; 27: 578-584.
11) Barker WW, Luis CA, Kashuba A, et al: Relative frequencies of Alzheimer disease, Lewy body, vascular and frontotemporal dementia, and hippocampal sclerosis in the State of Florida Brain Bank. Alzheimer Disease and Associated Disorders 2002; 16: 203-212.
12) Chui HC, Zarow C, Mack WJ, et al: Cognitive impact of subcortical vascular and Alzheimer's disease pathology. Ann Neurol 2006; 60: 677-687.
13) Leverenz JB, Agustin CM, Tsuang D, et al: Clinical and neuropathological characteristics of hippocampal sclerosis: a community-based study. Arch Neurol 2002: 59; 1099-1106.
14) 冨本秀和，松田博史，羽生春夫，吉田眞里 編：認知症イメージングテキスト 画像と病理から見た疾患のメカニズム. 2020年，医学書院，東京.
15) Nelson PT, Trojanowski JQ, Abner EL, et al: "New Old Pathologies": AD, PART, and Cerebral Age-Related TDP-43 with Sclerosis（CARTS）. J Neuropathol Exp Neurol 2016; 75: 482-498.
16) Nelson PT, Dickson DW, Trojanowski JQ, et al: Limbic-predominant age-related TDP-43 encephalopathy（LATE）: consensus working group report. Brain 2019; 142: 1503-1527.
17) Aoki N, Murray ME, Ogaki K, et al: Hippocampal sclerosis in Lewy body disease is a TDP-43 proteinopathy similar to FTLD-TDP Type A. Acta Neuropathol 2015; 129: 53-64.
18) 徳丸阿耶，齊藤祐子，村山繁雄ほか：軽度認知障害における画像診断の役割 VSRAD 初期経験を踏まえて，背景推定病理に基づく画像診断とは. 厚生労働科学研究費補助金こころの健康科学研究事業「軽度認知障害」研究報告書. 2007年，p24-31. https://mhlw-grants.niph.go.jp/system/files/2007/073011/200718037A/200718037A0002.pdf（2024年6月閲覧）
19) 東 晋二，徳丸阿耶，村山繁雄，齊藤祐子：海馬硬化性認知症. こう読む 認知症 原因診断のための脳画像 改訂第2版（松田博史ほか編）. 2022年，ぱーそん書房，東京.

第 IV 章　血管性認知症

1. 血管性認知症の多様な病態

はじめに

血管性認知症(vascular dementia：VaD)とは，読んで字のごとく「出血や，虚血，梗塞などの血管障害により認知症が生じている」病態，症候群を指します。多くの報告から，アルツハイマー病(Alzheimer's disease：AD)に次ぐ認知症の原因として高頻度に存在することが知られており，日常画像診断においても脳血管障害が，認知機能障害と多様かつ広範に関連していると実感するところです。①認知症があること，②その認知症の原因となる血管障害が確認されることの2つが血管性認知症の診断に求められますが，客観的バイオマーカーとしてCT，MRをはじめとする画像診断は必要不可欠で，重要な役割を果たしています。多様な病態を包含し，かつそれらが，複合的に絡み合ってきますし，時間軸をどのように「客観的評価に加えうるのか」など，なかなか一筋縄ではいかない課題があります。本項では日常画像診断で指摘すべきポイントを，"画像ならでは"の視点から述べてみたいと思います。

血管性認知症の診断基準

血管性認知症には，NINDS-AIREN(National Institute of Neurological Disorders and Stroke-Association Internatio nale pour la Recherché et l'Enseignement en Neurosciences)，カリフォルニアアルツハイマー病診断・治療センター(Alzheimer's Disease Diagnostic and Treatment Centers：ADDTC)によるものなど複数の診断基準が提唱されています[1-7]。特異度はNINDS-AIRENの診断基準が高く，感度はADDTCの診断基準が高いとされていますが[3,4]，"診断基準"に機械的に当てはめるだけでは済まされないところがあります。血管障害と認知症が生じた時期との**時間軸**の関係，血管障害の局在と認知症の**空間的関係**の関連，背景となる遺伝的要因，高血圧，肥満，糖尿病，血管炎症候群，易出血性その他多様な背景要因を，診療科チームとともに評価していく姿勢が画像診断に求められています。

血管性認知症の分類

複合的複合的な要因が重なり，分類に当てはまらない場合もあります。分類にとらわれ過ぎずに，背景を考えるきっかけにしましょう。

NINDS-AIREN診断基準では，血管性認知症をその要因や局在によって多発梗塞性認知症，戦略拠点型認知症，小血管病性認知症，低灌流性血管性認知症，出血性血管性認知症，その他の臨床亜型に分類しています(**表1**)。本項では，皮質微小梗塞に伴う認知症，アミロイドアンギオパチーの多彩な病態など，血管性認知症のトピックを加えて記載していきます[8]。それぞれの病態は重複を伴うことがあり，また機序によって，①**皮質血管性(大血管のアテローム硬化，塞栓機序などによる大梗塞，多発性梗塞など)**，②**皮質下血管性(小血管の閉塞，高血圧，慢性低灌流など)**，③**戦略的単発梗塞性[戦略拠点型：ラクナ梗塞や分枝アテローム病(branch atheromatous disease：BAD)]**と大きく3型に分類し，論考している文献，教科書もあります[9]。背景にある病因，病態を考慮しながら画像を読み解くという意味

表1 血管性認知症の分類

1. 多発梗塞性(皮質血管性)認知症
- 多発脳梗塞
- アテローム血栓，塞栓，心原性

2. 戦略拠点型血管性認知症(strategic single infarct dementia)

3. 小血管病性認知症(small vessel disease with dementia)
- 皮質下血管性
  - ▶ ビンスワンガー病
  - ▶ 多発ラクナ梗塞
  - ▶ 白質病変
- 皮質微小梗塞やアミロイドアンギオパチーによる皮質を含む病変など

4. 低灌流性血管性認知症
5. 出血性血管性認知症
6. 皮質微小梗塞
7. 脳アミロイド血管症(アミロイドアンギオパチー関連)
8. 遺伝性小血管病
- CADASIL
- CARASIL
- Fabry病
- MELAS
- RVCL

9. その他

CADASIL：cerebral autosomal dominant arteriopathy with subcortical infarcts and leukoencephalopathy, CARASIL：cerebral autosomal recessive arteriopathy with subcortical infarcts and leukoencephalopathy, MELAS：mitochondrial encephalopathy, lactic acidosis, and stroke-like episodes, RVCL：retinal vasculopathy with cerebral leukodystrophy

(文献 1,7-9 を参考に作成)

では，目指すところに大きな相違はないとも言えるでしょう。

多発梗塞性認知症，皮質血管性認知症

皮質領域を主とする大小の梗塞が原因となる認知機能障害を指します。NINDS分類以来，このような記載で説明されるのですが，何とラフなことでしょうか！しかし，ラフであることの意味はあると思います。血管障害と認知症の関連があり，そのうえで個々症例の経過，症候によって起こる病態が多様であることを臨床医，放射線診断医，理学療法士，作業療法士，介護，看護，患者，家族を含めて理解を深めることが大事なのだと思います。梗塞の発生と，認知機能障害の発症が時間的に関連する場合には，より「血管障害性認知症」とよびやすくなりますが，梗塞の局在によって，失語，失行，視空間障害，麻痺などさまざまな臨床症状を呈しますので，画像診断の立場から「脳血管障害と認知症」を

結び付けて記載することは，そう簡単なことではありません。いつ，どこに，どのような要因で生じた梗塞であるのかを記載することが，まず第一歩でしょう。脳血管障害に限りませんが，脳にダメージが起これば，その局在のみならず，ワーラー変性，trans-synaptic degeneration，crossed cerebellar diaschisis，crossed cerebello-cerebral diaschisisなど，さまざまな神経回路に二次的な障害，変化も起きてきますので，それらにも目をしっかりと向けて診断することが大事です。

図1は，70歳代（性別非公表），2年ほど前から歩行障害，パーキンソン症状，軽度認知障害があり，MRI検査が施行されました。これまで脳血管障害の診断はなされていなかったようですが，左前頭葉，頭頂葉に皮質梗塞を認め，局所萎縮のみならず，左大脳半球全体の萎縮もとらえられています。MRAでは内頸動脈の血流信号は低く，左優位に中大脳動脈，後大脳動脈の描出不良があります。99mTc-ECD脳

図1 70歳代，性別非公表。2年前からパーキンソニズムの増悪，認知機能障害の増悪（MMSE＝19点）

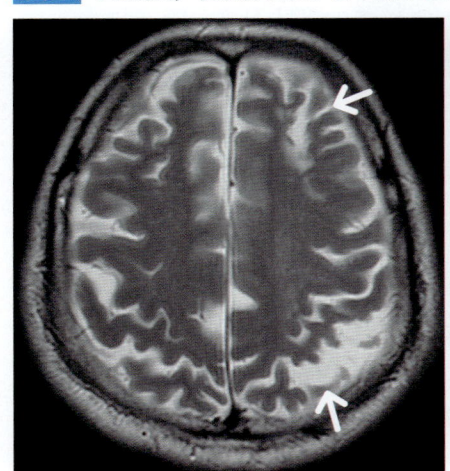

a：T2強調横断像

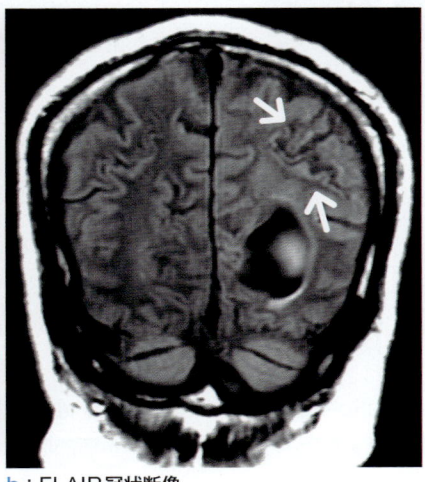

b：FLAIR冠状断像

a，b：これまで脳血管障害の診断はなされていない。2年前からパーキンソニズム，認知機能障害の増悪あり，MRIが施行された。左前頭葉，頭頂葉皮質梗塞（→）を認め，局所萎縮を伴っている。また，全体の提示はできないが，左大脳半球優位の全般的に萎縮も明瞭であった。c：血管壁不正あり，左中大脳動脈末梢，左後大脳動脈P1以降の描出不良を認める両側内頸動脈の血流信号はやや低く，両側内頸動脈C1〜4にも壁不正がとらえられていた。d：左頭頂葉〜左後頭葉にかけて血流低下を認める。一次運動感覚野は保たれており，右前頭葉後部にわずかに血流低下が認められる。左視床の血流は低下している。

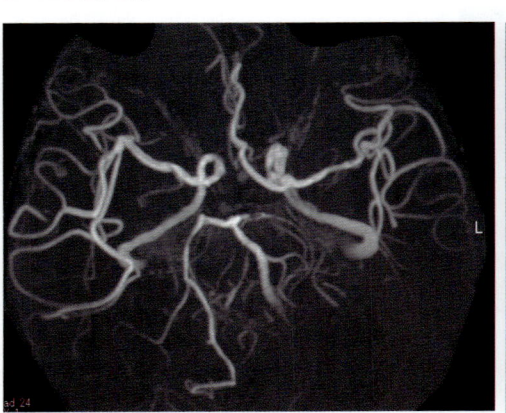

c：MRA像

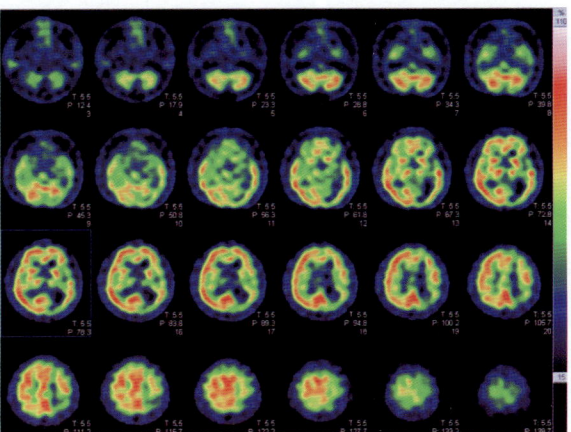

d：99mTc-ECD脳血流SPECT像

血流SPECT像では，左頭頂葉～左後頭葉にかけて血流低下を認めますが，一次運動感覚野は保たれているようにみえます。動脈硬化，多発皮質梗塞が初めて指摘され，主訴に関連する病態が視覚的にとらえられています。

図2は，術前検査としてMRIが施行された高齢の患者です。これまで脳血管障害評価を目的とした検査歴はありませんでしたが，「最近起こった急激な記憶力低下」を自覚されていました。右後大脳動脈領域に陳旧性梗塞がとらえられています。T2強調横断像では，内頸動脈壁にも肥厚があるようですね。

図3は，高齢男性，めまい，嘔吐発症時のMRI像で急性期左小脳梗塞がとらえられています。テント上では，左視床，両側被殻，右淡蒼球などに多発する小梗塞を認めましたが，

粗大脳血管障害はとらえられていません。その後もの忘れ，言語機能障害が生じ，発症17日の99mTc-ECD脳血流SPECT像では，左小脳梗塞部位に合致した脳血流低下と，対側の大脳半球に広範囲に血流低下が認められています。

限局した小脳病変が対側の大脳半球の循環および代謝低下をきたすcrossed cerebello-cerebral diaschisis（CCCD）の疑いも考慮されます。限局した小脳病変が，対側の大脳半球の循環，代謝低下をきたす減少としてCCCDの報告があり[10-14]，小脳歯状核赤核視床皮質路を介した遠隔効果なども要因として考慮されています。機能画像に加え，MRIの新しいテクニックは病態をさらに明確にできる可能性をもっていると思いますので，臨床と連結しながら症例を積み重ねていってほしいと思います。

図2　高齢男性。弁置換術前検査でMRIを施行

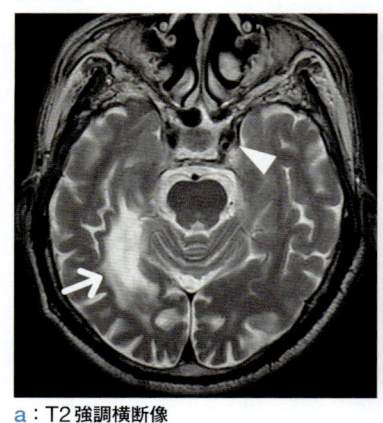

明らかな脳血管障害の診断治療歴はなかったが，受診前の急激な記憶力低下を自覚していた。
a，b：左後大脳動脈領域に陳旧性梗塞が認められる（→）。内頸動脈壁にも肥厚が疑われる（a：▶）。

a：T2強調横断像　　　　　　　b：FLAIR冠状断像

図3　高齢男性。crossed cerebello-cerebral diaschisis，小脳梗塞後，もの忘れが生じた

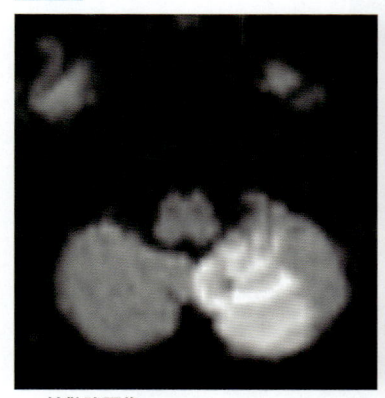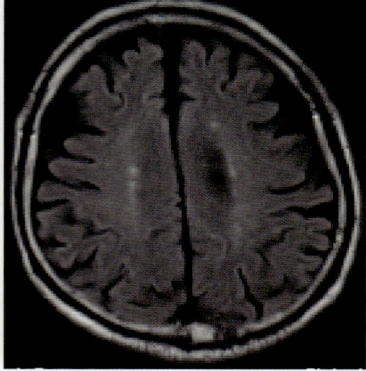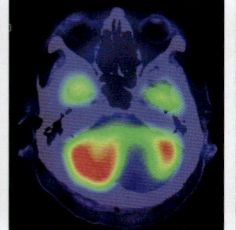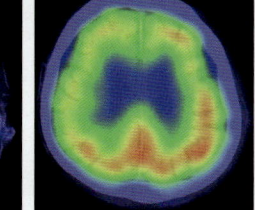

a：拡散強調像　　　　b：FLAIR横断像　　　　c：99mTc-ECD脳血流シンチグラフィ（SPECT像）

a：嘔吐発症時のMRI拡散強調像では，左小脳に高信号を認め，急性期左小脳梗塞がとらえられている。b：テント上では，左視床，両側被殻，右淡蒼球などに小梗塞を認めたが，粗大脳血管障害はない。c：その後，もの忘れ，言語機能障害が生じ，発症17日の99mTc-ECD脳血流SPECT像では，左小脳梗塞部位に合致した脳血流低下と，対側の大脳半球に広範囲に血流低下が認められた。限局した小脳病変が対側の大脳半球の循環および代謝低下をきたすcrossed cerebello-cerebral diaschisis（CCCD）の疑いも考慮される。

（画像は，東邦大学医学部佐倉医療センター放射線科客員教授　今林悦子先生のご厚意による）

戦略拠点型血管性認知症（strategic single infarct dementia）

戦略拠点型血管性認知症（strategic single infarct dementia）は，高次脳機能障害に関連する部位（＝戦略拠点）の脳血管障害で生じる認知症を指します。単一，単発，あるいは小さな病変でも，"認知障害をきたす戦略拠点"を侵せば認知機能障害を生じるため，放射線診断医も，その戦略拠点がどこであるかを知り，指摘することが大切です。

表2に，主たる戦略拠点をまとめました。臨床的には，急性発症の健忘症候群を呈することが多く，臨床的軽快を示す症例もあります。拠点を侵せば，梗塞や出血に限らず病態は生じますが，やはり背景としてはアテローム性分枝梗塞（branch atheromatous disease）やラクナ梗塞が多いとされます。視床，海馬病変の優位側で高率に生じ，Akiguchiらは，左病変では時間記憶，右病変では空間記憶の障害が多いこと，言語と同様に記憶に関しても左右（優位，劣位）差があることを示しています[15]。表2に記載しましたが，これら戦略拠点は，記憶を司る重要な神経回路であるPapez回路とYakovlev-basolateral回路 NOTE 25 の中継点でもあります。梗塞や出血の局在をまず示すこと，そして追随する神経回路の二次変性や辺縁系，視床網様体経路の出入力線維病変についても目を向けることが大切です[16]。拡散テンソル，diffusional kurtosis imaging，functional MRIをはじめとする評価も病態を明確にするのに役立つはずです[17-19]。戦略拠点型の神経症候は，当然のことながら，病巣の局在，神経回路障害によって多様なものがあります[9]。画像診断が，診療，看護，介護など多様な側面を結ぶきっかけになるとよいですね。

図4〜7に，戦略拠点型血管性認知症の数例を紹介します[20, 21]。図4は，大変古い症例でCTしかありませんが，オンセットの比較的はっきりした認知機能障害が指摘されています。視床前内側梗塞があり，追随するmammillothalamic tract（視床乳頭束，Papez回路の一部でもある）の変性，同側の乳頭体萎縮がとらえられています。

表2　認知症をきたす主な戦略拠点

- 海馬
- 視床前内側
- 傍正中視床中脳梗塞
- 尾状核頭部
- 内包膝部（前視床脚）
- 帯状回
- 乳頭体
- 脳梁膨大
- 角回
- 脳弓柱，前交連
- 前脳基底部（マイネルト基底核，ブローカ対角帯，内側中隔核）
  ▶ Papez回路：海馬→脳弓→乳頭体→乳頭体視床路（mammillothalamic tract）→視床前核→帯状回→海馬
  ▶ yakovlev-basolateral回路：側頭葉皮質前部→扁桃体→視床背内側核→前頭眼窩皮質→鉤状束→側頭葉皮質前部

図4　高齢女性。比較的急速に生じた記憶障害

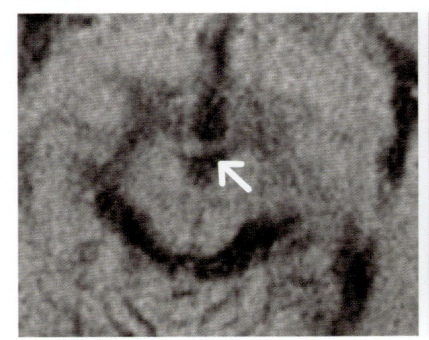
a：頭部CT像（乳頭体レベル）

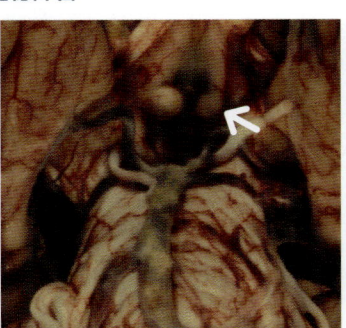
b：乳頭体を含むマクロ病理像

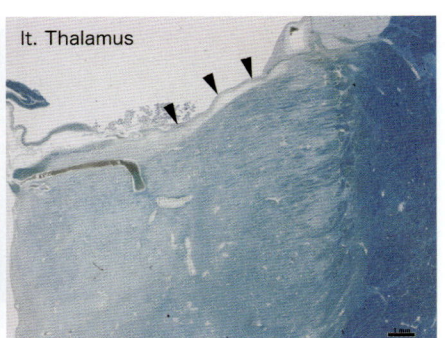
c：髄鞘染色像（左視床前内側）

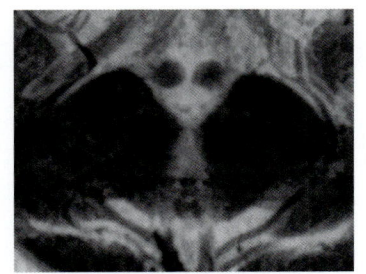
参考：T2強調横断像（同年代同性の乳頭体）

a：左乳頭体萎縮がとらえられる（→）。b：肉眼病理でも，明瞭な左乳頭体萎縮が認められる（→）。c：ミクロ病理では，左視床前内側に陳旧性梗塞が認められた（▼）。視床前内側梗塞，および視床乳頭束の障害，乳頭体萎縮を伴ったものと考えられる。参考に，同年代，同性の乳頭体を示す。

[cの病理画像は，東京都健康長寿医療センター神経病理，高齢者ブレインバンク 齊藤祐子先生，大阪大学大学院連合小児発達学研究科 附属子どもの心の分子制御機構研究センター ブレインバンク・バイオリソース部門・常勤特任教授，大阪大学医学部附属病院神経内科・脳卒中科（兼）東京都健康長寿医療センター高齢者ブレインバンク・バイオリソースセンター事務局長 常勤特任研究員（神経病理）・脳神経内科（兼）（クロスアポイント）村山繁雄先生のご厚意による]

（文献8，図16より転載）

図5は，四肢不全麻痺，垂直眼球運動障害，健忘，無気力などの認知機能障害を示した症例ですが，視床内側から視床中脳境界，中脳傍正中に梗塞がとらえられています。視床穿通脈の分枝は複数の形態がありますが，本例では後大脳動脈から分岐する視床穿通動脈が左右共通枝であるPercheron動脈（artery of Percheron：AOP）の閉塞により生じた梗塞と考えられます[22]。

図6に，高齢男性の海馬梗塞症例を提示します。本例は後頭葉にも陳旧性梗塞があり，海馬の病理は，虚血による選択的神経細胞脱落が示されていました。ちなみにTDP-43は陰性であり，信号異常の背景にほかの変性疾患の合併はありませんでした［第Ⅲ章7 前頭側頭葉変性症(p116)，第Ⅲ章8 高齢者の海馬硬化症(p133)］。

図7は，80歳代の患者で記憶障害，意識変容を主訴に最初のMRI検査が施行されました。それまで脳血管障害としての既往を確認されていませんでしたが，左視床乳頭路を侵す部位に陳旧性梗塞があり，同側乳頭体の明瞭な萎縮を伴っています。本例は，横断像のみでは「認知機能障害」の責任病巣を指摘するのが難しいかもしれません。

戦略拠点の障害の有無を指摘することは，病態評価への

図5　50歳代，男性。垂直眼球運動障害，その後に生じた認知機能障害

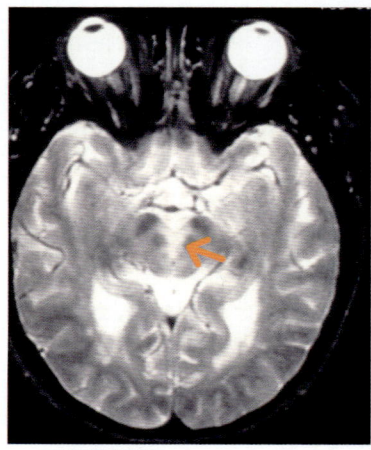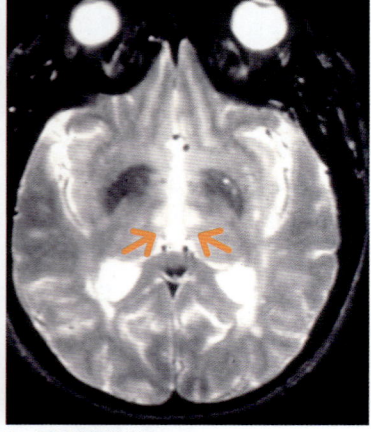

a，b：両側視床内側から視床中脳境界，中脳被蓋正中に高信号，梗塞がとらえられる（→）。

a：T2強調横断像　　　　b：T2強調横断像

（文献21，343，図5bより転載）

図6　80歳代，男性。認知障害，意識変容でMRI検査

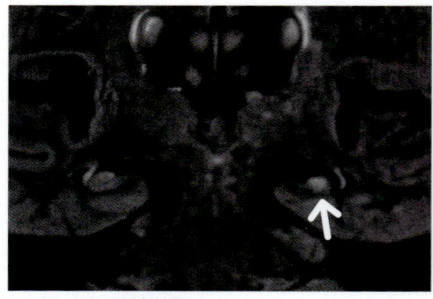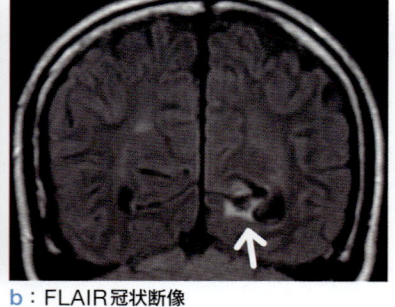

a，b：左海馬に高信号を認め（→），萎縮を伴っている。同側の後頭葉にも萎縮を伴う皮質梗塞が認められ（→），後大脳動脈領域の梗塞が海馬を含め疑われた。c，d：左海馬には，CA1〜4にかけて，神経細胞の著明な脱落とグリオーシスが認められ，虚血に伴う選択的神経細胞脱落の所見と考えられた。海馬高信号領域に，TDP-43は陰性であった。剖検時，左房内血栓は証明できていないが，生前に心房細動が確認されている。

a：FLAIR冠状断像　　　　b：FLAIR冠状断像

c：KB染色像（右海馬）　　　d：KB染色像（左海馬）

［cの病理画像は，東京都健康長寿医療センター神経病理，高齢者ブレインバンク 齊藤祐子先生，大阪大学大学院連合小児発達学研究科 附属子どもの心の分子制御機構研究センター ブレインバンク・バイオリソース部門・常勤特任教授，大阪大学医学部附属病院神経内科・脳卒中科（兼）東京都健康長寿医療センター高齢者ブレインバンク・バイオリソースセンター事務局長 常勤特任研究員(神経病理)・脳神経内科(兼)（クロスアポイント）村山繁雄先生のご厚意による］

146

図7 80歳代，性別非公開。記憶障害，意識変容で MRI検査

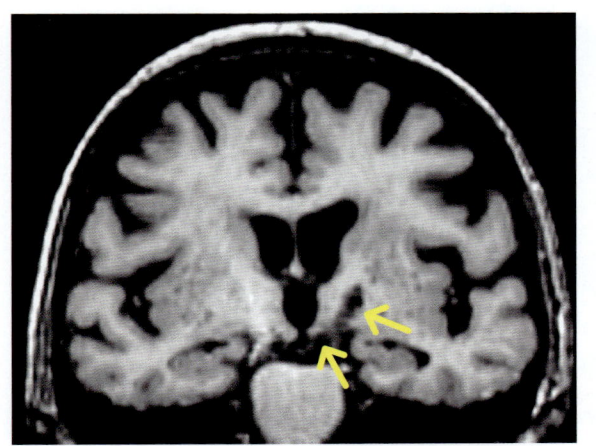

左乳頭体萎縮があり（→），同側の視床乳頭路を含む領域に陳旧性梗塞がある（→）。

寄与はもちろんのこと，その背景となるリスクを減少させること，さらにはこれらの血管障害がさらに増悪していく悪循環を予防するきっかけとしても大事なことです。

NOTE 25 **Papez回路とYakovlev-basolateral 回路**

記憶を司る重要な神経回路です。Papez回路は，海馬→脳弓→乳頭体→乳頭体視床路（mammillothalamic tract）→視床前核→帯状回→海馬をめぐる閉鎖神経回路です。Yakovlev-basolateral回路は，側頭葉皮質前部→扁桃体→視床背内側核→前頭眼窩皮質→鉤状束→側頭葉皮質前部をめぐる回路です。

小血管病性認知症とは

小血管病性認知症（small vessel disease with dementia）は，血管性認知症のなかで最も多い病型といわれています[23]。ビンスワンガー病（Binswanger disease：BD），多発ラクナ梗塞，白質病変（leukoaraiosisなど），血管外腔拡大，遺伝性白質脳症，アミロイドアンギオパチー，血管炎に基づくものなど広範な背景を有しています[24]。Erkinjunttiらは，背景病理に基づく血管性認知症の分類として「皮質下血管性認知症」を提唱していますが[25,26]，その多くは小血管病性認知症[1]と重複しています。皮質下血管性認知症では，アミロイドアンギオパチーや皮質微小梗塞などの主に皮質病変による病態は含まれないことに注意が必要です。本項では，皮質下血管性認知症の概略について述べ，アミロイドアンギオパチー，皮質微小梗塞について，別途小項目を立てるこ

ととします。

さて，小血管病の「小血管」とは何か？ 大まかにいえば，脳内動脈のなかで内頸動脈や脳底動脈を大血管とすると，基底核や脳深部に分布する穿通枝など細動脈から毛細血管レベルの血管を指します。穿通枝の細動脈硬化は，血管壊死，硝子様変性などをきたし，ラクナ梗塞や出血の要因となります。また髄質を走行する髄質動脈でも中膜平滑筋細胞の変性，中外膜の線維増生などがみられ線維硝子様変性をきたし，白質の慢性的低灌流の要因となっています[27,28]。皮質下認知症には，BD，多発ラクナ梗塞，白質病変が含まれます。

小血管病性認知症（BD）

BD，1894年（明治27年）にOtto Binswangerにより，皮質はほぼ正常であるのに，動脈硬化，白質病変による萎縮を示す病態として報告され[28]，その後，広範な虚血性白質病変，高血圧性動脈硬化を特徴とする疾患概念が確立していきました[29-33]。BDは，病理学的に脳萎縮，脳室拡大，脳動脈硬化症，両側びまん性大脳病変，多発ラクナ梗塞を伴っています。MRI（T2強調像は必須）は背景病理をよく反映することができ，診断の要になります（図8）。BDの背景因子には高血圧，夜間高血圧，糖尿病，喫煙，加齢があり，BDの予防，治療対策まで見通した全身病としての把握も必要になります。

図8をみてみましょう。古い画像のため画質は不良ですが，T2強調像で脳室周囲，深部白質にびまん性，癒合性の高信号が広がっており，この信号変化は，病理像の髄鞘染色における白質染色性低下と対応しています（図8a，b）。また，両側基底核，白質にはラクナ梗塞が多発していることもみて取れます。微小な低信号も混在しており，微小出血もとらえられました。脳室壁の上衣細胞は一部離解しており（図8a，b），同部辺縁での信号変化も明瞭にとらえられています。病理学的には基底核領域の血管壊死，血管内皮の硝子様変性を認め，血管周囲腔の拡大も多数とらえられています（図8c，d）。胸腹部大動脈の動脈硬化性変化も高度です（図8e）。主幹動脈のアテローム性動脈硬化に合併した高血圧性小血管病を生じ，血管壊死，慢性低灌流などにより，発生学的に血管密度が低い前頭葉白質優位にびまん性病変が生じているというBDの成り立ちがよくわかる画像と病理です[8,34-36]。さらに，BDでは前頭葉帯状回，島回，基底核と関連する前頭葉性心血管性調節障害（neurocardiovascular instability）が認知機能障害，失神，歩行障害などの増悪を促進し，ラクナ梗塞や白質病変悪化，さらには神経細胞ネットワークを障害し，認知症を悪化させる悪循環に陥るという

図8 80歳代，男性。BD，コントロール不良の高血圧

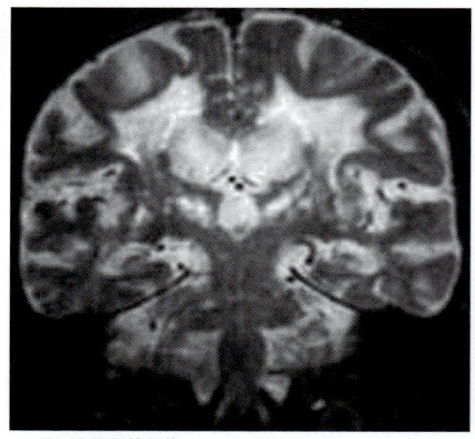
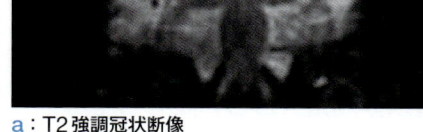

a：T2強調冠状断像

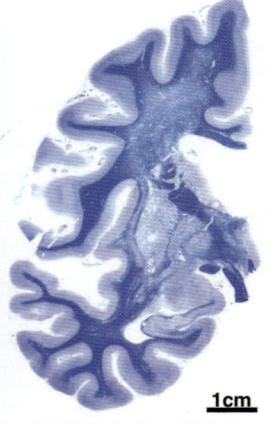
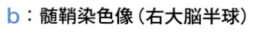

b：髄鞘染色像（右大脳半球）

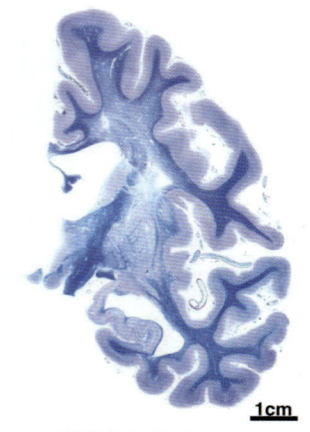

c：髄鞘染色像（左大脳半球）

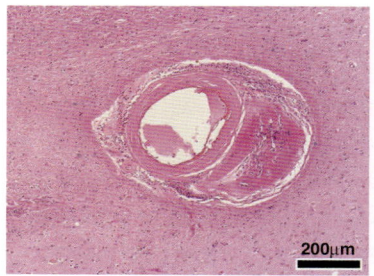

d：HE染色像（被殻の小血管）

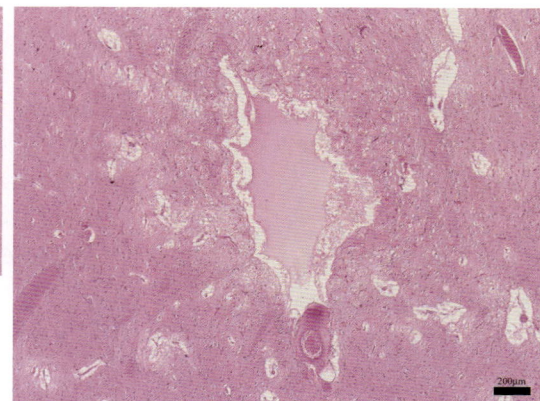

e：HE染色像（基底核部の小血管）

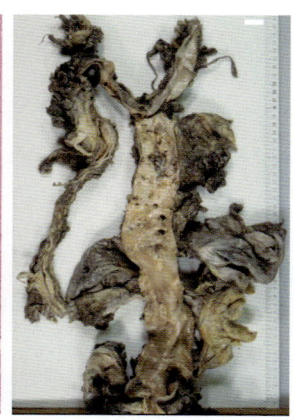

f：マクロ病理像（大血管）

[d～fの病理画像は，東京都健康長寿医療センター神経病理，高齢者ブレインバンク 齊藤祐子先生，大阪大学大学院連合小児発達学研究科 附属子どもの心の分子制御機構研究センター ブレインバンク・バイオリソース部門・常勤特任教授，大阪大学医学部附属病院神経内科・脳卒中科（兼）東京都健康長寿医療センター高齢者ブレインバンク・バイオリソースセンター事務局長 常勤特任研究員（神経病理）・脳神経内科（兼）（クロスポイント）村山繁雄先生のご厚意による]

(a，b：文献8より転載)

ことが明らかになってきています[30-32]。

　白質病変の形成には，さまざまな病態に関与しているとされるmatrix metalloproteinase（MMP）が，慢性低灌流状態の血液脳関門の障害を介して関与しているという報告，血液脳関門破綻，低酸素誘導因子1αの発現によるフリーラジカル，サイトカインなどによる組織障害などの報告もあり，"リスク"を把握し，BDの悪循環を断ち切るための研究が進められ，視覚評価にとどまらない，MRIの先端技術での症例蓄積も病態解明に寄与しています。わが国では，BDは減少しています。高血圧対策としての低塩指導など，各自治体の取り組みが，社会全体として"健康寿命"を下支えしている成果を"読影室"で実感しています。

白質病変：leukoaraiosis を日常臨床でどうとらえるか [38,39] NOTE 26

　CTで淡い低吸収，MRI T2強調像，FLAIR像，プロトン密度強調像で高信号（淡い場合もあり）を示し，T1強調像では明瞭な低信号を呈さず，ラクナ梗塞や梗塞といえない"白質の状態，白質病変，いわゆるleukoaraiosis[NOTE 26]"を，日常臨床でどのように記載すればよいでしょうか？ 白質病変の背景は，小血管病のみならず脱髄，脳炎，脳症，感染，遺伝性（CADASILなど），腫瘍浸潤，中毒その他多様ですので，まず小血管病以外の病態を鑑別することは大前提です。さて，そのうえで，高齢者の白質病変にどう対応するのか，考えてみたいと思います。

1. 血管性認知症の多様な病態

大脳白質病変のグレード分類

大脳白質病変の程度をどうやって評価するか？ 表3、図9に国際的に普及しているFazekas分類[39,40]と、日本脳ドック学会編の「脳ドックのガイドライン2019」で採用されている分類[42,43]、Fazekas分類の背景をさらに検討し、より具体的指針として提唱されたmodified Fazekas分類[43,44]を掲示しました（表4）。左右で所見に差があったら、よりグレードの高いほうを採用することがコンセンサスとなっています。いずれも簡便で汎用性がありますが、日常臨床ではしばしば、「さて、この白質病変はグレード2か3か」と迷うことがあるように、主観的であることが欠点でしょう。これら視診のスケールが広く普及している理由は、病変の程度、広がりを"共通の言葉"で共有し、その背景を検討することに意味があるからだと思います。

高齢者の白質病変は加齢性変化であると記載してよいか？
～白質病変の背景

大脳白質病変は、加齢がリスク因子であることは間違いなく、軽度の白質病変の多くは無症候性です。しかし、白質病変の進行は、認知機能障害、脳血管障害の発症リスクとなる証左が蓄積されています[45]。また、白質病変の背景因子として、加齢に加え、高血圧、夜間高血圧、糖尿病、メタボリック症候群、ホモシステイン血症、喫煙、腎機能障害、炎症反応などが明らかとなっており、脳血流低下、心血管調節機能低下による慢性虚血、血液脳関門障害を惹起し、白質病変を生じることが報告されています[34,36,37,44-54]。また、白質病変は白質のみにとどまらず、大脳皮質に投射する神経投射路の障害をきたし、認知機能障害の増悪に拍車がかかっていきます[55,56]。

繰り返しになりますが、白質病変は、加齢が大きな要因であることは間違いないところです。しかし、加齢性変化のほかに白質病変をきたすリスク因子が明らかとなってきており、その要因に踏み込んで"高血圧性小血管病"をはじめとする背景病態の予防、進行阻止に寄与することへの共通認識が重要と考えます[57]。「単純に加齢だ」と一時点で断定せず、できるだけ客観的に、MRI（MRIが撮像できなければCT）で、必要に応じて経時的な変化をフォローすることと同時に、フォローの必要のない所見は何かを見極めること

NOTE 26　Leukoaraiosis

HachinskiがCT像における脳室周囲の低吸収（periventricular lucency：PVL）、MRI T2強調像での脳室周囲高信号（periventricular hyperintensity：PVH）をleukoaraiosisと名付け、広く使われています。Hachinskiは、まず「白質の異常」が何であるかを探るために共通の呼び名を名付けて研究しようという意図を示したように思われ、その後、認知機能障害との関連を示したように、白質病変の背景など多くの検討が積み重ねられてきました。白質病変の背景は、小血管病のみならず脱髄、腫瘍、脳炎、感染、遺伝性（CADASILなど）、中毒その他多様ですが、leukoaraiosisは無症候性の小血管病に起因する病態で使われていることが白質病変評価では多く、表3に挙げたスケールを用いて白質病変を評価することも多いと思います。白質の低吸収（CT像）、高信号（MRI T2強調像など）の背景、リスクは多様でもあるので、画像所見と臨床医が共通の理解、認識をもって"画像所見"を共有することが大事だと思われ、グレードの数値は所見を共有するための1つの方法だと考えます。

表3　大脳白質のグレードについて（脳ドック学会ガイドラインおよびFazekas分類）

Shinoharaら（脳ドック学会2019ガイドライン 一部改編）		Fazekas分類	
グレード0	なし	0	absence
グレードⅠ	Periventricular cap, periventricular rim	Ⅰ	Cap or pencil-thin lining
グレードⅡ	脳室周囲全域にわずかに厚く広がる信号変化	Ⅱ	Smooth "hallo"
グレードⅢ	深部白質にまでおよぶ不規則な信号変化、病変	Ⅲ	Irregular PVH extending into the deep white matter
グレードⅣ	皮質下白質にまでおよぶ広汎な信号変化、病変		
Shinoharaら（脳ドック学会2019ガイドライン 一部改変）		Fazekas分類	
グレード0	なし	0	absence
グレードⅠ	直径3mm未満の点状病変	1	Punctate foci
グレードⅡ	3mm以上の斑状病変	2	Beginning confluence of foci
グレードⅢ	境界不鮮明な融合傾向を示す病変	3	Large confluent areas
グレードⅣ	融合して白質の大部分に広く分布する病変		

（文献 43,44 を基に作成）

図9 脳ドック学会のPVH grade（70歳代後半〜80歳代前，性別非公開）

Grade 0 | Grade I | Grade II | Grade III | Grade IV

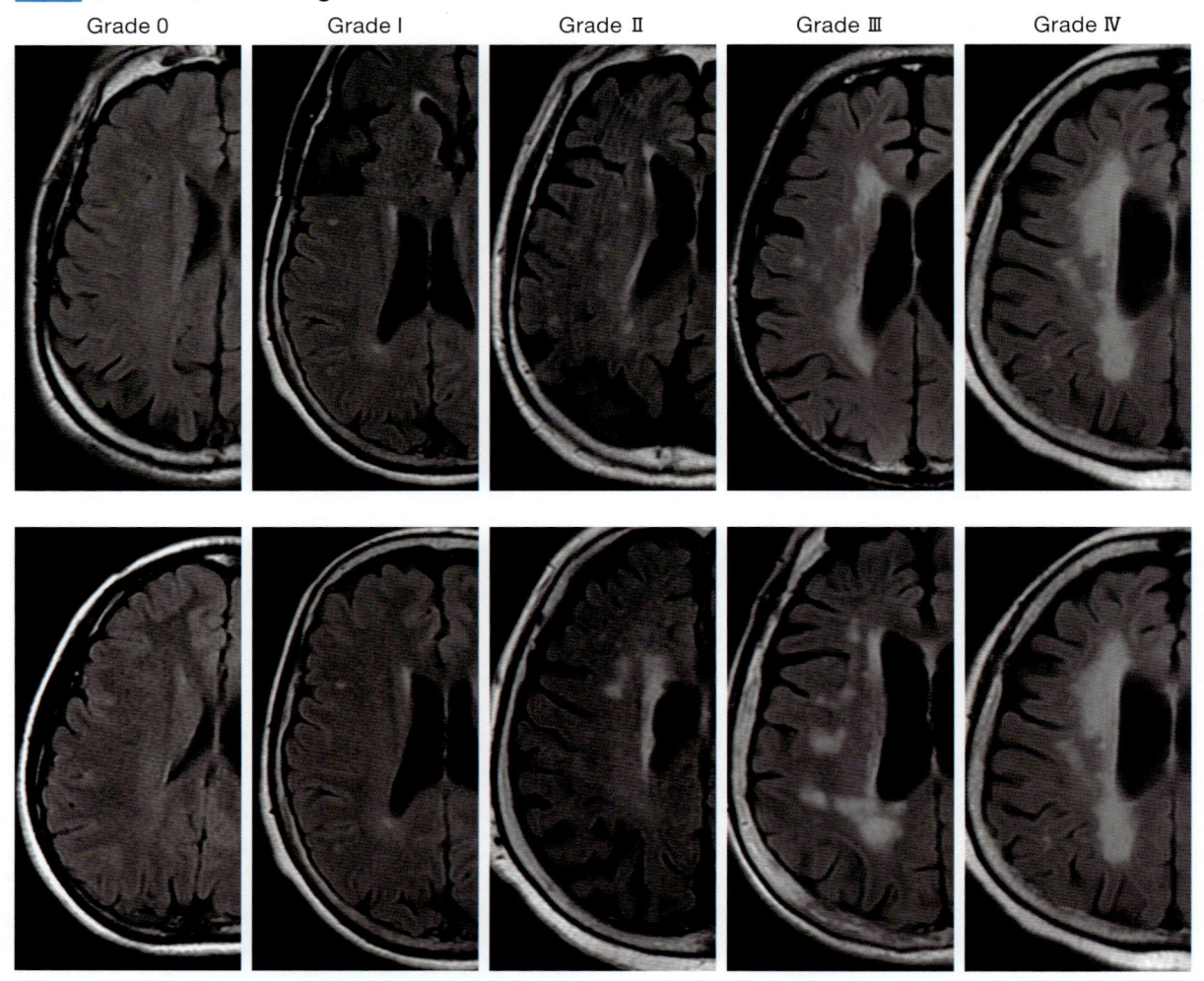

上段：periventricular hyperintensity（PVH：脳室周囲高信号域）　下段：deep and subcortical white matter hyperintensity（深部皮質下白質病変）

表4 modified Fazekas scale

Grade	所見
1. mild "punctate lesions"	10mm未満の独立した病変，20mm未満の集簇病変
2. moderate "early confluent lesions"	10〜20mmの独立した病変，わずかな癒合傾向を示す20mm以上の集簇病変
3. Sever "confluent lesions"	20mm以上の独立あるいは融合した病変

（文献39-42 より引用）

とにトライしましょう。施設間，また時間経過を越えて「画像評価」を共有するためには，画像の精度管理，標準化などの課題をクリアしていくことも望まれます。

図10は，脳室周囲の高信号を考えるときに参考になればと思い提示します。脳室拡大例では，しばしば脳室壁を縁取る一層の上衣細胞（素人の筆者がみると，まるでオタマジャクシの卵のようにみえる）が，途切れてしまっていることがあります（図10b）。上衣細胞を失った脳室壁周囲の髄

鞘染色性は薄く，疎となり，まるで水がしみ込んでふやけたようにもみえます。同部は，脳室壁から白質に融合傾向を示すFLAIR像での高信号に対応しています（図10a，b）。

図11も古い画像で，画質は良好とはいえませんが，融合傾向のあるFLAIR像での白質高信号は，神経病理でのびまん性の髄鞘染色性低下に対応しています。皮質下の染色性は比較的保たれ，深部に強い傾向もみて取れます。染色性の低下は不均一で，血管外腔の拡大や，嚢胞様の変化から

図10　脳室壁周囲の信号変化に対応する髄鞘染色

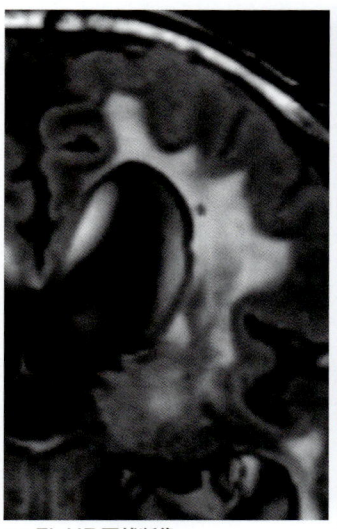
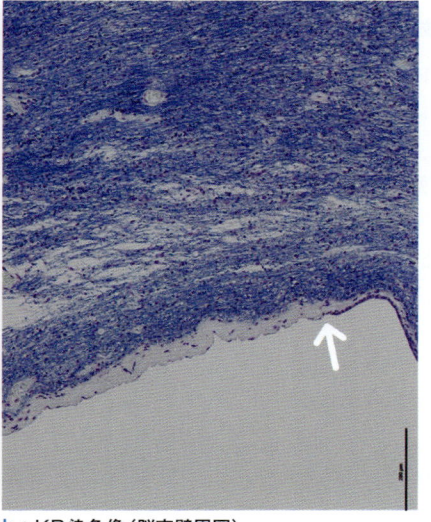

a：FLAIR冠状断像　　**b：KB染色像（脳室壁周囲）**

脳室壁を縁取る上衣細胞は，脳室拡大に伴い離開することがある（必ずしも水頭症がなくても離開する，高齢の脳室拡大例に少なからず認められる）。**b**の矢印部位は，一層の紫色が明瞭な上衣細胞が断絶している部位を示す。上衣細胞が脱落した脳室壁周囲は，染色性の低下，組織の疎が目立ち，血管周囲腔拡大もとらえられ，FLAIR像で示された脳室周囲壁に強く，また，その周囲に癒合性に広がる白質高信号に対応している。

[**b**の病理画像は，東京都健康長寿医療センター神経病理，高齢者ブレインバンク 齊藤祐子先生，大阪大学大学院連合小児発達学研究科 附属子どもの心の分子制御機構研究センター ブレインバンク・バイオリソース部門・常勤特任教授，大阪大学医学部附属病院神経内科・脳卒中科（兼）東京都健康長寿医療センター高齢者ブレインバンク・バイオリソースセンター事務局長 常勤特任研究員（神経病理）・脳神経内科（兼）（クロスアポイント）村山繁雄先生のご厚意による]

図11　融合傾向を示した白質の高信号部位

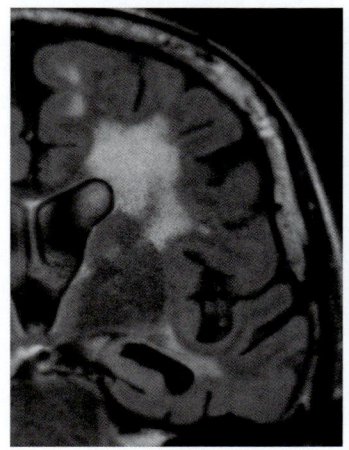
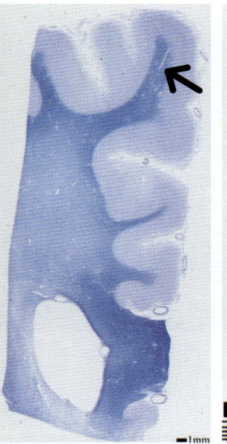
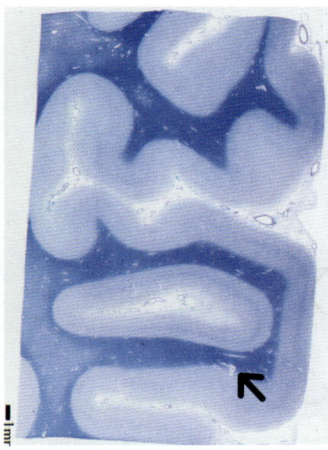

a：FLAIR冠状断像　　**b：髄鞘染色像（前頭葉）**

髄鞘染色像では，脳室壁周囲から深部白質の染色性低下が認められ，FLAIR像での高信号に相当しているが，一様の変化ではない。脳室壁の上衣細胞の離開部位は，よくみるとその周囲の信号変化は強くみえるし，癒合傾向のある白質の染色性も不均一である。髄質動静脈周囲の拡張等も混在している（→）。

[**b**の病理画像は，東京都健康長寿医療センター神経病理，高齢者ブレインバンク 齊藤祐子先生，大阪大学大学院連合小児発達学研究科 附属子どもの心の分子制御機構研究センター ブレインバンク・バイオリソース部門・常勤特任教授，大阪大学医学部附属病院神経内科・脳卒中科（兼）東京都健康長寿医療センター高齢者ブレインバンク・バイオリソースセンター事務局長 常勤特任研究員（神経病理）・脳神経内科（兼）（クロスアポイント）村山繁雄先生のご厚意による]

ごく淡い染色性低下部位などが混在しています（血管支配との関連等，ぜひ，奥寺利男先生の示唆に満ちた著述を参考にされたい[34]）。

視覚評価を越えた白質病変の評価法

　広く使われているFazekas分類，脳ドック学会のグレードは，主観的になりやすい面があります。近年では画像解析手法が進み，白質病変の体積を測定する方法，拡散テンソル像による軸索，髄鞘の視覚異常を呈すより前の微細な変化，脳内ネットワークの障害を評価する報告が多数認められます[58-65]。さらに，近年では脳内の排泄機構ともいうべきglymphatic system，intramural peri-arterial drainage（IPAD）[NOTE 27]の可視化，定量評価も進み，glymphatic systemの機能不全と小血管病，ADなどの神経変性疾患発症との関連までが検討されるようになっています[66-68]。MRの標準化，精度管理は，視覚評価ばかりでなく，先端的技術，統計解

> **NOTE 27　IPAD**
>
> 　IPAD（intramural peri-arterial drainage）は，perivascular lymphatic drainageともよばれています。脳の老廃物は，神経細胞やグリア細胞から細胞間隙に排出され，動脈平滑筋の中膜・基底膜の間を通過して脳の外（脳脊髄液や，頸部リンパ節）に排出されるとされています。

析を用いても常に課題です。

血管周囲腔（PVS）の拡大に言及する意味はあるか？

血管周囲腔（perivascular space：PVS）はVirchow-Robin腔ともよばれ，脳実質へ進展する穿通動脈や髄質動脈周囲の腔のことです。軟膜下腔空隙と連続しています[34]。MRIでは，大脳基底核，深部白質，大脳脚などで観察できることが多く（**表5，図12**），脳脊髄液と同等の信号強度を示し，周囲にグリオーシスなどを伴うことはほとんどありません。大きさが3mm未満であることが，ラクナ梗塞との鑑別点の1つでありますが，基底核下部1/3では，ときに10mmを超えるような血管外腔の拡大を認めることがあります（**図13**）。**図13**のように，拡大した血管外腔の中を走行する血管が同定されることがあります（もちろん，薄いスライス厚などの検索では，血管の同定はさらに容易になる）。このよ

うに，PVSそのものは生理的なものですが，画像診断をするときに気をつけておきたいポイントが5つあります。

①ラクナ梗塞との鑑別：**図13**に示したような大きなPVSについて，臨床の担当医から「梗塞ではないか？」と問われることがまれにあります。ラクナ梗塞は，PVSに比べ辺縁

表5　血管周囲腔がMRIでよくみえる場所

- 基底核
- 大脳脚
- 島皮質下
- 大脳皮髄境界直下

　＊基底核下部では，10mmを超えるものもある
　＊MRI磁場強度やシーケンスによって，描出の程度は異なる
　＊可逆性の変化や，場所によっては二次性水頭症の要因となることもありうる

図12　血管周囲腔（MRIでよくみえる場所）

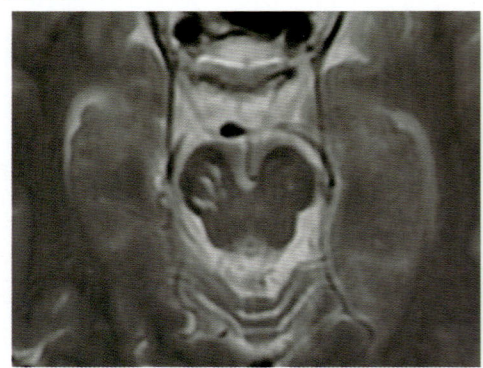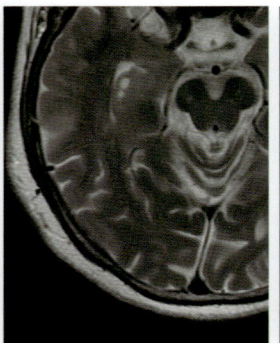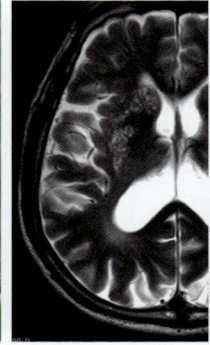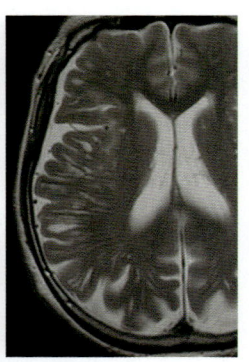

a：大脳脚　　　　　　　　　　b：海馬溝遺残　　　　c：基底核　　　　d：皮質下

図13　基底核下部では大きな血管外腔がしばしばみられる

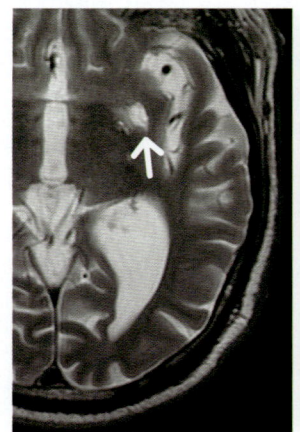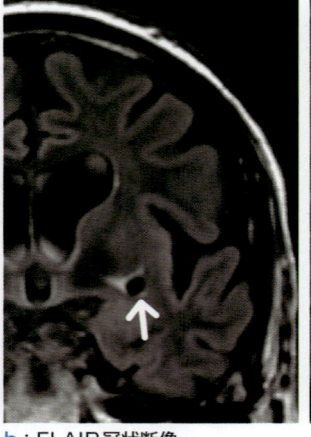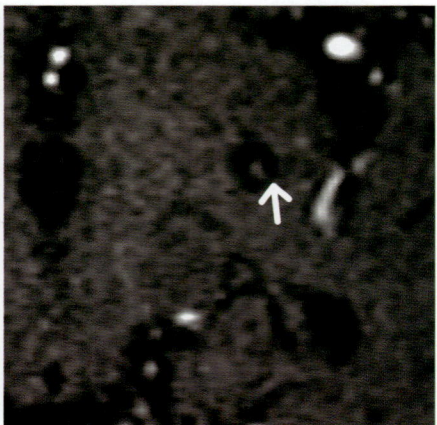

a：T2強調像　　　　　　　b：FLAIR冠状断像　　　　c：MRA元画像（2mm厚）

a，b：左基底核下部に拡張した脳脊髄液と同じ信号陽度を示す嚢胞状構造が認められる（→）。aでは，内部に線状のflow voidを認める。c：MRA MIP像では，構造内に外側線条体動脈が追跡できる（→）。拡張した血管外腔である。本例ではT2強調像，FLAIR像で周囲に淡い信号変化があるものの，この所見のみでの病的意義はないと考えらえる。

不明瞭，3mm以上のことが多く，また周囲にグリオーシス，虚血変化に対応するhalo様のT2強調像，FLAIR像での高信号を伴うことが多いです[34]。10mmを超える大きなPVSももちろんありますが，辺縁明瞭であること，脳脊髄液と同じ信号強度を示すこと，PVSが観察されやすい部位であること，また貫通する血管描出の有無を示し，臨床の先生と"所見を共有"できるとよいと思います。

②囊胞性腫瘤との鑑別：囊胞性腫瘤との鑑別を求められるような大きなPVSや，多房性のものもあり，視床中脳境界の大きなPVSによる閉塞性水頭症等の報告もあります[69,70]。側頭葉の血管外腔では，囊胞性腫瘤との鑑別が必要なものがあり，自然消退したり，また再増大をするような症例も報告されています[71]。

③海馬溝遺残：海馬にも，辺縁明瞭な囊胞が認められることがあり，胎生期海馬溝の遺残であり[72]，海馬動脈からの髄質動脈と関連した血管周囲腔の拡大が成因と考えられています（図12b）。

④小血管病とPVS：前述のように，これまでPVSのほとんどは臨床的意義を有さないとされてきました。しかし，PVSは"脳の内（神経細胞やグリア細胞）と外（血管など）が出会う場所"でもあり，近年では細胞間質液，髄液，脳リンパのinterface，脳の排泄機構としての意義を有する

glymphatic systemの重要な場でもあることがわかってきました。加齢によりPVSは拡張してきますし，高血圧合併例，白質病変との関連も明らかとなりつつあります[73,74]。PVS拡大（経時的変化としての）がglymphatic systemやIPADの機能低下を示し，小血管病のバイオマーカーとしての意義をもつ可能性が出てきていると考えられています。

⑤ADとPVS：PVSの拡張，glymphatic systemやIPADの機能低下とADをはじめとする神経変性疾患との関連についても検討が進められています[57,75]。

血管性認知症，小血管病とADの関係はあるか？

血管性認知症とADなど認知症をきたす神経変性疾患の合併は加齢に伴い増加します。また脳血管障害は認知症発症，臨床症状の増悪を悪化させることも指摘され[75-78]，相互の病態がどのように影響し合っているか，検討が続けられています。Glymphatic systemの機能障害がAβやタウの排泄機構を障害，また同時に小血管病，白質病変の要因となりうる可能性も報告されており，臨床，画像，病理，生化学，遺伝子などを包含した検討が始まっているところです[75,79,80]。

図14は，MMSE＝18点時のMRIと，その18カ月後の剖検所見を示しています。ADがあり，また融合傾向のある白

図14 ADと白質病変

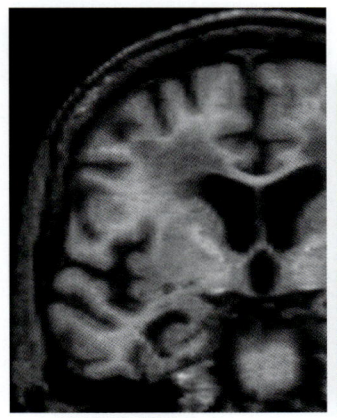
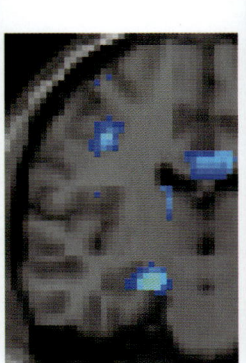
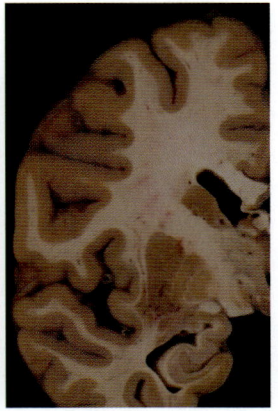

a：T1強調冠状断像   b：VSRAD®画像   c：マクロ病理像

全身の動脈硬化は高度で，アミロイドアンギオパチーも合併している。
a～c：側脳室下角の拡大があり，海馬辺縁系には萎縮がある。VSRAD®のZスコアは2.25と上昇している。d，e：辺縁系のみならず広く，Aβ沈着，神経原線維変化が認められ，ADが存在する（Braak stage：C，NFT：Stage V）。

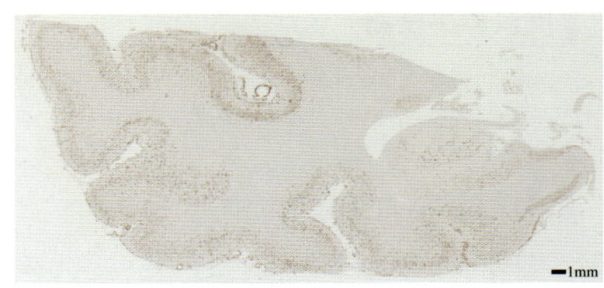

d：Aβ染色像（海馬を含む側頭葉）

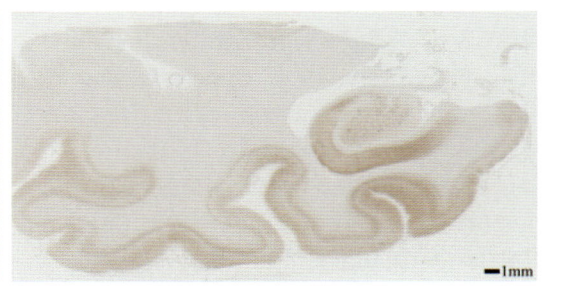

e：AT8染色像（海馬を含む側頭葉）

図14の続き

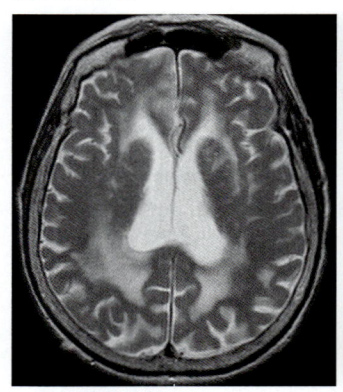
f：T2強調横断像

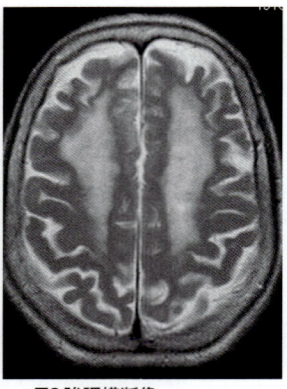
g：T2強調横断像

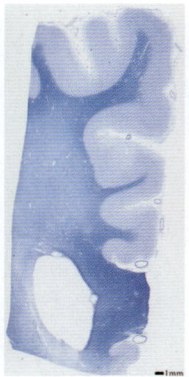
h：髄鞘染色像（側頭葉）

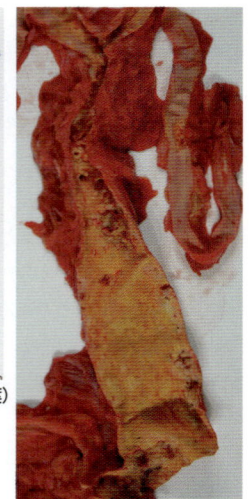
i：マクロ病理像（胸腹部大動脈）

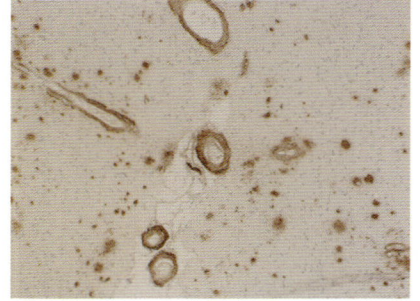
j：Aβ染色像（胸腹部大動脈）

f, g：脳室周囲，深部白質にFazekas Grade 3融合傾向のある高信号が認められ，hの髄鞘染色性低下と対応している。ラクナ梗塞の混在もあった。i：髄膜，脳実質内血管壁には，Aβ沈着が広範囲に認められ，アミロイドアンギオパチーを合併していた。j：また胸腹部大動脈の粥状硬化は高度で，脳内小血管壁にも動脈硬化性変化は混在していた。

[c〜e, h〜jの病理画像は，東京都健康長寿医療センター神経病理，高齢者ブレインバンク 齊藤祐子先生，大阪大学大学院連合小児発達学研究科 附属子どもの心の分子制御機構研究センター ブレインバンク・バイオリソース部門・常勤特任教授，大阪大学医学部附属病院神経内科・脳卒中科（兼）東京都健康長寿医療センター高齢者ブレインバンク・バイオリソースセンター事務局長 常勤特任研究員（神経病理）・脳神経内科（兼）（クロスアポイント）村山繁雄先生のご厚意による]

質病変，ラクナ梗塞，粥状硬化があり，さらに広範囲にアミロイドアンギオパチーが背景にとらえられました。

低灌流性血管性認知症

低灌流性血管性認知症は，全脳の循環不全，低酸素が要因となる認知症を指すわけですが，これまで述べてきた皮質性，皮質下血管認知症のいずれも低灌流と関連していることは間違いないところです。小血管病と密接に関連する夜間高血圧（夜間降圧が不十分なnon-dipper型，夜間の血圧が日中より高くなるriser型）群で，脳血管障害リスクとともに白質病変，認知機能障害が増悪することが報告されています[81,82]。

認知機能障害に寄与する**低灌流の客観的評価**，特に日常画像診断における評価法は確立されたものはまだないですが，低灌流をきたす背景因子も複合的なため，一筋縄ではいきません。前述の拡散テンソル，glymphatic systemやIPAD評価，またarterial spin labeling（ASL）などによる検討も始まっています[83,84]。

図15は，70歳代，緩徐進行性認知機能障害，6年の経過を追跡したMRと，剖検所見を示しています[8]。MMSE＝24点のMCIレベル（図15a）に比べ，6年後MMSE＝14点時のMRIでは，側脳室下角の拡大，全脳の脳溝拡大も増悪

しています。ラクナ梗塞が散見されましたが，高度の白質病変はとらえられませんでした（非表示）。よくみると，内頸動脈壁はT2強調横断像でも両側内頸動脈壁の肥厚が認められ，内頸動脈狭窄疑いがとらえられます。MRAでも両側内頸動脈C1〜4の高度狭窄を認めます。剖検病理では，ADをはじめとする神経変性疾患はとらえられず，両側内頸動脈の90％以上高度狭窄が確認されました。萎縮および認知機能障害の進行に，高度内頸動脈狭窄が影響している可能性が示唆されます。

出血性血管性認知症

後述のアミロイドアンギオパチー（脳アミロイド血管症，p157）参照。

皮質微小梗塞

皮質微小梗塞（cortical microinfarct，50μmから5mm）が，認知機能障害と関連している可能性が指摘されています[85-93]。

皮質微小梗塞を検出しましょう

その可能性を正確に検討するために，まずは皮質微小梗塞を検出することが必須で，そのために画像シーケンスに工

図15 70歳代，性別非公表。進行する萎縮と認知機能障害の背景は？

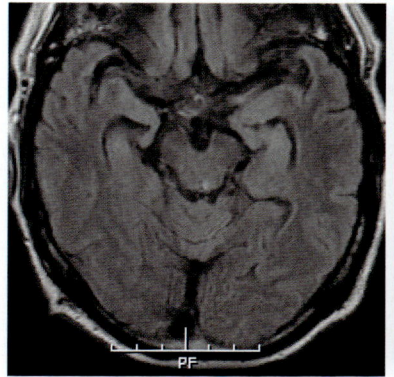
a：FLAIR横断像（MMSE＝24点）

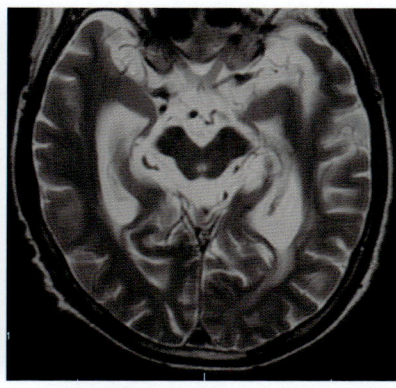
b：T2強調横断像（6年後，MMSE＝14点）

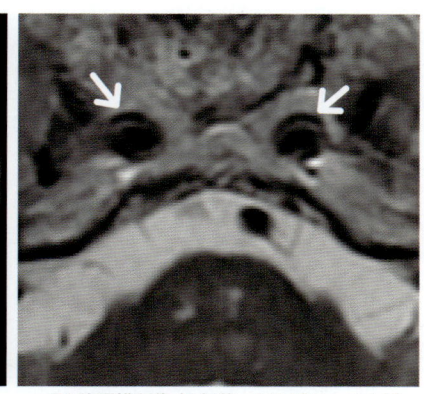
c：T2強調横断像（6年後，MMSE＝14点）

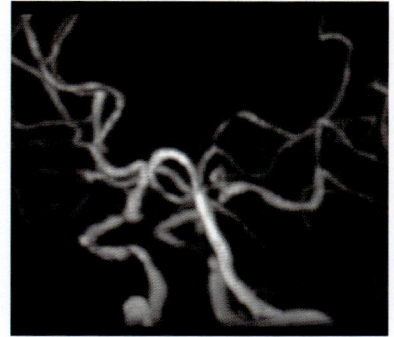
d：MRA像

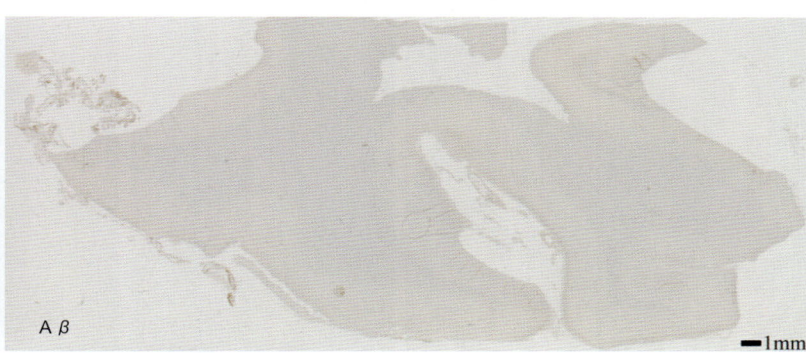
Aβ
e：Aβ染色像（海馬を含む側頭葉）

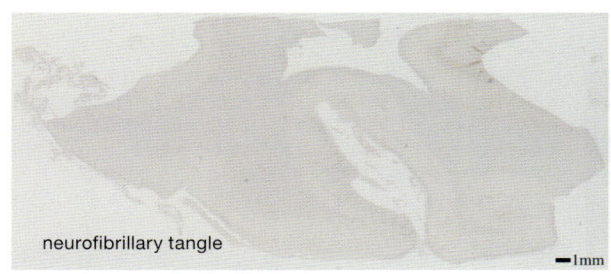
neurofibrillary tangle
f：AT8染色像（海馬を含む側頭葉）

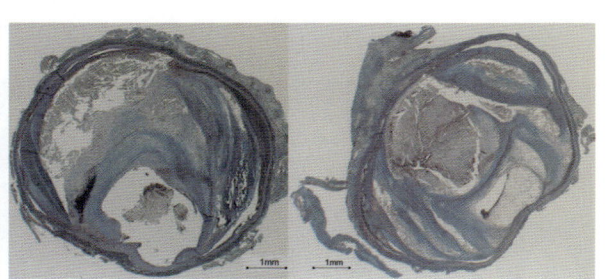
g：両側内頸動脈海面静脈洞部

a：MMSE＝24点，軽度認知障害レベルのFLAIR横断像を示す。b，c：6年後，MMSE＝14点，認知機能障害の進行を認めている。下角を含めた側脳室拡大の進行，脳溝拡大など全脳萎縮進行が明瞭であった。内頸動脈壁は厚い（→）。d：MRA像でも壁不整は強く，動脈硬化が高度である。e，f：老人斑，神経原線維変化はほとんど認められない。AD病理は背景に認められず，ほかの神経変性疾患もとらえられない。g：両側内頸動脈には，動脈硬化，高度狭窄が認められた。

[e～gの病理画像は，東京都健康長寿医療センター神経病理，高齢者ブレインバンク 齊藤祐子先生，大阪大学大学院連合小児発達学研究科 附属子どもの心の分子制御機構研究センター ブレインバンク・バイオリソース部門・常勤特任教授，大阪大学医学部附属病院神経内科・脳卒中科（兼）東京都健康長寿医療センター高齢者ブレインバンク・バイオリソースセンター事務局長 常勤特任研究員（神経病理）・脳神経内科（兼）（クロスアポイント）村山繁雄先生のご厚意による]

夫が必要です。Ii，Maedaらは皮質病梗塞描出に，皮質と白質の信号差が明確で，かつ病変が明瞭な高信号を示す3D double inversion recovery（3D-DIR）および3D-T1強調像の有用性を報告しています[88-90]。機種に限定される側面はあるのですが，可能であれば3T MRIで，3D-FLAIR，3D-DIR，3D-T1強調像を薄いスライスで撮像し，横断，冠状断，矢状断再構成で評価，データを蓄積していくことが望

まれます。とはいっても，もちろん1.5Tでも疑いを指摘できる場合は少なくありません。皮質微小梗塞の可能性について背景を含めて指摘することに憶する必要はありません。

皮質微小梗塞の成因は何か？

皮質微小梗塞の成因は，大きく分けて2つあります。1つは後頭葉，側頭葉に多いとされるアミロイドアンギオパチー

に合併する微小梗塞であり，もう1つは微小塞栓（背景としてのアテローム性動脈硬化，細動脈硬化など）です[92-95]。アミロイドアンギオパチーに伴う微小出血やくも膜下のヘモジデリン沈着をしっかりと評価するとともに，アテローム性動脈硬化などの微小塞栓リスクを併せた検討が望まれます。両者の鑑別点として，Ishibashiらは，アミロイドアンギオパチーに伴う皮質微小梗塞は，後頭葉領域に多い，5mm以下，3カ所以下の場合が多い，一方，微小塞栓症例は，皮髄境界にもみられ，前頭頭頂葉に多く，さらに5mm以上のもの，3カ所以上にみられる傾向があるとしています。では，症例をみてみましょう。

図16は，大変古い画像で1.5T MRIでの撮像です。T2強調像で頭頂葉脳溝拡大が高度に認められます。進行する認知機能障害があり，[123]I-IMP脳血流SPECT像で両側頭頂葉血流低下も認められ，臨床的にADや大脳皮質基底核変性症が鑑別に挙がっていました。脳溝拡大を示し，皮質を含めた局所萎縮がとらえられた部位を詳細にみると，FLAIR像で，両側頭頂葉優位に皮質に小さい高信号が散在していました。背景にADなどの神経変性疾患は確認されず，両側の両側頭頂葉皮質の不規則な菲薄化，多発塞栓性小梗塞巣の

図16 80歳代，女性。皮質微小梗塞と認知機能障害の進行

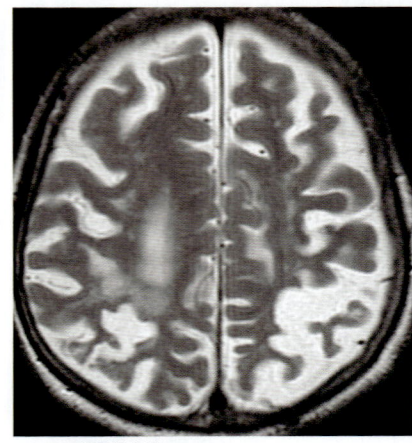 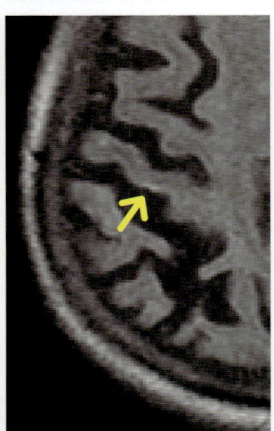 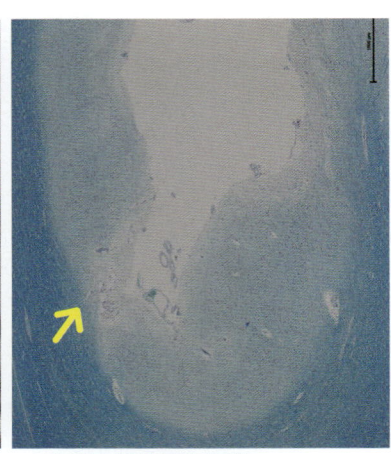

a：T2強調横断像　　　　　　　b：FLAIR像　　　　　　　c：KB染色像（頭頂葉皮質）

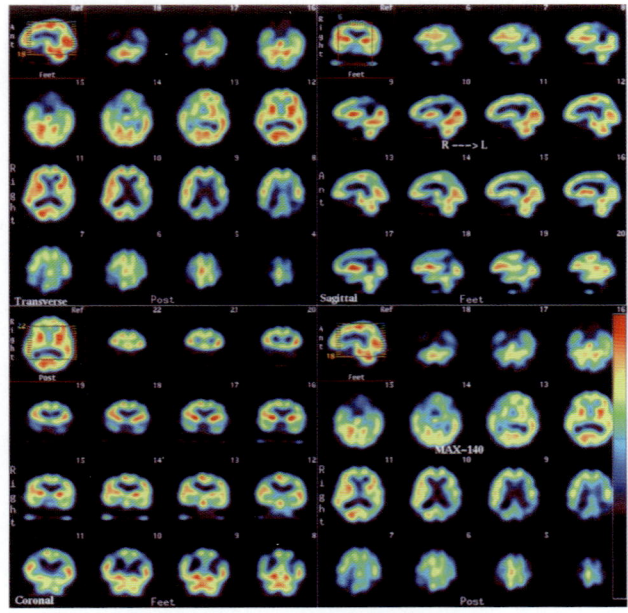

d：[123]I-IMP脳血液シンチグラフィ（SPECT像）

a：全脳萎縮が明瞭で，左優位，頭頂葉優位の脳溝拡大が認められる。b：萎縮した皮質をよく観察すると，皮質に小さい高信号がFLAIR像で散在していた（→）。c：ミクロ病理像では，皮質微小梗塞を認める（→）。d：両側頭頂葉血流低下があり，AD鑑別も必要とされた。e：しかし，剖検において老年性変化はごく軽度，老人斑はほとんど認められない。

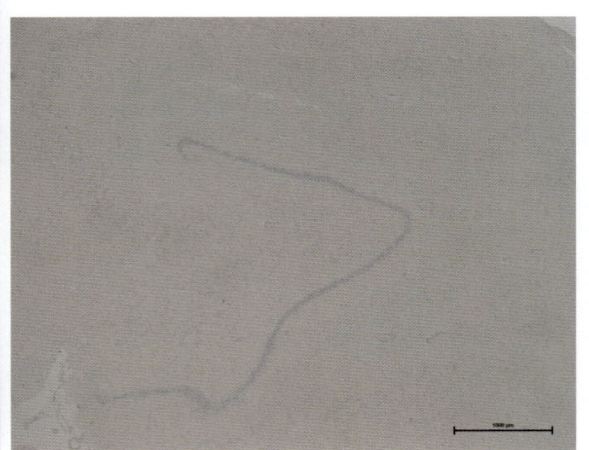

e：Aβ染色像（海馬領域）

[c，eの病理画像は，東京都健康長寿医療センター神経病理，高齢者ブレインバンク 齊藤祐子先生，大阪大学大学院連合小児発達学研究科 附属子どもの心の分子制御機構研究センター ブレインバンク・バイオリソース部門・常勤特任教授，大阪大学医学部附属病院神経内科・脳卒中科（兼）東京都健康長寿医療センター高齢者ブレインバンク・バイオリソースセンター事務局長 常勤特任研究員（神経病理）・脳神経内科（兼）（クロスポイント）村山繁雄先生のご厚意による]

（文献 8 より転載）

集簇，微小梗塞が散在性にとらえられていました。アミロイドアンギオパチーは近傍に確認されず，多発微小塞栓に伴う多発性皮質微小梗塞が頭頂葉優位の萎縮を惹起，認知機能障害と関連したと考えています[8]。図17は，3D-FLAIRでの皮質微小梗塞を示しています。

図18は，高齢男性，優位歯車様固縮，小刻み歩行，姿勢反射障害から，大脳皮質基底核変性症も鑑別に挙がりMRI検査が施行されました。両側内頚動脈分岐部狭窄があり，左側はステント留置後です。1.5Tですが，FLAIR冠状断像で左頭頂葉など複数の（複数は非提示）皮質微小梗塞がとらえられました。図18の皮質高信号は5mmを越えています。図19も1.5Tでの検索です。軽度認知障害でMRI検査が施行されています。右前頭葉くも膜下腔のT2*強調像での低信号（ヘモジデリン沈着疑い），また脳表の微小出血疑いがとらえられています。FLAIR冠状断像で，右前頭葉皮質に小さい高信号があり，皮質微小梗塞疑いがあります。アミロイドアンギオパチーに伴う微小出血，微小梗塞，くも膜下へモジデリン沈着の可能性も考慮しながらフォローしています。図20は認知症を伴うパーキンソン症候群としてフォロー中，うつ症状の悪化でMRIを施行したところ，予期されていない多数の微小梗塞がとらえられました。

脳アミロイド血管症

脳アミロイド血管症（cerebral amyloid angiopathy：CAA）は，小血管壁にアミロイドが沈着し，皮質下出血，微小出血，くも膜下出血，白質病変，微小梗塞など多彩な病態を示します。小血管病の背景としても重要で[96]，またADと高率に合併することも知られており，高齢者の日常画像診断，認知機能障害の検索において，そのさまざまな病態を知っておくことは重要です。孤発性と遺伝性があり，遺伝性ではアミロイドβ（amyloid β：Aβ）のほかに，システチンC，プリオン蛋白，ゲルソリンなどの沈着が報告されています。孤発性CAAは多様な病態を示し，病理学的には加

図17　3D-FLAIRによる皮質微小梗塞

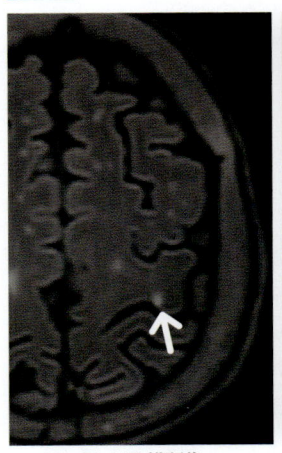
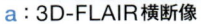
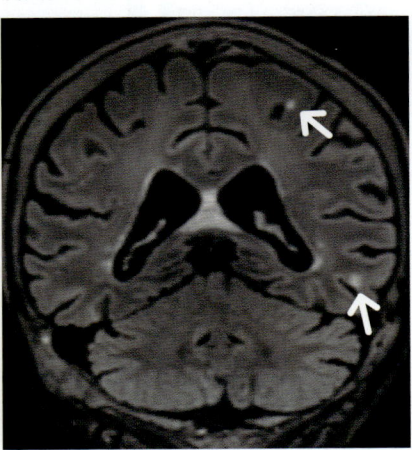

a：3D-FLAIR横断像　　b：3D-FLAIR冠状断像

a，b：皮質微小梗塞の描出には，できれば3T MRIでの検査が望ましい。3D-double inversion recovery（3D-DIR），3D-T1強調像の有用性が報告されている。本例は3D-FLAIRであるが，図16と比較して皮質微小梗塞がより明瞭に描出されている。

図18　高齢男性。右優位歯車様固縮，小刻み歩行，姿勢反射障害，MMSE＝21点

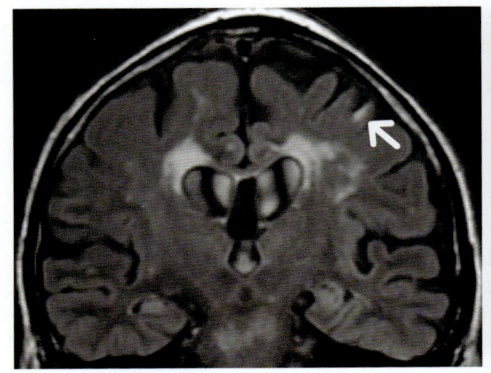
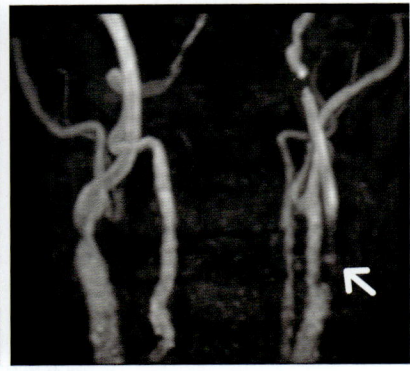

a：FLAIR冠状断像　　b：MRA像

大脳皮質基底核変性症の可能性はないか，ということでMRIが施行された。a：左頭頂葉皮質微小梗塞など（→），複数の微小梗塞が指摘された。→部分は，5mm以上の大きさがある。b：左内頚動脈狭窄，ステント留置後である。

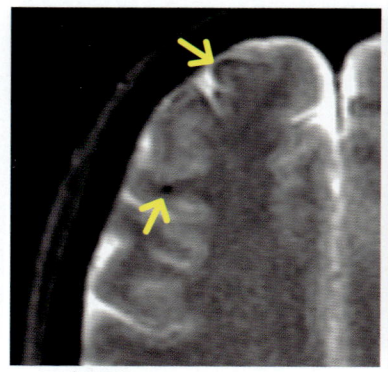
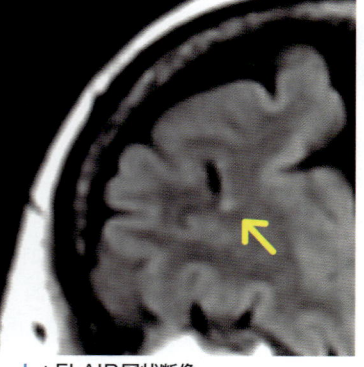

図19 軽度認知障害の初回MRI

a：右前頭葉くも膜下腔に低信号，また脳皮質に微細な低信号があり（→），superficial cortical hemosiderosis，微小出血が疑われる。b：superficial cortical hemosiderosisが認められた部位直下に，皮質微小梗塞が疑われる（→）。

a：T2*強調像　　　　　　　　b：FLAIR冠状断像

図20 高齢女性。うつ症状の悪化，パーキンソン症候群

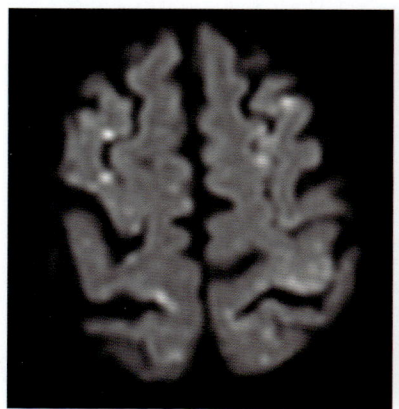
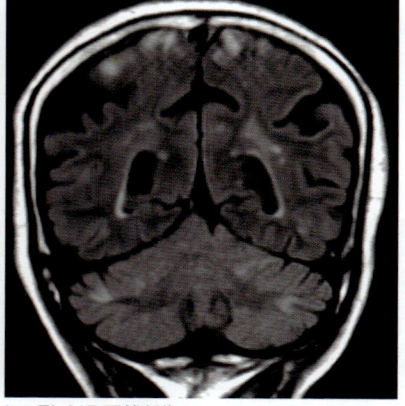

変性性認知症評価のためにMRIが施行された。
a：多数の皮質微小梗塞が生じている。b：FLAIR像でも皮質に高信号が多発，小脳にも多数の梗塞がとらえられる。

a：拡散強調像　　　　　　　　b：FLAIR冠状断像

齢とともに増加し[97,98]，ADの8割以上に合併することが知られています[98-100],NOTE 28。

ADとCAAで沈着するアミロイドは同じもの？

　CAA，ADの病因として重要なAβは40程度のアミノ酸で構成されるペプチドです。第40番目のアミノ酸Valで終わるAβ40と42番目のAlaで終わるAβ42の2種類が主なものです。凝集性が高く，老人斑の主成分となるのはAβ42であり，CAAの血管に優位に沈着しているAβ40です。ただし，CAAのなかでも毛細血管に沈着するタイプではAβ42が優位であることが知られています。CAAは，老人斑や神経原線維変化の程度と関連していないとされていますが，ADとの合併は高率であり，また単独でも認知機能障害をきたすこと，さまざまな程度や部位の出血，炎症性病態等が高齢者の認知機能障害を修飾します。血管障害と，神経変性疾患との関連，Aβ40や42の上流にあるβアミロイド前駆体蛋白質（Aβ precursor protein：APP），Aβオリゴマーなどがどのように病態に関与しているか，Aβの凝集を促進させる脳内環境とは何か？など，抗Aβ抗体薬が臨床実装された今，さらなる病態解明への精緻な研究が進められています。

　ADに対する抗Aβ抗体治療薬の臨床応用が現実となっている今，"amyloid-related abnormalities（ARIA）"といわれる副作用が生じることを把握することが重要な課題となっていますが，その所見はCAA単独で生じる白質病変や出血と近似しています。CAAの多様な病態把握は，単独でも高齢者日常診療では重要な課題ですが，さらにADとCAAの合併を適切に日常診療で評価することが求められます。

　では，MRIで可視化できるようになったCAAの多彩な病態にどんなものがあるか，みていきましょう（表6）[8,101,102]。

表6 CAAの多様な病態

- 皮質／皮質下出血（非高血圧性の粗大出血要因として重要）
- 微小出血
- シデローシス
- くも膜下出血
- 皮質微小梗塞
- CAA関連白質炎症
- 白質高信号
- 白質の高信号スポット
- 血管周囲腔の拡大

CAAのさまざまな病態① 皮質/皮質下出血

CAAは，高齢者の非高血圧性の粗大な皮質/皮質下出血の重要な背景疾患です。CAAに基づく皮質/皮質下出血は，全脳出血の10～24％，粗大な脳葉型出血では50％を超えると報告されています[98]。粗大な出血の要因であることに加え，繰り返す出血，加齢に従い頻度が増加することが，その特徴です。出血発症の場合，CTが初回検査となることがありますが，その際「finger-like projection」と表現される脳回に沿ったように広がる出血が特徴的であるとEdinburgh診断基準に記載されています。

CAAと高血圧は直接の関係は証明されていませんが，CAA患者への降圧治療は出血の再発リスク軽減のためにも推奨されています[103-106]。出血の既往があるCAAに対する抗血栓療法が出血リスクを高めるという報告があり[107,108]，脳卒中学会ガイドラインでは「脳葉型脳出血の既往がありCAAが強く示唆される場合，抗血栓療法を行わない選択を考慮してもよい（推奨度C，エビデンスレベル低い）」と記載されています（合併する虚血性心疾患イベントの発症リスクが高い場合には別途の検討が必要）。

図21は，繰り返す皮質下出血の既往がある高齢者です。初回の出血既往から約20年後，意識障害出現時の頭部CT像では，両側大脳皮質，皮質下に多巣性の粗大出血が生じています。脳室内穿破を生じ，高度の脳腫脹，二次性水頭症を伴っています。抗Aβ抗体免疫染色で大脳および小脳の髄膜小血管および固有海馬内の血管にアミロイド沈着を認め，CAAに伴う脳葉型粗大出血です。本例は，繰り返す皮質下出血の既往が画像のフォローでも，繰り返す出血が確認されています（図21）。CT撮影時の約1年前のMRIのSWI（susceptibility-weighted imaging：磁化率強調像），T2強調像では，複数の皮質下出血後に加え，両側後頭葉，頭頂葉優位（前頭葉にもあります）の多発する微小出血，くも膜下のヘモジデリン沈着があり，CAAを強く示唆する画像所見となっています。

CAAのさまざまな病態② 微小出血

CAAでは，皮質，皮質下に限局する微小出血が認められます。程度はさまざまですが，後頭葉，頭頂葉優位に分布し，皮質，皮髄境界直下にMRIのT2*強調像やSWIでとらえられます（図21）。視床，基底核の微小出血は高血圧リスクをまず考え，CAA単独では視床，基底核の微小出血はほとんどとらえられません。

図21 アミロイドアンギオパチーに伴う粗大出血

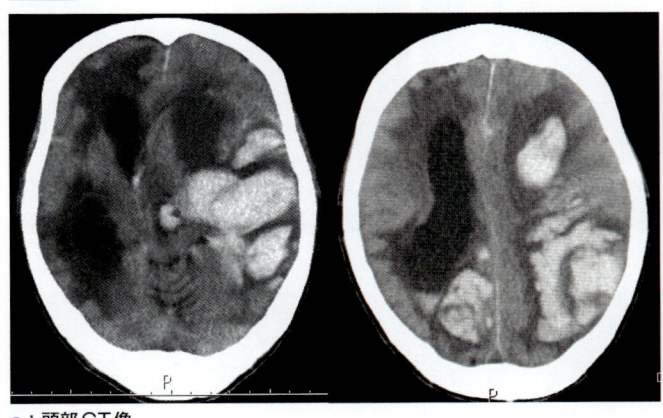

a：頭部CT像

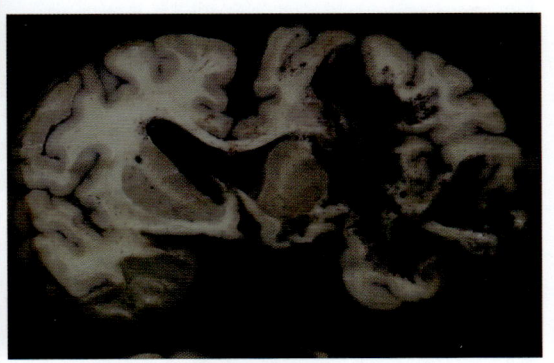

b：マクロ病理像（基底核の通る断面）

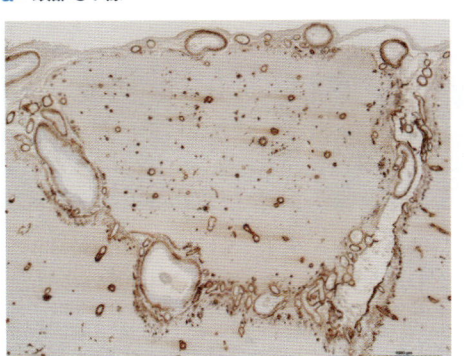

c：抗Aβ染色像（帯状回）

高齢の繰り返す出血例。約20年前から繰り返す出血の既往がある。初回出血の記録から20年後（X年とする）意識障害出現時の頭部CT像を示す。
a：初回の出血既往から約20年後，意識障害出現時の頭部CT像では，両側大脳皮質，皮質下に多巣性の粗大出血が生じている。脳室内穿破を生じ，高度の脳腫脹，二次性水頭症を伴っている。
b：粗大な脳葉性の出血を認める。c：大脳および小脳の髄膜小血管および固有海馬内の血管壁にアミロイド沈着を認め，CAAに伴う脳葉型粗大出血であった。

図21の続き

繰り返す皮質下出血，後頭頂葉優位の微小出血，くも膜下ヘモジデリン沈着。X-2年時のMRI像を示す。

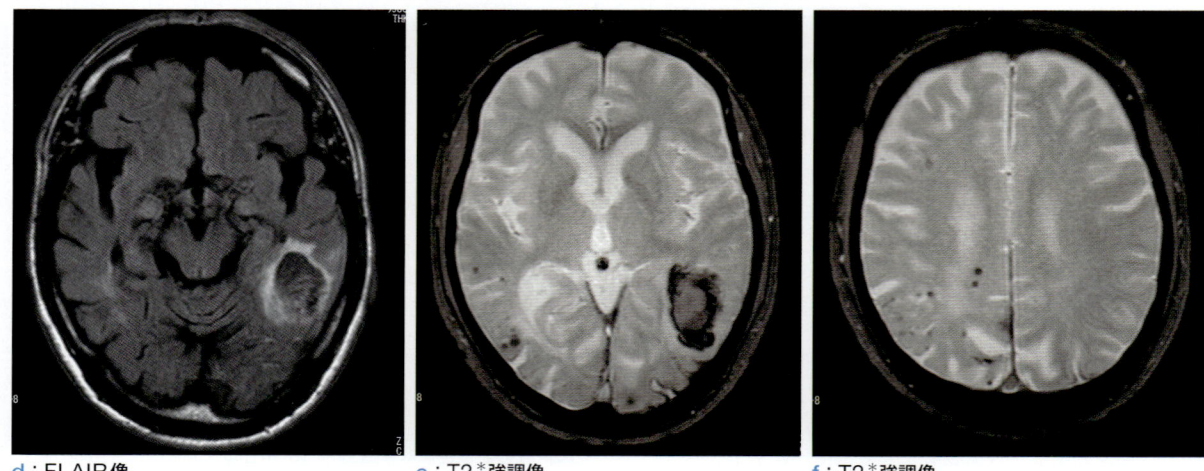

d：FLAIR像　　　　　　　　e：T2＊強調像　　　　　　　f：T2＊強調像

認知機能障害の進行を認めたX-1年時のMRI像を示す。

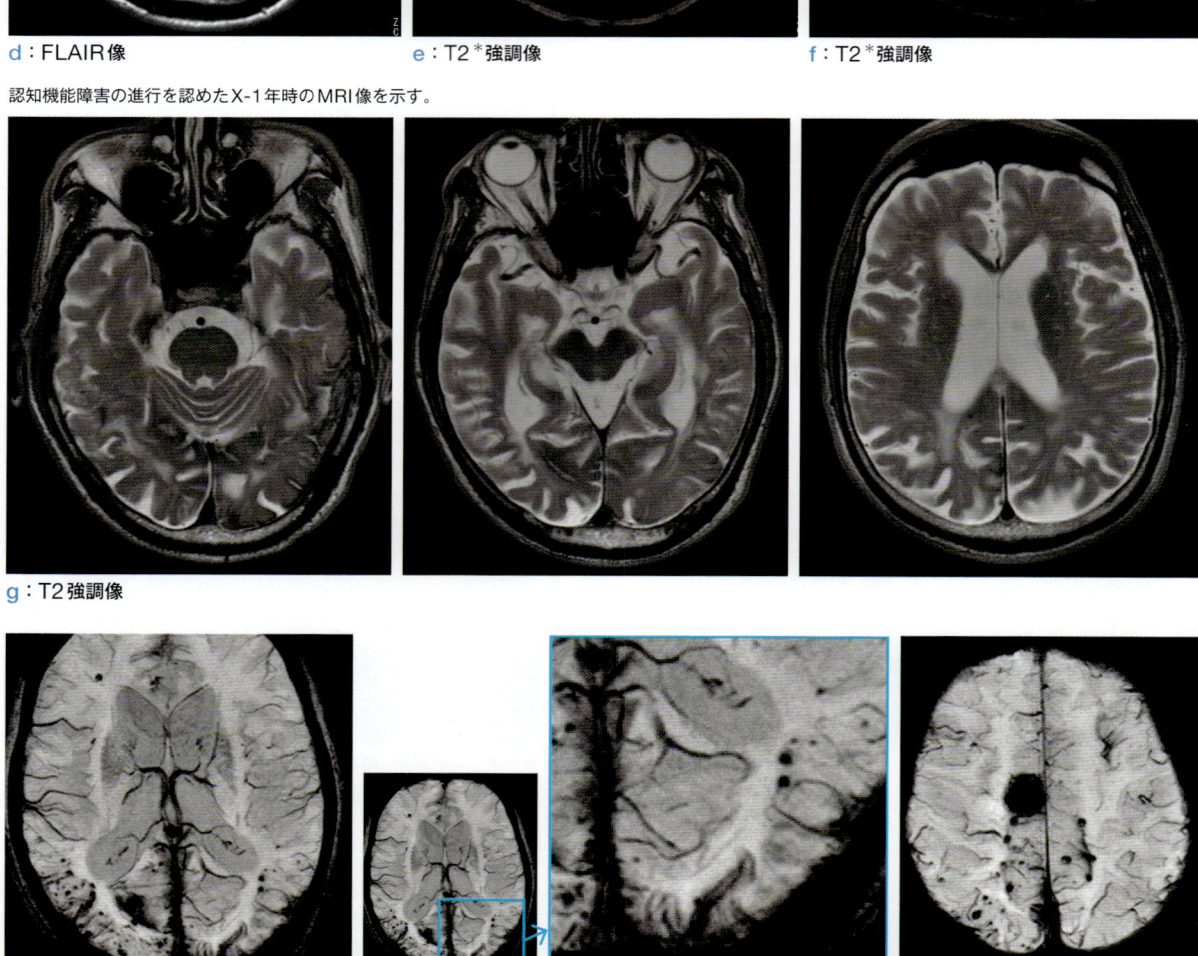

g：T2強調像

h：T2＊強調像　　　　i：T2＊強調像　　j：T2＊強調像　　　　　k：T2＊強調像

d：初回出血から18年後，a（頭部CT）の2年前。FLAIR像で左側頭葉皮質下に出血病変を認める。e，f：左側頭葉皮質下出血に加え，両側後頭葉優位に皮質下微小出血，左後頭葉など複数領域のくも膜下にヘモジデリン沈着も認められた。g：初回出血エピソードから19年，aで示した粗大出血の約1年前のT2強調像では，両側後頭葉，頭頂葉など広範囲に，くも膜下腔のヘモジデリン沈着を認める。側脳室周囲や，後頭葉，頭頂葉の白質にはT2強調像での高信号も散見され，半卵円中心の血管外腔は描出されている。拡張といえるかどうか？h：両側後頭葉優位にも微小出血を認める。i，j：後頭葉優位に多発微小出血，また広範囲に，くも膜下腔のヘモジデリン沈着を認める。k：1年前と比べ，右前頭葉皮質下にやや大きい皮質下出血が明瞭となっている。

図21の続き

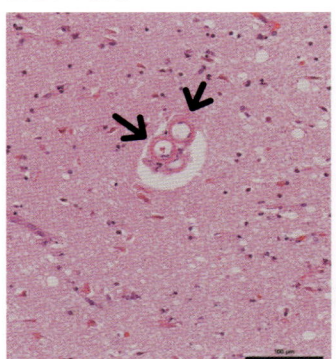

l：HE染色像

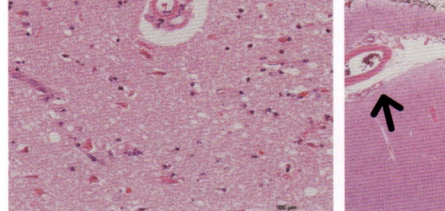

m：HE染色像（髄膜血管）

l，m：同症例のHE染色を示す。基底核，視床を除く大脳，小脳の髄膜血管，脳血管壁，周囲にアミロイド沈着が認められる（→）。脳表，くも膜下腔にはヘモジデリン沈着，小出血なども認められた。

[b，c，l，mの病理画像は，東京都健康長寿医療センター神経病理，高齢者ブレインバンク 齊藤祐子先生，大阪大学大学院連合小児発達学研究科 附属子どもの心の分子制御機構研究センター ブレインバンク・バイオリソース部門・常勤特任教授，大阪大学医学部附属病院神経内科・脳卒中科（兼）東京都健康長寿医療センター高齢者ブレインバンク・バイオリソースセンター事務局長 常勤特任研究員（神経病理）・脳神経内科（兼）（クロスアポイント）村山繁雄先生のご厚意による]

一方，高血圧性出血が多いとされる小脳では，皮質限局の場合はCAAを考慮しなければならないときがあり，留意が必要です。図21は，剖検確定のCAAです。テント上ではくも膜下腔へのヘモジデリン沈着，多発微小出血がありますが，基底核や視床には微小出血はありません。しかし，両側小脳には微小出血がとらえられており（非提示），CAAとの関連が画像—病理連関を通して考慮されました。

CAAのさまざまな病態③　くも膜下出血，脳表ヘモジデローシス（superficial siderosis）

CAAでは，くも膜下出血や脳表ヘモジデローシス（superficial siderosis）も高率に認められる所見です。明らかな頭痛や意識障害などの既往を特定できていない場合も少なくありません。もちろん高齢者では易転倒性などもあり，"認識されていない頭部外傷"などに起因するくも膜下出血や脳表ヘモジデローシスもありえますが，**CAA単独でも脳表ヘモジデローシスが生じる**ことを知っておくことが大事です。ApoE ε2遺伝子との関連や，脳出血の発症との関連も議論されています。脳表ヘモジデローシスの有無が，粗大な脳出血の予測因子となりえる可能性も報告されています[109-111]。

図21は，繰り返す出血の経過中のMRI像で，脳表ヘモジデローシスがとらえられています。皮質下出血が先か，くも膜下出血・脳表ヘモジデローシスが先行するのかの判断は，この画像のみでは難しいですが，本例の病理では髄膜小血管周囲，皮質小血管周囲のアミロイド沈着は広範囲に認められていました。図22は，左優位に広範囲に脳表ヘモジデローシスがT2*強調像でとらえられています。脳表には血球貪食細胞が多数認められ（非表示），髄膜血管壁，皮質血管壁にはアミロイド沈着がとらえられています。

CAAのさまざまな病態④　CAA関連血管炎・炎症（Aβ-related angiitis/inflammation）

CAAの経過中に，後頭頂葉を好発部位としてCAA関連血管炎，炎症を生じることが知られています[8,102,112-115]。血管壁に沈着したAβに免疫反応が生じ，血管炎を生じると考えられています。自然経過で軽快する場合もありますが，ス

図22　superficial siderosis（CAA病理確定例）

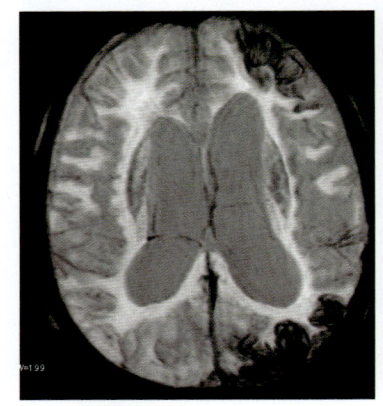

a：T2*強調像

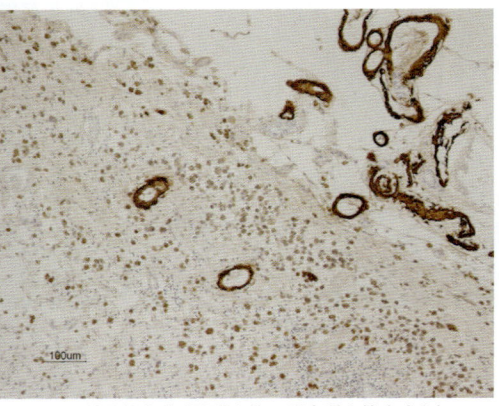

b：抗Aβ抗体染色像（髄膜血管，脳皮質血管を含む）

a：左優位に広範囲に，superficial siderosisがとらえられている。b：髄膜血管周囲，脳皮質血管壁にはアミロイド沈着が認められ，CAAに伴う変化であった。

[bの病理画像は，東京都健康長寿医療センター神経病理，高齢者ブレインバンク 齊藤祐子先生，大阪大学大学院連合小児発達学研究科 附属子どもの心の分子制御機構研究センター ブレインバンク・バイオリソース部門・常勤特任教授，大阪大学医学部附属病院神経内科・脳卒中科（兼）東京都健康長寿医療センター高齢者ブレインバンク・バイオリソースセンター事務局長 常勤特任研究員（神経病理）・脳神経内科（兼）（クロスアポイント）村山繁雄先生のご厚意による]

テロイド，免疫抑制剤が奏効する症例が報告されています。画像所見からの鑑別はposterior reversible encephalopathy syndrome（PRES）をきたす複数の背景疾患が挙がってきます[NOTE 29]。

CAA関連血管炎・炎症でみられる画像所見は，ADの抗Aβ抗体薬の重要な副作用として知られるARIA-E&H（Amyloid-Related Imaging Abnormalities with edema and with hemorrhagic changes）の画像所見に酷似しています[116]。第Ⅲ章1 アルツハイマー病（p32）に詳述していますが，抗Aβ抗体薬の臨床応用が現実となった今，薬剤投与前評価，投与後評価にMRIを用いたARIA-E＆Hの有無評価，リスク評価は必須の案件となっています[117]。**図23**は高齢の緩徐進行性の記銘力低下でのMRI検査です。拡散強調像でははっきりした信号変化はありませんが，FLAIR像で右側頭葉の腫脹，淡い高信号が認められ，同部には複数のT2*強調像での微小出血を伴い，CAA関連炎症が考慮

> ### NOTE 29 PRESの背景疾患
>
> PRESの背景には，高血圧，子癇，腎不全，血管炎候群，自己免疫疾患，高カルシウム血症，薬剤性（免疫抑制剤，抗がん剤，覚せい剤など），感染症，外傷，熱傷など多様な病態があります。CAAの経過中に，PRES様の病変が生じることがあり，高齢者の画像診断では大切な知識です。また，第Ⅲ章1 アルツハイマー病でも触れていますが，抗Aβ抗体薬の重要な副作用としARIA-E&Hが知られており（p38参照），その所見は，CAA関連血管炎・炎症所見にそっくりです。抗Aβ抗体薬が現実的なAD治療の選択肢となるだろう今日，MRI画像診断でADとCAA合併をしっかりと評価しておくことが一層大切になります。また抗Aβ抗体薬投与の経過中には，MRIによるARIA-E&Hの評価が必須となります（p39参照）。

されました（ほかの自己免疫疾患等はとらえられなかった）。ステロイド投与によって臨床的，画像的軽快をみています。

CAAのさまざまな病態⑤ 皮質微小梗塞[88-95]

皮質微小梗塞の背景として，CAAは重要なファクターです。MRIでの適切なシーケンスの選択による精確な評価が望まれます（詳細は前述，**図16～20**，本章 血管性認知症，p154参照）。

CAAのさまざまな病態⑥ 大脳白質病変，半卵円中心の血管周囲腔拡大[101,118-121]

皮質下に多巣性に，あるいは後頭葉優位に認められるT2*強調像やFLIAR像での白質高信号，また半卵円中心の血管周囲腔拡大もCAAの診断的意義があるのではないか，という報告があります。

後述するCAA診断基準であるBoston criteriaのVer 2.0には，白質病変（multispot patternと記載），血管周囲腔拡大を支持的特徴として取り入れた提案がなされており，多施設の病理学的背景と対応した検証が進められています[121,122]。白質高信号や，血管周囲腔拡大を出血や微小出血，シデローシスと組み合わせCAAの診断確度を上げようという試みは，「Aβの排出障害」を可視化している所見の可能性があり，病態に関連するファクターとして検討がなされているように思われます。前述したように，小血管病とPVS（perivascular space），ADとPVSの関連についても検討が進められており，ダイナミックな脳の「排泄機構」glymphatic systemやIPAD[NOTE 27]などを放射線診断にかかわる技術で可視化する時代に到達しており[68]，病態を考慮した，より臨床に直結する診断が求められているように思います。

図23 CAA関連炎症

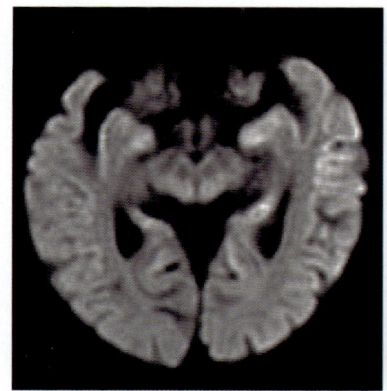 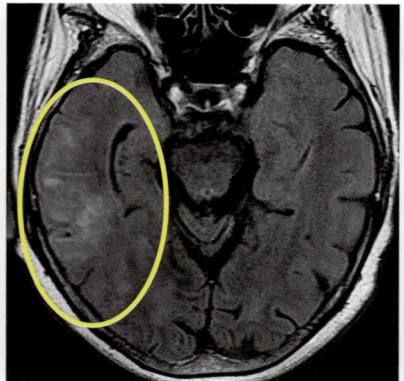 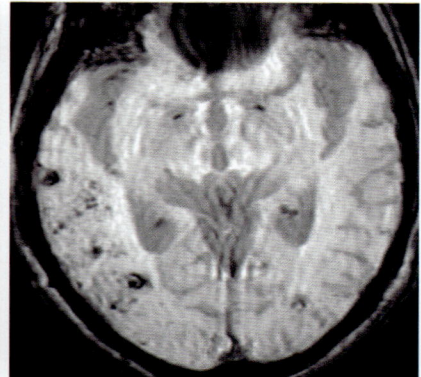

a：拡散強調像（b＝1,000）　　b：FLAIR像　　c：T2*強調像

高齢，記銘力低下でのMRI像。
a：明瞭な信号異常は指摘できない。**b**：右側頭葉皮質，皮質下白質を中心に，不均一，淡い高信号を認める（黄色○）。**c**：同部には，T2*強調像で微小出血が多発している。CAA関連炎症：ステロイド投与により臨床的軽快が認められた。

図24は，CAA剖検確定例です。後頭葉優位にT2*強調像で微小出血が多発しており，T2強調像では，脳室周囲，皮質下，深部に一部癒合傾向はあるが，巣状の高信号が多発しています。また，半卵円中心の血管外腔の描出が視覚的にも認められます。これらの所見は，非特異的にもみえるのですが，CAA病態にどのような意義を有するか，多施設での検証が始まっているところです。

一過性局在性神経学的エピソード

CAAの経過中に，痙攣，一過性脳虚血様発作（四肢脱力，失語症など）を呈する一過性局在性神経学的エピソード（transient focal neurological episodes：TFNE）があることを知っておく必要があります[121,122]。Boston criteria Ver 2.0にも診断の重要な要素として記載が加えられ，「Amyloid spells」とも表現されているものです。一過性脳虚血発作（transient ischemic attack：TIA）による抗血栓療法が施行されてしまうと出血リスクが高まることも考慮しなければなりませんので，背景にCAAがないかを日常臨床で示唆することは，高齢者の日常画像診断ではとても大切なことだと思います。TFNEの原因は解明されていませんが，SAH（subarachnoid hemorrhage：くも膜下出血）やSS（spinal stenosis：脊椎管狭窄症）との関連も示唆されています。

CAAの診断基準（Boston criteria）[123-129]

CAAの確定診断は病理組織診断ですが，画像所見を取り入れたBoston Cerebral Amyloid Angiopathy GroupによるBoston診断基準が提唱され[123]，その後，何回かの改訂を経て改訂Boston診断基準（Ver 1.5）が広く用いられています（表7）。診断基準から粗大出血を予想することが大切

ですが，改訂により"微小出血"を検出することも重要であるということが明確になっています。

近年Boston診断基準Ver 2.0として（表8），新たな診断基準が提唱され，その検証が進められています。表8の太

表7 脳アミロイド血管症（Modified Boston criteria for CAA）

Definite CAA（剖検確定で以下が確認される）
- 脳葉性，皮質あるいは皮質・皮質下出血
- CAA関連のvasculopathy
- ほかの原因を認めない

Probable CAA with supporting pathology（臨床と病理所見）
- 脳葉性，皮質，あるいは皮質・皮質下出血
- CAAの病理学的所見
- ほかに原因を認めない

Probable CAA （臨床および画像所見-MRIまたはCT）
- 脳葉，皮質，あるいは皮質・皮質下に限局する多発出血（脳内出血，微小出血），（小脳出血はあってもよい）。または，単独の脳葉性，皮質あるいは皮質・皮質下出血およびsuperficial siderosis（限局性でも散在性でもよい）
- 55歳以上
- ほかの出血要因*を認めない

Possible CAA （臨床および画像所見-MRIまたはCT）
- 単独の脳葉性，皮質あるいは皮質・皮質下出血およびsuperficial siderosis（限局性でも散在性でもよい）
- 55歳以上
- ほかに出血要因*を認めない

*他の出血要因：先行する外傷，出血性梗塞，動静脈奇形，腫瘍出血，ワーファリン服用，血管炎　　　　　（文献124より引用）

図24 CAA剖検確定例

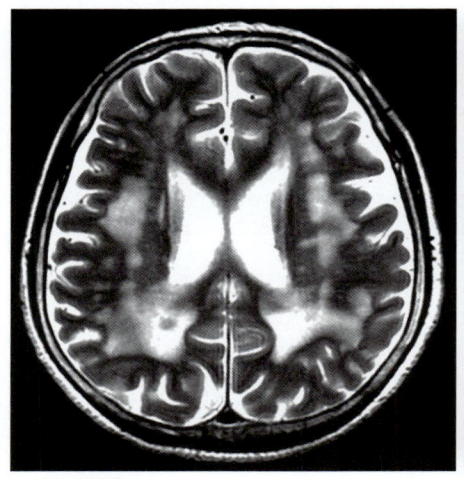

a：T2強調像

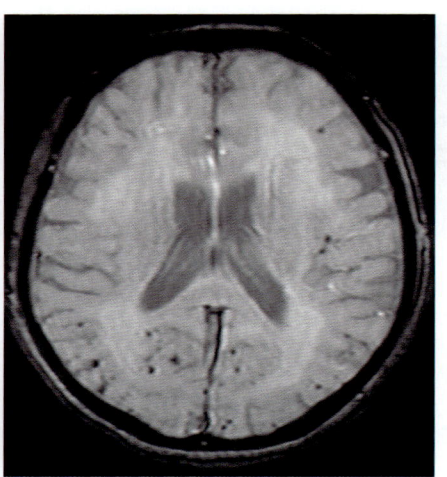

b：T2*強調像

a：T2強調像では，脳室周囲，皮質下，深部に一部癒合傾向はあるが，巣状の高信号が多発している。この所見は，非特異的にみえるが，どのような意義を有するか検証が求められている。また半卵円中心の血管外腔の描出は視覚的にも認められる。b：T2*強調像では，後頭葉優位に微小出血が多発している。

字で示した「白質高信号スポット（T2強調像，FLAIR像），拡張した半卵円中心の血管周囲腔」を出血病変と組み合わせ診断の精度を上げる可能性を示したことが改訂の主たるポイントですが，どれだけCAAに特異的所見としてとらえるのか，日常の診断現場で難しさも感じています。前述してきたように，CAAは認知症のみならず，生命予後にかかわる出血リスクを有する疾患であり，高齢者画像診断の際には，ぜひとも正確に情報を共有できるようにしたい疾患の1つです。多様な病態があり，かつADとの合併も高率です。今後の丁寧な検証が望まれます。

遺伝性小血管病

これまで，小血管病は，血管性認知症のなかでもっとも頻度が高いことを述べてきました。脳卒中全体を見渡しても，約半数が小血管病であるとされています。そのうち，約5%に遺伝性があるとされ，若年発症，家族内発症が認められます。すべてを網羅することは叶いませんが，主な遺伝性小血管病を表9に示しました。

CADASIL

CADASIL（cerebral autosomal dominant arteriopathy with subcortical infarct and leukodystrophy）はNOTCH 3遺伝子変異による常染色体顕性遺伝形式の遺伝性小血管病の代表的疾患です[130-136]。脳のみならず複数臓器の小血管平滑筋細胞周囲にNOTCH 3由来のオスミウム好性顆粒（granular osmiophilic material：GOM）が沈着し，中膜の線維化，変性を生じます。30歳代からの前兆を伴う片頭痛に続く，若年性脳梗塞，うつ症状，さらに若年性認知症を生じることが報告されています[130-136]。一方，症例の蓄積が進み，臨床，画像所見とともに多様性があることがわかってきています[133-136]。わが国では，片頭痛以外の臨床症状の発症年齢幅が広いこと，60歳以上の高齢発症が2割を超えること，高血圧，糖尿病，脂質代謝異常，喫煙歴のいずれかの脳血管障害リスク合併も多いこと，約2割が孤発例であることが報告され[135,136]，水野らを中心に厚生労働省診断基準が作成されています。

表8　脳アミロイド血管症（Modified Boston criteria Ver2.0 for CAA）

Definite CAA（剖検確定）

- 脳内出血，TFNEs，くも膜下出血，あるいは認知機能障害/認知症
- 高度のCAA関連 vasculopathy
- ほかの原因を認めない

Probable CAA（臨床および病理所見（生検，吸引など）

- 脳内出血，TFNEs，くも膜下出血，あるいは認知機能障害/認知症
- CAAの病理所見
- ほかの原因を認めない

Probable CAA（臨床およびMRI所見）

- 50歳以上
- 脳内出血，TFNEs，くも膜下出血，あるいは認知機能障害/認知症
- ≧2　T2*強調像での脳葉性出血に，脳内出血，微小出血，くも膜下出血/superficial siderosisのいずれかを伴う
- あるいは1つの脳葉性出血＋1つの白質病変（半卵円中心の血管周囲腔拡大あるいは多巣性の白質高信号スポット）
- T2*強調像で，深部の出血を認めない
- ほかの出血要因*を認めない
- 小脳出血は，上述の脳葉出血は深部の出血とは別途カウントする

Possible CAA（臨床およびMRI所見）

- 50歳以上
- 脳内出血，TFNEs，くも膜下出血，あるいは認知機能障害/認知症
- T2*強調像で1つの脳葉性病変：出血，微小出血，くも膜下出血/ superficial siderosis
- あるいは1つの白質病変（半卵円中心の血管周囲腔拡大あるいは多巣性の白質高信号スポット）
- T2*強調像で，深部の出血を認めない
- ほかの出血要因*を認めない
- 小脳出血は，上述の脳葉出血は深部の出血とは別途カウントする

*ほかの出血要因：先行する外傷，出血性梗塞，動静脈奇形，腫瘍出血，中枢神経血管炎，他の原因によるくも膜下出血や superficial siderosis
TFNE：transient focal neurological episodes（一過性局在性神経学的エピソード）

（文献124，125を基に作成）

CADASILの画像所見（表9，図25，26）

特徴的な画像所見は診断の契機となる重要なツールです。両側側頭極の皮質下白質にまで広がる，T2強調像やFLAIR像での高信号はCADASILを疑う契機となる重要な所見です（表9，図25，26）[8,131,136]。両側外包，内包にまで広がるT2強調像，FLAIR像での高信号も疾患を疑う端緒になりうるでしょう。また，びまん性の白質高信号，ラクナ梗塞，基底核，視床などまるで高血圧性のような微小出血，出血な

どがとらえられます。側頭極，外包病変は，特徴的所見ではありますが，側頭極病変が軽度の報告もあることに留意が必要です[135]。

CADASILの側頭極病変は，病理学的には拡張した血管周囲腔とミエリンの脱落を主とすることが報告されています[131]。図25は40歳代，遺伝子確定CADASILです。FLAIR像で，両側側頭極皮質下に明瞭な高信号を認め，皮質下から深部にまでびまん性，癒合傾向を示す高信号が広がっています。左前頭葉にはラクナ梗塞も指摘できるでしょう。図26は，

表9 遺伝性小血管病

病名	遺伝子	遺伝形式	臨床的特徴	画像的特徴
CADASIL	NOTCH3	常染色体顕性／孤発性もある	前兆を伴う片頭痛発作，卒中様の急性可逆性発作（CADASIL昏睡），認知症	側頭極白質病変，両側外包病変びまん性白質病変，ラクナ梗塞，微小出血
CARASIL	HTRA1	常染色体潜性／孤発性もある	三徴：若禿，腰痛，認知症（半数はそろっていない）	側頭極白質病変，外包病変，びまん性白質病変，ラクナ梗塞，微小出血
RVCL	TREX1	常染色体顕性	若年発症，網膜病変，腎障害を含めた他臓器障害，片頭痛，認知機能低下など	脳内石灰化（テント下の皮質下白質），白質病変
COLA41／COLA42 関連小血管病	COL4A1／COL4A2	常染色体顕性（de novo発生が多い）	孔脳症，乳児片麻痺，若年での小血管病（MRI），網膜細動脈蛇行，網膜出血，若年性白内障，CK上昇，溶血性貧血など	脳出血→孔脳症，裂脳症，石灰化，白質病変，ラクナ梗塞，微小出血，脳室拡大，小脳萎縮など
Fabry病	GLA（α-galactosidaseA遺伝子）	X染色体性（X染色体潜性遺伝）とされてきたが，近年ヘテロ接合体女性にも発症があることがわかっている	若年性脳卒中（Fabry病の診断前が約半数）四肢疼痛，角膜混濁，低（無）汗症，被角血管腫，心機能障害，腎障害などA-ガラクトシダーゼ活性低下，尿中マルベリー小体	白質病変，視床枕など後方循環優位の梗塞，椎骨脳底動脈の著明な拡張と蛇行
COLGALT1関連小血管病	COLGALT1	常染色体潜性	新生児期から小児期の孔脳症	新生児期から小児期の孔脳症，脳出血，白質脳症

CADASIL: cerebral autosomal dominant arteriopathy with subcortical infarct and leukodystrophy, CARASIL: cerebral autosomal recessive arteriopathy with subcortical infarct and leukodystrophy, RVCL: retinal vasculopathy with cerebral leukodystrophy

図25　40歳代，男性。CADASIL 遺伝子確定例

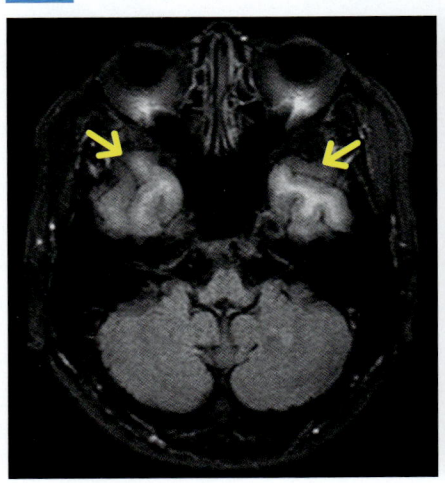

a：FLAIR像

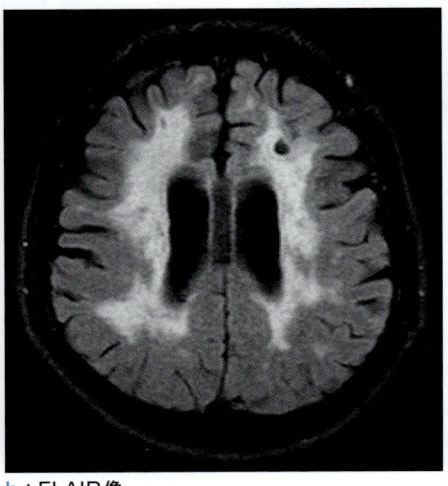

b：FLAIR像

a，b：両側側頭極にまで及ぶ（a→）びまん性の白質高信号がFLAIR像で認められ，萎縮を伴っている。前頭葉にはFLAIR像で低信号を示すラクナ梗塞様病変も混在する。

（画像は，名古屋市立大学症例，国立長寿医療研究センター放射線科 櫻井圭太先生のご厚意による）

（文献8より転載）

70歳代の患者で脳梗塞疑いとして検査に供され，その後確定診断がなされています。両側側頭極の信号変化は，**図25** に比べ些少ですが，側頭葉白質にまで高信号がとらえられること，外包，内包にまで及ぶ広範囲，びまん性の白質高信号がありますので，高齢ですが，わが国では約2割が60歳以上の発症ということもあり，CADASIL も考慮する必要があります。T2*強調像で，視床，基底核等に微小出血がありますが，これも高血圧性のみならずCADASIL 症例でも報告されている所見です。

特に視床に集簇する微小出血がある場合，NOTCH3R75P mutation である可能性が高いことが報告されています[137]。この報告の画像を文献から読み解くと，高齢の白質病変と出血の混在の背景に，高血圧，CAA，CADASIL などがあることを考慮しておくことが大事だと改めて感じます。

CADASIL が診断端緒となる，側頭極の信号異常を示す疾患は複数あり，簡略な鑑別点とともに**表10** に示しました。

Fabry病

Fabry病は，細胞内ライソゾームの加水分解酵素「α-ガラクトシダーゼA：α-galactosidase A」の欠損や活性低下により，糖脂質の一種である globotriaosylceramide グロボトリアオシルセラミドが，血管内皮，平滑筋など全身の細胞，組織，臓器に蓄積して，脳血管障害，腎障害，虚血性心疾患，心筋症，角膜混濁，被角血管腫等皮膚病変などを生じる全身疾患です（**表9**）[138]。国の難病指定疾患であり，新生児マススクリーニングでは，7,000人に1人の割合で認められたという報告もあります[139]。X染色体潜性遺伝とされていましたが，最近ヘテロ接合体の女性にも発症することが明らかとなり，X染色体性遺伝と記載されるようになっています[140]。臨床的特徴を**表9** に示しましたが，年齢により症状が変化，重畳してくるとされています[141,142]。小児期には四肢疼痛，被角血管腫，発汗障害を示し，20～30歳代で（男性は女性に比べて早期発症），若年性脳梗塞，心，腎機能障害が重畳してきます。治療には酵素補充療法，シャペロン療法（不安定な酵素を安定化させる）があり，早期の正確な診断が治療に直結します[143-145]。

図26 70歳代，性別非公表。CADASIL　遺伝子診断確定例

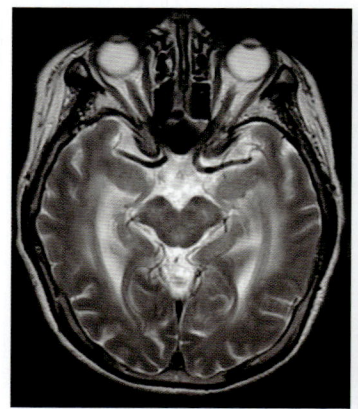
a：T2強調像

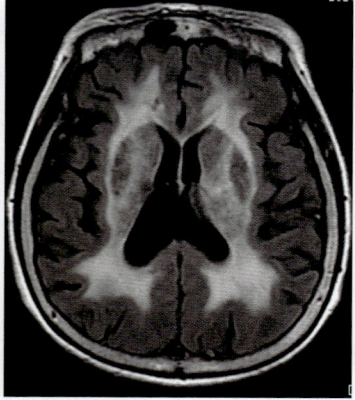
b：T2強調像

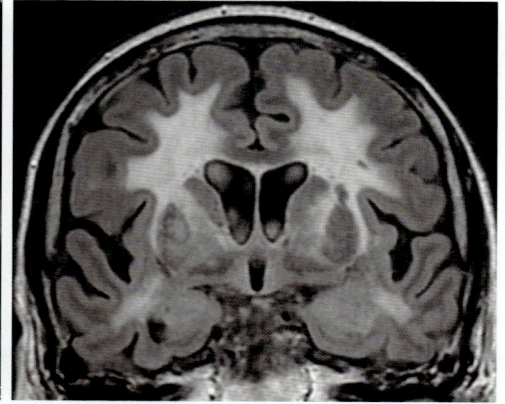
c：FLAIR冠状断像

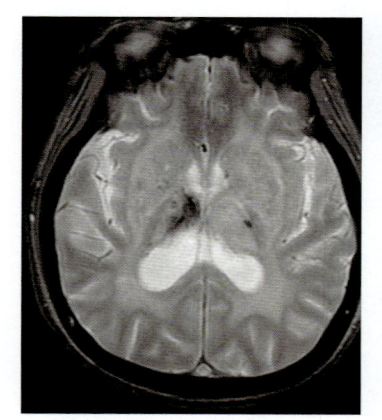
d：T2*強調像

脳出血既往がある。突然発症の構音障害でMRIが検索された。
a〜c：両側皮質から深部にまで広がるびまん性の白質高信号が，T2強調像，FLAIR像で認められる。両側外包，内包にも高信号が広がっている。側頭葉の白質にまで信号変化は広がっているが，**図27** と比べ，側頭極の信号変化は軽い。**d**：両側視床に出血後所見を認める。**図27** と比べ，側頭極病変は軽く，症例によって信号異常の強弱があり，本例のように高齢で診断される例もある（特にわが国での報告がある）。

（画像は，東京都健康長寿医療センター神経内科 東原真奈先生，岩田　淳先生のご厚意による）

表10　CADASILでみられる両側側頭極信号異常鑑別

CARASIL : cerebral autosomal recessive arteriopathy with subcortical infarct and leukodystrophy
●画像のみからの鑑別は難しい（表6参照） ●若禿，腰痛，認知症

神経梅毒
●側頭極以外の対称性，びまん性の白質信号変化はまれ ●外包病変はまれ ●しかし，神経梅毒の画像所見も多様（第Ⅵ章，図12〜14，p218〜220参照）

筋強直性ジストロフィ（myotonic dystrophy : DM）
●びまん性，癒合性白質信号変化はまれ ●頭蓋骨肥厚，基底核石灰化，大脳鎌石灰化，骨化が目立つ場合がある ●石灰化上皮腫合併がありうる ●咀嚼筋，側頭筋萎縮 ●禿頭，西洋斧様顔貌

認知症を伴う筋萎縮性側索硬化症（第Ⅲ章7 前頭側頭葉変性症 図7，図8参照）
●びまん性，広範な癒合性白質信号変化はまれ（ただし，白質解析やMAOB発現を反映するPETなどで視覚的には指摘が難しい変性を評価する報告が積み上がっている） ●筋萎縮性側索硬化症としての臨床経過

MAOB : monoamine oxidase B（モノアミン酸化酵素 B）

Fabry病の画像所見

　若年発症の，小血管病所見（ラクナ梗塞，白質病変，微小出血）を認めますが，これらは非特異的でもあります[146-148]。MRAでの椎骨脳底動脈の著明な拡張はFabry病を疑うきっかけになることがあります。

■ 一過性全健忘（TGA）

　一過性全健忘（transient global amnesia : TGA）は，一過性の前向き，および逆行性健忘を主徴とする疾患です（表11）。中年以降50〜70歳代の発症が約75%を占め，10万人あたり3〜8名/年の発症があるとされています。1990年Hodgesらは[149]，意識障害を認めず，失行，失語はなく，認知障害は健忘に限られる疾患として報告しました。その病態はいまだに未解明と言わざるをえないのですが，近年MRI拡散強調像で海馬CA1を中心に点状高信号がとらえられる症例が多数報告されています[150-162]。一過性であることが多いこと，その後の認知機能障害に影響を与えることも少なく，再発もまれであるとされていますが，もちろん例外もあります。「海馬に信号異常が出る健忘」を適切に診断す

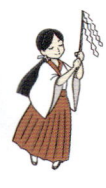

血管性認知症の画像所見で大事なポイント

▶血管性認知症のとらえ方はさまざまですが，表1に病態と関連した分類を提示しました。
▶小さい病巣でも，認知機能に関連する戦略拠点というべき部位があり，その部位の出血，梗塞などを指摘することは大切です（表2）。戦略拠点の多くは，拠点間を結ぶ回路の重要な中継点です。
▶小血管病は，血管性認知症の約半数を占める重要な病態です。BD，多発ラクナ梗塞，leukoaraiosisなどがあります。その背景の検討は，予防的観点のみならず，glymphatic system，IPADなど新たな脳排泄機構とも密接に関連しています。ADやアミロイドアンギオパチーなどAβ沈着がなぜ起こるかなどとも関連する可能性が示唆されてきており，血管外腔拡大をどう評価するかという点も，大事な課題となっています。
▶皮質微小梗塞も血管性認知症の背景として，画像診断のみがその病態を把握しえます。DIR法などシーケンスの工夫が必須です。その背景は，アミロイドアンギオパチーおよび動脈硬化に基づく小塞栓などが知られています。
▶アミロイドアンギオパチーには多彩な病態があります。大出血として生命予後に直結する病態のほかに，単独で認知機能障害と関連します。微小出血，ARIA様所見，微小梗塞，くも膜下出血，superficial siderosisなどの正確な画像診断は，ADに対する抗Aβ抗体薬適用が現実的となっている今日，必須の重要事項です。
▶低灌流は認知機能に関連します。どのように日常診療で評価し，対応すべきかが課題です。
▶遺伝性小血管病は，若年からの脳血管障害，認知機能障害をきたします（表9）。特徴的な画像所見は把握しておきましょう。

表11　一過性全健忘の特徴

●突然始まる ●最長24時間持続 ●前向性，逆行性健忘 ●一過性しかし再発もありうる ●病因：不明 　▶画像の役割は，除外すべきものを除外する 　▶脳血管障害，脳炎，脳症，低酸素虚血，静脈還流異常，てんかん，中毒など ●拡散強調像の有用性 　▶病態解明への第一歩 　▶よい条件で撮像する：高磁場（できれば3T），積算回数，薄いスライス，SNR改善 　▶繰り返す意義（発症3日の描出率が高いとする報告）

ることはその病態を明らかにするうえでも重要です。またそのために，検査シーケンス選択や検査時期に適切な配慮が求められます[151,154-158,161]。

TGAの病態について

MRI拡散強調像での信号異常が多数の報告で指摘されているにもかかわらず，TGAの病態はいまだ未解明の部分があります。約半数に，精神的，身体的ストレス，Valsalva負荷，疼痛刺激，片頭痛などの発症要因が背景にあることが報告されています[162,165]。静脈弁機能不全による静脈うっ滞[159,163]が要因となる可能性についても論考がありますが，すべての症例を説明するのは難しいように思われます。1980年代から皮質拡延性抑制（cortical spreading depression：CSD）という仮説がTGAの要因として提出もされています。つまり，発症要因とされるストレス，valsalva負荷，疼痛などにより脳内でグルタミン酸などの神経伝達物質が放出され，脳血流が一時的に増加，その後ゆっくりと周囲に興奮が伝わっていく過程で血流低下が起こってくる，そうすると虚血に脆弱な海馬CA1に細胞障害性浮腫が生じるという考え方です。MRI拡散強調像で高信号を示す，しかも，それは一過性という点でも矛盾しないというわけですね。しかし，

もちろん，海馬を栄養する血管のend arteryへの微小塞栓も，TGAの病態を説明し，MR拡散強調像での点状高信号要因として十分に説得力があると考えますが[166,167]，TGA患者に脳血管障害リスク因子が高くない，中年に多く高齢者の報告が少ない，再発が少ないなど，動脈性虚血のみで説明できないのではないかとの意見もあることを付記しておきます[168]。高齢者でTGAの報告が少ない理由として，1つはTGAとして自覚症状が把握されにくい，周囲もTGAを疑うことができない，そのために救急受診，適切な時期の受診がなされていないとという状況もあるかもしれません。

TGAの画像所見：海馬CA1に生じる点状高信号（拡散強調像）

ここでは，TGAの画像所見として，海馬に生じる点状高信号について症例を交えながら紹介します。

TGAの全例に証明されているわけではありませんが，30〜75％と高率に海馬CA1に拡散強調像で点状高信号がとらえられることが報告されています[151,158]（図27〜31）。発症直後よりも，発症から2〜3日目の描出率が上がることが報告されており[151,158]，TGAを疑ったら，発症時初回MRIで所見を得られなくても，発症3日をめどにフォローアップMRI

図27 **70歳代，性別非公表。発症2日目で所見が明らかになったTGA症例**

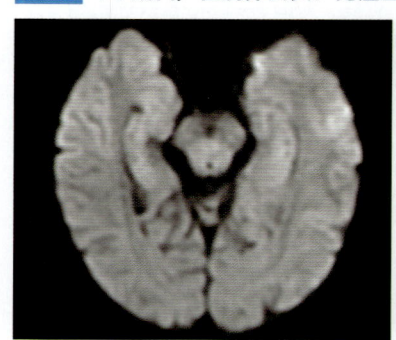 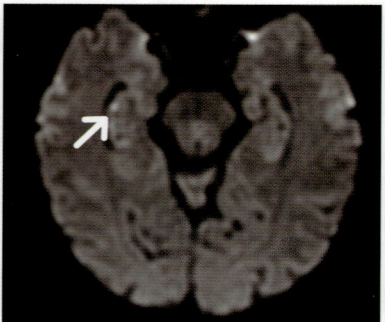 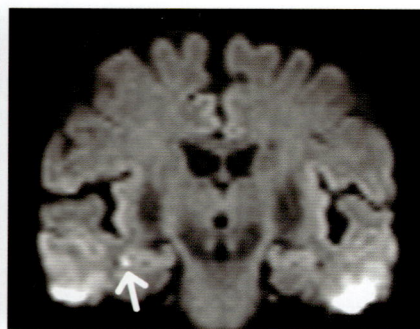

a：発症4時間のMRI像（1.5T，スライス厚：5mm，b＝1,000）

b：発症39時間のMRI像（3T，スライス厚：2mm，b＝1,000）

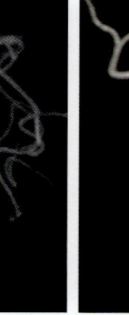 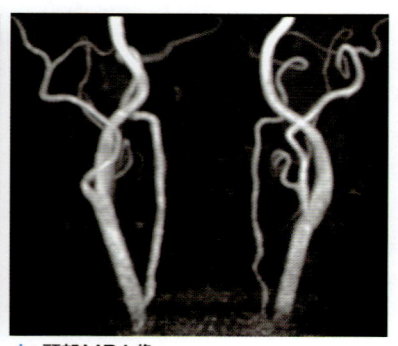

午後2時に「私はどこにいるの？」との発語と，その後の混乱あり。午後6時救急受診時のMRI像（a）と発症39時間のMRI拡散強調像（b）を示す。午後8時には，通常会話が成り立つまでに回復。

a：発症4時間のMRI（5mmスライス）拡散強調像では異常所見を特定できない。b：発症39時間の3T MRI：スライス厚2mm，拡散強調像で，右海馬に点状高信号を認める。c，d：MRA上，明らかな異常を指摘できない。

c：MRA像

d：頸部MRA像

で所見が得られる可能性が高まることを，画像診断医と主治医は共有する必要があります。初回に描出できない理由はわかりませんが，ごく小さい病変でもあり，スライス厚によっては，スライス面に描出されない可能性（一部についてという意味）も含め丁寧な検討が進められているところです。では，ADC低下の有無はどうでしょうか？ とても小さい病巣のためADCを評価するのは難しさも感じるのですが，ADC低下を伴う症例も報告されています（図29）。片側のみの場合も多いですが，両側海馬に同時に生じることも報告されています。多くは一過性ですが，再発症例の報告もあります。通常のMRAで，血管狭窄や閉塞合併はむしろ少ないとされていますが，海馬を栄養する血管は，後大脳動脈，前脈絡叢動脈からの細い分枝になりますので（図28），筆者が日常診療で得ているMRAでは細小動脈（あるいは静脈）の評価まではできていないというのが正直なところです。

近年のferumoxytol造影SWIによるvascular mappingの報告では，海馬微小血管解剖が描出されており，TGAのみならず加齢，神経変性疾患に新たな知見を与える可能性をも示唆しているようにみえます[166]。時間経過をみることが大事

図28 海馬の血管支配

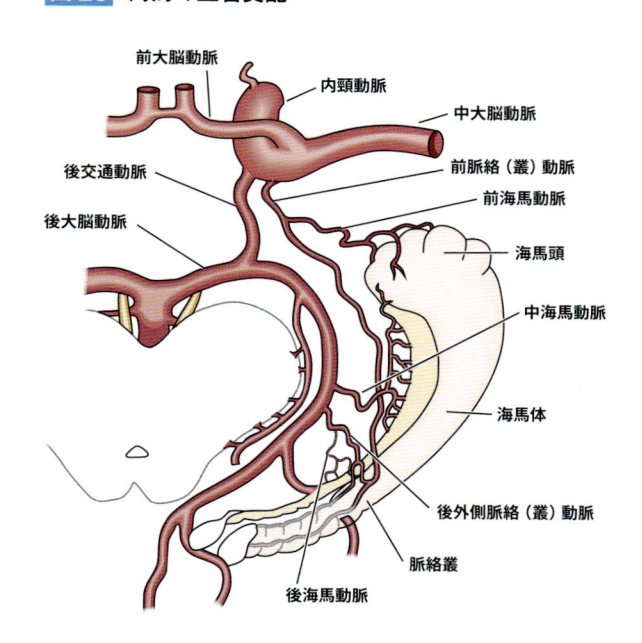

Ⅳ

血管性認知症

図29 40歳代，性別非公表。海馬点状信号異常の再発症例

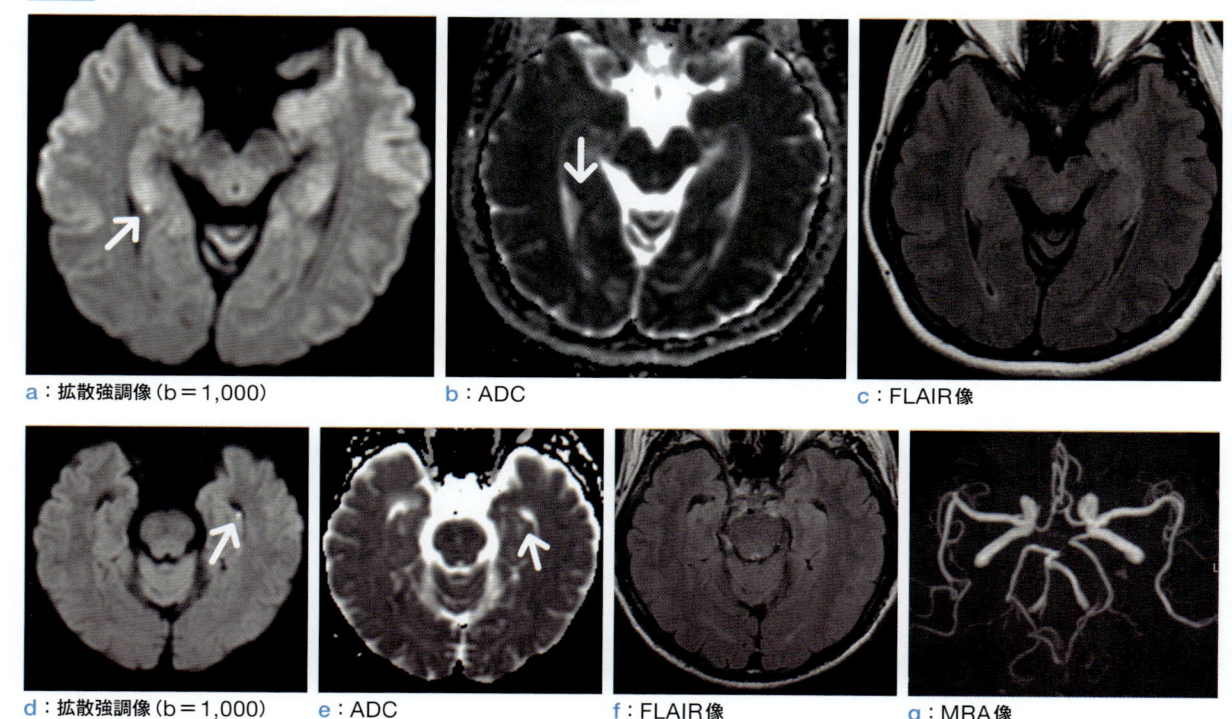

a：拡散強調像（b＝1,000） 　 b：ADC 　 c：FLAIR像

d：拡散強調像（b＝1,000） 　 e：ADC 　 f：FLAIR像 　 g：MRA像

自分の名前，居場所がわからないということで救急受診。当日のMR（a～c），4年後のフォロー（d～g）を示す。
a～c：発症当日，拡散強調像で右海馬に点状高信号を認め，ADC低下も疑われる（→）。FLAIR像では所見を指摘するのは難しい。d～g：4年後のフォロー。このときは，フォローでの偶然の指摘であるが，左海馬に拡散強調像で点状高信号を認める。ADC低下もあるかもしれないが，ごく小さく判断が難しい。f，g：FLAIR，MRAでの異常所見は指摘が難しい。

だということは確からしいと思いますが，同時にできるだけ薄いスライスで撮像することや，b値を高く設定することで描出率が上がる，7Tでの有用性などの報告があります[151,154,156]。ごく小さい点状の信号変化を評価することは大変ですが，できるだけの工夫をして所見を積み重ね，病態を明らかにしていきたいところです。拡散強調像で急性から亜急性期に高信号があり，ADC低下病変もとらえられているのに，病変があたかも消えてしまうようにみえることもあって，動脈性虚血/梗塞ではない可能性も論じられてきました。2009年にSzaboらは後大脳動脈領域の血管障害による海馬の虚血梗塞には，4つのパターン［①海馬全域，②海馬外側，③海馬背側，④海馬の点状高信号（拡散強調像）］を示し，それぞれの責任血管について論考しています。そこでは，海馬の点状高信号は，海馬を栄養する血管の"distal emboli"であろうとしています。

皮質微小梗塞も3D-FLAIRやdouble inversion recovery（DIR）などの工夫で明瞭に描出されるということがあり（同章 皮質微小梗塞, p.154），TGAの急性から亜急性期にみられる拡散強調像での高信号が，微小梗塞で説明できるのか，神経画像の工夫による病態解明ができるはずだと考えています。TGAの再発リスク，予後予測などの検討もなされていますが，明瞭な危険因子の抽出には至っていないようです[161]。また，海馬の点状信号変化のほかにも，静脈系の異常が描出された例[159,164]，中大脳動脈閉塞例などの報告もあります[169]。TGAは臨床的診断名でもあり，複数の病態が包含されている可能性も踏まえながら，MRI拡散強調像を適切な時期に，できるだけ薄いスライスの"画質のよい画像"で撮像することは大切なことだと思います。

TGAの症例

症例をみていきましょう。図27は70歳代，ある日の午後2時に「私は鍵を開けたの？ どこにいるの？」と訴えがあり，その後健忘状態が続き，午後6時に救急受診，緊急MRIが撮像されています。この時点のMRIは1.5T，b値：1,000，スライス厚：5mmの拡散強調像で，明らかな異常を指摘できません。発症39時間でフォローアップMRI拡散強調像（3T，b値：1,000，スライス厚：2mm）で，右海馬に点状高信号を認めています。MRAでは明らかな異常を指摘できません。条件の差異によるのか，あるいは時間経過で明瞭になったのか，TGAに関連する海馬の所見が発症39時間ではじめて描出されています。

図29は40歳代，自分の名前，居場所がわからないということで救急受診，当日のMR拡散強調像（b値：1,000，スライス厚：5mm）で右海馬後方に点状高信号，ADC低下も疑われます。FLAIR像でTAGの所見を特定することは困難

でした。その後臨床的にも，画像的にも所見は軽快していましたが，4年後のフォローアップMRIで偶然，左海馬に拡散強調像（b値：1,000，スライス厚：5mm）で点状高信号，ADC低下を特定するのは難しい所見が得られ，自覚症状はないものの，"MRI画像としての再発所見"が認められています。丁寧な臨床経過を確認のうえ，TGAが臨床的に再発していないかを確認する必要があります。40歳代と比較的若い方ですが，4年の経過で側脳室下角の軽度拡大が認められます。萎縮がわずかに進行しているかもしれません。

図30は70歳代，発症数時間の拡散強調像（b値：1,000，スライス厚：5mm）で両側海馬に点状高信号が，生じています。本例も3年の間に再発が認められ，いずれの時点でも拡散強調像で海馬に点状高信号が確認されています。また，右内頸動脈に軽度の狭窄がとらえられ，右大脳半球の脳血流SPECT像では集積低下が広範囲にとらえられています。

図31は，90歳代，血圧低下，突然の不随意運動で救急MRが撮像されています。右海馬のみならず，両側大脳皮質に拡散強調像で複数の点状高信号がとらえられています。本例をみると，微小塞栓によって海馬に点状高信号が生じる症例があってもよさそうにみえます。

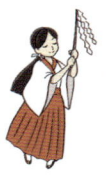

一過性全健忘：MRI拡散強調像を撮像しましょう

- ▶TGAは臨床診断名で，その病態，原因は未解明なところもあります。
- ▶しかし，MRI拡散強調像を急性期から亜急性期に撮像すると，海馬に点状高信号がとらえられる症例が多く報告されています。
- ▶発症から3日目前後の描出率が高い可能性があります。
- ▶できれば，薄いスライスの撮像で描出率が上がる可能性があります。
- ▶再発は少ないとも報告されていますが，再発例もあります。
- ▶片側のみ，両側にみられる例などがあります。
- ▶海馬の微小塞栓も，病態の1つとしての考慮が必要でしょう。

図30 70歳代，性別非公表。発症当日に拡散強調像での信号異常，両側海馬に生じていた症例

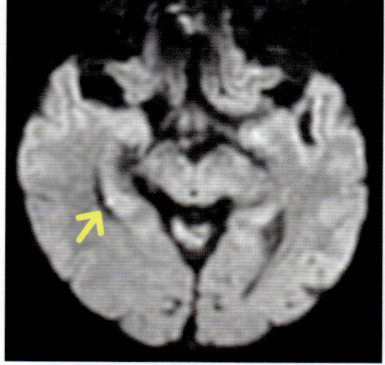

a：拡散強調像（b = 1,000）

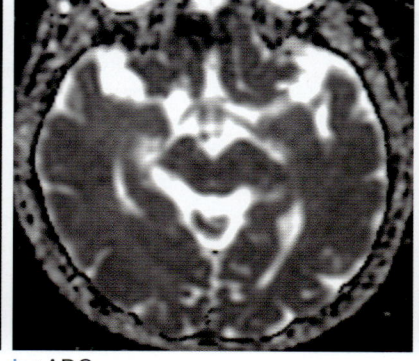

b：ADC

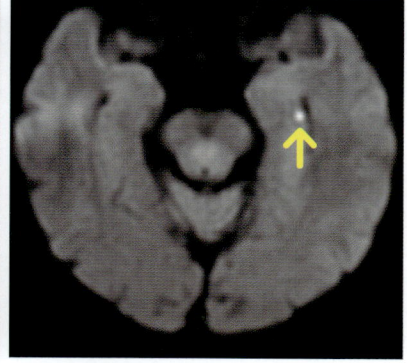

c：拡散強調像（b = 1,000）

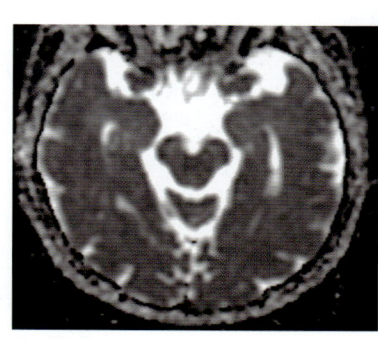

d：ADC

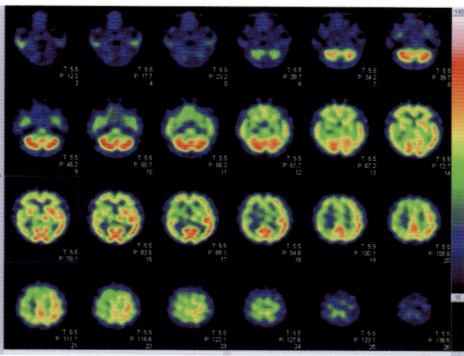

e：⁹⁹ᵐTc-ECD脳血流シンチグラフィ（SPECT像）

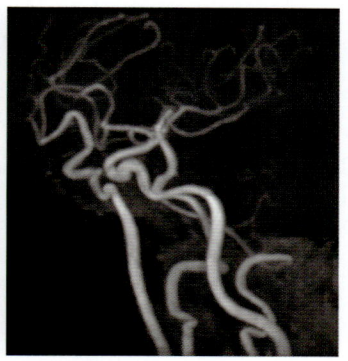

f：MRA像

同日昼ごろから記憶がない。最大で発症3時間後の救急MR拡散強調像（1.5T，5mmスライス厚，b＝1,000）。
a～d：発症数時間以内での拡散強調像（b＝1,000，5mmスライス厚）で両側海馬に点状高信号を認める。ADCの評価は難しい。
e, f：本例では，MRA上右内頸動脈C1～4の軽度狭小，血流信号低下があり（f→），脳血流SPECT像では右大脳半球の集積低下が広範囲に認められている。

図31 90歳代，性別非公表。突然の血圧低下，不随意運動で救急MR撮像

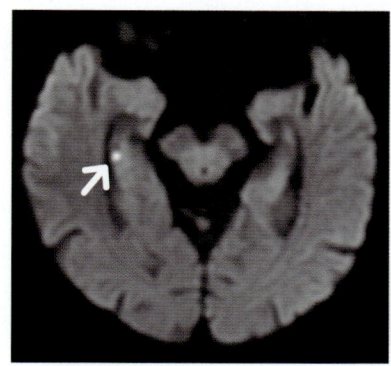

a：拡散強調像（b = 1,000）

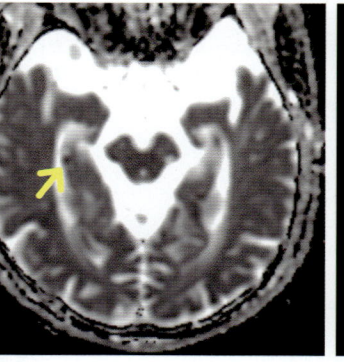

b：ADC

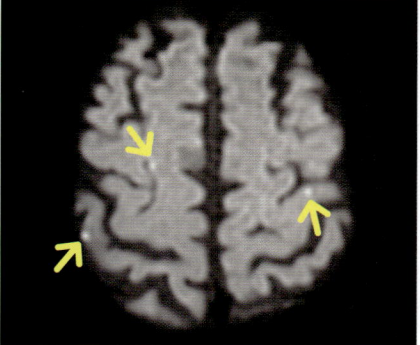

c：拡散強調像（b = 1,000）

右海馬に拡散強調像（b＝1,000）に点状高信号（a→），ADC低下（b→）も指摘できるようにみえる。両側大脳皮質にも，拡散強調像で点状高信号が散在しており（c→），複数の微小塞栓が生じている状況も考えられる。

文献

1) Román GC, Tatemichi TK, Erkinjuntti T, et al: Vascular dementia: Diagnostic criteria for research studies Report of the NINDS-AIREN International Workshop. Neurology 1993; 43: 250-260.

2) Chui HC, Victoroff JI, Margolin D, et al: Criteria for the diagnosis of ischemic vascular dementia proposed by the State of California Alzheimer's Disease Diagnostic and Treatment Centers. Neurology 1992; 42: 473-478.

3) Wiederkehr S, Simard M, Fortin C, et al: Comparability of the clinical diagnostic criteria for vascular dementia: a critical review. Part I. J Neuropsychiatry Clin Neurosci 2008; 20: 150-161.

4) Wiederkehr S, Simard M, Fortin C, et al: Validity of the clinical diagnostic criteria for vascular dementia: a critical review. Part II. J Neuropsychiatry Clin Neurosci 2008; 20: 162-177.

5) Gorerick PB, Scuteri A, Black SE, et al: Vascular contributions to cognitive impairment and dementia: a statement for healthcare professionals from the American Heart Association/American Stroke Associations. Stroke 2011; 43: 2672-2713.

6) Sachdev P, Kalaria R, O'brien J, et al: Diagnostic criteria for vascular cognitive disorders: a VASCOG statement. Alzheimer Dis Assoc Disord 2014; 28: 206-218.

7) 日本神経学会認知症疾患診療ガイドライン作成委員会編：認知症疾患新両ガイドライン 2017. 医学書院, 東京, 2017 年.

8) Tokumaru AM, Saito Y, Murayama S, et al: MRI diagnosis in other dementia. In Neuroimaging Diagnosis for Alzheimer's Disease and Other Dementias (Matsuda H, et al, ed). 2017, Springer Japan, p39-116.

9) 秋口一郎, 山本康正：脳卒中を診るということ - 症候と画像, 機序から見た診療指針 -. 金芳堂, 京都, 2021 年.

10) 前島伸一郎, 大沢愛子, 松田博史, ほか：テント下病変による認知機能障害. 認知神経 2012; 13: 227-232.

11) 大沢愛子, 前島伸一郎：小脳を中心としたテント下病変の高次機能. 高次脳機能研究 2008; 28: 64-77.

12) Deguchi K, Takeuchi H, Yamada A, et al: Crossed cerebello-cerebral diaschisis in olivopontocerebellar atrophy. Shinkeigaku 1994; 34: 851-853.

13) Rousseaux, M, Steinling M: Crossed hemispheric diaschisis in unilateral cerebellar lesions Stroke 1992; 23: 511-514.

14) Sagiuchi T, Ishii K, Aoki Y, et al: Bilateral crossed cerebello-cerebral diaschisis and mutism after surgery for cerebellar medulloblastoma Ann Nucl Med 2001; 15: 157-160.

15) Akiguchi I, Ino T, Nabatame H, et al: Acute-onset Amnestic Syndrome with Localized Infarct on the Dominant Side Comparison between Anteromedial Thalamic Lesion and Posterior Cerebral Artery Territory Lesion. Jpn J Med 1987; 26; 15-20.

16) 秋口一郎：視床と記憶障害. 神経研究の進歩 1994; 38: 1004-1011.

17) Weininger J, Roman E, Tierney P, et al: Papez's Forgotten Tract: 80 Years of Unreconciled Findings Concerning the Thalamocingulate Tract. Front Neuroanat 2019; 13: 1-11.

18) Ji Y, Xie Y, Wang T, et al: Four patients with infarction in key areas of the Papez circuit, with anterograde amnesia as the main manifestation. J Intern Med Res 2020; 48; 1-7.

19) Yan S, Li Y, Lu J, et al: Structural and functional alterations within the Papez circuit in subacute stroke patients. Brain Imaging Behav 2022; 16: 2681-2689.

20) 徳丸阿耶, 齊藤祐子, 村山繁雄：高齢者における画像診断〜高齢者にみられる画像変化を中心に〜 1. 脳神経 1-1. 脳神経 -MRI,CT-. 日獨医報 2007; 52: 444-459.

21) 徳丸阿耶：神経眼科領域における画像診断の役割 I. 神経眼科 1999; 16: 201-211.

22) Lazzaro NA, Wright B, Castillo M, et al: Artery of Percheron Infarction: Imaging Patterns and Clinical Spectrum. AJNR 2010; 31: 1283-1289.

23) Yoshitake T, Kiyohara Y, Kato I, et al: Incidence and risk factors of vascular dementia and Alzheimer's disease in a defined elderly Japanese population: the Hisayama Study. Neurology 1995; 45: 1161-1168.

24) Pantoni L: Cerebral small vessel disease: from pathogenesis and clinical characteristics to therapeutic challenges. Lancet Neurol 2010; 9: 689-701.

25) Erkinjuntti T, Inzizari D, Pantoni L, et al: Research criteria for subcortical vascular dementia in clinical trials. J Neural Transm Suppl 2000; 59: 23-30.

26) Erkinjuntti T, Inzitari D, Pantoni L, et al: Limitations of clinical criteria for the diagnosis of vascular dementia in clinical trials. Is a focus on subcortical vascular dementia a solution? Ann N Y Acad Sci 2000; 903: 262-272.

27) Brun A: Pathology and pathophysiology of cerebrovascular dementia: pure subgroups of obstructive and hypoperfusive etiology. Dementia 1994; 5: 145-147.

28) 冨本秀和：皮質下血管性認知症の診断と治療. 臨床神経 2010; 50: 539-546.

29) Blass JP, Hoyer S, Nitsch R: A translation of Otto Binswanger's article, The delineation of the generalized progressive paralyses'. 1894. Arch Neurol 1991; 48: 961-972.

30) Jellinger K, Neumayer E: Binswanger's Progressive subcortical vascular encephalopathy. A cliniconeuropathological study. Arch Psychiatr Nervenkr 1964; 205: 523-554.

31) Akiguchi I, Tomimoto H, Suenaga T, et al: Binswanger's disease; an immunohistochemical study. Acta Neuropathol 1998; 95: 78-84.

32) Tanoi Y, Okeda R, Budka H: Binswanger's encephalopathy: serial sections and morphometry of the cerebral arteries. Acta Neuropathol 2000; 100: 347-355.

33) Akiguchi I, Tomimoto H, Suenaga T, et al: Alterations in glia and axons in the brains of Binswanger's disease patients. Stroke 1997；28: 1423-1429.

34) 奥寺利男, 田村 元, 上村和夫：脳の血管周囲腔 II. 血管周囲腔 - 映像上から -. 脳と神経 2000; 52: 671-690.

35) Matsusue E, Sugihara S, Fujii S, et al: White Matter Changes in Elderly People: MR-Pathologic Correlations. Mag Reson Med Sci 2006; 5: 99-104.

36) 奥寺利男, 佐々木真理：無症候性脳梗塞および白質病変の画像診断. 日本臨床 2006; 64- 増刊 8: 263-267.

37) Smith EE, Saposnik G, Biessels GJ, et al: Prevention of Stroke in Patients With Silent Cerebrovascular Disease: A Scientific Statement for Healthcare Professionals From the American Heart Association/American Stroke Association Stroke 2017; 48: e44-e47.

38) Hachinski VA, Potter P, Merskey H: Leuko-araiosis. Arch Neurol 1997; 44: 21-23.

39) Fazekas F, Chawluk JB, Alavi A, et al: MR signal abnormalities at 1.5T in Alzheimer's dementia and normal aging AJR 1987; 149: 351-356.

40) Fazekas F, Barkhof F, Wahlund LO, et al: CT and MRI Rating of White Matter Lesions. Cerebrovasc Dis 2002; 13 (supple 2) : 31-36.

41) Shinohara Y, Tohgi H, Hirai S, et al. Effect of Ca antagonist nilvadipine on stroke occurrence or with or without history of stroke (PICA study). 1. Design and results at enrollment. Cerebrovasc Dis 2007; 24: 202-209.

42) 日本脳ドック学会脳ドックのガイドライン 2019 改訂委員会編：脳ドックのガイドライン 2019 改訂第 5 版. 2019 年, 響文社, 北海道.

43) SchmidtR, Grazer A, Enzinger C, et al: MRI-detected white matter lesions: do they really matter? J Neural Transm 2011; 118: 673-681.

44) Pantoni L, Basile AM, Pracucci G, et al: Impact of age-related cerebral white matter changes on the transition to disability-the LADIS study: rationale, design and methodology. Neuroepidemiology 2007; 24: 51-62.

45) van der Flier WM, van Straaten EC, Barkhof F, et al: Small vessel disease and general cognitive function in nondisabled elderly: the LADIS study. Stroke 2005; 36: 2116-2120.

46) Lin J, Wang D, Lan L, Fan Y: Multiple factors involved in the pathogenesis of white matter lesions. Biomed Res Int 2017; 2017: 9372050.

47) Steingart A, Hachinski VC, Lau C, et al: Cognitive and neurologic findings in subjects with diffuse white matter lucencies on computed tomographic scan (leuko-araiosis). Arch Neurol 1987; 44: 32-35.

48) 奥寺利男，佐々木真理：神経内科シンポ「無症候性脳梗塞をどう扱うか」MRI 診断の立場から - 撮像法の正しいか選択と解釈．脳卒中 2004; 26: 665-669.

49) Tomimoto H, Akiguchi I, Akiyama H, et al: T cell infiltration and expression of MHC class II antigen by macrophage microglia in a heterogeneous group of leukoencephalopathy. Am J Pathol 1993; 143: 579-586.

50) Tomimoto H, Akiguchi I, Suenaga T, et al: Alterations of the blood-brain barrier and glial cells in white matter lesions in cerebrovascular and Alzheimer's disease patients. Stroke 1996; 27: 2069-2074.

51) Tomimoto H, Akiguchi I, Suenaga T, et al: Regressive change of astroglia in white matter lesions in cerebrovascular and Alzheimer's disease patients. Acta Neuropathol 1997; 94: 146-152.

52) Tomimoto H, Ihara M, Wakita H, et al: Chronic cerebral hypoperfusion induces white matter lesions and loss of oligodendroglia with DNA fragmentation in the rat. Acta Neuropathol 2003; 106: 527-534.

53) Tomimoto H, Akiguchi I, Kinoshita A, et al: Glial expression of cytokines in the brains with cerebrovascular disease patients. Acta Neuropathol 1996; 92: 281-287.

54) Ihara M, Tomimoto H, Kinoshita M, et al: Chronic cerebral hypoperfusion induces MMP-2 but not MMP-9 expression in the microglia and vascular endothelium of the white matter. J Cereb Blood Flow Metab 2001; 21: 828-834.

55) Ihara M, Tomimoto H, Ishizu K, et al: Decrease in cortical benzodiazepine receptors in symptomatic patients with leukoaraiosis : a positron emission tomography study. Stroke 2004; 35: 942-947.

56) Ihara M, Tomimoto H, Ishizu K, et al: Association of vascular parkinsonism with impaired neuronal integrity in the striatum. J Neural Transm 2007; 114: 577-584.

57) Akiguchi I, Budka H, Shirakashi Y, et al: MRI features of Binswanger's disease predict prognosis and associated pathology Ann Clin Transl Neurol 2014; 1: 813-821.

58) Park K, Nemoto K, Yamakawa Y, et al: Cerebral white matter hyperintensity as a healthcare quotient. J. Clin. Med 2019; 8: 1823.

59) Hirao K, Yamashita F, Tsugawa A, et al: Association of White Matter Hyperintensity Progression with Cognitive Decline in Patients with Amnestic Mild Cognitive Impairment. J Alzheimers Dis 2021; 80: 877-883.

60) Hirao K, Yamashita F, Sakurai S, et al: Association of regional white matter hyperintensity volumes with cognitive dysfunction and vascular risk factors in patients with amnestic mild cognitive impairment. Geriatr Gerontol Int 2021; 21: 644-650.

61) Hirao K, Yamashita F, Tsugawa A, et al: Association of serum cystatin C with white matter abnormalities in patients with amnestic mild cognitive impairment. Geriatr Gerontol Int 2019; 19: 1036–1040.

62) Tamura Y, Shimoji K, Ishikawa J, et al: Subclinical Atherosclerosis, Vascular Risk Factors, and White Matter Alterations in Diffusion Tensor Imaging Findings of Older Adults With Cardiometabolic Diseases. Front Aging Neurosci 2021; 13: 2-9.

63) Tamura Y, Shimoji K, Ishikawa J, et al: Association between white matter alterations on diffusion tensor imaging and incidence of frailty in older adults with cardiometabolic diseases. Front Aging Neurosci 2022; 14: 912972.

64) Shimoji K, Uka T,Tamura Y, et al: Diffusional kurtosis imaging analysis in patients with hypertension Jpn J Radiol 2014; 32: 98-104.

65) Shimoji K, Abe O, Uka T, et al: White matter alteration in metabolic syndrome: diffusion tensor analysis. Diabetes Care 2013; 36: 696-700.

66) Zhang W, Zhou Y, Wang J, et al: Glymphatic clearance function in patients with cerebral small vessel disease. Neuroimage 2021; 238: 118257.

67) Tang J, Zhang M, Lie N, et al: The Association Between Glymphatic System Dysfunction and Cognitive Impairment in Cerebral Small Vessel Disease. Front Aging Neurosci 2022; 14: 916633.

68) Taoka T, Matsutani Y, Kawai H, et al: Evaluation of glymphatic system activity with the diffusion MR technique: diffusion tensor image analysis along the perivascular space (DTI-ALPS) in Alzheimer's disease cases. Jpn J Radiol 2017; 35: 172-178.

69) Salzman KL, Osborn AG, House P, et al: Giant tumefactive perivascular spaces. AJNR 2005; 26: 298-305.

70) Ogawa T, Okudera T, Fukasawa H, et al: Unusual widening of Virchow-Robin spaces: MR appearance. AJNR 1995; 16: 1238-1242.

71) Rawak S, Croul SE, Willinsky RA, et al: Subcortical Cystic Lesions within the Anterior Superior Temporal Gyrus: A Newly Recognized Characteristic Location for Dilated Perivascular Space. AJNR 2014; 35: 317-322.

72) Sasaki M, et al. Hippocampal sulci remnant: potential cause of change in signal intensity in the hippocampus. Radiology 1993; 188: 743-746.

73) Brown R, Benveniste H, Black SE, et al: Understanding the role of the perivascular space in cerebral small vessel disease. Cardiovascular Res 2018; 114: 1462-1473.

74) Blair GW, Crippleton MJ, Shi Y, et al: Intracranial hemodynamic relationships in patients with cerebral small vessel disease. Neurology 2020; 94: e2258-e2269.

75) Kamagata K, Andica C, Takabayashi K, et al: Association of MRI Indices of Glymphatic System With Amyloid Deposition and Cognition in Mild Cognitive Impairment and Alzheimer Disease. Neurology 2022; 99: e2648-e2660.

76) Hatsuta H, Takao M, Nogami A, et al: Tau and TDP-43 accumulation of the basal nucleus of Meynert in individuals with cerebral lobar infarcts or hemorrhage. Acta Neuropathol Commun 2019; 7; 49.

77) Snowdon DA, Greiner LH, Mortimer JA, et al: Brain infarction and the clinical expression of Alzheimer disease. The Nun study. JAMA 1997; 277: 813-817.

78) Petrovitch H, Ross GW, Steinhorn SC, et al: AD lesions and infarcts in demented and non-demented Japanese-American men. Ann Neurol 2005; 57: 98-103.

79) OBrien RJ: Vascular dementia: atherosclerosis, cognition and Alzheimer's disease. Curr Alzheimer Res 2011; 8: 341-344.

IV

血管性認知症

80) Yi H-A, Won KS, Chang HW, et al: Association between white matter lesions and cerebral A β burden PLoS ONE 2018; 13: e0204313.

81) Yamamoto Y, Akiguchi I, Oiwa K, et al: Adverse effect of nighttime blood pressure on the outcome of lacunar infarct patients. Stroke 1998; 29: 570-576.

82) Yamamoto Y, Akiguchi I, Oiwa K, et al: Twenty-four-hour blood pressure and MRI as predictive factors for different outcomes in patients with lacunar infarct. Stroke 2002; 33: 297-305.

83) Huang D, Guo Y, Guan X, et al: Recent advances in arterial spin labeling perfusion MRI in patients with vascular cognitive impairment. J Cereb Blood Flow Metab 2023; 43: 173-184.

84) Dolui S, Li Z, Nasrallr IM, et al: Arterial spin labeling versus ^{18}F-FDG-PET to identify mild cognitive impairment. Neuroimage Clin 2020; 25: 102146.

85) Arbanitakis Z, Leurgans SE, Barnes LL, et al: Microinfarct Pathology, Dementia, and Cognitive Systems Stroke 2011；42: 722-727.

86) Smith EE, Schneier JA, Wardlaw JM, et al: Cerebral microinfarcts: the invisible lesions. Lancet Neurol 2012; 11: 272-282.

87) White L, Petrovich H, Hardman J, et al: Cerebrovascular pathology and dementia in autopsied Hololulu-Asia Aging Study participants. Ann N Y Acad Sci 2002; 977: 9-23.

88) Ii Y, Maeda M, Kida H, et al: In vivo detection of cortical microinfarcts on ultrahigh-field MRI. J Neuroimaging 2013; 23: 28-32.

89) Ii Y, Maeda M, Ishikawa H, et al: Cortical microinfarcts in patients with multiple lobar microbleeds on 3T MRI. J Neurol 2019; 266: 1887-1896.

90) Umino M, Maeda M, Ii Y, et al: 3D double inversion recovery MR imaging: Clinical applications and usefulness in a wide spectrum of central nervous system diseases. J Neuroradiol 2019; 46: 107-116.

91) Ferro DA, van den Brink H, Exalto LG, et al: Clinical relevance of acute cerebral microinfarcts in vascular cognitive impairment. Neurology 2019; 92: e1558-e1566.

92) Kövari E, Herrman FR, Hof PR, et al: The relationship between cerebral amyloid angiopathy and cortical microinfarcts in brain ageing and Alzheimer's disease. Neuropathol Appl Neurobiol 2013; 39: 498-509: 2013.

93) Kövari E, Herrman FR, Gold G, et al. Association of cortical microinfarcts and cerebral small vessel pathology in the ageing brain. Neuropathol Appl Neurobiol 2017; 43: 505-513.

94) Ishikawa H, Ii Y, Niwa A, et al: Comparison of premortem magnetic resonance imaging and postmortem autopsy findings of a cortical microinfarct. J Stroke Cerebrovasc. Dis 2018; 27: 2623–2626.

95) Ishikawa H, Ii Y, Shindo A, et al: Cortical microinfarct detected by 3-tesla magnetic resonance imaging. Stroke 2020; 51: 1010-1013.

96) Shindo A, Ishikawa H, Ii Y, et al: Clinical Features and Experimental Models of Cerebral Small Vessel Disease. Front Aging Neurosci 2020; 12: 109.

97) Keage HAD, Carare RO, Friedland RP, et al: Population studies of sporadic cerebral amyloid angiopathy and dementia: a systematic review. BMC Neurol 2009; 9: 3.

98) Jäkel L, De Kort AM, Klijn CJM, et al: Prevalence of cerebral amyloid angiopathy: A systemic review and meta-analysis. Alzheimer's Dement 2022; 18: 10-28.

99) Kalaria RN, Ballard C: Overlap between pathology of Alzheimer disease and vascular dementia. Alzheimer Dis Assoc Disord 1999; 13（Suppl 3）: S115-23.

100) Jellinger KA: Alzheimer disease and cerebrovascular pathology: an update. J Neural Transm 2002; 109: 813-836.

101) Charidimou A, Boulouis G, Gurol ME, et al: Emerging concepts in sporadic cerebral amyloid angiopathy. Brain 2017; 140: 1829-1850.

102) Sakurai K, Tokumaru AM, Nakatsuka T, et al: Imaging spectrum of sporadic cerebral amyloid angiopathy: multifaceted features of a single pathological condition. Insights Imaging 2014; 5: 375-385.

103) Rodrigues MA, Samarasekera N, Lerpiniere C, et al: The Edinburgh CT and genetic diagnostic criteria for lobar intracerebral hemorrhage associated with cerebral amyloid angiopathy: model development and diagnostic test accuracy study. Lancet Neurol 2018; 17 232-340.

104) Arima H, Tzourio C, Anderson C, et al: Effects of perindopril-based lowering of blood pressure on intracerebral hemorrhage related to amyloid angiopathy: PROGRESS trial. Stroke 2010; 41: 394-396.

105) Biffi A, Anderson CD, Battery TW, et al: Association between blood pressure control and risk of recurrent intracerebral hemorrhage. JAMA 2015; 314: 904-912.

106) 日本脳卒中学会脳卒中治療ガイドライン委員会編：脳卒中治療ガイドライン 2021．協和企画，東京． 2021 年刊．（2023 年改訂版あり）

107) Charidimou A, Nicoll JA, McCarron MO: Thrombolysis-related intracerebral hemorrhage and cerebral amyloid angiopathy: accumulating evidence. Front Neurol 2015; 6: 99.

108) Mattila OS, Sairanen T, Laakso E, et al: Cerebral amyloid angiopathy related hemorrhage after stroke thrombolysis: case report and literature review. Neuropathology 2015; 35: 70-74.

109) Linn J, Halpin A, Damaerel P, et al: Prevalence of superficial siderosis in patients with cerebral amyloid angiopathy. Neurology 2010; 74: 1346-1350.

110) Charidimou A, Peeters AP, Jager R, et al: Cortical superficial siderosis and intracerebral hemorrhage risk in cerebral amyloid angiopathy. Neurology 2013; 81: 1666-1673.

111) Charidimou A, Linn J, Vernooij MW, et al: Cortical superficial siderosis: detection and clinical significance in cerebral amyloid angiopathy and related conditions. Brain 2015; 138: 2126-2139.

112) Auriel E, Charidimou A, Gurol ME, et al: Validation of clinicoradiological criteria for the diagnosis of cerebral amyloid angiopathy-related inflammation. JAMA Neurol 2016; 73: 197-202.

113) Eng JA, Frosch MP, Choi K, et al: Clinical manifestations of cerebral amyloid angiopathy-related inflammation. Ann Neurol 2004; 55: 250-256.

114) Chung KK, Anderson NE, Hutchinson D, et al: Cerebral amyloid angiopathy related inflammation: three case reports and a review. J Neurol Neurosurg Psychiatry 2011; 82: 20-26.

115) Kinnecom C, Lev MH, Wendell L, et al: Course of cerebral amyloid angiopathy-related inflammation. Neurology 2007; 68: 1411-1416.

116) Antolini L, DiFrancesco JC, Zedde M, et al: Spontaneous ARIA-like events in cerebral amyloid angiopathy-related inflammation: A multicenter prospective longitudinal cohort study. Neurology 2021; 97: e1809-e1892.

117) Cummings J, Apostolova L, Ravinovici GD, et al: Lecanemab: Appropriate Use Recommendations. J Prev Alzheimers Dis 2023; 10: 362-377.

118) Greenberg SM, Salaman RA, Biessels GJ, et al: Outcome markers for clinical trials in cerebral amyloid angiopathy. Lancet Neurol 2014; 13: 419-428.

119) Charidimou A, Hong YT, Jager HR, et al: White matter perivascular spaces on magnetic resonance imaging: marker of cerebrovascular amyloid burden? Stroke 2015; 46: 1707-1709.

120) Charidimou A, Jaunmuktane Z, Baron JC, et al: White matter

perivascular spaces: an MRI marker in pathology-proven cerebral amyloid angiopathy? Neurology 2014; 82: 57-62.

121） Singh B, Lavezo J, Gavito-Higueroa J, et al: Updated Outlook of Cerebral Amyloid Angiopathy and Inflammatory Subtypes: Pathophysiology, Clinical Manifestations, Diagnosis and Management. J Alzheimers Dis Rep 2022; 6: 627-639.

122） de Falco A, De Simone M, d'Onofrio F, et al: Perfusion-weighted MRI in cerebral amyloid angiopathy-related transient focal neurological episodes. Neurol Sci 2021; 42: 3419-3422.

123） Greenberg SM, Charidiou A: Diagnosis of Cerebral Amyloid Angiopathy: Evolution of the Boston Criteria. Stroke 2018; 49: 491-497.

124） Charidimou A, Boulouis G, Frosch MP, et al: RI-neuropathology diagnostic accuracy study. Lancet Neurol 2022; 21: 714-725.

125） Charidimou A, Frosch MP, Charidimou A, et al: Advancing diagnostic criteria for sporadic cerebral amyloid angiopathy: Study protocol for a multicenter MRI-pathology validation of Boston criteria v2.0. Int J Stroke 2019; 14: 956-971.

126） Knudsen KA, Rosand J, Karluk D, et al: Clinical diagnosis of cerebral amyloid angiopathy: validation of Boston criteria Neurology 2001; 56: 537-539.

127） Sakurai K, Tokumaru AM, Nakatsuka T, et al: Imaging spectrum of sporadic cerebral amyloid angiopathy: multifaceted features of a single pathological condition. Insights Imaging 2014; 5: 375-385.

128） Greenberg SM, Rebeck GW, Vonsattel JP, et al: Apolipoprotein e epsilon 4 and cerebral hemorrhage associated with amyloid angiopathy. Ann Neurol 1995; 38: 254-259.

129） Greenberg SM, Edgar MA: Case records of the Massachusetts general hospital , case 22-1996. N Engl J Med 1996; 335: 189-196.

130） Joutel A, Corpechot C, Ducros A, et al: Notch3 mutations in CADASIL, a hereditary adult-onset condition causing stroke and dementia. Nature 1996; 383: 707-710.

131） Yamamoto Y, Ihara M, Tham C, et al: Neuropathological correlates of temporal pole white matter hyperintensities in CADASIL. Stroke 2009; 40: 2004-2011.

132） O'Sullivan M, Jarosz JM, Martin RJ, et al: MRI hyperintensities of the temporal lobe and external capsule in patients with CADASIL. Neurology 2001; 56: 628-634.

133） Tomimoto H, Ohtani R, Wakita H, et al: Small artery dementia in JAPAN: radiological differences between CADASIL, leukoaraiosis and Binswanger's disease. Dement Geriatr Cogn Disord 2006; 21; 162-169.

134） Singhal S, Rich P, Markus HS: The Spatial Distribution of MR Imaging Abnormalities in Cerebral Autosomal Dominant Arteriopathy with Subcortical Infarcts and Leukoencephalopathy and Their Relationship to Age and Clinical Features. AJNR 2005; 26: 2482-2487.

135） 水野敏樹：CADASIL の診断，病態，治療の進歩 - 本邦における CADASIL 診断基準作成 -. 臨床神経 2012; 52: 303-313.

136） Mizuno T, Mizuta I, Watanabe-Hosomi A, et al: Clinical and Genetic Aspects of CADASIL. Front Aging Neurosci 2020; 12: 91.

137） Takei J, Higuchi Y, Ando M, et al: Microbleed clustering in thalamus sign in CADASIL ptients with NOTCH3 R75P mutation. Front Neurol 2023; 14: 1241678.

138） Desnick RJ, Ioannou YA, Eng CM: α -Galactosidase A deficiency: Fabry disease,（Scriver CR, Beaudet AL, Sly WS, Valle D, Eds）, The Online Metabolic and Molecular Basis of Inherited Disease, 8th ed. 2002, McGraw-Hill, New York, p3733-3774.

139） Inoue T, Hattori K, Ihara A, et al: Newborn screening for Fabry disease in Japan: prevalence and genotypes of Fabry disease in a pilot study. J Hum Genet 2013; 58: 548-552.

140） Kobayashi M, Ohashi T, Sakuma M, et al: Clinical manifestations and natural history of Japanese heterozygous females with Fabry disease. J Inherit Metab Dis Supple 2008; 3: 483-487.

141） Oritz A, Germain DP, Desnick RJ, et al: Fabry disease revisited: Management and treatment recommendations for adult patients. Mol Genet Metab 2018; 123: 416-427.

142） Arends M, Wanner C, Hughes D, et al: Characterization of classical and non-classical Fabry disease: a multicenter study, J AM Soc Nephrol 2017; 28: 1631-1641.

143） Schiffmann R, Kopp JB, Austin HA, et al: Enzyme replacement therapy in Fabry disease: a randomized controlled trial. JAMA 2001; 285: 2743-2749.

144） Schiffmann R, Ries M, Timmons M, et al: Long-term therapy with agalsidase alfa for Fabry disease: a safety and effects on renal function in a home infusion setting. Nephrol Dial Transplant 2006; 21: 345-354.

145） Beck M, Hughes D, Kampmann C, et al: Long-term effectiveness of agalsidase alfa enzyme replacement in Fabry disease: a Fabry outcome survey analysis. Mol Genet Metab Rep 2015; 3: 21-27.

146） Mitsias P, Levine SR: Cerebrovascular complications of Fabry's disease. Ann Neurol 1996; 40: 8-17.

147） Garzuly F, Maródi L, Erdös M, et al: Megadolichobasilar anomaly with thrombosis in a family with Fabry's disease and a novel mutation in the alpha-galactosidase A gene. Brain 2005; 128: 2078-2083.

148） Fazekas F, Enzinger C, Schmidt R, et al: Brain magnetic resonance imaging findings fail to suspect Fabry disease in young patients with an acute cerebrovascular event. Stroke 2015; 46: 1548-1552.

149） Hodges JR, Warlow CP: Syndromes of transient amnesia: Towards a classification. A study of 153 cases. J Neurol Neurosurg Psychiatry 1990; 53: 834-843.

150） Woolfenden AR, O'Brien MW, Schwartzberg RE, et al: Diffusion-weighted MRI in transient global amnesia precipitated by cerebral angiography. Stroke 1997; 28: 2311-2314.

151） Ryoo I, Kim JH, Kim S, et al: Lesion detectability on diffusion-weighted imaging in transient global amnesia: the influence of imaging timing and magnetic field strength. Neuroradiology 2012; 54: 329-334.

152） Lee HY, Kim JH, Weon YC, et al: Diffusion-weighted imaging in transient global amnesia exposes the CA1 region of the hippocampus. Neuroradiology 2007; 49: 481-487.

153） Jain TP, Patel R, Fawarikar Y: Transient global amnesia: Diffusion MRI findings. Indian J Radiol Imaging 2018; 28: 6-9.

154） Unsgård RG, Doan TP, Nordlid KK, et al: Transient global amnesia:7 Tesla MRI reveals more hippocampal lesions with diffusion restriction compared to 1.5 and 3T MRI. Neuroradiology 2022; 64: 2217-2226.

155） Talmasov D, Masurkar AV: Journal Club: Diffusion-Weighted MRI in Transient Global Amnesia and Its Diagnostic Implications. Neurology 2021; 96: e2138-e2140.

156） Sedlaczek O, Hirsch JG, Grips E, et al: Detection of delayed focal MR changes in the lateral hippocampus in transient global amnesia. Neurology 2004; 62: 2165-2170.

157） Szabo K, Hoyer C, Caplan LR, et al: Diffusion-weighted MRI in transient global amnesia and its diagnostic implications. Neurology 2020; 95: e206-e212.

158） Förster A, Al-Zghloul M, Wenz H, et al: Isolated punctuate hippocampal infarction and transient global amnesia are indistinguishable by means of MRI. Int J Stroke 2017; 12: 292-296.

159）坂井利行，冨本秀和：神経画像検査にて脳静脈還流異常をみとめた一過性全健忘の 39 歳女性例. 臨床神経学 2012; 52: 769-773.

160）Sparaco M, Pascarella R, Muccio CF, et al: Forgetting the Unforgettable : Transient Global Amnesia Part I pathophysiology and Etiology. J Clin Med 2022; 11: 3373.

161）Alessandro L, Calandri IL, Fernandez S, et al: Transient global amnesia: clinical features and prognostic factors suggesting recurrence. Arq Neuropsiquiatr 2019; 77: 3-9.

162）Quinette P, Guillery-Girard B, Dayan J, et al: What does transient global amnesia really mean? Review of the literature and thorough study of 142 cases. Brain 2006; 129: 1640-1658.

163）Nedelmann M, Eicke BM, Dieterich M: Increased incidence of jugular valve insufficiency in patients with transient global amnesia. J Neurol 2005; 252: 1482-1486.

164）Gorji A: Spreading depression: a review of the clinical relevance. Brain Res Brain Res Rev 2001; 38: 33-60.

165）Olesen J, Jørgensen MB: Leao's spreading depression in the hippocampus explains transient global amnesia. A hypothesis. Acta Neurol Scand 1986; 73: 219-220.

166）Buch S, Chen Y, Jella P, et al: Vascular mapping of the human hippocampus using Ferumoxytol-enhanced MRI. Neuroimage 2022; 250: 118957.

167）Szabo K, Förster A, Jäger T, et al: Hippocampal Lesion Patterns in Acute Posterior Cerebral Artery Stroke: clinical and MRI findings. Stroke 2009; 40: 2042-2045.

168）Mangla A, Navi BB, Layton K, et al: Transient global amnesia and the risk of ischemic stroke. Stroke 2014; 45: 389-393.

169）Nagamine T: Case report Transient global amnesia with transient anosmia: a curious case suggestive of middle cerebral artery occlusion. J Integr Neurosci 2022; 21: 103.

第V章 拡散強調像が鍵となる疾患

1. pathognomonicな信号異常が診断の端緒となりうる疾患・病態

はじめに

脳のMRI拡散強調像（diffusion-weighted imaging：DWI）は，急性期虚血梗塞の診断に欠くことのできないシーケンスですが[1]，今や拡散強調像は脳血管障害緊急検査のみならず，病前を含め視覚評価の難しい段階の脳微細構造（軸索，白質線維束など含む）を定量的に評価できるまでに進化しています。Diffusion tensor imaging（DTI），fractional anisotropy（FA），tractography，q-space imaging（QSI），diffusion kurtosis imaging（DKI），neurite orientation dispersion and density imaging（NODDI）など先端的技術開発が進み，臨床応用に役割を拡大しつつあります[2-6]。これらの新しい方法論を駆使し，アルツハイマー病（Alzheimer's disease：AD）など変性性認知症のpreclinical stage（病前期）を抽出しようとする試み，あるいはADのリスク因子を評価する試みも積み重ねられています。

本項では拡散強調像で遷延する信号異常が診断の鍵となる疾患について述べます。拡散強調像で遷延する高信号は，疾患特異性をもち診断の端緒となることがありますので，認知症の画像診断では，ぜひ拡散強調像をルーチンに加えておきたいところです。日常臨床現場の現実は千差万別で，MRIのシーケンスの設定もなかなか思うに任せないこともありますが，急性から亜急性期の梗塞が偶然見つかることも

あり，また患者が途中で動いたり，検査を拒否したり最後まで検査が行えなかった場合でも最低限の画像情報を得ることができます。画像が得られたら，まず信号異常の局在を確認し，鑑別診断を進めましょう。**表1**に，拡散強調像で信号異常が遷延する主な疾患について局在の特徴を示しました[7]。**皮質に信号異常の局在**があり，亜急性に進行する認知障害があればプリオン病が鑑別の筆頭です。痙攣後脳症との鑑別に苦慮することもありますが，詳細は後述したいと思います。**皮髄境界に拡散強調像での高信号が遷延**していれば，**核内封入体病**を筆頭に鑑別を進めます。**脳室周囲，深部白質に拡散強調像での高信号が遷延**し，CTで特徴的な石灰化がとらえられれば，hereditary diffuse leukoencephalopathy with spheroid-CSF1R（HDLS-CSF1R）を考慮し，遺伝子検索に進みましょう。

プリオン病

プリオン病は，全身に分布し，かつ脳に最も多く存在する正常なプリオン蛋白（prion protein：PrP）構造が変異し，異常プリオン蛋白（scrapie prion protein：PrP^{Sc}）となって脳内に蓄積，神経細胞壊死を惹起する進行性，致死性神経変性疾患の一群です。発症率は，年間100万あたり約1〜2人とされています[8]。大別して，特発性，遺伝性，獲得性（**表2**）

表1 拡散強調像高信号の局在から鑑別

皮質	皮髄境界	皮質下から深部白質	中小脳脚	視床，基底核
• CJD	• NIID	• HDLS-CSF1R	• プリオン病	• プリオン病
• 痙攣後脳症	• FXTAS	• PML	• NIID	• Wernicke脳症
• 低血糖脳症		• AARS2-mutation related leukodystrophy	• FXTAS	• 中毒
• 脳炎，脳症		• ADLD	• 梗塞後二次変性	• 代謝性脳症
• NIID		• その他	• メトロニダゾール脳症	• 脳炎
• ミトコンドリア脳筋症			• 腫瘍浸潤	• その他
• その他			• 代謝性脳症	
			• ADLD	
			• その他	

CJD：クロイツフェルト・ヤコブ病（Creutzfeldt-Jakob disease），NIID：神経核内封入体病（neuronal intranuclear inclusion disease），PML：進行性多巣性白質脳症（progressive multifocal leukoencephalopathy），HDLS-CSF1R：軸索スフェロイド形成を伴う遺伝性びまん性白質脳症（hereditary diffuse leukoencephalopathy with spheroid-CSF1R），ADLD：autosomal-dominant adult-onset leukodystrophy，MCP：中小脳脚（middle cerebellar peduncle），FXTAS：脆弱X関連振戦・失調症候群（fragile X-associated tremor ataxia syndrome），MSUD：メープルシロップ尿症（maple syrup urine disease），PKU：フェニルケトン尿症（phenylketonuria），MAT：メチオニンアデノシルトランスフェラーゼ（methionine adenosyltransferase），MLD：metachromatic leukodystrophy leukoencephalopathy with brainstem and spinal cord involvement and elevated white matter lactate，LBSL：leukoencephalopathy with brainstem and spinal cord involvement and elevated white matter lactate，AT/RT：ラブドイド腫瘍（atypical teratoma/rhabdoid tumor）

（文献7より引用）

のプリオン病があることが知られています。わが国では、孤発性クロイツフェルト・ヤコブ病（Creutzfeldt-Jakob disease：CJD）が78%を占め、遺伝性プリオン病は約2割弱、その他を人工硬膜移植後などに惹き起こされた獲得性（感染性）プリオン病が占めています[8]。わが国の獲得性プリオン病は、変異型CJD1例を除き、硬膜移植後症例です[8]。COLUMN3

■ 孤発性プリオン病

孤発性プリオン病の分類（表2）

プリオン病の約8割以上を占める孤発性プリオン病には、孤発性クロイツフェルト・ヤコブ病（孤発性CJD, sporadic CJD：sCJD）、孤発性致死性不眠症（sporadic fatal insomnia：sFI）、variably protease-sensitive prionopathy（VPSPr）があり、そのほとんどを孤発性CJDが占めています。

臨床症状・経過（表3, 4）

孤発性CJDの約7割は、急速に進行する認知機能障害、運動失調、錐体路・錐体外路症状、視覚異常、脳波での周期性同期性放電（periodic synchronous discharge：PSD）などを示し、発症から数カ月で無動性無言状態に至る進行性・致死的の経過を示します。このような臨床経過を示す典型例では、表4に示した診断基準に則り、臨床的にほぼ確実例として診断されます。一方、病型によって緩徐進行性であったり、当初運動失調や精神症状が認知症状よりも目立つ非典型例があります。原因不明の神経変性疾患の鑑別にプリオン病の可能性を否定せず、鑑別に挙げておくことは大切なことです[12-15]。非典型例の症状は多彩であることを忘れないようにしましょう。

孤発性CJDの病型（表3）

孤発性CJDは、病因である異常プリオン蛋白PrP^{Sc}のウエスタンブロット解析、遺伝子コドン多型、臨床病理所見の組み合わせによって病型分類がなされています。PrP遺伝子

クロイツフェルト・ヤコブ病（CJD）の「10年」

蛋白質感染粒子プリオンの概念を確立したことにより、Prusiner博士がノーベル賞を得た1997年は、くしくもわが国の厚生省が「プリオン病汚染の可能性のあるヒト乾燥硬膜使用中止」を決定した年です。しかし、その決定は遅く、米国食品医薬品局がヒト乾燥硬膜移植によるCJDの可能性を示唆し、汚染の可能性を有すると乾燥硬膜廃棄を勧告して10年の歳月が過ぎ去っていました。Prusiner博士は、プリオン病罹患脳から幅4mm、長さ数100mm程度の感染性微細線維状物質を濃縮し、10年という歳月をかけてプリオン説を唱えるに至りましたが、その緻密な日々の積み重ねと"致死的危険の可能性"が他国に示唆されてからの10年という日々の積み重ねが、私たち医療に携わるものは重く受け止めることはできても、過ぎ去った時間を俯瞰することはできません。かつ来るべき包含する現在を正しくつかみ取ることは至難です。1997年の厚生省勧告にあたり、佐藤 猛先生を班長としたクロイツフェルト・ヤコブ病等に関する緊急全国調査研究班が1996年5月に設置されました。翌年3月には硬膜移植とCJD発症の間に因果関係が存在することを明記した報告書をまとめ、わが国でのさらなる不幸な発症を喰い止めました。COVID-19によるパンデミックを経験した今、佐藤先生のこの明確な信念あるお言葉を思い起こします[10,11]。

コドン129多型（メチオニンをホモでもつMM型、メチオニンとバリンをヘテロでもつMV型、バリンをホモでもつVV型）と、ウエスタンブロット解析による1型、2型の組み合わせ（プロテイナーゼK処理後プリオン蛋白の無結鎖断片のプロットパターンの差）によってMM1, MM2, MV1, MV2, VV1, VV2の6型があり、さらにMM2は臨床病理所見により皮質型と視床型に分けられています。いささか繁雑に思われるかもしれませんが、この病型と臨床症状や経過、画像所見はある程度対応するということを知っておくことが大事です[12-16]。（表3）。

わが国では、MM1型が最も頻度が高く、MV1型とともに古典的CJDともいわれており、前述した典型的臨床症状、経過、病理所見を示し、進行は比較的緩徐であるとされています[12,18]。MM2皮質型は、大脳皮質に初期にはミオクローヌスに乏しく、脳波の典型所見である周期性同期性放電（periodic synchronous discharge：PSD）も

表2　プリオン病のスペクトラム

特発性	遺伝性	獲得性（感染症）
• 孤発性CJD（sporadic CJD：sCJD） • 孤発性致死性不眠症（sporadic fatal insomnia） • 可変プロテアーゼ感受性プリオン病（variably protease-sensitive prionopathy：VPSPr）	• 遺伝性CJD • 致死性家族性不眠症（fatal familial insomnia：FFI） • ゲルストマン・ストロイスラー・シャインカー病（Gerstmann-Sträussler-Scheinker disease：GSS） • 全身性PrPアミロイドーシス	• クールー（kuru） • 変異型CJD（variant CJD：vCJD） • 医原性 　硬膜、深部電極、角膜、ヒト成長ホルモン、ヒト性腺刺激ホルモンなど

表3 孤発性CJDの分類，臨床，画像の特徴

孤発性	遺伝型/蛋白型	臨床症状	脳脊髄液所見 (14-3-3蛋白陽性)	脳波	MRI所見
sCJD	MM1 (わが国では最も頻度が高い)	古典的 sCJD	90〜96%	PSD高率	皮質，基底核，視床（淡蒼球は比較的少ない）
	MV1	古典的 sCJD			皮質，基底核
	VV2 (わが国ではきわめてまれ)	非典型，失調型	88〜100%	非典型	皮質，基底核，視床（淡蒼球は比較的少ない）
	MM2 cortical	進行性認知症	非典型	初期にはPSF (-) 例多い	皮質（側頭葉を含む広範な変化），基底核，視床
	MV2	進行性認知症，失調		非典型	基底核，視床（hockey-stick sign/ pulvinar sign）
	VV2 (わが国ではきわめてまれ)	進行性認知症		非典型	皮質（帯状回，島回など広範囲），基底核，視床は比較的保たれる
sFI	MM2 thalamic	Thalamic variant, 自律神経失，歩行失調，旧症状など	20%	0〜20%	generally negative

(文献 8，12，17 を参考に作成)

呈さないため，ADなどと診断されている場合もあり，注意が必要です。視覚，小脳失調も示すことはまれとされ，MM2皮質型に対する独立した診断基準も提唱されています。また，MM2視床型は不眠，精神症状を主訴とし，画像所見も認められないことが多いタイプです。頻度は低いですが，臨床・画像ともに非典型例があることは知っておきたい情報です。わが国においてVV2，VV1はきわめてまれです[12,19]。

孤発性CJDの診断（表4）

診断は，臨床経過や症状から，プリオン病をまず疑うことからはじまります。急速な認知機能障害増悪に加え，神経学的所見，頭部MRI検査，脳波，脳脊髄液検査を施行し，鑑別を進めます[8,20,21]。表4に厚生労働省科学研究費補助金難治性疾患等政策研究事業プリオン病診療ガイドライン2023（暫定版）[8,20]に記載された最新の診断基準案を示しました。

表4 孤発性CJD診断基準案

主項目

I. 急速進行性認知症
II. 次の4項目中2項目以上を満たす
　A. ミオクローヌス
　B. 視覚または小脳症状
　C. 錐体路または錐体外路症状
　D. 無動性無言
III. 脳波で周期性同期性放電（PSD）を示す
IV. 典型的なMRI所見を示す

1．確実例（definite）

進行性認知機能障害を呈し，脳組織でCJDに特徴的な病理所見を証明する。または，ウエスタンブロット解析か免疫組織学的検査で異常プリオン蛋白を検出

2．ほぼ確実例（probable）

- I+II+III
- I+II+IV
- I+II +脳脊髄液中の14-3-3蛋白陽性を認めること
- 進行性の認知機能障害を呈し，髄液中またはほかの組織で，RT-QUICK法にて陽性を認める

3．可能性あり（possible）

I+IIの2項目を満たし，全臨床経過が2年未満であること

(文献 1，15 を参考に作成)

確実例は，脳組織でCJDに特徴的な病理所見，またはウエスタンブロット解析か免疫組織学的検査で異常プリオン蛋白を検出することが必要です。ほぼ確実例では，拡散強調像，脳脊髄液（cerebrospinal fluid：CSF）中のバイオマーカー，脳波PSD所見が，プリオン病診断および鑑別診断に有用な手段となっています。**CSF検査では14-3-3蛋白陽性**は有用なバイオマーカーですが，病型や罹病期間で感度が異なることがあります。また**異常型プリオン蛋白高感度増幅法**（real-time quaking-induced conversion：RT-QuIC）を用いて，CJD症例でのCSF中の異常プリオン蛋白検出ができるようになり，診断基準案にも記載が加えられています。**RT-QuIC法の感度，特異度は高い**と報告されていますが[22]，100%ではないことを理解しておく必要があり，臨床症状，経過，MRI所見など併せての評価が必須です。もちろん，渡航歴，家族歴を含めた丁寧な病歴聴取，家族歴をもたない遺伝性プリオン病もあること踏まえ，遺伝子診断までを視野に入れた診断への取り組みが必要な疾患です[8,17,21]。

■ 遺伝性プリオン病（表2）

遺伝性プリオン病は，臨床病型によって遺伝性CJD，ゲルストマン・ストロイスラー・シャインカー病（Gerstmann-Sträussler-Scheinker disease：GSS），致死性家族性不眠症（fetal familial insomnia：FFI）に分類されています。わが国では，V180I変異，M232R変異を示す遺伝性CJD，P102L変異を伴うGSSが多くみられます[8,17]。V180I変異，M232R変異型は，家族歴がほとんど確認されず，遺伝子検索が必須となります。V180I変異では皮質腫脹があること，M232R変異の緩徐進行型では視床内側に拡散強調像の高信号を認めるなどの画像的特徴があり，診断の端緒となりうるとされています[17,23,24]。わが国におけるGSSはP102L変異が多く，九州西岸地域での報告がみられます。古典的CJDの臨床症状を示す場合と，小脳症状が前景に立ち，脊髄小脳変性症と診断されている場合があることが記載されています[8]。

■ 獲得性プリオン病（表2）

獲得性プリオン病は，**表2**に示したように医原性CJD，変異型CJD（variant Creutzfeldt-Jakob disease：vCJD），kuruがあります。わが国での報告は前二者で，ほとんどが硬膜移植後症例で変異型CJDは1例の報告にとどまっています[8,9,11]，COLUMN。

■ プリオン病の画像所見 NOTE 30

典型所見

拡散強調像は，プリオン病の診断，鑑別に重要です。拡プリオン病では散強調像で皮質に沿ったリボン状の高信号，線条体（前方優位）の高信号，ときに視床にも高信号を認めます。頻度の高いMM1，MV1の典型例では，信号異常はあっても腫脹所見は軽微で，またFLAIR像やT2強調像での信号異常が拡散強調像に比べて不明瞭であることが画像的特徴となります。拡散強調像の信号異常は遷延することが知られていますが，症例ごとで病期により変化することが一般的です。初期は非対称であったり，ごく限局的なために脳血管障害との鑑別に迷うような場合もあり，長期経過例では拡散強調像高信号が不明瞭となることも報告されています。

ADC低下も病期によって異なることがあり，病初期には目立たないものの経過によって明瞭となり，長期経過ではADC上昇に転じることも知られています。また，プリオン病では海馬や中心前回は，拡散強調像の信号変化がはっきりしない傾向があります（病理学的にも同様の傾向はあるが，侵されないというわけではないことにご注意！）。FLAIR像に比べ拡散強調像信号変化が明瞭なこと，腫脹が少ないこと，海馬，中心前回が侵されにくいというMRI所見は，痙攣後脳症，低血糖脳症などとの鑑別点になりえますので，特に重要です[7,8,12-14,17,26-29]。

図1は，孤発性CJD（MM1）病理確定例です。迷子を契機に進行する認知機能障害を示し，発症3カ月後の当院初診時にはHDS-R＝1点，意欲，自発性は著明に低下していました。初診時の拡散強調像では，両側後頭，頭頂葉，右優位前頭葉など皮質に高信号を認め，ADC低下を伴っています。中心前回はこの段階では侵されておらず，FLAIR像での信号変化は淡くとらえられるものの，拡散強調像に比べると軽度と言えます。高度の腫脹所見はとらえられません。同時期の脳血流SPECT像では，大脳血流低下，側頭頭頂葉の血流低下，後部帯状回，楔前部にも血流低下があり，一見するとADにも似た所見ですが，拡散強調像の信号異常と比較すればCJDの診断に迷うことはありません。初期のCJDの脳血流SPECTでは，ADと脳血流低下パターンが似ている場合もありますが，典型的MR所見，臨床経過と併せて判断をします。病期の進行に従い，尾状核，被殻（本例でも前方優位と取れる），さらに広範囲の皮質に拡散強調像高信号がとらえられます。

最後のMRI検査と2カ月後に施行された剖検所見を示しました（**図1e～i**）。拡散強調像で高信号を示した皮質には，

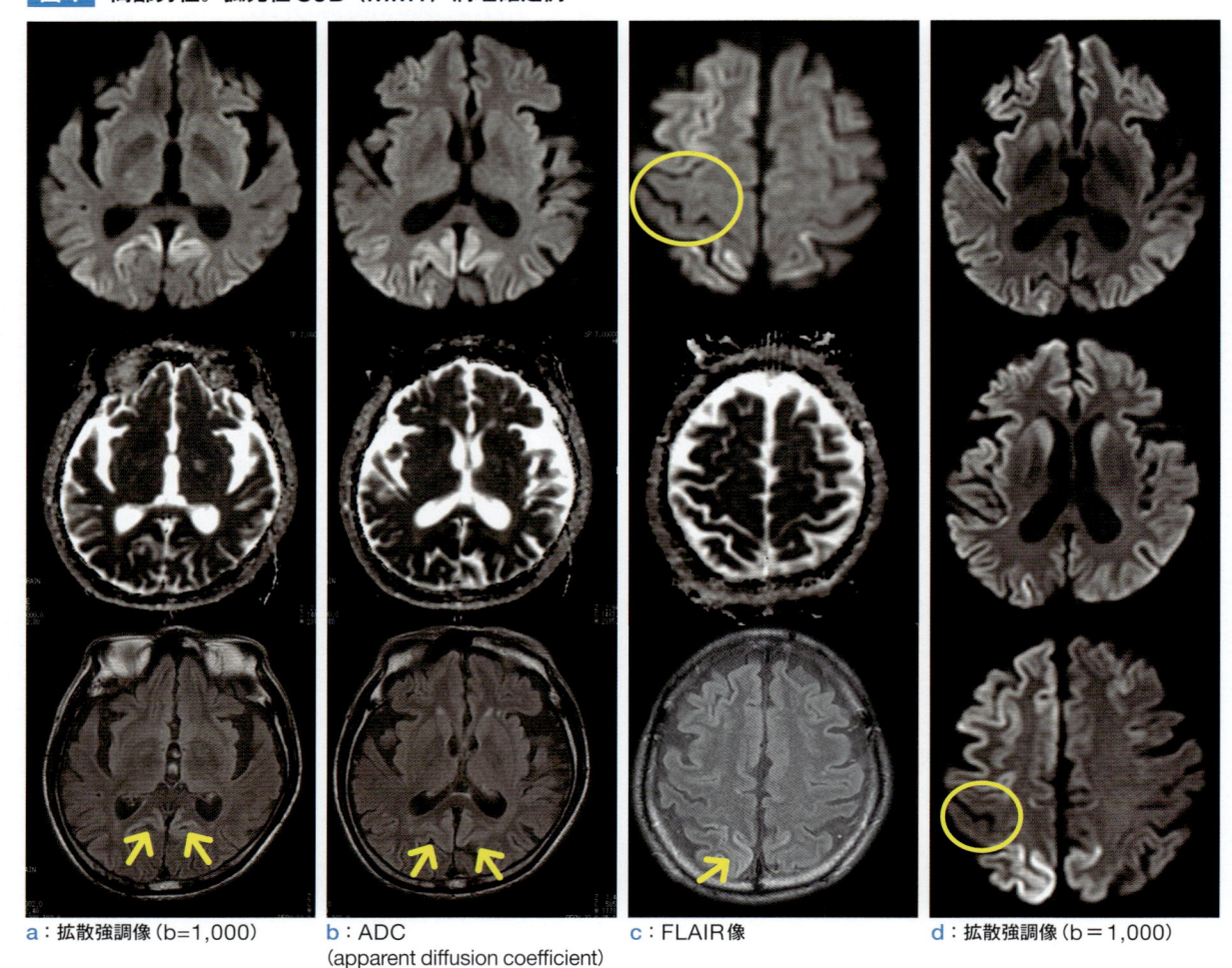

図1 高齢男性。孤発性CJD（MM1）病理確定例

a：拡散強調像（b＝1,000）

b：ADC
（apparent diffusion coefficient）

c：FLAIR像

d：拡散強調像（b＝1,000）

短期間に進行する認知機能障害。3カ月前に迷子となり，その後家のなかでもトイレの場所がわからなくなるなど，認知機能障害が進行時点の拡散強調像（a），ADC（b），FLAIR像（c）を示す。両側後頭葉，頭頂葉，右優位前頭葉皮質に拡散強調像で高信号，ADCも低下を示す。c：この時点で中心前回がスペアされている（○）。FLAIR像でも後頭葉頭頂葉皮質には淡い高信号がとらえられるが，腫脹は乏しく，拡散強調像の信号変化のほうが明瞭（→）。d：発症後5カ月，無動無言状態，拡散強調像（b＝1,000）を示す。右優位に尾状核，被殻腹側における拡散強調での高信号が明瞭となり，ADC低下（非提示）もとらえられた。この段階でも中心前回の信号異常は比較的目立たない（○）。この時点から2カ月後の剖検では，中心前回皮質においても異常プリオン蛋白の沈着がとらえられているが，軽微。

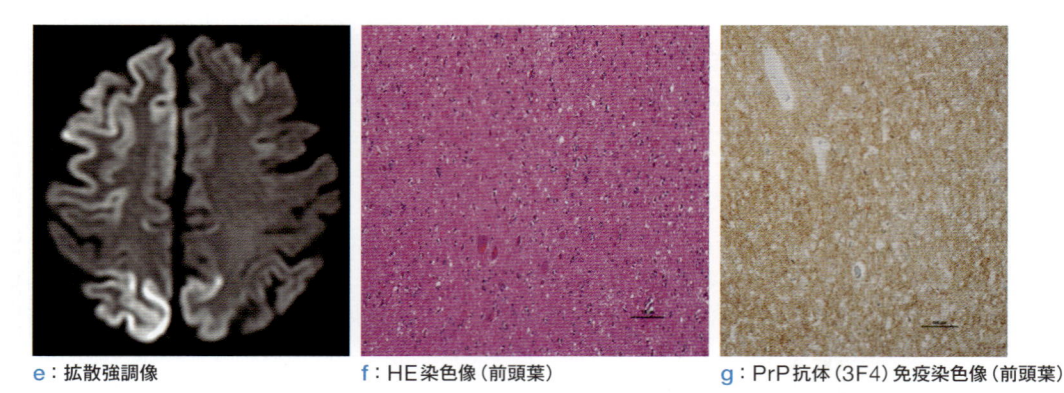

e：拡散強調像

f：HE染色像（前頭葉）

g：PrP抗体（3F4）免疫染色像（前頭葉）

e：剖検2カ月前の拡散強調像では前頭側頭葉に高信号の遷延がある。f：拡散強調像で高信号を示した前頭葉皮質のHE染色像。高度の神経細胞脱落，グリアの増生，5～20μm程度，海綿状変化がとらえられる。g：同部のPrP抗体（3F4）免疫染色像では皮質全層に陽性所見を認める。

図1の続き

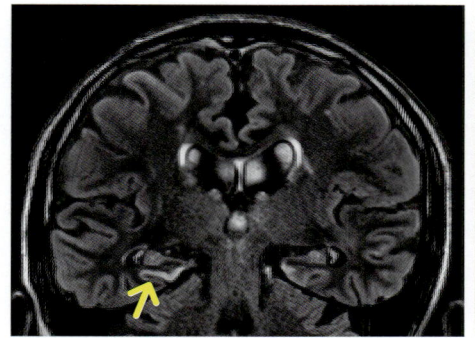

h：FLAIR冠状断像

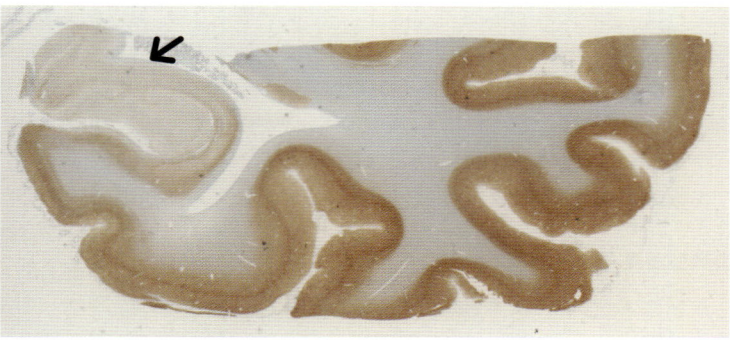

i：PrP抗体（3F4）免疫染色像（海馬を含む側頭葉）

右側に縦書きで：

Ⅴ

拡散強調像が鍵となる疾患

h：剖検2カ月前のFLAIR冠状断像では，右優位に海馬傍回皮質に高信号を認めるが（→），海馬そのものの信号変化ははっきりしない。**i**：拡散強調像（非提示），FLAIR像で高信号を示した嗅内皮質のHE染色像では海綿状変性がとらえられる。グリアの増生も目立つ。**j**：海馬を含む側頭葉のPrP抗体（3F4）免疫染色像で，海馬支脚までは皮質全層におよぶ陽性所見を認める。この変化に比べ，固有海馬には，茶色のPrP抗体染色陽性像は軽微に留まっている（→）。

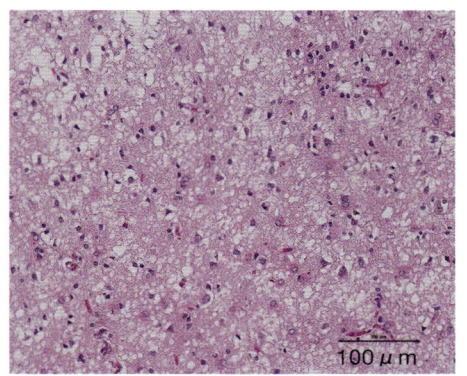

j：HE染色像（海馬）

100μm

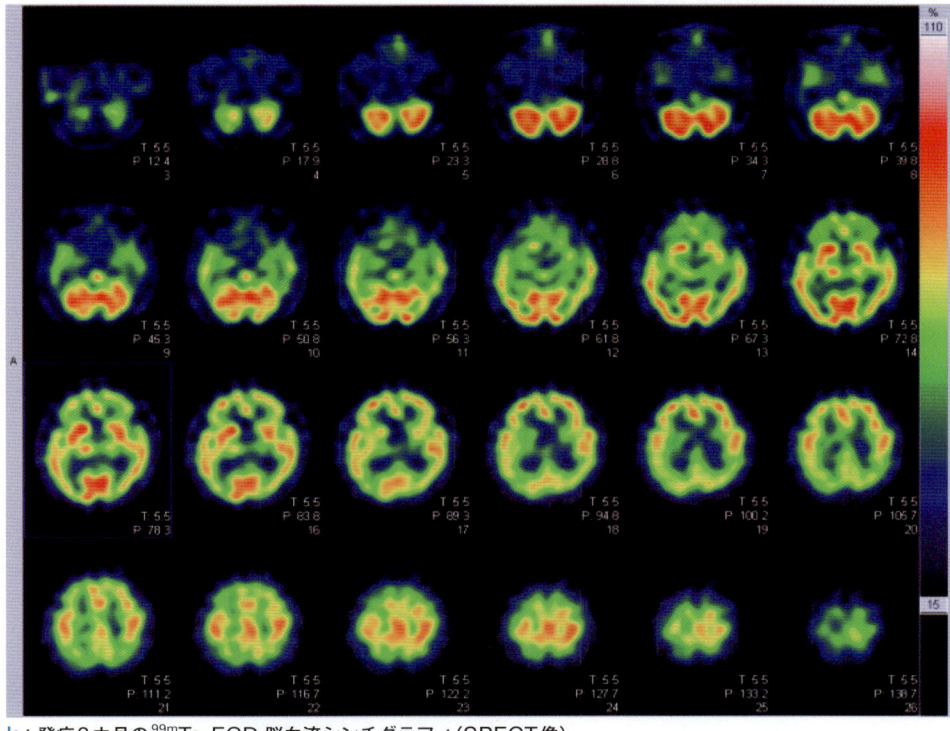

k：大脳平均血流量は左：右＝34.4：34.9（mL/分/100g）と低下しており，両側側頭葉・頭頂葉に高度の血流低下が認められる。後部帯状回から楔前部の血流低下も認められる。AD疑いも頭によぎる所見だが，この段階で拡散強調像では広範囲の皮質に高信号が認められ，CJDに基づく血流低下であった。

k：発症3カ月の99mTc-ECD脳血流シンチグラフィ（SPECT像）

[**f，g，i，j**]の病理画像は，東京都健康長寿医療センター神経病理，高齢者ブレインバンク 齊藤祐子先生，大阪大学大学院連合小児発達学研究科 附属子どもの心の分子制御機構研究センターブレインバンク・バイオリソース部門・常勤特任教授，大阪大学医学部附属病院神経内科・脳卒中科（兼）東京都健康長寿医療センター高齢者ブレインバンク・バイオリソースセンター事務局長 常勤特任研究員（神経病理）・脳神経内科（兼）（クロスアポイント）村山繁雄先生のご厚意による]

全層性に神経細胞脱落があり，5～30μmの海綿状変化が認められ，信号異常と対応しています。同部には著明な神経細胞脱落，グリアの増性もとらえられます。側頭葉皮質にも著明なプリオン蛋白の沈着，海綿状変性が嗅内皮質，海馬支脚にまで及んでいますが，固有海馬はこの程度に比べて病理学的には軽度の変化にとどまり，画像所見が軽微であることと対応しています。

非典型所見

病型によってMRI所見も異なります。**MM2皮質型**は，進行緩徐，皮質症状優位，PSDが出現しにくいことが報告されており，拡散強調像で皮質高信号を認めることが多いとされています[7,8,17]。

図2に，MM2皮質型（剖検例）を示します。立位，歩行障害で発症した60歳代（性別非公表），次第に言語障害，書字障害，認知機能障害の悪化を認め，発症9カ月目にはミオクローヌスが出現，発症1年後には無動無言となっています。脳脊髄液14-3-3蛋白は発症5カ月，12カ月の採取ともに±で明瞭な陽性を確認できず，脳波も典型的なPSDは得られ

ませんでしたが，拡散強調像では，発症5カ月から皮質に沿った高信号が帯状回，島皮質，頭頂葉など広範囲に生じ（古い症例で画質は不十分です），発症12カ月では，さらに側頭葉まで信号異常が広がり，かつ遷延しています。短期間に萎縮の進行もとらえられています。

本例は，シナプス機能を反映するともいえる糖代謝PET（[18]F-FDG PET）では当初から広範囲の低下が認められますが，神経細胞脱落を評価するベンゾジアゼピン受容体[NOTE 31]の結合能を評価するとされる[11]C-FMZ PETでは当初糖代謝PETより限局した低下にとどまっています。しかし，[11]C-FMZ PETでも明瞭な経時的増悪があります。よくみると発症12カ月MRIにおける左側頭葉での拡散強調像の高信号と，[11]C-FMZ PETでの低下の増悪部位は連動しているようにもみえます。これらの異なるバイオマーカーの差異と連動が，臨床，病理に結び付き，真に役立つ情報として洗練されることが望まれます。MV2型は，わが国では2%以下とまれですが，PSDの出現率が低い，臨床的に認知症，失調を示すことなどが報告されています。病理学的には，MV2-Kuru（2K: 小脳に多数のKuru斑形成），MV2-Cortical

---

図2 **60歳代，性別非公表。MM2皮質型（剖検確定例）**

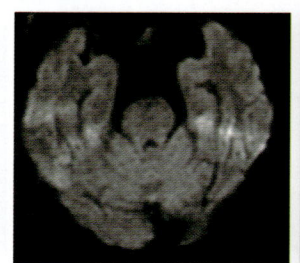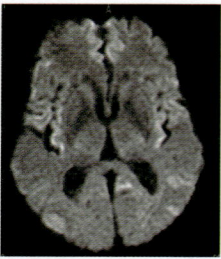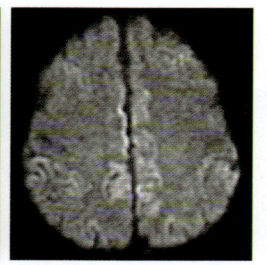

a：帯状回，島皮質，前頭頭頂葉皮質に拡散強調像での高信号を示す。**b**：前頭側頭頭頂葉優位に広範囲に低下しているが，神経細胞脱落を評価するベンゾジアゼピン受容体結合能を評価する。**c**：低下部位は限局的にみえる。

a：発症後4カ月の拡散強調像（b＝1,000）

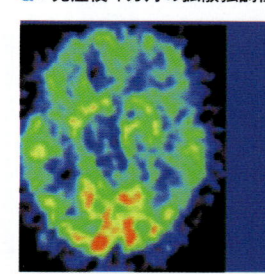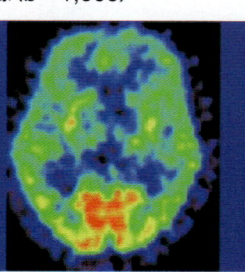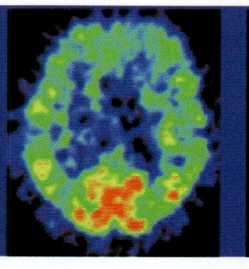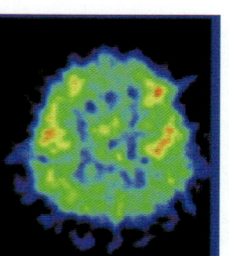

b：発症後5カ月の[18]F-FDG PET

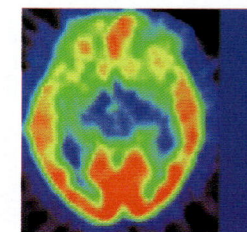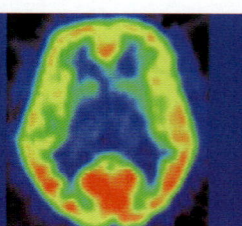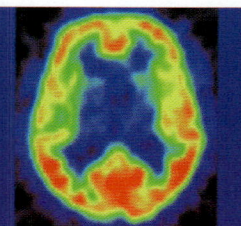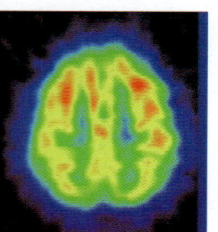

c：[11]C-FMZ PET

図2の続き

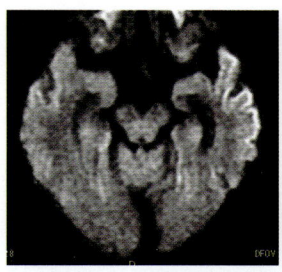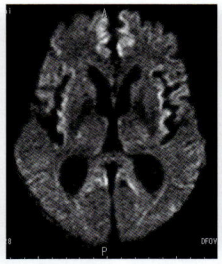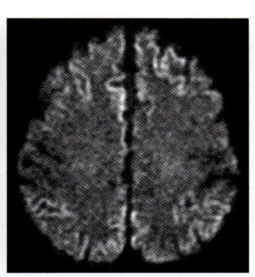

d：発症後14カ月の拡散強調像（b＝1,000）

d：発症後4カ月の拡散強調像（a）に比べ，左側頭葉などに高信号強度が広がっている。発症後4カ月と比較すると，脳室は拡大し，短期間に萎縮が進行している。2回の検索のいずれにおいても視床，基底核の信号変化ははっきりしない。e：さらに広範囲に低下している。f：左優位，前頭側頭頭頂葉の取り込み低下が進行している。

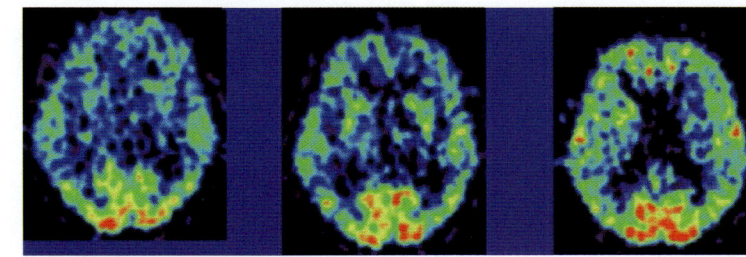

e：発症後12カ月の¹⁸F-FDG PET

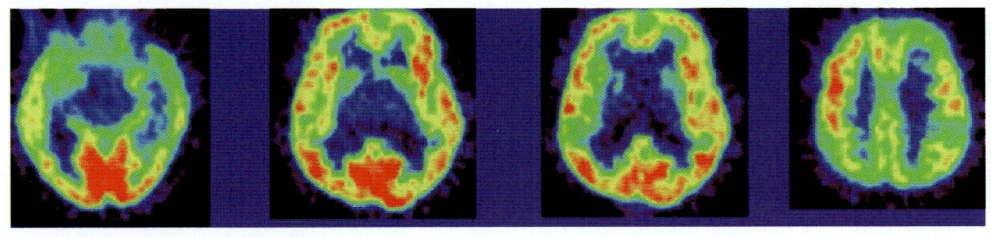

f：発症後12カ月の¹¹C-FMZ PET
（PET画像提供：東京都健康長寿医療センター研究所 認知症未来社会創造センター 副センター長，神経画像/AI診断システムチーム 専門部長 石井賢二先生のご厚意による）

| NOTE 30 | **プリオン病の画像診断における注意点[17]** |

プリオン病は，進行性致死性の伝播性を有する疾患です。わが国ではプリオン病のサーベイランスと感染予防に関する調査研究班が立ち上げられ，その動向に沿って丁寧な対応がなされています。そこでは，診断支援（髄液14-3-3蛋白測定，髄液タウ蛋白測定，血液中白血球を用いたプリオン蛋白遺伝子検査，剖検）体制の構築，診断ガイドライン策定，画像診断の手引きなどの支援が公開されています[17]。画像診断を正確に行うためには，画質の精度管理，標準化が求められますが，プリオン病診断に欠かせない拡散強調像は，ことのほか撮像条件を整えることが大切です。この調査研究班のホームページのプリオン病画像診断の注意点では，1.5T以上の磁場強度の装置の推奨，b値1,000秒/mm²，5mm厚程度の水平断が条件として記載されています。表示条件によって判断がことなることを避けるために，拡散強調像表示法の標準化手法についても記載があります。拡散強調像と同時に取得されるb0画像（EPI T2強調像）上の正常実質の信号強度を測定し，その値をウインドウ幅，その1/2をウインドウレベルとした表示条件で診断することが推奨されています。

（2C），2K＋Cとさらに分類され[12]，画像所見も非典型を示すことが報告されています[13]。

MM2視床型は，不眠，失調，精神過活動を呈し，PSD出現率は低く，MRIでの信号異常もとらえにくいとされていますが，脳血流SPECT像や糖代謝PET（保険適用外）で，視床の血流や糖代謝低下を認めることが特徴とされています。VV1，VV2はわが国ではまれですが，小脳失調症状で発症した高齢女性のCJD（VV変異）疑い例について，両側基底核，両側中小脳脚のT2強調像高信号を示した症例が報告されています[30]。

遺伝性プリオン病も画像所見に特徴があるものが知られています。わが国で最も高率に認められる**V180I変異型**（図3）では，大脳皮質に拡散強調像で高信号を認めますが，線条体の信号変化に乏しいことが多く，また**皮質の信号異常の左右差が目立つ**こと，**皮質腫脹を伴う**場合があることから，脳梗塞や痙攣後脳症との鑑別など，初期の診断に迷うことがあります[23-25]。脳波上のPSD所見出現もまれであることから，MRI所見の特徴を知り，しっかりと鑑別に挙げることが大切です。図3に次いで，わが国ではM232R変異を伴うCJD，P102L変異を伴うゲルストマン・ストロイスラー・シャインカー病（GSS）などが報告されています。**M232R変異**には，

図3　80歳代，性別非公表。遺伝性CJD，V180I

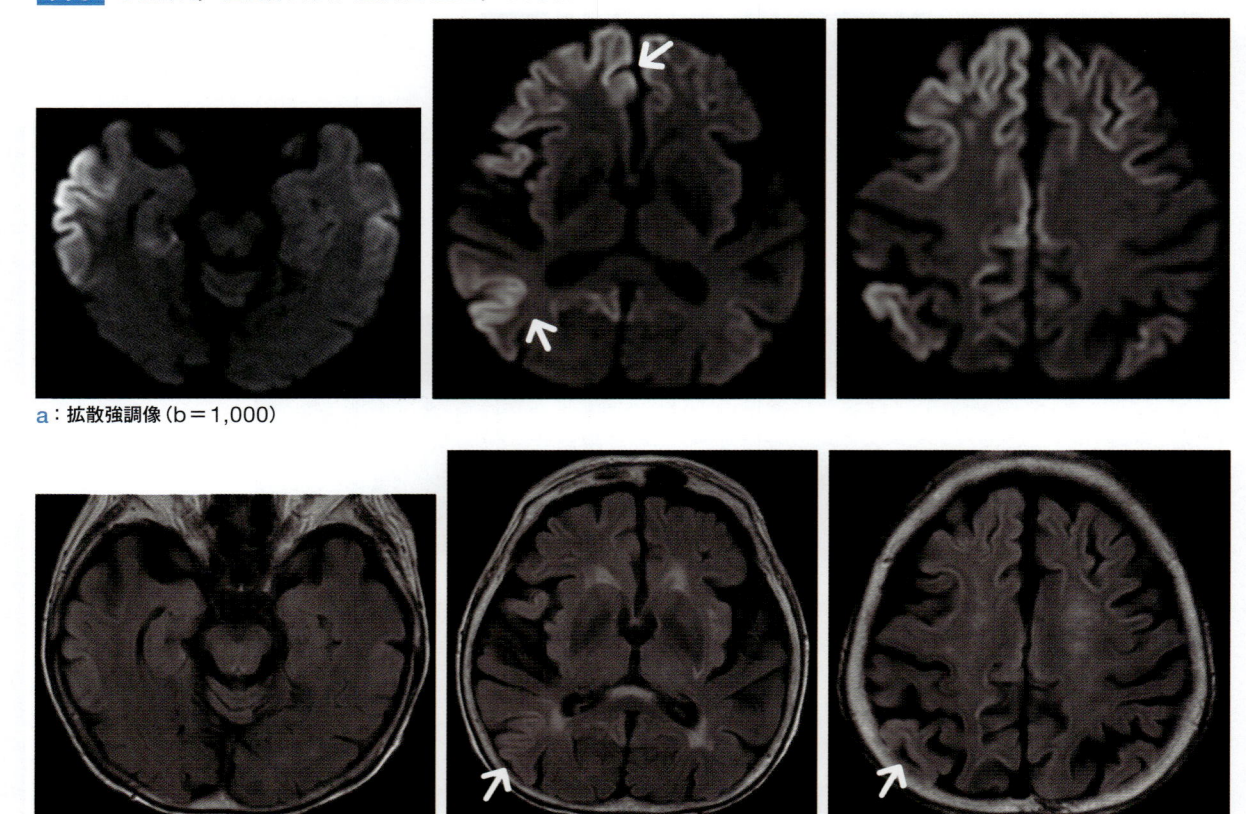

a：拡散強調像（b＝1,000）

b：FLAIR像

進行する認知機能障害発症2カ月のMRI 。
a：右優位に広範囲に皮質の高信号を認める。皮質腫脹所見が目立つ部位がある（→）。中心前回，海馬はこの時点での信号変化ははっきりしない。この時点で，視床，基底核病変はとらえられない。b：拡散強調像に比べて信号変化は目立たないが，一部に淡い高信号と軽度の腫脹を認める（→）。

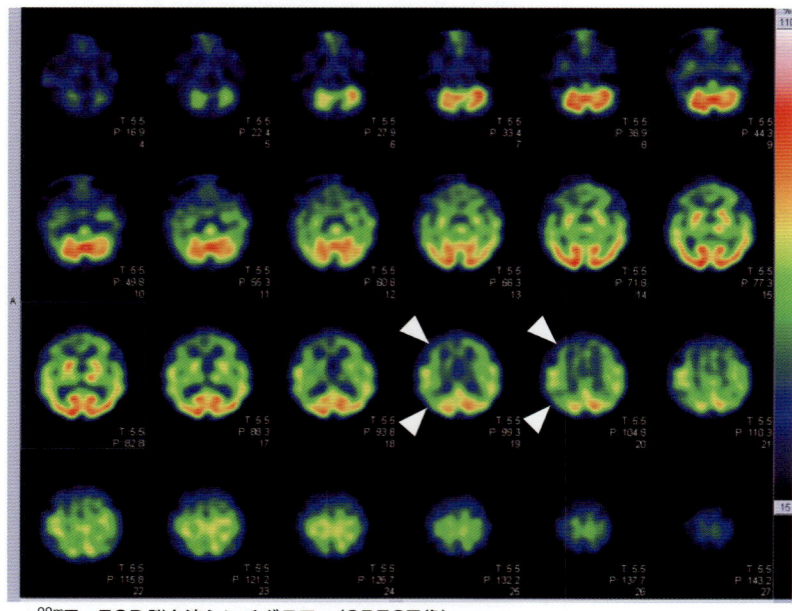

c：⁹⁹ᵐTc-ECD脳血流シンチグラフィ（SPECT像）

c：右優位両側前頭葉の血流低下，右頭頂葉（▶）の血流低下は，拡散強調像で高信号を示す部位に近似している。

図3の続き

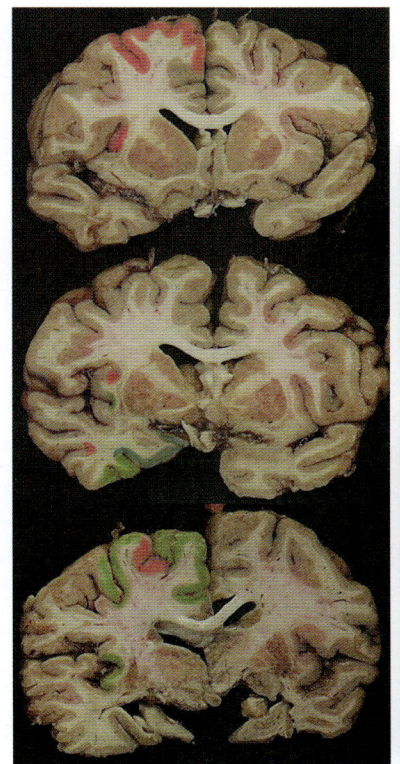

d：マクロ病理像

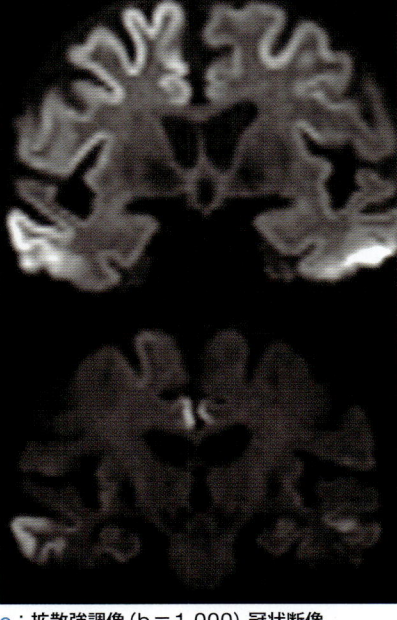

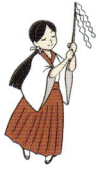

e：拡散強調像（b＝1,000）冠状断像

d：ピンクは海綿状変性の高度部位，緑は海綿状変性の中等度部位を示す。e：拡散強調像の高信号は，海綿状変性の強い部位に目立つ。

[d の病理画像は，東京都健康長寿医療センター神経病理，高齢者ブレインバンク 齊藤祐子先生，大阪大学大学院連合小児発達学研究科 附属子どもの心の分子制御機構研究センター ブレインバンク・バイオリソース部門・常勤特任教授，大阪大学医学部附属病院神経内科・脳卒中科（兼）東京都健康長寿医療センター高齢者ブレインバンク・バイオリソースセンター事務局長 常勤特任研究員（神経病理）・脳神経内科（兼）（クロスアポイント）村山繁雄先生のご厚意による]

急速進行型と緩徐進行型があり，後者では**両側視床内側の拡散強調像高信号**が特徴的です[17]。この所見は，vCJDの画像所見と類似していますが，わが国でのvCJD報告は1例のみです。GSSでは，拡散強調像で初期には異常を認めないが，進行するに従い大脳皮質に高信号を呈するとされています[31,32]。

獲得型CJDのうち，ウシ海綿状脳症に罹患した牛由来製品を摂取することで発症する**変異型CJD（：vCJD）**は，世界では180例余りの発症が確認されていますが，わが国では1例のみにとどまっています。拡散強調像で両側視床内側から視床枕に対称性の高信号が特徴的で，pulvinar signあるいはhockey stick signとして知られています[33-35]。わが国での獲得型CJDのほとんどが硬膜移植後（約150例）に発症したものです。硬膜移植術後の既往が診断の鍵になりますが，1997年にわが国でも「プリオン病汚染の可能性のあるヒト乾燥硬膜使用中止」となり，臨床現場で新規の症例に遭遇する頻度は下がっています[10,11]。COLUMN 。

大事なポイント

- ▶わが国で最も多いプリオン病は，孤発性CJDです。
- ▶わが国では孤発性CJDのうち，MM1が高率です。
- ▶MM1，MV1のMR所見は，CJDの典型的所見（高率にある）として知られています。
  - ・拡散強調像で皮質高信号が遷延する
  - ・被殻，視床にも信号が生じる
  - ・拡散強調像の信号変化がFLAIR像よりも目立つ
  - ・中心前回，海馬がスペアされる傾向がある
  - ・信号異常の割に，皮質腫脹所見は軽微。
- ▶遺伝性CJDのうち，わが国で多いのはV180I，M232R，GSSです。
- ▶V180Iでは，皮質腫脹，FLAIR像での信号変化，lateralityが目立つ場合があります。
- ▶M232R型の緩徐進行型では，視床hockey stick signが知られています。

拡散強調像の高信号は何を表しているか？

プリオン病で，皮質や基底核，視床に拡散強調像で高信号が遷延するメカニズムは十分に解明されているとはいえません。しかし，血管に沿って存在する神経細胞とグリア細胞のネットワークであるニューロピル（neuropil）の空胞化は，おそらく遷延する拡散強調像の高信号と関連していると考えられています[7,35]。一般的に，空胞の直径が14〜16μm未満で水の拡散制限が生じるとされています。

図1に示したように，実際のプリオン病に侵された脳実質の海綿状変化部位では，その海綿状態を形成する1つひとつの「腔」の直径の多くは5〜25μmで（実際に組織像から測定した。当然ながら固定後の評価とMRI所見に相違はあるため，評価の1つの方法/側面であることには常に留意が必要），拡散制限を起こしているのだと実感できます。一方，CJDにおける拡散強調像の持続的な高信号は，空胞化（空洞化）だけでは説明できないのではないかという意見もあります[10]。拡散強調像の高信号は，空胞化のみではなくプリオン異常蛋白の沈着を反映しているという報告もあるのです。図1では，確かにプリオン蛋白沈着が強い部位と拡散強調像で高信号の部位は対応しているようにみえますね。異常プリオン蛋白が沈着している部位は，空胞化も進行する

わけですから，おそらくは単一の原因ではなく，ニューロピルの空胞化，異常プリオン蛋白沈着，グリア細胞や神経細胞の変性が組み合わさって，拡散強調像の遷延する高信号に対応し，また，病期によってその信号変化が変化する理由にもなっているのではないかと考えられています（図1）。

鑑別診断（画像所見からの鑑別を中心に）

プリオン病は進行性の致死的疾患です。一方，認知機能急速悪化を示すプリオン病と鑑別すべき疾患のなかには，早期の適切な診断によって可逆的，治療可能な疾患も混在しており，その鑑別はことさらに重要です。少し乱暴なところもありますが，MRI所見の局在からの鑑別を表5にまとめました[7,8,14]。

大脳皮質に拡散強調像で高信号を示し，プリオン病と鑑別を要する疾患

大脳皮質や基底核に拡散強調像で高信号を示し，病期によっては（特に病初期）プリオン病との鑑別が必要な疾患は，思いのほか多くあり，画像所見に注目した鑑別点についていくつかの報告があります[7,13,14]。例外はありますが，注目すべき所見は大別して，①拡散強調像とFLAIR像の信号変化の差異，②皮質の腫脹の有無，③中心前回，海馬が侵されているかどうか（特に病初期），④病初期には，拡散強調像の信号異常が限局的で急性期脳梗塞と診断される場合は少なくない，となります。

図1のCJDは，発症3カ月のMRIですが，拡散強調像の高信号が明瞭であるのに，FLAIR像での信号変化は些少で，皮質の腫脹もはっきりしません。また，図1〜3に示すように，CJDでは中心前回，海馬でMRIの信号変化がとらえにくい

表5 CJDのMRI鑑別診断

皮質	基底核	視床	その他
● 痙攣後脳症	● 橋外髄鞘崩壊症	● Wernicke脳症	● HIV関連疾患
● 低血糖脳症	● 脳炎，脳症（EBウイルス，自己免疫性，感染性など）	● ウィルソン病	● 神経梅毒
● 低酸素虚血性脳症		● 深部静脈血栓症	● 進行性多巣性白質脳症
● NIID	● 低酸素虚血性脳症，線条体壊死	● 日本脳炎などの脳炎	● AD
● 脳炎，脳症（自己免疫性，ヘルペスを含むウイルス性など）	● 低血糖脳症	● 脳血管障害	● 脊髄小脳変性症
● 高アンモニア血症，肝性脳症	● 一酸化炭素中毒	● その他	● Lewy小体型認知症
● ミトコンドリア脳筋症	● ウィルソン病		● 進行性核上性麻痺
● 橋本脳症	● メタノール中毒		● 大脳皮質基底核変性症
● アルコール関連	● 高アンモニア血症，肝性脳症		● 腫瘍性病変（悪性リンパ腫など）
● 急性から亜急性期脳梗塞，血管障害	● その他		● 傍腫瘍症候群
● 硬膜動静脈瘻			● その他
● その他			

傾向は確かにあります（病理学的には侵されないというわけではないが，程度の差は**図1**でも示されている）。

一方，重要な鑑別診断である低酸素虚血性脳症，低血糖脳症では，拡散強調像のみではなくFLAIR像やT2強調像でも高信号がとらえられることは多く，腫脹もあり，海馬や中心前回も侵されにくいということは成人例ではありません（**図4**）。また，病歴聴取は救急現場では難しい場合も多いとはいえ，低酸素，低血糖という病歴も鑑別の重要な鍵となります。高齢者専門病院の医師として高齢者救急，認知症を多く拝見する筆者の経験からは，痙攣後脳症がCJDとの鑑別に最も難しい病態の1つであると感じています。詳細は第Ⅶ章に譲りますが，**図4**の痙攣後脳症では，拡散強調像で左前頭頂葉皮質，左視床に高信号，ADC低下を伴っていますが，FLAIR像での信号異常はとらえられず，皮質の腫脹所見も明瞭とは言えず，左右非対称もCJDを完全否定することはできません。しかし，左中心前回皮質にも拡散強調像で明瞭な高信号がとらえられ，かつ5日後のフォローアッ

プで信号異常が軽快していること，痙攣重積が臨床的に確認されていることが鑑別の要諦となっています。また本例では，MRIで信号異常がとらえられた部位に一致してarterial spin labering（ASL）で脳血流量の増加がとらえられ，またMRAでMCA領域の血流信号描出が対側に比べて良好です。

図5では，痙攣重積発症2時間後の高齢女性のMRIを示しています。左優位の前頭葉，島皮質の拡散強調像高信号，視床内側を縁取るような拡散強調像高信号が認められ，痙攣後脳症です。**図5**症例を含めた画像病理連関例の病理所見では拡散強調像高信号を示した部位に5〜30μm程度の海綿状変化がとらえられ，拡散強調像高信号と対応しています。「痙攣」という臨床症状があるならば鑑別は自明ではないか？と疑問をもたれるかもしれませんが，痙攣後脳症を診断する際に痙攣重積状態を確認できないことも多く（ましてや救急現場ではすでに痙攣を確認できない例も多くあります），重積状態継続の時間が把握できないことは少なか

図4 **高齢，男性。孤発性CJD，呂律障害での初回検査と4カ月後を示す**

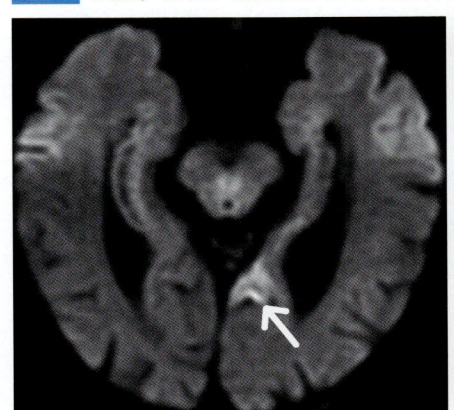

a：拡散強調像（b＝1,000）

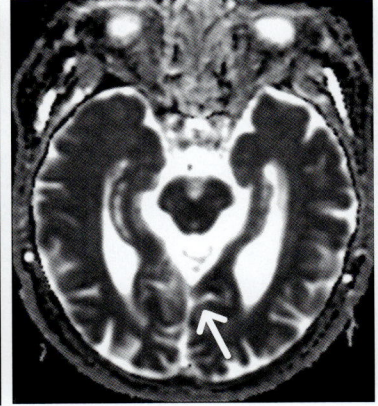

b：ADC

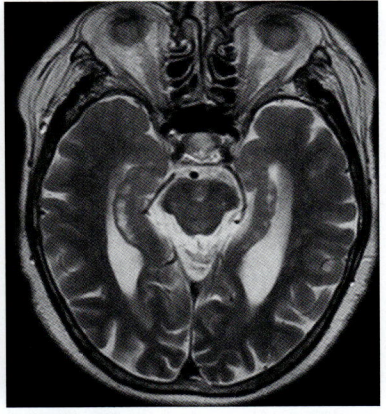

c：T2強調像

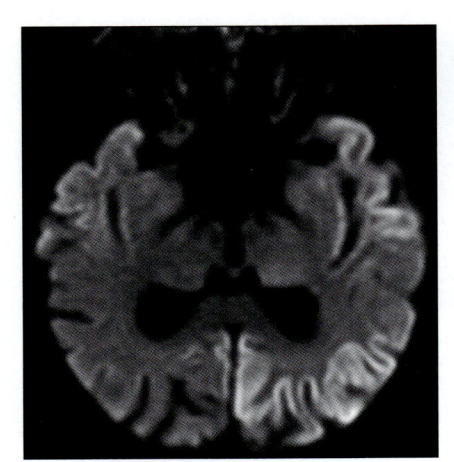

d：4カ月後の拡散強調像（b＝1,000）

a〜c：呂律障害での初回検査時，左後頭葉皮質に拡散強調像で高信号，一部にADC低下も認められる。T2強調像では信号変化ははっきりしないが，当初脳梗塞も鑑別に挙げられた。d：その後，認知機能障害の増悪，ミオクローヌス出現。4カ月後の拡散強調像では左優位だが広範囲に皮質に沿う高信号を認めCJDである。中心前回，海馬に信号異常はなかった（非提示）。

（徳丸阿耶：この1冊でマスターする 認知症の画像診断. 臨床画像 2025; 41; 58-71, 図3より転載）

図5　痙攣後脳症（高齢女性）

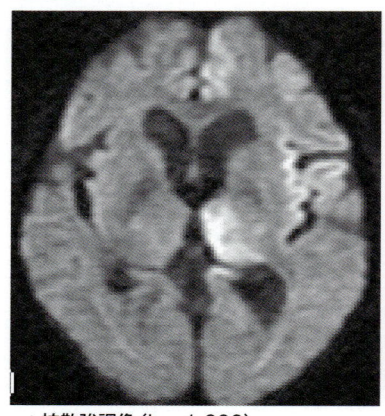

a：拡散強調像（b＝1,000）

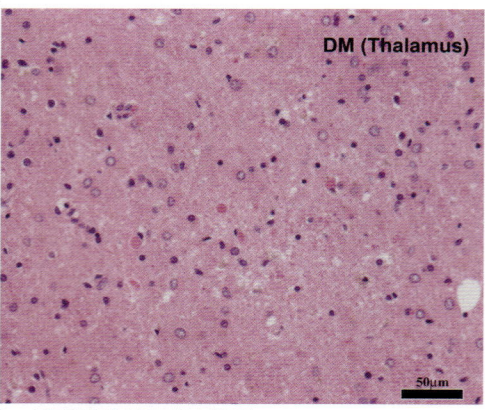

DM (Thalamus)

50μm

b：HE染色像（視床後内側部）

痙攣重積後2時間のMR拡散強調像。
a：左前頭葉，島回，視床内側に沿うように高信号を認める。ADC低下もとらえられた（非表示）。b：著明なグリオーシス，海綿状変化がとらえられている。

[bの病理画像は，東京都健康長寿医療センター神経病理，高齢者ブレインバンク 齊藤祐子先生，大阪大学大学院連合小児発達学研究科 附属子どもの心の分子制御機構研究センター ブレインバンク・バイオリソース部門・常勤特任教授，大阪大学医学部附属病院神経内科・脳卒中科（兼）東京都健康長寿医療センター高齢者ブレインバンク・バイオリソースセンター事務局長 常勤特任研究員（神経病理）・脳神経内科（兼）（クロスアポイント）村山繁雄先生のご厚意による]

（文献7より転載）

らず経験されます。また，「最近急速に認知障害が進行した」という主訴で受診され，過去を振り返ってようやく「痙攣後脳症」が診断される場合もあるのが現状です。

図6は，70歳代，緩徐進行性の認知機能障害という検査目的でMRIを施行しました。その際には，萎縮や脳室周囲の信号変化はあるものの病態を特定する所見は拡散強調像やT2強調像ではとらえられませんでした。しかし，もの忘れ外来を受診する約1カ月前に救急受診の記録があり，痙攣重積が記載されていました。1カ月前の拡散強調像では両側側頭頭頂葉皮質に高信号，T2強調像でも高信号と腫脹が認められ，痙攣後脳症あるいは，痙攣を誘発する脳炎などの病態が疑われます。

低血糖脳症も間髪を入れない診断が必要です。図7は，意識障害で救急MRIを撮像した若年例です。拡散強調像で

広範囲に高信号を認めますが，腫脹があり，海馬にも初回から腫脹を伴う高信号がとらえられ，T2強調像でも皮質腫脹，信号変化が明瞭です。血糖値は28mg/dLと低値を示し，低血糖脳症の所見です。

また，CJD初期に，急性から亜急性期脳梗塞と画像診断がなされる場合が少なからずあり，注意が必要です。CJDを鑑別に挙げるときには「進行する認知症」というキーワードが画像診断医の脳内に点滅します。しかし，例えば図8のように，「最近生じた言葉のもつれ」という主訴で救急外来を受診され，左後頭葉皮質に限局した拡散強調像の高信号がとらえられ，さらには陳旧性脳血管障害があり血管障害のリスクがあるとすれば，左後頭葉領域の急性から亜急性期虚血梗塞を鑑別に挙げざるをえません。本例は，初回検査から4カ月後，認知機能障害の増悪，ミオクローヌスが出現

図6　70歳代，女性。痙攣後脳症あるいは，痙攣を誘発する脳炎

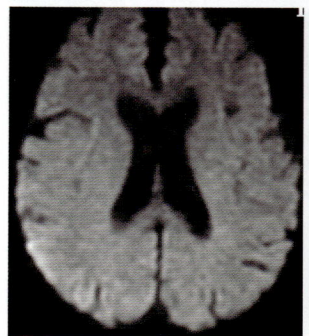

a：拡散強調像

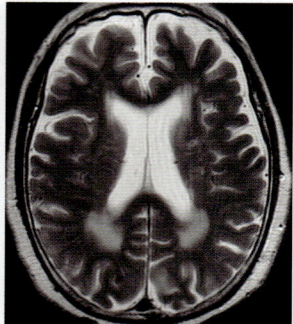

b：T2強調像

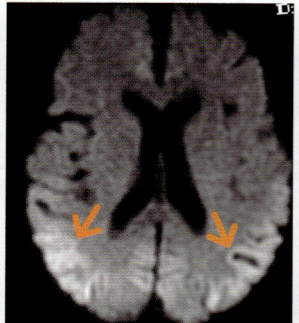

c：拡散強調像

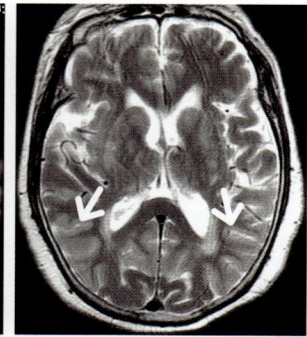

d：T2強調像

a，b：最近認知機能障害が進行したとの主訴でMRIが施行された。拡散強調像での信号異常ははっきりしない。T2強調像では脳室周囲に高信号を認め，脳室は1カ月前に施行されたMRIに比べ，拡大している。c，d：認知機能障害進行の1カ月前には，痙攣を主訴に救急MRIが施行されていた。その際，両側頭頂葉，後頭葉，側頭葉には拡散強調像で腫脹を伴う高信号を認め，T2強調像でも腫脹を伴う高信号が認められる。1カ月の経過で脳室拡大は進行しているようにみえる。急速な萎縮の進行と断定するのは難しいところもあるが（c，dの時点では脳腫脹があって脳室のみえ方を修飾していたかもしれない），「認知症」診断には，病歴，経過，画像所見の推移を丁寧にみることは欠かせない。

（文献7より転載）

し，MRIでも拡散強調像の皮質に沿う高信号は，中心前回を回避しているものの広範囲に広がり，かつ遷延，CJDの症例でした。血管性の鑑別としては，静脈梗塞，硬膜動静脈瘻なども典型的な動脈支配領域の梗塞所見とは異なり，オンセットがはっきりしない場合があること，臨床症状において

いても認知機能障害，意識障害などが主訴となる場合があります。いずれも適切な画像診断が治療方針に直結し，臨床症状改善に役立ちますので，皮質静脈，静脈洞の信号は，MRI診断のうえで必須の確認項目です。

高アンモニア血症による脳症（高アンモニア脳症）では被

V
拡散強調像が鍵となる疾患

図7　若年女性。低血糖脳症

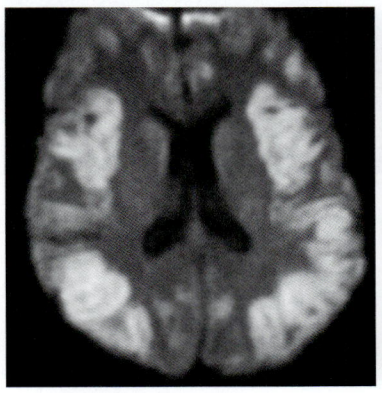
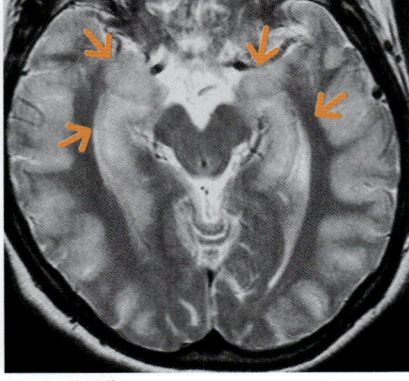

a：拡散強調像（b＝1,000）　　　b：T2強調像

意識障害での救急外来での緊急MRIを示す。a, b：拡散強調像で広範囲皮質に腫脹を伴う高信号を認める。T2強調像でも広範囲に皮質腫脹と高信号を認め，信号異常は両側扁桃，海馬に及ぶ（→）。両側対称性の傾向はある。血糖値は28mg/dLと低値を示し，低血糖脳症である。

（文献7より転載）

図8　高齢男性。左後頭葉亜急性期虚血梗塞

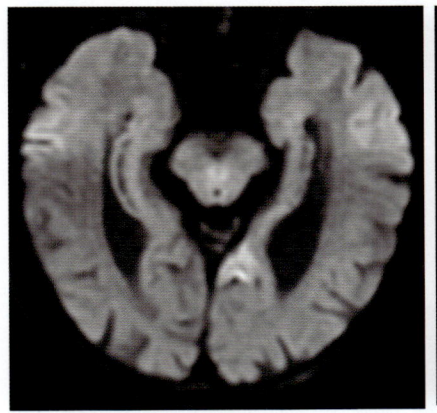
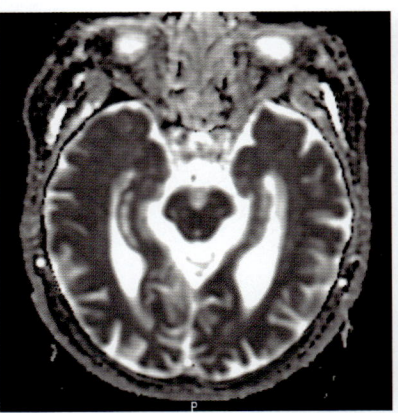
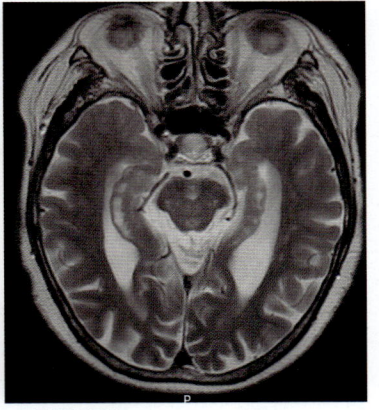

a：拡散強調像（b＝1,000）　　　b：ADC　　　c：T2強調像

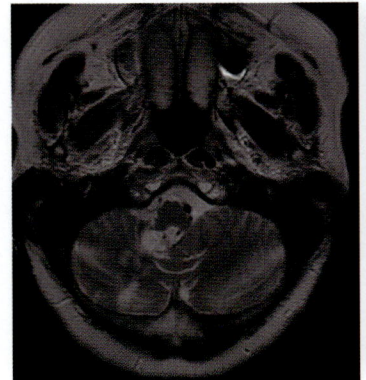
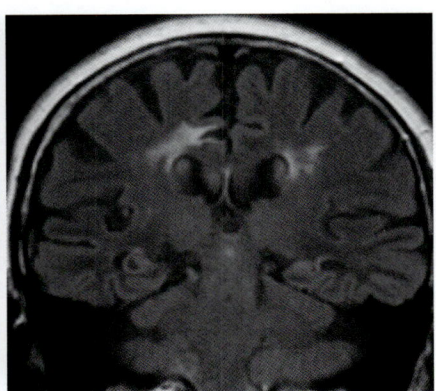

d：T2強調像　　　e：FLAIR冠状断像

最近言葉がもつれる。脳血管障害ルールアウト目的として初回MRIが施行された。
a, b：左後頭葉皮質に拡散強調像の高信号，その一部にADC低下を認める。c：信号変化ははっきりしない。d, e：右小脳，右前頭葉には陳旧性梗塞の多発がとらえられている。左後頭葉亜急性期虚血梗塞が鑑別に挙げられた。

図8の続き

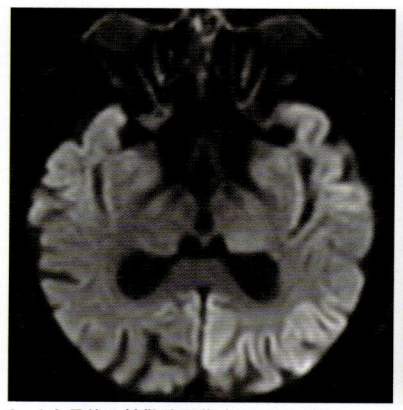 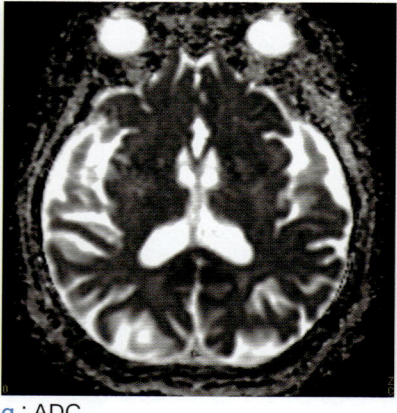 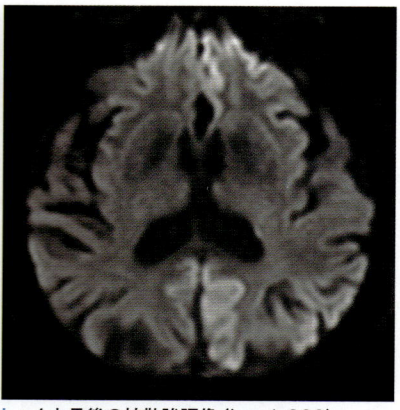

f：4カ月後の拡散強調像（b＝1,000）　　g：ADC　　　　　　　　　　　　　h：4カ月後の拡散強調像（b＝1,000）

f～h：4カ月後，認知機能障害の増悪，ミオクローヌスが出現した。MRIでも拡散強調像の皮質に沿う高信号は中心前回を回避しているものの広範囲に広がりを認め，s-CJDであった。

殻，島皮質，帯状回の異常信号，広範囲の皮質の拡散強調像の高信号，進行する萎縮[36-38]などを認めることが報告されています。典型例のCJDと比較すると，皮質腫脹，白質までにも広く信号異常がとらえられます。重度肝障害，尿素回路異常，アルコール性のみならず，中毒，感染を背景に急性の高アンモニア脳症が生じえます。間髪を入れない適切なタイミングでの治療が救命に直結するので，知っておきたい脳症の1つです。

図9は，古い症例で拡散強調像や中心前回レベルをお示しできませんが，腹痛後の意識障害で初回頭部MRIを施行した高アンモニア脳症です。血中アンモニアは791μg/dLと高値を示し，治療によって意識障害は改善しましたが，短

期間に萎縮が進行しました。T1強調像で皮質に沿った高信号がとらえられ，島，帯状回には皮質壊死が生じていることも疑われます。橋本脳症もまた，臨床的にCJDとの鑑別に挙げられることがあります。その画像所見は多彩で診断に苦慮することも多いですが，白質病変のみならず，帯状回を含む皮質に広範囲に信号異常をきたす場合があり，注意が必要です（第Ⅵ章，**図24**，p229参照）。

また，核内封入体病（本項で後述）は，皮髄境界に遷延する拡散強調像の高信号が診断の端緒となりますが，皮質病変も伴うことが知られています。症例が積み重ねられるに従って，皮髄境界の所見がはっきりせず，皮質の拡散強調像高信号が目立つ症例も知られています。そのような場合

図9 40歳代，女性。MRI像

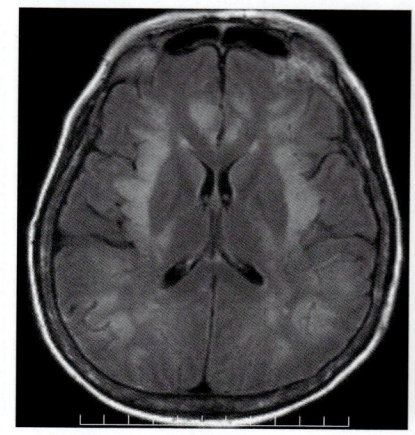 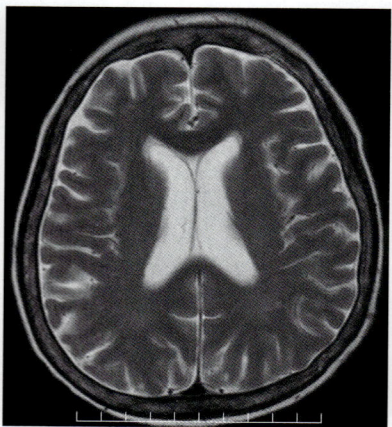 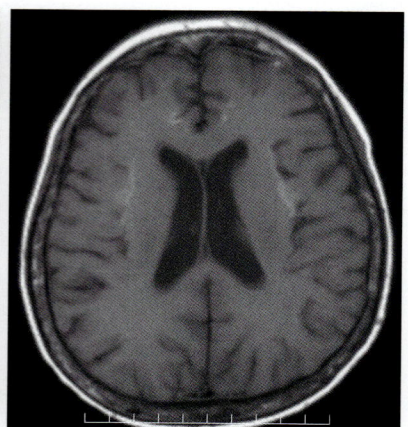

a：急性期　FLAIR横断像　　　　　　b：2カ月後のT2強調横断像　　　　　c：2カ月後のT1強調横断像

a：急性期，高アンモニア血症に伴う意識障害。b，c：2カ月後のフォローアップMRI像。a：両側大脳皮質，島回，皮質下から白質，内包に腫脹を伴う高信号が認められる。b：腫脹と高信号はほぼ消失しているが，短期間に萎縮の進行を認める。c：帯状回，島回皮質に高信号が生じており，皮質壊死を含めた病態の遷延が疑われる。

（文献36より転載）

には，臨床的にも画像的にもCJDとの鑑別が必要な場合がありえます。ペラグラ脳症，髄鞘崩壊症(osmotic myelinolysis)など栄養障害や電解質異常に基づく脳症，ミトコンドリア脳筋症，急速に認知症が進行し画像的にも萎縮進行が早いタイプの前頭側頭型認知症なども，臨床的にCJDが否定できないとして画像検査での鑑別が望まれることがあります(第Ⅲ章, p32)。

基底核に信号異常をみたら？

基底核に拡散強調像で高信号を示す病態には，低酸素虚血性脳症，低血糖脳症などが挙げられます。これらは既述したように皮質を含めた広範囲の信号異常を呈しますが，CJDの典型例に比べると，その所見は対称性を示す傾向があり，また病期によって皮質の腫脹所見があり，FLAIR像やT2強調像の信号変化のほうが拡散強調像よりも明瞭であることなどが鑑別点になります。代謝性脳症，中毒，脳炎，脳症など基底核に信号異常をきたす病態は多くありますが，鑑別を進めるうえで，画像診断の果たす役割は小さくありません。

一酸化炭素中毒では淡蒼球(第Ⅵ章, 図9〜11, p217参照)，メタノール中毒では被殻，橋外髄鞘崩壊症，キノコ食中毒，感染性，自己免疫性脳炎(第Ⅵ章, 図25〜29, p230, 231参照)，脳症などそれぞれの局在の特徴や画像所見の経過を適切に叙述していくことが大切だと思います。MM1, MV1などのプリオン病の多くを占めるCJDでは，基底核病変も腫脹を示すことはほとんどありません。また，典型的CJDでは尾状核は尾状核頭部から体部まで全体が信号変化を示す場合がありますが，被殻は前方優位に侵され，左右差もはっきりしない場合が多いです。

視床病変をみたら？

CJDでは，視床病変単独という症例は少ないと言えるでしょう。視床に病変が強く出るとされるMM2視床型，遺伝性CJDのM232R型，変異型CJDのいずれも，経過をみれば視床だけに限局しているという報告は少ないです。視床病変は，視床の内側，第3脳室壁に沿い，視床枕に及ぶhockey stick様の形状が特徴的です。

表5には静脈性梗塞，脳底動脈領域の急性期梗塞，日本脳炎など複数の鑑別を挙げていますが，痙攣後脳症(図5)，Wernicke脳症が臨床，画像両面から高位の鑑別になるでしょう。Wernicke脳症は，皮質病変を伴うことがあり，視床所見も両側視床内側を縁取るように信号異常を示します(病期によって異常所見は限局してくることがある)。基底核病変も伴うことがあり，さらには受診時(あるいは画像検査時点)にアルコール多飲や低栄養，ビタミンB₁低値が確認できない場合も少なくありません。Wernicke脳症も間髪を入れない治療(ビタミンB₁補充療法)が予後に直結するので，鑑別として留意しておくことは大事です。

図10は，食思不振が続く高齢のめまい，食思不振例です。拡散強調像では両側視床内側に高信号を認め，さらにFLAIR像では中脳水道周囲，上下丘，乳頭体にも信号変化がありWernicke脳症が示唆され，チアミン低値を確認，補充療法が施行されています。

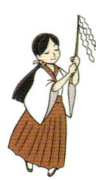

大事なポイント
▶ 獲得性プリオン病のうち，わが国で多いのは硬膜移植後です。
▶ 硬膜移植後の既往がポイントです。
▶ ヒト乾燥硬膜は1997年に使用禁止となっています(日本)。
▶ わが国では変異型CJDの報告は1例です。
▶ 変異型CJDでは，視床hockey stick signが知られています。

図10 Wernicke脳症

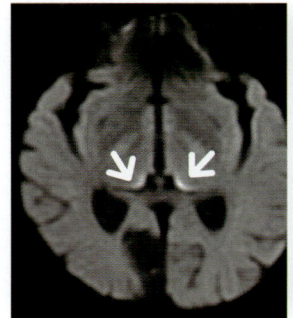
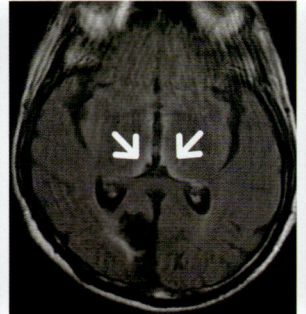
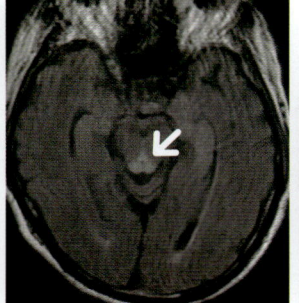
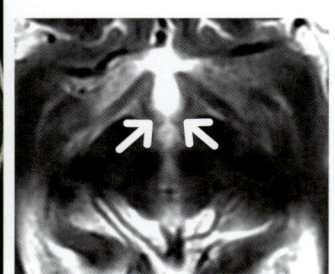

a：拡散強調像(b＝1,000)　　b：FLAIR像　　c：FLAIR像　　d：T2強調像

脳梗塞後，食思不振が続いていた。めまい出現で撮影された緊急MRIを示す。**a, b**：拡散強調像で両側視床に高信号，FLAIR像でも高信号を示す(→)。**c**：中脳水道周囲，上下丘にも高信号を認め(→)，**d**：両側乳頭体にも高信号がとらえられた(→)。Wernicke脳症が示唆され，ビタミンB₁補充療法が開始された。

神経核内封入体病（NIID）

神経疾患概念

神経核内封入体病（Neuronal intranuclear inclusion disease：NIID）は，2000年ごろまで非常にまれな神経変性疾患として40例弱の症例報告にとどまっていたのですが[39,40]，2010年神経放射線ワークショップ，2011年日本神経放射線学会のMRI所見の発表など，同時期に病理学的確定診断のついた画像所見の報告以後，多くの症例が集積され，今日では比較的高率に存在する白質脳症である可能性が高まり，認知症初回検査の重要な鑑別疾患となっています。

NIIDは小児から高齢者までのさまざまな発症年齢，孤発性，家族性での報告がありますが，近年遺伝子検索で *NOTCH2NLC* でのCGGリピート伸長が報告され[41,42]，遺伝子診断の道が開かれました。病理学的には，神経細胞，グリア細胞，末梢神経系，血管内皮，皮膚脂肪，内臓など全身の細胞の核内に，好酸球性核内封入体，ユビキチン陽性核内封入体が認められ，特徴的なMRI所見を端緒とする皮膚脂肪生検が臨床診断に大きな役割を果たしています[43-45]。

臨床

NIIDは，多彩な臨床症状，経過を示します。**表6**にNIIDの臨床特徴をまとめました[43-48]。**高率にもの忘れ，認知機能障害で発症**し，認知症が前景に立つグループではMRIの特徴的画像所見が診断の端緒となり，皮膚（脂肪）生検，遺伝子検索が確定診断への道筋となります。一方，末梢神経障害，自律神経障害，四肢筋力低下，運動失調などで発症する症例群があることも知られています（**表6，図11**）。また，**経過中に急速なADLの悪化，階段状悪化**を生じることがあり，MRIの経時的変化をみるうえで大事な臨床情報となります。臨床的悪化は身体的ストレス等の契機があるとの報告もあるのですが[39,40]，未解明な部分も多く，病勢の急速悪化につながるリスク因子の検討とそれに対応する画像所見を明らかにすることも画像診断の大事な課題です。皮質を含め

た脳炎様，血管障害様のMRI所見が，臨床的な急速悪化に対応している場合もあります。

画像所見

表7は神経部位ごとにまとめたNIIDのMRI所見です。認知症疑いの**拡散強調像で皮髄境界に高信号**を認めたら（**図12**），核内封入体病をまず疑い，鑑別を進めましょう。この拡散強調像での**高信号は遷延する**ことが知られていますが，**病期によって変化する**こともあります。また，**小数例では拡散強調像での皮髄境界の信号変化がとらえられない**場合もありますので注意が必要です[7]（**図13**）。

病理学的には，**図14d**に示したように皮質深層から皮髄境界，皮質直下に渡る海綿状変化を認め，拡散強調像での高信号に対応しています。多くの症例で，T2強調像，FLAIR像で**びまん性，癒合傾向のある白質の高信号**がとらえられます（**図12，13**）。**図14**では，白質のびまん性高信号部位は，病理像での髄鞘染色性の低下に対応していることがみてとれます。この白質病変も，症例によって程度に差があり，多くは病勢，病期の進行に従って癒合傾向の増悪を認め，萎縮も進行します（**図13**）。脳幹，小脳虫部周囲，中小脳脚にもT2強調像，FLAIR像での高信号を示す症例が

表6 NIIDの臨床的特徴

好発発症年齢	30〜80歳
病期	1〜20年
性別	男女差ははっきりしない
認知機能障害	90%＞
末梢神経障害	30%＞
自律神経障害 （失神，膀胱機能障害，縮瞳など）	15〜90%
ふるえ	30%
てんかん	20%
脳症，血管障害様エピソード	20%

（文献43-47を参考に作成）

図11 成人発症NIID診断フローチャート

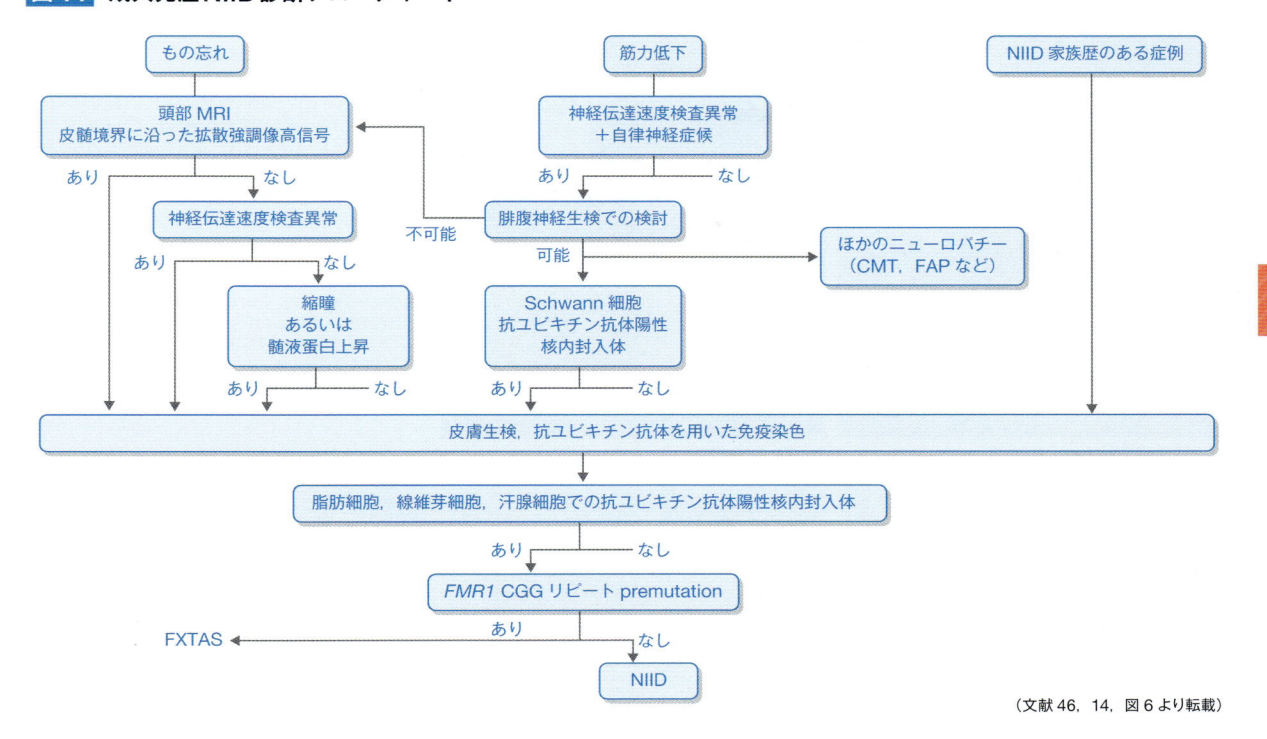

（文献46，14，図6より転載）

あり（**図15, 16**），特に小脳虫部周囲（paravermal area）の信号変化は，比較的NIIDに特徴的と言える大事な所見です[47]（**図15**）。中小脳脚の信号異常もNIIDではよくみられるのですが（**図16**），**MCP sign（中小脳脚の信号異常）**を示す疾患は，**表8**に示したように複数あることに留意が必要です[7]。特に皮髄境界の拡散信号異常や白質病変がなく，MCP sign のみがとらえられた場合には，ほかの疾患も考慮する必要があります。

鑑別診断として最も重要なfragile X-associated tremor/ataxia syndrome（FXTAS）では，NIIDに比べてMCP sign はより高率に認められます[48]。NIIDは白質脳症として広く認識されていますが，病理学的には皮質深層にも病変の広がりが認められます。また，臨床的に階段状悪化，脳炎，脳卒中様症状が経過中に認められることが知られ，そのような症例のなかにMRIで皮質病変が明瞭にとらえられるものもあります（**図14, 16**）[7,49]。皮質病変は，拡散強調像で高信号を示す場合，示さない場合がありますが，T2強調像やFLAIR像で高信号（淡い場合もある）としてとらえられ，時

表7 核内封入体病のMRI所見

大脳	●拡散強調像：皮髄境界に強調される高信号の遷延（皮質から白質） ●T2強調像，FLAIR像：白質のびまん性高信号（病期，病勢によって異なる） ●進行性脳萎縮 ●T2強調像，FLAIR像：皮質を含む高信号，腫脹 　▶造影増強効果を伴うことがある 　▶拡散強調像で皮質高信号を認める場合と信号上昇が不明瞭な場合もあ
小脳	●T2強調像，FLAIR像：小脳虫部周囲の高信号（虫部以外の場合もある） 　▶paravermal area 　▶拡散強調像でも高信号を示す場合がある ●萎縮
中小脳脚	●拡散強調像，T2強調像，FLAIR像：両側中小脳脚の高信号，萎縮
脳幹	●T2強調像，FLAIR像：脳幹の高信号（非特異的）

＊ NIID の診断において上記項目がすべてそろう必要はない。所見の組み合わせはさまざまである。

図12 70歳代，男性。NIID

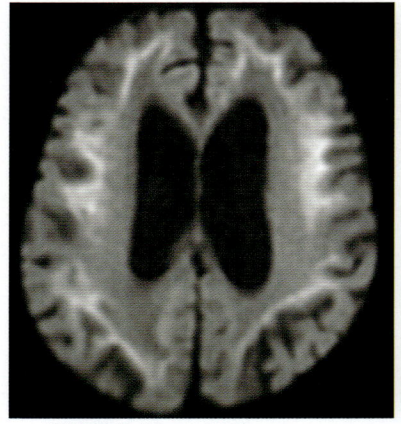
a：拡散強調像（b＝1,000）

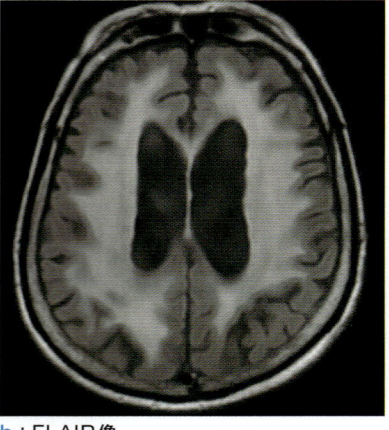
b：FLAIR像

もの忘れで発症，意欲低下，認知機能障害の進行。発症から5年のMRIを示す。
a：広範囲に皮髄境界に強調される高信号が認められる。b：皮質から深部白質にびまん性の高信号が広がっている。c：好酸性の核内封入体がとらえられる。この核内封入体は，抗ユビキチン抗体（d），抗p62抗体染色陽性（e）を示す。

[c〜eの病理画像は，東京都健康長寿医療センター神経病理，高齢者ブレインバンク 齊藤祐子先生，大阪大学大学院連合小児発達学研究科 附属子どもの心の分子制御機構研究センター ブレインバンク・バイオリソース部門・常勤特任教授，大阪大学医学部附属病院神経内科・脳卒中科（兼）東京都健康長寿医療センター高齢者ブレインバンク・バイオリソースセンター事務局長 常勤特任研究員（神経病理）・脳神経内科（兼）（クロスアポイント）村山繁雄先生のご厚意による]

（文献7より転載）

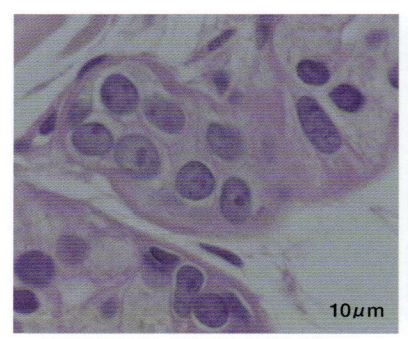
c：HE染色像（皮膚神経筋同時生検）

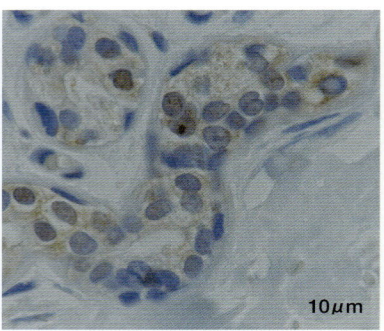
d：抗ユビキチン抗体免疫染色像

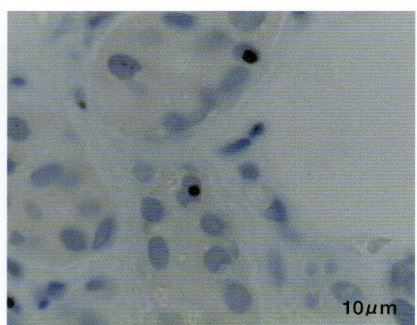
e：抗p62抗体免疫染色像

図13 80歳代，女性。核内封入体病のpitfall

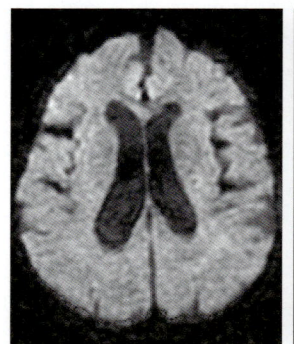
a：拡散強調像

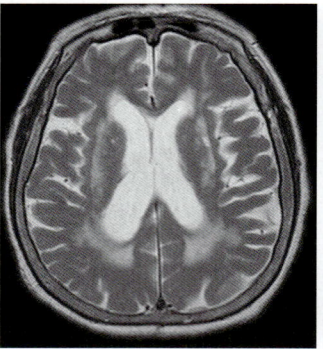
b：T2強調像

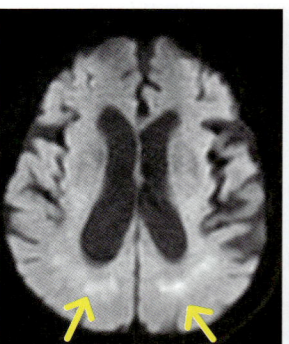
c：拡散強調像

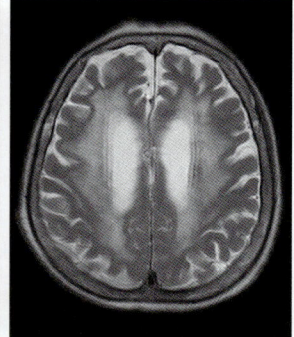
d：T2強調像

進行する認知機能障害，皮膚脂肪生検施行例。
a：初回MRIでは，拡散強調像の信号異常は確認できない。b：脳室周囲，深部白質に癒合傾向のある高信号を認めるが，いわゆるleukoaraiosisとの鑑別は難しい。c：数年後，繰り返す意識消失などがみられる。MRI再検時には，拡散強調像で皮質下に不均一な高信号が認められる（→）。d：皮質下から深部白質にびまん性の高信号強度がとらえられ，初回検査時に比べ，白質信号異常の癒合傾向は明らかに増悪している。皮膚脂肪生検（非提示）でユビキチン陽性の核内封入体を認めた。
（文献7より転載）

期によっては腫脹を示すこともあります。造影検査の経験，報告は多くありませんが，不均一な造影増強効果が確認できる場合もあります（図16）。同図では，皮質信号異常を示す部位は，わずかに腫脹も伴っているようにみえます。皮

質病変の悪化の契機や原因は未解明ですが，そのリスク因子を明らかにすること，臨床的悪化に対応する画像所見は何かを明確にすることも画像診断の大切な役割です。

　緩徐進行性の変性疾患として知られるNIIDですが，臨床

表8 MCP signを示す疾患一覧

- FXTAS (fragile X-associated tremor ataxia syndrome)
- NIID
- 橋梗塞に追随するワーラー変性
- 多系統萎縮症 (MSA-C)
- メトロニダゾール脳症
- 進行性多巣性白質脳症
- 電解質異常を伴う髄鞘崩壊症
- ADLD (adult-onset autosomal dominant leukodystrophy
- GSS (Gerstman-Straüssler-Scheinker disease)
- 悪性リンパ腫
- トルエン中毒
- メトトレキセート誘発脳症
- その他

経過に即応した緊急対応を含め，しっかりとしたMRIフォローアップが重要です。NIIDでは全身の細胞に核内封入体が認められ，血管内皮細胞にも病態が存在することはわかっています。皮質病変の病態も血管内皮細胞の障害と関連があるのかどうかなど，症例を積み重ねることで今後明らかになると思います。すでに，認知症を初発症状として白質脳症を示すNIID，末梢神経障害を初発症状とするNIIDという大きな2つの病型があり，病態が多彩であることはわかっていますが，今後認知症や末梢神経障害だけでなく，ほかの臓器障害が前面に出るNIIDが明らかになってくる可能性もあるかもしれません。非常に広範な多系統変性を呈する若年型と，その早発例と理解される幼児型も病理からの報告はありますが，画像所見を併せた検討はこれからの課題です。

図14 60歳代，性別非公表。NIID剖検例

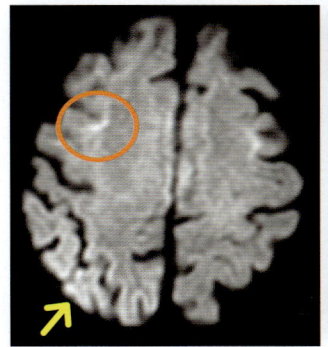 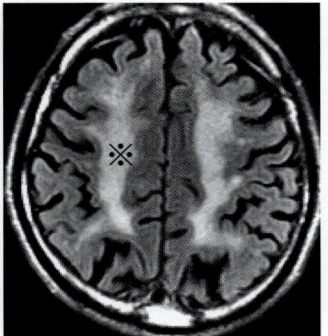 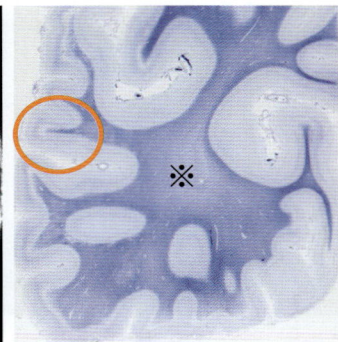 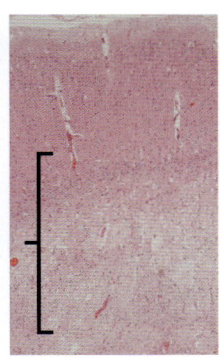

a：拡散強調像　　　　　　b：FLAIR像　　　　　　c：髄鞘染色像　　　　　　d：HE染色像

a：両側前頭葉皮髄境界に高信号を認める（○）。右頭頂葉では皮質および皮質下に高信号がとらえられる（→）。b：皮質から深部白質にびまん性の高信号を認める（※）。c：皮髄境界の染色性低下が帯状に広がり（○），拡散強調像の高信号に対応している。皮髄境界には広範囲に海綿状変化が生じていた。また，びまん性の白質信号変化に対応するように，広範囲に白質の髄鞘染色性低下が認められた（※）。d：後頭頭頂葉を中心とする病変に対応するHE染色像では，皮質深層から皮髄境界，皮質下白質にかけての領域が病変の主座となっており，神経細胞脱落，著明なグリオーシス，海綿状変化が認められた。

[c, dの病理画像は，東京都健康長寿医療センター神経病理，高齢者ブレインバンク 齊藤祐子先生，大阪大学大学院連合小児発達学研究科 附属子どもの心の分子制御機構研究センター ブレインバンク・バイオリソース部門・常勤特任教授，大阪大学医学部附属病院神経内科・脳卒中科（兼）東京都健康長寿医療センター高齢者ブレインバンク・バイオリソースセンター事務局長 常勤特任研究員（神経病理）・脳神経内科（兼）（クロスポイント）村山繁雄先生のご厚意による]　　　　（文献7より転載）

図15 60歳代，性別非公表。核内封入体病の小脳所見（paravermal area）

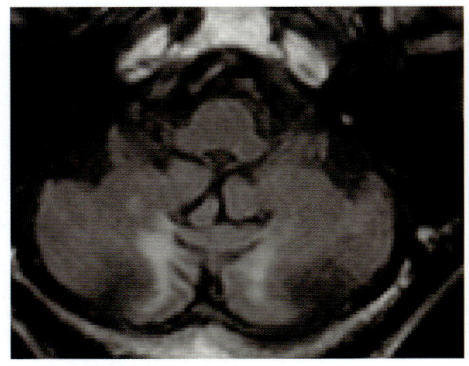 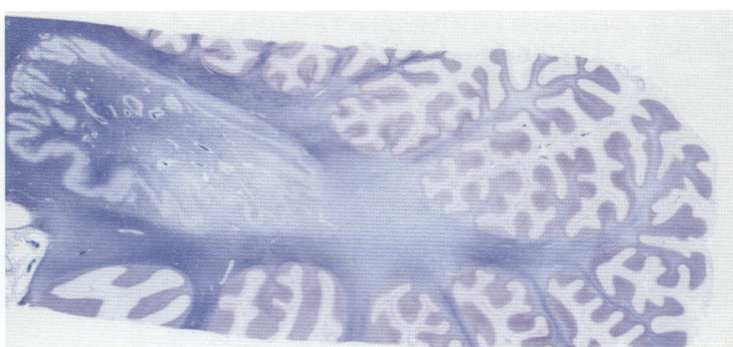

a：FLAIR像（小脳レベル）　　　　b：髄鞘染色像

進行性認知機能障害。
a：両側小脳内側，傍小脳虫部に高信号を認める。b：歯状核も巣状に組織の粗鬆が認められ，歯状核周囲の髄鞘染色性低下を認める。また，小脳でも皮質から白質の双方に病巣が進展し，部位によってプルキンエ細胞の脱落，グリオーシスが認められた。

図15の続き

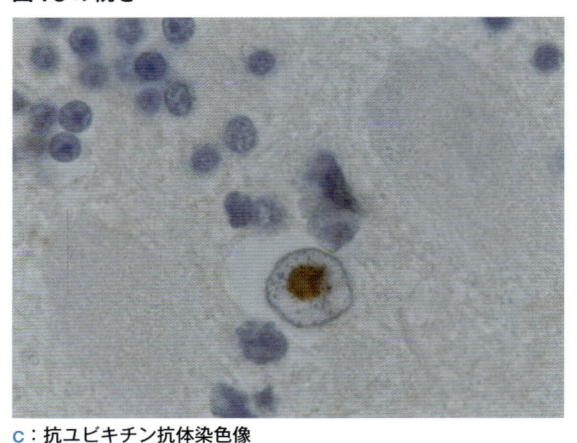

c：抗ユビキチン抗体染色像

c：変性グリア細胞には，抗ユビキチン抗体染色像で陽性を示す核内封入体が認められた。

[b, c の病理画像は，東京都健康長寿医療センター神経病理，高齢者ブレインバンク 齊藤祐子先生，大阪大学大学院連合小児発達学研究科 附属子どもの心の分子制御機構研究センター ブレインバンク・バイオリソース部門・常勤特任教授，大阪大学医学部附属病院神経内科・脳卒中科（兼）東京都健康長寿医療センター高齢者ブレインバンク・バイオリソースセンター事務局長 常勤特任研究員（神経病理）・脳神経内科（兼）（クロスアポイント）村山繁雄先生のご厚意による]

（文献7より転載）

図16 60歳代，性別非公表。NIID中小脳脚病変

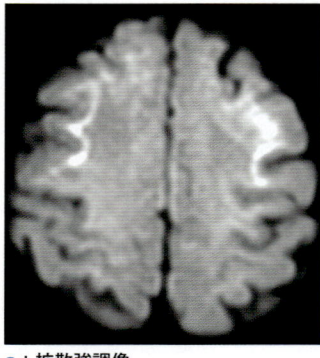 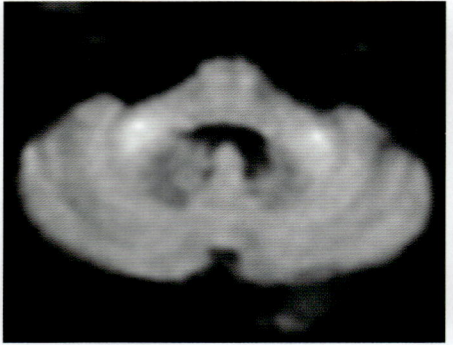 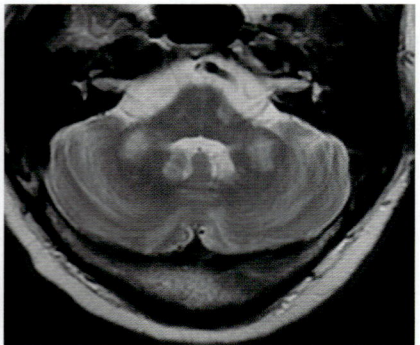

a：拡散強調像　　　　　b：拡散強調像　　　　　c：T2強調像

初診時の主訴は易転倒性である。a, b：両側大脳皮髄境界に強調されて高信号，両側中小脳脚に高信号を認める。c：T2強調像でも両側中小脳脚に高信号が認められる。

（文献7より転載）

　NIIDの画像所見は多彩です。前述のすべての所見がそろっている症例もありますが，**所見の組み合わせはさまざま**だということを，認識しておくことが大事です。

PITFALL

❶拡散強調像で皮髄境界信号異常が認められない小数例がある
❷皮質病変を伴う場合がある（臨床的悪化と連関していないか確認を）
❸白質病変のみ，皮質病変のみの症例もある
❹所見の組み合わせはさまざま
❺NIIDには，認知障害で発症する群のほかにも末梢神経障害などを主訴として発症する群が知られている。後者について本項では詳述しないが，神経伝導速度，腓腹神経生検などの診断手順を踏むことになる

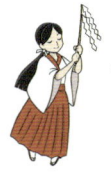

大事なポイント

▶拡散強調像での皮髄境界高信号の遷延が特徴的です。
▶白質病変も，病期，病態によって軽微症例から癒合性が明瞭な症例まで多彩です。
▶皮質病変もMRIで指摘しましょう。
▶脳幹，小脳（特に小脳虫部周囲），中小脳脚にも信号異常がみられます。
▶前述のMRI所見すべてがそろっている症例，テント上の皮髄境界に強調される白質病変が目立つ症例，脳幹，小脳病変が初回からとらえられる症例，およびそれらの所見がさまざまに組み合わさった症例など，画像所見の組み合わせはさまざまです。

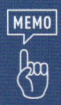

MEMO

診断基準策定について[47,50)]

❶ 国際的な診断基準は策定途上である（2025年1月現在）
Soneらは，MRIと皮膚生検所見を中心とした診断フローチャートを提案[46,49)]，遺伝子診断の道が開かれたので，遺伝子検索も取り入れた新たなガイドラインが策定されるものと期待される国内では，Soneらによるガイドライン策定が以下に示されている。厚生労働科学研究成果データベース（https://mhlw-grants.niph.go.jp › download_pdf），厚生労働省疾患個票（https://www.mhlw.go.jp/content/10905000/000789235.pdf）

❷ 認知機能障害を鑑別する場合，まずMRIを行う
拡散強調像の高信号が皮髄境界に認められたら皮膚脂肪生検を行う。脂肪組織，線維芽細胞，および汗腺細胞に核内封入体が認められたらNIIDおよびFXTASが鑑別に残る

❸ *NOTCH2NLC* でのCGGリピート伸長がある場合，NIID

❹ *FMR1* CGG変異の遺伝子検査が陽性である場合，FXTAS

❺ 末梢神経障害発症例は，神経伝導速度，腓腹神経生検，皮膚生検へ

❻ 白質脳症を伴う眼咽頭遠位型ミオパチー（oculopharyngeal myopathy with leukoencephalopathy：OPML）
外眼筋，咽頭筋の筋力低下を臨床的特徴とする白質脳症であり，MRI画像所見はNIIDに酷似する。*LOC642361* と *NUTM2B-AS1* という2つの，翻訳領域をもたない遺伝子の存在する領域でのCGG繰り返し配列の異常伸長が明らかとなっている

MEMO

鑑別診断

❶ FXTAS
MRI所見，皮膚生検所見，さらには電顕所見でも鑑別が難しい重要な鑑別疾患である。NIIDでは *NOTCH2NLC* でのCGGリピート伸長，FXTASではX染色体（Xq27.3）の *Fragile X mental retardation*（*FMR1*）のエクソン1のCGGリピート伸長[50,51)]と，遺伝子診断による鑑別の道が開かれているが，MRIのみでは鑑別が難しい。FXTASでは中小脳脚などテント下病変が先行する場合が多い可能性[48)]は示唆されているが，病理所見，電顕所見でもNIIDとFXTASを鑑別することは困難な場合があることが知られており，今後の症例の積み重ねが大切である

❷ NIIDでも拡散強調像で皮髄境界高信号が認められない症例がある
癒合傾向を示す白質病変のみが先行する症例では，ビンスワンガー病をも含めた広範，癒合傾向を示す白質脳症の鑑別が必要な場合もあるだろう。皮質病変の出現を併せればミトコンドリア脳症なども鑑別に挙がってくる。皮膚脂肪生検の有用性，遺伝子診断の有用性を含め，診断ガイドライン提唱，策定が進められているところである[46,49)]。

❸ 白質脳症を伴う眼咽頭遠位型ミオパチー（oculopharyngeal myopathy with leukoencephalopathy：OPML）
Ishiuraらにより新たに報告された外眼筋，咽頭筋の筋力低下を臨床的特徴とする白質脳症であり，MRI画像所見はNIIDに酷似する。*LOC642361* と *NUTM2B-AS1* という2つの，翻訳領域をもたない遺伝子の存在する領域でのCGG繰り返し配列の異常伸長が明らかとなっている[52)]。NIID，FXTAS，OPMLの3疾患，また眼咽頭遠位型ミオパチー（oculopharyngodistal myopathy：OPDM）はそれぞれ異なる遺伝子上ではあるが，CGG繰り返し配列の異常伸長が病態にかかわっていることが明らかとなり，神経変性，神経筋疾患の病態解明につながる可能性が広がっている

❹ 皮質病変が先行した場合
MELAS（mitochondrial myopathy，encephalopathy，lactic acidosis，stroke-like episode），痙攣後脳症，脳梗塞，もやもや病に伴う梗塞など

脆弱X関連振戦／失調症候群（FXTAS）

疾患概念

脆弱X関連振戦／失調症候群（fragile X-associated tremor/ataxia syndrome：FXTAS）は，X染色体（Xq27.3）の *fragile X mental retardation*（*FMR1*）エクソン1のCGGリピートが伸長することにより発症するトリプレットリピート病[NOTE 32]の1つです。正常は6〜50リピートですが，55〜200回まで伸長すると前変異，200回以上を完全変異とよびます（図17）。

前変異をもつキャリアにFXTASが発症します。FMR1遺伝子前変異をもつ保因者の男性40%，女性8〜16%に発症するとされ，50歳代以降の男性に多く発症します。女性保

因者では，臨床的に卵巣機能不全のみを示し，中枢神経障害がみられない症例もあります。**遺伝子検査で，FMR1遺**

NOTE 32

厚生労働省の難病指定診断基準とMCP sign[55)]

厚生労働省の難病指定のためのFXTAS診断基準では，遺伝子が確定診断となります。また，画像所見について「MCP signがあることと臨床症状があること，除外診断がなされ，かつ遺伝子診断されていること」と記載があります。MCP signが認められない症例も散在するという本文中の記載は，この診断基準と突き詰めると矛盾します。しかし，確定診断に至る過程で，典型的な画像所見が"1回のMRI検査でとらえられなかったこと"のみで疾患を否定することは難しいことを知っておくことが大事だと思います。難病指定にあたっての画像診断の役割についても，診断医は認識を深めていく必要があることを日々感じています。

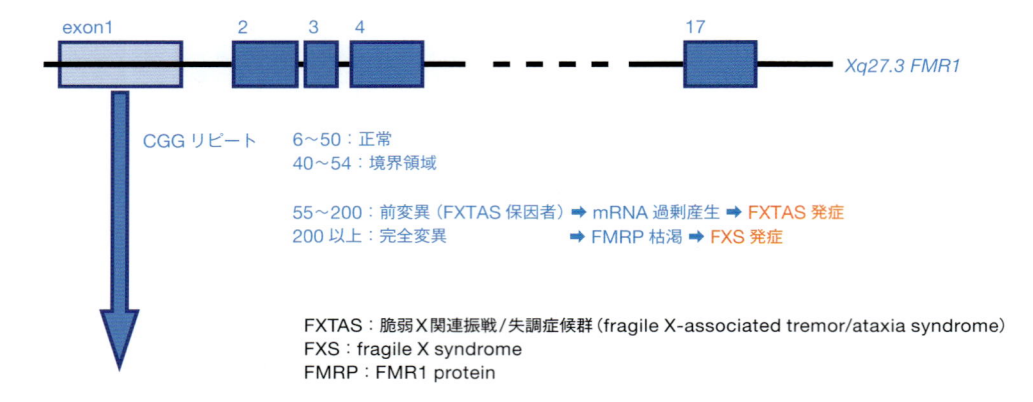

図17 FMR1遺伝子変異

exon1　2　3　4　17　　　*Xq27.3 FMR1*

CGGリピート　6〜50：正常
40〜54：境界領域

55〜200：前変異（FXTAS保因者）➡ mRNA過剰産生 ➡ FXTAS発症
200以上：完全変異　　　　　　　➡ FMRP枯渇 ➡ FXS発症

FXTAS：脆弱X関連振戦/失調症候群（fragile X-associated tremor/ataxia syndrome）
FXS：fragile X syndrome
FMRP：FMR1 protein

伝子変異（CGGリピート50〜200の前変異）を証明することで確定診断がなされます[50,51]。ほかのトリプレットリピート病と同様にCGGリピートが多いほど早期発症し，症状は重篤となります。繰り返し配列が200を超えると小児期から重篤な精神運動発達遅滞を伴う**脆弱X症候群（fragile X syndrome）**[NOTE 33]となります。FMR1遺伝子がエンコードするmRNA蛋白質をFMRP（FMR1 protein）といいますが，このFMRPはシナプス可塑性に関与し，特に"長期抑制にかかわる蛋白合成を抑制する機能"があるとされています。抑制を抑制するというのはわかりにくいですが，言い換えればFMRPが欠乏すると"長期抑制が過剰になる"ために，学習や経験によって形成されるはずの新たなシナプスネットワーク形成ができないことがわかってきています[53,54]。

重篤な病型であるFXSの原因は，このFMRPの枯渇によるとされています。一方，FXTAS発症の詳細は未解明の部分があり，単純にFMRP産生が少ないという理由では説明できかねているようで，一説ではmRNAの過剰産生があり，そのために神経毒性が生じるのではないかという仮説も提唱されています。正常からFXTAS，FXTASからFXSは，**脆弱Xスペクトラム**ともいうべき多彩な表現型を有する大きな疾患スペクトラムである可能性も示唆され，CGGリピート回数との相関，発症機序についてさらなる検討が進められています。

NOTE 33

脆弱X症候群（FXS）

脆弱X症候群（fragile X syndrome：FXS）は，FMR1遺伝子のCGGリピート200回以上によって発症し，男性では重度の知的障害を呈します。女性は軽度〜中等度の場合も多いです。巨大睾丸，大きな耳介，顔が細長いなどの身体的特徴をもち，自閉症，てんかん，睡眠障害などを合併します。

臨床

FXTASの**臨床症状，初発症状は多彩**です。小脳症状，運動時振戦，パーキンソニズム，認知機能障害，知的障害，易転倒性，末梢神経障害，自律神経障害など多岐にわたり，症状は進行性であることが知られています[56-58]。中高年以降の易転倒性の要因は多様ですが，FXTASの初発症状として易転倒性があることは，特徴的なMRI所見が診断端緒になることと併せて，知っておくとよいです。また，本態性振戦と初期診断されている場合があり，振戦に運動失調やパーキンソン症候が加わってきた場合，**パーキンソン症候群の鑑別にFXTASも入ってきます。家族歴の聴取が重要**です。X染色体を介するため，患者の孫に知的障害がないか，子（女性）に早期閉経や不妊の既往がないかを聴取することが大切になります。

画像所見

MCP sign（middle cerebellar peduncle sign）が高率に存在し，診断の契機となりえます[58,59]（図18）。MRIのFLAIR像，T2強調像，拡散強調像で両側中小脳脚の高信号は，男性症例では約60%に認められるとされますが[NOTE 32]，女性症例では13%程度と陽性率が低くなるとされています。脳幹，脳室周囲白質，脳梁膨大などにもT2強調像，FLAIR像で高信号を示す場合があります。NIIDと画像，病理所見ともに鑑別が難しい症例があり[60]，確実な鑑別は遺伝子診断に委ねられます。

参考として，別症例でのFXTASの病理像を図19に掲示します。中小脳脚には髄鞘染色性の低下があり，海馬のアストロサイトに好酸性の核内封入体がとらえられています。画像，病理のみでは前述したNIIDと鑑別が難しいと感じます。中小脳脚病変のみならず，皮髄境界に強調される拡張

強調像での高信号，T2強調像，FLAIR像でのびまん性の白質病変，脳幹，小脳の信号異常などが報告され，MRI画像のみではNIIDとの鑑別は難しいです（図18，19）。

Voxel based morphometry（VBM）を用いた詳細解析では，小脳虫部，半球の前部での萎縮が著明にとらえられ，重症度との相関，CGGリピート数との負の相関が報告され[61,62]，大脳半球では，側頭葉内側，島皮質，内側前頭前野，楔前部の灰白質体積低下が報告されています[62,63]。これらの解析に加え，diffusion tensor imaging（DTI），functional MRI（fMRI）を用いた検討も行われており[64]，FXTAS患者および発症前保因者における病態解明に，多方面からの神経画像解析が寄与する可能性が提示され，客観的画像情報を正確に得て蓄積することの重要性がさらに増してくるでしょう。

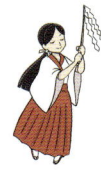

大事なポイント
- ▶ 振戦を伴うパーキンソン症候群を示す成人男性にMCP signをみたらFXTASが鑑別に挙がります。しかし，MCP signをきたす病態は複数あることを知っておく必要があります（表1，p178参照）。
- ▶ NIIDはFXTAS鑑別の筆頭疾患です。
- ▶ 家族歴の聴取が重要です！ X染色体を介するため，患者の孫，子（女性）の状況も確認を行いましょう。
- ▶ 女性保因者では，臨床的に卵巣機能不全のみを示し，中枢神経障害がみられない症例もあります。

Hereditary diffuse leukoencephalopathy with spheroid (HDLS) NOTE 34

疾患概念

HDLS-CSF1Rは，多彩な臨床症状を伴う神経変性疾患です[66-72]。原因遺伝子であるCSF1R（colony stimulating factor 1 receptor）が2012年に同定され，それ以降54家

図18 70歳代，男性。FXTAS

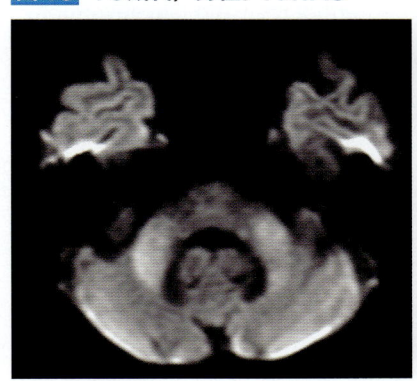

a：拡散強調像

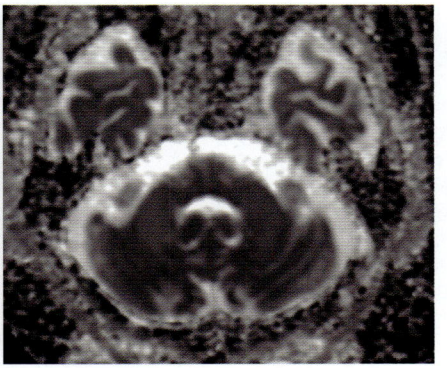

b：ADC

約半年の経過で進行する運動失調と認知症がある。家族に類症を確認できない。FMR1遺伝子のCGGリピート伸長（84回）があり，FXTASと診断された。
a，b：拡散強調像で両中小脳脚に対称性に高信号がとらえられる（→）。ADC低下ははっきりしない。**c，d**：中小脳脚病変は，T2強調像で明瞭な高信号，T1強調像で低信号を示す。**e**：FLAIR冠状断像でも中小脳脚の対称性高信号が認められる。年齢を考慮しても大脳，小脳，脳幹萎縮があり，大脳白質にも一部高信号がとらえられている。

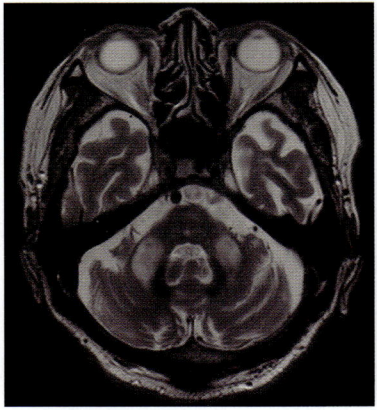

c：T2強調像

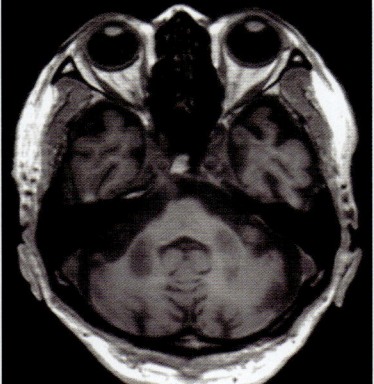

d：T2強調像

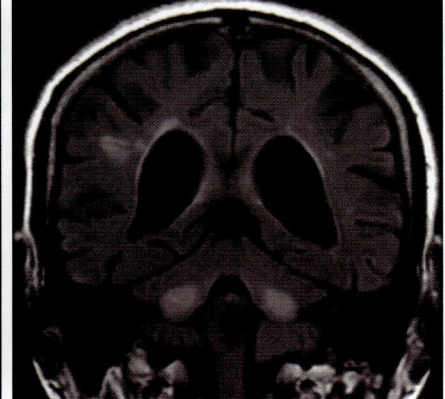

e：FLAIR冠状断像

（徳丸阿耶：変性疾患・蓄積病. 頭部画像診断の勘ドコロ NEO，メジカルビュー社，東京，2021年，p320，図28 より転載）
（画像は，東京大学 黒川 遼先生，東邦大学 神谷昂平先生のご厚意による）

図19 FXTASの病理所見

a：KB染色像

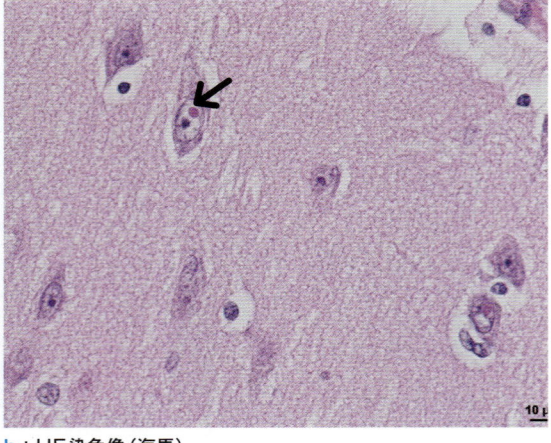

b：HE染色像（海馬）

a：FXTAS症例の中小脳脚を示す。染色性の低下を認める。
b：海馬領域のHE染色像では，アストロサイト内に好酸性の核内封入体を認める。同部は抗p-62抗体染色像で陽性を示した（非提示）。

（画像は，国立精神・神経医療研究センター 塩谷彩子先生，東京都健康長寿医療センター研究所，高齢者ブレインバンク 斎藤祐子先生のご厚意による）
（文献7より転載）

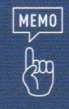

MEMO 鑑別診断

❶ 臨床，病理，画像ともに酷似することがあるNIIDは最も重要な鑑別診断

遺伝子診断が最終的鑑別になるが，NIIDに比べ，FXTASでは中小脳脚病変の出現がテント上病変よりも先行する場合が多いのではないかとも示唆されている[48,57,62,65]。しかし，症例によっては大脳皮髄境界での拡散強調像の信号異常，白質のびまん性信号異常とそろっていて，MRIのみでは見分けが付かないものもあることに留意が必要。遺伝子確定診断の道が開かれたので，症例を積み重ね，臨床，画像，さらにはNIIDでの*NOTCH2NLC*でのCGGリピート伸長，FXTASでのX染色体（Xq27.3）の*Fragile X mental retardation*（*FMR1*）エクソン1のCGGリピート伸長の程度と臨床，画像所見，画像解析所見との対応も視野に入れた検討が進められていくと期待される

NOTE 34 HDLSの疾患名について

2012年に原因遺伝子（*CSF1R*）が同定されるまで，pigmented orthochromatic leukodystrophy（POLD），diffuse leukoencephalopathy with axonal spheroids（DLA）などとして報告されてきた多くの白質脳症がHDLSである可能性が指摘され，adult-onset leukoencephalopathy with axonal spheroids and pigmented glia（ALSP）として総称する考えや，特定された原因遺伝子を名称に採用したhereditary diffuse leukoencephalopathy with spheroid-CSF1R（HDLS-CSF1R）あるいはALSP/HDLSなどが名称として提唱されています。今後，さらなる病態解明に伴い，疾患名が変更される可能性が残っています。

NOTE 35 一次性ミクログリア病とは

ミクログリアは，いわば脳内の免疫担当細胞といえます。神経細胞障害や炎症などを契機に活性化する炎症性サイトカイン，活性酸素，興奮性アミノ酸などの細胞障害因子を産生します。一方，障害因子のみならず，同時にさまざまな神経保護因子をも活性化させ，うつ，統合失調症や多くの神経変性疾患の病態を修飾することが明らかになってきました。「グリオーシス」として知られる"沈静化した瘢痕"のみでなく，グリア細胞の集簇は遷延する"神経炎症"を反映している可能性が指摘されはじめています。

さまざまな機能が明らかになってきたミクログリアですが，近年ではミクログリア自体の機能異常によって白質脳症を惹起するHDLS，Nasu-Hakola病などを「一次性ミクログリア病」として考える疾患概念が注目されています。もちろん，ミクログリアに着目する理由の最大の目的は，病態解明のみならず，ミクログリアを介した"治療への道筋"の足がかりとして期待がもたれるためです。

系以上の報告があり，従来考えられていたよりも高率に存在している可能性が指摘されています[69-72]。常染色体顕性遺伝とされますが，孤発例の報告も散見されています。発症機序は不明です。染色体5q32上の*CSF1R*はミクログリアに強く発現し，その発生，分化に関与していることから，HDLSではミクログリアの機能破綻が起こり，大脳白質変性，脳症を惹起する「一次性ミクログリア病[NOTE 35]」という疾患概念が提唱され，今後さらに病態解明が進むことが期待されています。

臨床

HDLS-CSF1Rは，若年性認知症の重要な鑑別疾患の1つです。発症時の平均年齢は44.3歳と中高年に好発しますが，発症年齢は小児から高齢者までと報告に幅があります。発症後死亡までの平均は約6年で，進行は早いとされています。

初発は認知機能障害が最も多く，人格変化，錐体路徴候，パーキンソニズム，うつ症状など多彩な症状を示します[66-71]。歩行障害の報告も多くみられます。発症に男女差はないとする報告もありますが，女性例では発症年齢が低く，運動障害が目立つ可能性が指摘されています。

画像所見

拡散強調像で深部白質に高信号が遷延することが診断の端緒となる特徴的所見の1つです（図20）[66,69,72]。ADCは低下する場合，低下しない例などあり，さまざまです。近年では，拡散強調像で高信号がとらえられない確定診断例も散見され，一定の留意が必要です。前頭頭頂葉優位深部白質（脳室に近いという印象をもったら一考）にT2強調像，FLAIR像で高信号を認め，斑状，非対称性の白質病変を認め，病期の進行に伴い癒合傾向も強くなります（図20，21）[66,69-74]。

白質病変や萎縮の進行に伴い，脳室拡大も進行します（真ん中が痩せるといった印象をもったら一考）（図20）。脳梁菲薄化も病初期からとらえられ，信号異常を伴うこともあります（図20，21）。皮質脊髄路に沿ったT2強調像，FLAIR像での高信号が認められ，内包から脳幹までの信号異常がとらえられます（図22）。このように錐体路に沿った信号異常がとらえられることも覚えておくとよい所見の1つでしょう。U-fiberは保たれる傾向を示しますが，皮質にも萎縮が進行していきます。MRSでは，神経細胞脱落を反映してNAA/Glu/Glxの低下，グリアの異常を判定してCho/Ins上

図20　HDLS

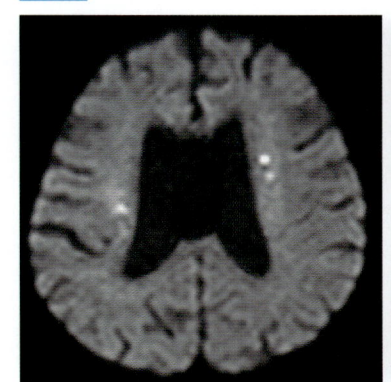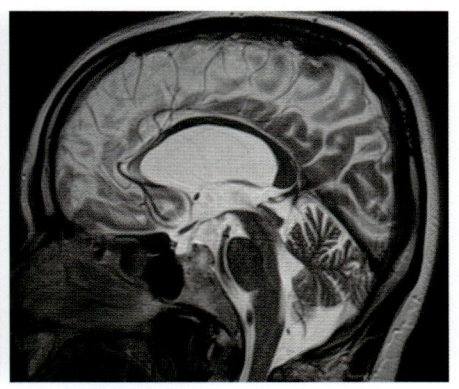

a：拡散強調像　　　　　　　　　b：FLAIR横断像　　　　　　　　c：T2強調矢状断像

a：深部白質に高信号強度が遷延している。b：脳室周囲，深部白質に癒合傾向のある高信号を認める。脳室の拡大を伴っている。c：脳梁菲薄化が明瞭にとらえられる。

（画像は，阿部考志先生のご厚意による）

図21　50歳代，女性。HDLS-CSF1R

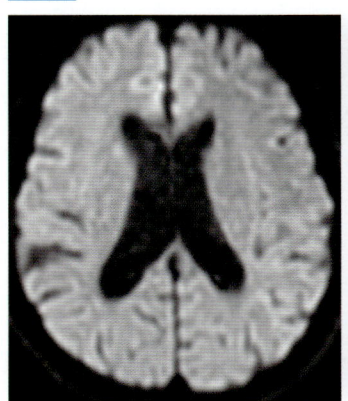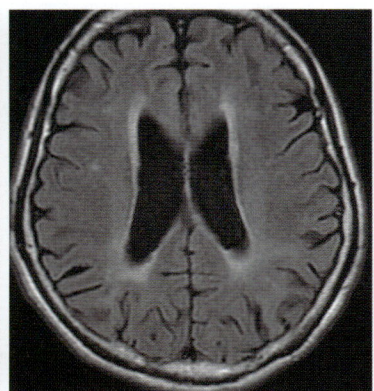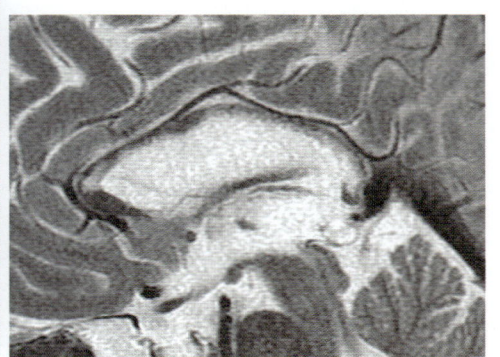

a：拡散強調像　　　　　　　　　b：FLAIR像　　　　　　　　　　c：T2強調矢状断像

a，b：拡散強調像では明らかな信号異常は指摘できず。FLAIR横断像でも深部白質に高度癒合傾向のある高信号はとらえられない。脳室周囲にわずかに淡い高信号を認める。c：脳梁の高度萎縮を認める。

図21の続き

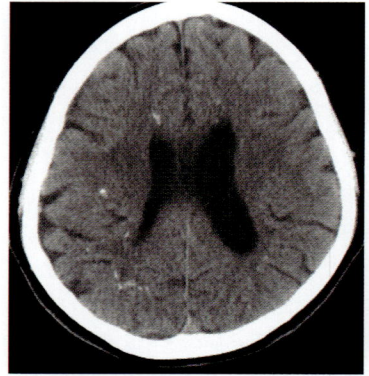

d：CT軸位断像

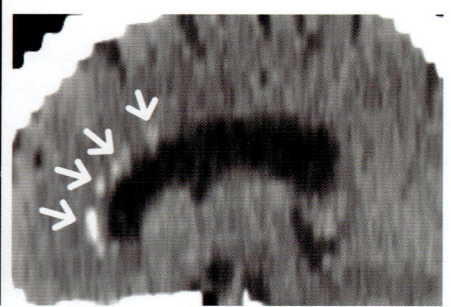

e：CT再構成矢状断像

d，e：軸位断像では脳室周囲，深部白質に点状高吸収を認める。矢状断像では脳室周囲に点々と，まるで舗石のようにみえることからstepping stone appearanceとよばれ，HDLSの重要な画像所見となる。

（画像は，自治医科大学放射線医学講座，栃木こども医療センター小児画像診断部 松木 充先生のご厚意による）

昇，Lactateピーク検出が報告されています[73]。いろいろな角度から，病態を解明しようとする姿勢は，治療法への道を模索することにつながっているはずです。図22には，徳島大学症例（ブレインバンクコンサルト）のHDLSを提示します。白質の髄鞘染色性は不均一に低下しており，癒合傾向も認められますが，図14cで示した皮髄境界，皮質直下に強調されるような変化の連続性ははっきりしません。

CT所見も大変重要です。側脳室前角周囲白質，頭頂葉皮質下白質の微小石灰化は，HDLSに疾患特異性が高い所見です（stepping stone appearance，図21）[72]。側脳室前角周囲の石灰化を矢状断像でみると，断続的に続く石灰化はまるでstepping stone様にみえます。この石灰化は微細な

ため，スライス厚の選択によって見逃さないよう，HDLSを疑った場合には薄いスライスの設定が望まれます。また，出生直後のCTでも脳室周囲や白質に石灰化がとらえられた症例の報告があり，その場合には，画像的にTORCH症候群[NOTE 36]は必須の鑑別になりそうですが，石灰化の局在や形状が異なる可能性が高いです。

このように，生下時にも石灰化が認められることや，石灰化の局在が胎生期にミクログリアが集簇する場所に近いことから，HDLSの石灰化は変性に追随する二次的石灰化ではなく，一義的な病態を反映している可能性も示唆されています[75]。

図22 年齢性別非公表。HDLS

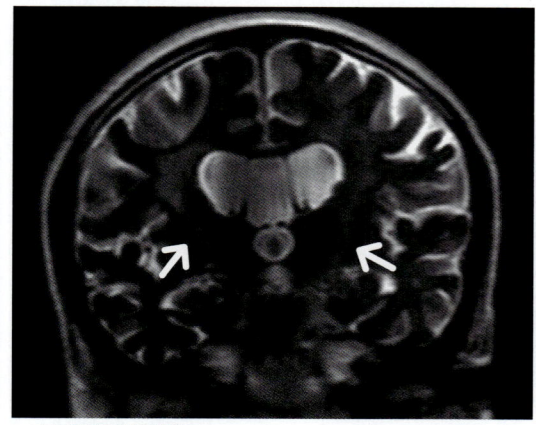

a：T2強調冠状断像

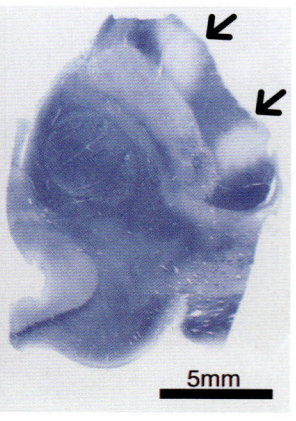

b：大脳脚レベルの髄鞘染色像

a：両側錐体路に沿った淡い高信号を認める（→）。b：皮質脊髄路の染色性低下があり（→），MR所見と対応している。

（画像は，徳島大学脳神経内科 和泉唯信先生のご厚意による）
（文献7より転載）

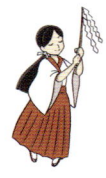

NOTE 36 **TORCH 症候群**

　TORCH症候群は，先天感染症として最も頻度が高いものです。Tがトキゾプラズマ（Toxoplasma），Oがその他（Other, 水痘，HIVなど），Rが風疹（Rubella），Cがサイトメガロウイルス（Cytomegalovirus），Hがヘルペスウイルス感染症（Herpes virus）を表しています。先天性サイトメガロウイルス感染症が疑われたら，CTで上衣下の石灰化がないかをみることが大切です。先天性トキゾプラズマ症でも脳実質に広範囲に石灰化があることが知られています。HDLSのstepping stone様微細石灰化とは，石灰化の部位や形状に差がありますので，薄いスライスの矢状断像が鑑別に役に立ちます。

大事なポイント
- ▶ CTでのstepping stone appearanceに注目しましょう。
- ▶ 拡散強調像での，深部白質に遷延する高信号に注目しましょう。
- ▶ 拡散強調像で信号異常がとらえられない場合があります。
- ▶ 萎縮は，脳の真ん中に目立つかのような印象があります。
- ▶ 白質病変は斑状，癒合傾向など病期によって異なります。脳梁菲薄も病初期から認められます。

V

拡散強調像が鍵となる疾患

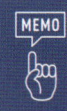

MEMO **鑑別診断**

❶ **多発性硬化症（特に拡散強調像での信号異常遷延が確認されない場合）は，画像的には高位の鑑別になる**[76]
比較的若年例の脳室周囲に生ずるT2強調像やFLAIR像の高信号病変を多発性硬化症の脱髄病変と鑑別が必要になる。拡散強調像で遷延する高信号，CTの微細な石灰化，stepping stone appearanceは重要な鑑別ポイントになる

❷ **neuromyelitis optica-spectrum disorderも，病期によっては鑑別に挙げられることがある**

❸ **ADLD（adult-onset autosomal-dominant leukodystrophy）**
臨床的には自律神経障害が目立ち，認知機能は比較的保たれると報告されている。病理学的には髄鞘障害が強く，HDLSに比べ脳室周囲白質が保たれる傾向がある

❹ **CADASIL（cerebral autosomal dominant arteriopathy with subcortical infarcts and leukoencephalopathy）**
常染色体顕性遺伝形式（原因遺伝子NOTCH3）をとる遺伝性小血管病である。側頭極の白質病変，外包病変が鑑別点となる

❺ **CARASIL（cerebral recessive dominant arteriopathy with subcortical infarcts and leukoencephalopathy）**
常染色体潜性遺伝形式（原因遺伝子HTRA1）側頭極の白質病変，外包病変が鑑別点となる。CADASILよりもさらに若年発症，若年からの禿頭，変形性腰痛症等を合併する

❻ **AARS2（ananyl-tRNA synthetase2）関連卵巣異栄養症**
卵巣機能不全を伴う常染色体潜性成人発症白質ジストロフィーである[76-78]。報告されたすべての患者は女性である。MRIの所見はHDLSの所見と類似しており，重要な鑑別疾患である。CSF1R陰性患者においては，AARS2遺伝子変異のスクリーニングが推奨される

文献

1) Burdette JH, Ricci PE, Petitti N, Elster AD: Cerebral infarction: time course of signal intensity changes on diffusion weighted MR images. AJR 1998; 171: 791-795.

2) Basser PJ, Mattiello J, LeBihan D: Estimation of the effective self-diffusion tensor from the NMR spin echo. J Magn Reson B 1994; 103: 247-254.

3) Conturo TE, Lori NF, Cull TS, et al: Tracking neuronal fiber pathways in the living human brain. Proc Natl Acad USA 1999; 6: 10422-10427.

4) Assaf T, Ben-Bashat D, Chapman J, et al: High b-value q-space analyzed diffusion-weighted MRI: application to multiple sclerosis. Magn Reson Med 2002; 7: 115-126.

5) Jensen JH, Helpern JA: MRI quantification of non-Gaussian water diffusion by kurtosis analysis. MNR Biomed 2010; 23: 698-710.

6) Zhang H, Wheeler-Kingshott CA, et al: NODDI: practical in vivo neurite orientation dispersion and density imaging of the human brain. Neuroimage 2012; 61: 1000-1016.

7) Tokumaru AM, Saito Y, Murayama S: Diffusion-Weighted Imaging is Key to Diagnosing Specific Diseases. Magn Reson Imaging Clin N Am 2021; 29: 163-183.

8) 厚生労働省科学研究費補助金 難治性疾患等政策研究事業「プリオン病及び遅発性ウイルス感染症に関する調査研究斑」，厚生労働行政推進調査事業費補助金 難治性疾患政策研究授業「プリオン病のサーベイランスと感染予防に関する調査研究斑」編：プリオン病診療ガイドライン2023（暫定版）．http://prion.umin.jp/guideline/pdf/guideline_temp_2023.pdf（2024年5月閲覧）

9) Prusiner SB: Novel proteinaceous infectious particles cause scrapie. Science 1982; 216: 136-144.

10) 厚生省特定疾患調査研究事業「クロイツフェルト・ヤコブ病等に関する緊急全国調査研究班研究報告」（班長　佐藤　猛）．1997年3月．

11) 佐藤　猛，星　研一，増田真也，ほか：医原性プリオン病—ヒト硬膜移植後に発症したクロイツフェルト・ヤコブ病．神経研究の進歩 1999；43：145-154.

12) Parchi P, Giese A, Capellari S, et al: Classification of sporadic Creutzfeldt-Jakob disease based on molecular phenotypic analysis of 300 subjects. ANN Neurol 1999; 46: 224-233.

13) Meissner B, Kallenberg K, Sanchez-Juan P, et al: MRI lesion profiles in sporadic Creutzfeldt-Jakob disease Neurology 2009; 72: 1004-2001.

14) Vitali P, Maccagnano E, Caverzasi E, et al: Diffusion-weighted MRI hyperintensity patterns differentiate CJD from other rapid dementias. Neurology 2011; 76: 1711-1719.

15) Meissner B, Westner IM, Kallenberg K, et al: Sporadic Creutzfeldt-Jacob disease: clinical and diagnostic characteristics of the rare VV1 type. Neurology 2005; 65: 1544-1550.

16) Tanev KS, Yilma M: An unusually presenting case of sCJD—the VV1 subtype Clin Neurol Neurosurg 2009; 111: 282-291.

17) 厚生労働科学研究 プリオン病及び遅発性ウイルス感染症に関する調査研究班，プリオン病のサーベイランスと感染予防に関する調査研究班 HP:「プリオン病とは」． http://prion.umin.jp/prion/prion. html （2024 年 5 月閲覧）

18) Iwasaki Y, Mimuro M, Yoshida M, et al: Clinical diagnosis of Creutzfeldt-Jakob disease: Accuracy based on analysis of autopsy-confirmed cases. J Neurol Sci 2009; 277: 119-123.

19) Nozaki I, Hamaguchi T, Sanjo N, et al: Prospective 10-year surveillance of human prion diseases in Japan. Brain 2010; 133: 3043-3057.

20) Hermann P, Appleby B, Brandel JP, et al: Biomarkers and diagnostic guidelines for sporadic Creutzfeldt-Jakob disease. Lancet Neurol 2021; 20: 235-246.

21) CDC's Diagnostic Criteria for Creutzfeldt-Jakob Disease(CJD), 2018. https://www.cdc.gov/prions/cjd/diagnostic-criteria.html （2023 年 8 月閲覧）

22) Atarashi R, Satoh K, Sano K, et al: Ultrasensitive human prion detection in cerebrospinal fluid by real-time quaking-induced conversion. Nat Med 17; 175-178: 2011.

23) Iwasaki Y, Kato H, Ando T, et al: Autopsy case of V180I genetic Creutzfeldt-Jakob disease with early disease pathology. Neuropathology 38; 638-645: 2018.

24) Sugiyama A, Beppu M, Kuwabara S: Teaching NeuroImages: Cerebral cortex swelling in Creutzfeldt-Jakob disease with V180I mutation. Neurology 2018; 91: e185-e186.

25) Amano M, Kimura N, Hanaoka T, et al: Creutzfeldt-Jakob Disease with a prion protein gene codon 180 mutation presenting asymmetric cortical high-intensity on magnetic resonance imaging. Prion 2015; 9: 29-33.

26) Tschampa HJ, Kallenberg K, Kretzschmar HA, et al: Pattern of cortical changes in sporadic Creutzfeldt-Jakob disease. AJNR Am J Neuroradiol 2007; 8: 1114-1118.

27) Shiga Y, Miyazawa K, Sato S, et al: Diffusion-weighted MRI abnormalities as an early diagnostic marker for Creutzfeldt-Jakob disease. Neurology 2004; 63: 443-449.

28) Eisenmenger L, Porter MC, Carswell CJ, et al: Evolution of diffusion-weighted magnetic resonance imaging signal abnormality in sporadic Creutzfeldt-Jakob disease, with histopathological correlation. JAMA Neurol 2016; 73: 76–84.

29) Young GS, Geschwind MD, Fischbein NJ, et al: Diffusion weighted and fluid-attenuated inversion recovery imaging in Creutzfeldt-Jakob disease: high sensitivity and specificity for diagnosis. AJNR Am J Neuroradiol 2005; 26: 1551-1562.

30) Nishida T, Tokumaru AM, Dou-Ura K, et al: Probable Creutzfeldt-Jakob Disease with Valine Homozygosity at Codon 129 and Bilateral Middle Cerebellar Peduncle Lesions. Internal Medicine 2003; 42: 199-202.

31) Arata H, Takashima H, Hirano R, et al: Early clinical sign and imaging findings in Gerstman-Sträussler-Scheinker syndrome(Pro 102Leu). Neurology 2006; 66: 1672-1678.

32) Yoshimura M, Yuan JH, Higashi K, et al: Correlation between clinical and radiologic features of patients with Gerstman-Sträussler-Scheinker syndrome (Pro 102Leu). J Neurol Sci 2018; 391: 15-21.

33) Tschampa HJ, Zerr I, Urbach H: Radiological assessment of Creutzfeldt-Jakob disease Eur Radiol 2007; 17; 1200-1211.

34) Geschwind MD, Potter CA, Sattavat M, et al: Correlating DWI MRI with pathologic and other features of -Creutzfeldt-Jakob disease. Alzheimer Dis Assoc Disord 2009; 23: 82-87.

35) Haik S, Dormont D, Faucheux BA, et al: Prion protein deposits

36) Tokumaru AM, Sakata I, Terada H, et al: Hyperammonemic encephalopathy with blue rubber bleb syndrome. J Neuroradiol 2005; 32: 285-286.

37) Reis E, Coolen T, Lolli V: MRI Findings in Acute Hyperammonemic Encephalopathy: Three Cases of Different Etiologies: Teaching Point: To recognize MRI findings in acute hyperammonemic encephalopathy. J Belg Soc Radiol 2020; 104: 9.

38) Shen JZ, Memon AA, Agnihotri SA, et al: Noncirrhotic Hyperammonemic Encephalopathy Causing Bilateral Cortical Diffusion Restrictions. Neurohospitalist 2020; 10; 331-332.

39) Takahashi-Fujigasaki J: Neuronal intranuclear hyaline inclusion disease. Neuropathology 2003; 23: 351–359.

40) Takahashi-Fujigasaki J, Nakano Y, Uchino A, et al: Adult-onset neuronal intranuclear hyaline inclusion disease is not rare in older adults. Geriatr Gerontol Int 2016; 16 (Suppl 1): 51-56.

41) Ishiura H, Shibata S, Yoshimura J, et al: Noncoding CGG repeat expansions in neuronal intranuclear inclusion disease, oculopharyngodistal myopathy and an overlapping disease. Nat Genet 2019; 51: 1222-1232.

42) Sone J, Mitsuhashi S, Fujita A, et al: Long-read sequencing identifies GGC repeat expansions in NOTCH2NLC associated with neuronal intranuclear inclusion disease. Nat Genet 2019; 51: 1215-1221.

43) Sone J, Tanaka F, Koike H et al: Skin biopsy is useful for the antemortem diagnosis of neuronal intranuclear inclusion disease. Neurology 2011; 76: 1372–1376.

44) Sone J, Kitagawa N, Sugawara e, et al: Neuronal intranuclear inclusion disease with leukoencephalopathy diagnosed via skin biopsy. J Neurol Neurosurg Psychiatry 2014; 85: 354-356.

45) Morimoto S, Hatsuta H, Komiya T, et al: Simultaneous skin-nerve-muscle biopsy and abnormal mitochondrial inclusions in intranuclear hyaline inclusion body disease. J Neurol Sci 2017; 372: 447-449.

46) 曽根 淳，祖父江 元：Neuronal Intranuclear Inclusion Disease (NIID) ―エオジン好性核内封入体病．Brain & Nerve 2017; 69: 5-16.

47) Sugiyama A, Sato N, Kimura Y, et al: MR Imaging Features of the cerebellum in adult-onset Neuronal Intranuclear Inclusion Disease:8 cases. AJNR Am J Neuroradiol 2017; 38: 2100-2104.

48) Padilha LG, Nunes RH, Scortegagna FA: Letters, MR Imaging Features of Adult-Onset Neuronal Intranuclear Inclusion Disease May Be Indistinguishable from Fragile X-Associated Tremor/Ataxia Syndrome. AJNR Am J Neuroradiol 2018; 39: E100-E101.

49) Sone J, Mori K, Inagaki T, et al: Clinicopathological features of adult-onset neuronal intranuclear inclusion disease. Brain 2016; 139: 3170-3186.

50) Fu YH, Kuhl DP, Pizzuti A, et al: Variation of the CGG repeat at the fragile X site results in genetic instability : resolution of the Sherman paradox. Cell 1991; 67: 1047-1058.

51) Hagerman RJ, Leehey M, Heinrichs W, et al: Intention tremor, parkinsonism, and generalized brain atrophy in male carriers of fragile X. Neurology 2001; 57: 127-130.

52) Ishiura H, Shibata S, Yoshimura J, et al: Noncoding CGG repeat expansions in neuronal intranuclear inclusion disease, oculopharyngodistal myopathy and an overlapping disease. Nat Genet 2019; 51: 1222-1232.

53) Irwin SA, Galvez R, Greenough WT: Dendritic spine structural anomalies in fragile-X mental retardation syndrome. Cereb Cortex 2000; 10: 1038-1044.

54) Tassone F, Iwahashi C, Hagerman PJ: FMR1 RNA within the intranuclear inclusions of fragile X-associated tremor/ataxia syndrome (FXTAS). RNA Biol 2004; 1: 103-105.

55) 厚生労働省指定難病概要・診断基準等：205 脆弱 X 症候群関連疾

患．https://nanbyou.or.jp/wp-content/uploads/upload_files/File/205-202404-kijyun.pdf （2024 年 12 月閲覧）

56）Brunberg JA, Jacquemont S, Hagerman RJ, et al: Fragile X premutation carriers: characteristic MR imaging findings of adult male patients with progressive cerebellar and cognitive dysfunction. AJNR Am J Neuroradiol 2002; 23: 1757-1766.

57）Kasuga K, Ikeuchi T, Arakawa K, et al: A patient with fragile x-associated tremor/ataxia syndrome presenting with executive cognitive deficits and cerebral white matter lesions. Case Rep Neurol 2011; 3: 118-123.

58）Hagerman R, Hagerman P: Advanced in clinical and molecular understanding of the FMR1 premutation and fragile X-associated tremor/ataxia syndrome. Lancet Neurol 2013; 12: 786-798.

59）黒川　遼：脆弱 X 関連性振戦 / 運動失調症候群 fragile X-associated tremor/ataxia syndrome(FXTAS). よくわかる脳 MRI 改訂第 4 版（青木茂樹ほか編）. 2020 年，学研メデイカル秀潤社，東京，p626-627.

60）Greco CM, Berman RF, Martin RM, et al: Neuropathology of fragile X-associated tremor/ataxia syndrome (FXTAS). Brain 2006; 129 (Pt 1): 243-255.

61）Adams JS, Adams PE, Nguyen D, et al: Volumetric brain changes in females with fragile X-associated tremor/ataxia syndrome (FXTAS). Neurology 2007; 69: 851-859.

62）Brown SSG, Stanfield AC: Fragile X premutation carriers: A systematic review of neuroimaging findings. J Neurol Sci 2015; 352: 19-28.

63）Hashimoto R, Javan AK, Tassone F, et al: A voxel-based morphometry study of grey matter loss in fragile X-associated tremor/ataxia syndrome. Brain 2011; 134: 863-878.

64）Hashimoto R, Srivastava S, Tassone F, et al: Diffusion tensor imaging in male permutation carriers of the fragile X mental retardation gene. Mov Disord 2011; 26: 1329-1336.

65）Morales H, Tomsick T: Middle cerebellar peduncles : Magnetic resonance imaging and pathophysiologic correlate World J Radiol 2015; 28: 438-447.

66）Freeman SH, Hyman Bt, Sims KB, et al: Adult onset leukodystrophy with neuroaxonal spheroids: Clinical, neuroimaging and neuropathologic observations. Brain Pathol 2009; 19: 39-47.

67）Kinoshita M, Yoshida K, Oyanagi K, et al: Hereditary diffuse leukoencephalopathy with axonal spheroids caused by R782H mutation in CSF1R: Case report. J Neurol Sci 2012; 318: 115-118.

68）Kim EJ, Shin JH, Kim JH, et al: Adult-onset leukoencephalopathy with axonal spheroids and pigmented glia linked CSF1Rmutation: Report of four Korean cases. J Neurol Sci 2015; 349: 232-238.

69）Sundal C, Van Gerpen JA, Wider C, et al: MRI characteristics and scoring in HDLS due to CSF1R gene mutations. Neurology 2012; 79: 566-574.

70）Konno T, Yoshida K, Mizuta I, et al: Diagnostic Criteria for Adult-onset Leukoencephalopathy with Axonal Spheroids and Pigmented Glia Due to CSF1R mutation. Eur J Neurol 2018; 25:142-147.

71）Terasawa Y, Osaki Y, Kawarai T, et al: Increasing and persistent DWI changes in a patient with Hereditary Diffuse Leukoencephalopathy with Spheroids. J of Neurological Sciences 2013; 335: 213-215.

72）Konno T, Tada M, Tada M: Haploinsufficiency of CSF-1R and clinicopathologic characterization in patients with HDLS. Neurology 2014; 82: 139-148.

73）Abe T, Kawarai T, Fujita K, et al: MR Spectroscopy in Patients with Hereditary Diffuse Leukoencephalopathy with Spheroids and Asymptomatic Carriers of Colony-stimulating Factor 1 Receptor Mutation. Magn Reson Med Sci 2017; 16: 297-303.

74）Inui T, Kawarai T, Fujita K, et al: A new CSF1R mutation presenting with an extensive white matter lesion mimicking primary progressive multiple sclerosis. J Neurol Sci 2013; 334: 192-195.

75）Rademakers R, Baker M, Nicholson AM, et al: Mutations in colony stimulating factor1 (CSF1R) gene cause hereditary diffuse leukoencephalopathy with spheroids. Nat Genet 2012; 44: 200-205.

76）Song C, Peng L, Wang S, et al: A novel compound heterozygous mutation in AARS2 gene (c.965 G > A, p.R322H; c.334 G > C, p.G112R) identified in a Chinese patient with leukodystrophy involved in brain and spinal cord. J Hum Genet 2019; 64: 979-983.

77）Taglia I, Di Donato I, Bianchi S, et al: AARS2-related ovarioleukodystrophy: Clinical and neuroimaging features of three new cases. Acta Neurol Scand 2018; 138: 278-283.

78）Srivastava S, Butala A, Mashida S, et al: Expansion of the clinical spectrum associated with AARS2-related disorders. Am J Med Genet A 2019; 179: 1556-1564.

V

拡散強調像が鍵となる疾患

第VI章 積極的鑑別が必要な背景疾患

1. これだけは知っておきたい，その他の重要疾患

はじめに

認知症をきたす背景疾患は多様多彩，日常臨床でまずすべきことは，鑑別診断です（第Ⅰ章1 鑑別診断の基本，p2）。高齢者専門病院で画像診断に従事していると，日々「認知症疑い」としてMRI，CT検査に供される症例のなかに，画像所見が診断に直結し，かつ可逆的，治療可能な疾患が少なからず包含されています。第Ⅴ章 拡散強調像が鍵となる疾病（p178），第Ⅱ章1 水頭症（p18），第Ⅳ章 血管性認知症（p142），第Ⅶ章 高齢者てんかんと認知症（p242）などにも，画像所見が診断に直結する病態について記載しましたが，積極的鑑別が必要な，かつ認知機能障害疑いでやってくる可能性のあるその他の疾患について，改めて述べておきたいと思います。ここは語り尽くせない領域で，一部についてしか記述できないという底意から「その他の疾患」と銘打っていますが，決して軽んじることのできない「その他」です。

高齢者の救急：認知症とのかかわり

本書は，「画像で究める認知症」と銘打った教科書ですが，脳ばかりをみるのでは不足があり，認知症が全身の病態とも深くかかわっていることを改めて，筆者自ら執筆を通して感じています。

認知機能低下の症状の1つとしての誤飲誤嚥，異食による誤嚥，Lewy小体型認知症/パーキンソン病に伴う認知症での自律神経障害に関連する麻痺性イレウス，高度の便秘，吸痰や胃管tubeによる梨状窩近傍の粘膜ダメージ（追随する潰瘍，菌血症）など生命予後にかかわる病態を呈することがあります。第Ⅸ章1 生活不活発病（フレイル・サルコペニア）では，嚥下機能低下による誤嚥性肺炎の症例（同章の図4，p266，267）を提示していますが，本項ではごく一部ではありますが，高齢者救急の一端を掲示したいと思います。

誤嚥，誤飲，異食－PTP誤嚥に注意

高齢者医療では，誤嚥性肺炎への配慮は大変重要なことです。嚥下機能障害のみならず，あるいはそれに加えて，認知機能障害例では，飲んではいけないもの，食べてはいけないものを飲食してしまうことがあり，乳幼児の誤嚥，誤

飲に通じる留意が必要です。図1，2は，認知症にかかわる薬剤の誤嚥症例ですが，剤形がpress through package（PTP）である場合，誤嚥に加え，PTPの角によって消化管が傷つけられることもあり，留意が必要です[1]。もともとは飲み込めないように1錠ごとに分けていない形であっても，自らあるいは看護，介護者が「薬剤をきちんと飲むこと」の準備に，1錠ごとに切り分けることもありますので，そのような際にも誤って飲み込むことがないように注意が必要です。PTP誤嚥を問診で確認することができないことも多く，急性腹症のCT上でPTPそのものを特定することが難しい場合もあります。

図1は，背景にLewy小体型認知症をもつ急性腹症です。回腸粘膜浮腫と口側小腸の拡張，液体貯留があり，少量のfree air，腹水が認められます。剖検では，回腸末端から145cmに穿孔部位があり，腸管内にレボドパ製剤のPTPが

図1 高齢，性別非公表。Lewy小体型認知症を背景にもち，腹痛を主訴に救急受診

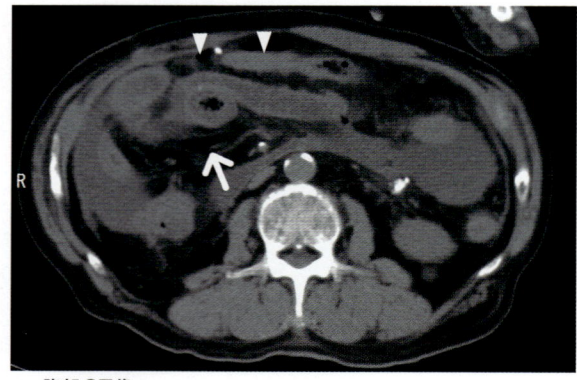

a：腹部CT像

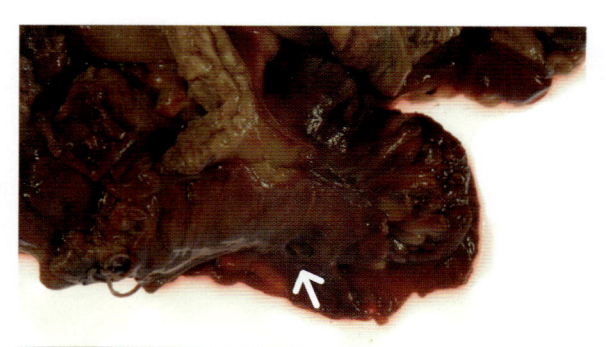

b：剖検での腸管肉眼像

図1の続き

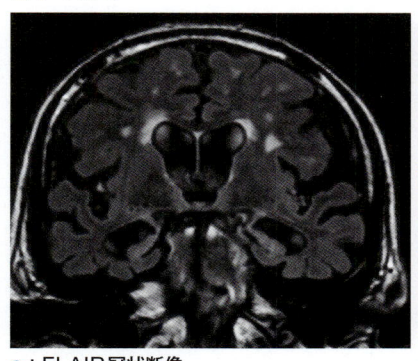

c：FLAIR冠状断像

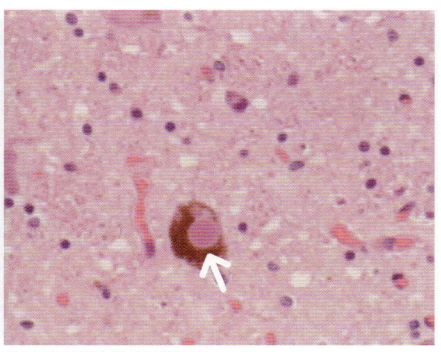

d：HE染色像（脳実質）

a：回腸に浮腫性壁肥厚（→），口側小腸の液貯留，拡張を伴っている。少量の腹水，free air（▶）認め小腸穿孔が疑われた。b：回腸末端から145cmに穿孔を認め，腸管内にレボドパ製剤のPTP（非掲示）が認められた。c：下角を含めた脳室拡大を認める。軽度leukoaraiosis疑いがある。d：広範なLewy小体が確認されており（→），背景にLewy小体型認知症がある。

[b，dの病理画像は，東京都健康長寿医療センター神経病理，高齢者ブレインバンク 齊藤祐子先生，大阪大学大学院連合小児発達学研究科 附属子どもの心の分子制御機構研究センター ブレインバンク・バイオリソース部門・常勤特任教授，大阪大学医学部附属病院神経内科・脳卒中科（兼）東京都健康長寿医療センター高齢者ブレインバンク・バイオリソースセンター事務局長 常勤特任研究員（神経病理）・脳神経内科（兼）（クロスアポイント）村山繁雄先生のご厚意による]

（a：文献2，1374，図8，b：文献1より転載）

確認されています。図2の患者は，アルツハイマー病（Alzheimer's disease：AD）疑い例，胸痛を主訴に来院しました。胸部CT像で，食道内に高吸収を認め，食道粘膜の腫脹を伴っているようにみえます。緊急内視鏡でPTPを摘出しました。

麻痺性イレウス，難治性便秘

Lewy小体型認知症/パーキンソン病に伴う認知症では，認知機能障害，パーキンソニズム，自律神経機能障害の症候それぞれに注意が必要です。図1に誤嚥症例を示しましたが，図3は麻痺性イレウスにより繰り返し受診した症例を示しています。麻痺性イレウスでの腸管拡張は，拘扼機転がなくても，拡張の程度が強いとその圧によって虚血が生じえますので，致死的転機にもつながります。変性疾患が背景になくても加齢のみでも，リスクは高まります。図4は，

図2 80歳代，性別非公表。主訴：胸痛

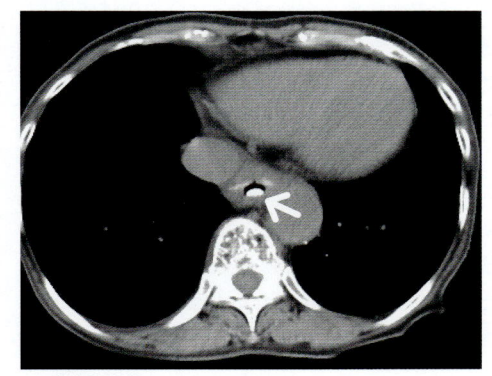

a：胸部CT像

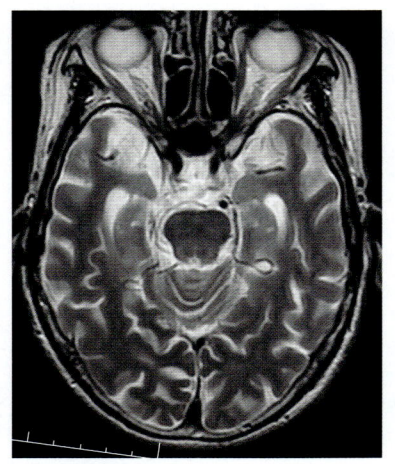

b：T2強調像

a：食道内腔に高吸収を認め，粘膜浮腫疑いを伴っている（→）。緊急内視鏡でPTPが確認された。b：扁桃海馬領域の含めた全脳萎縮がある。AD疑いでフォローされている。

図3 高齢，性別非公表。Lewy小体型認知症が背景にあり，繰り返すイレウスでの救急受診

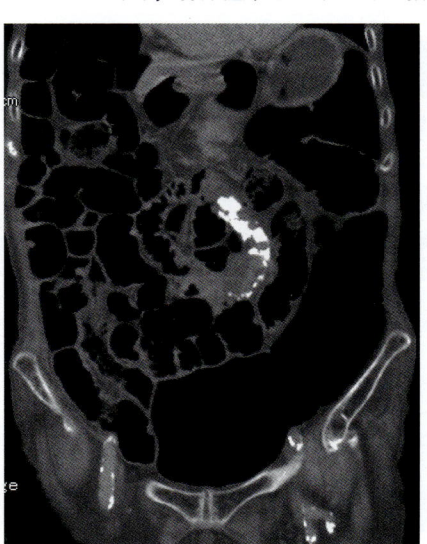

a：腹部CT像

今回の主訴：微熱，食欲不振。腸管拡張がとらえられる。

図4 高齢。便貯留性直腸潰瘍

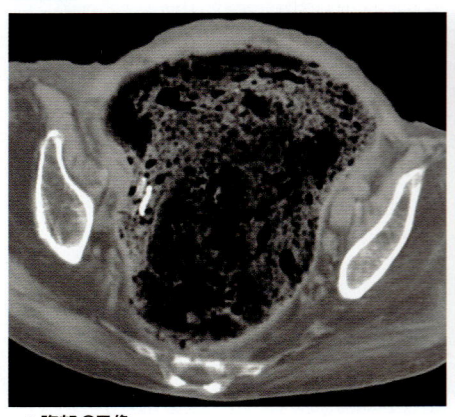

a：腹部CT像

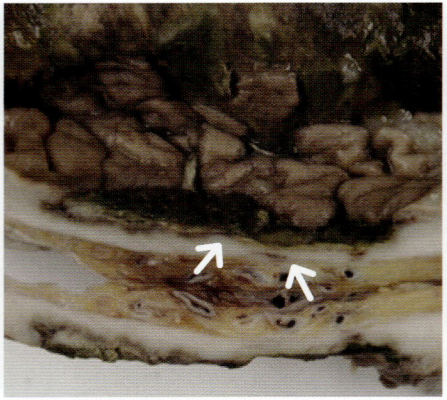

b：肉眼像（直腸）

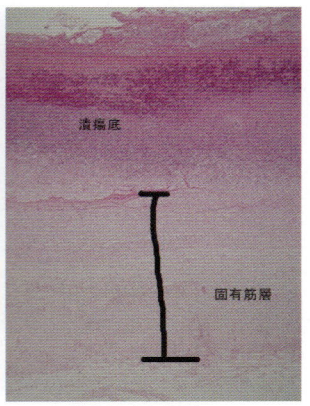

c：HE染色像（潰瘍部）

本例は，詳細が確認されないが脊髄術後の記載があった。膀胱直腸障害があり，直腸からS状結腸の便塊による腸管拡張があり，直腸壁に潰瘍形成，漿膜下層にも潰瘍底が達している。

（b，c の病理画像は，東京都健康長寿医療センター病理診療科 新井富生先生のご厚意による）

詳細不明の脊髄術後の情報がある高齢者です。膀胱直腸障害があり，直腸からS状結腸は便貯留に伴う高度拡張があり，直腸粘膜は潰瘍を形成，漿膜下層にまで潰瘍底が及んでいます。

　ごく一部をご紹介したに過ぎませんが，つくづく高齢者医療，認知症医療は，全身の医療であると感じます。何が起こりうるかを想定することは難しいことですが，画像診断は診療科の垣根を越えて，病態をつなぐ役目を果たしていってほしいと願っています。

"これだけは知っておきたい"理由は何か？

　認知機能障害をきたす疾患は多岐にわたりますが，これだけは知っておきたいと注意を喚起する理由は2つあります。1つめは**画像所見が診断に直結する疾患があること**，2つめが，**適切な時期の正確な診断に基づき治療可能な疾患や可逆性のある疾患を抽出することの臨床的意義**です。なんらかの対応可能な疾患を適切に鑑別したうえで，変性認知症，重畳する複合病態，全身状態，社会的環境までを，画像診断医を含めたチームで画像共有すること，共有できることが大切だと思います。

　さて，第Ⅰ章 鑑別診断の基本に加え，治療可能な認知症あるいは，急速に進行する認知症診断において，これは何だ？と迷う所見があったら，あるいはみるべきところはどこかを想起するために，Cummings，Pinchiらを元に森　墾先生がおまとめになった「VINDICATE!!!+P」（**表1**）を紹介させていただきます[3-5]。圧倒されるような疾患数ですが，すでに本書では，V（vascular），D（degenerative），I（infection），I（intoxication），!（inheritance），!（idiopathic）について触れてきました。さて，もう少しです！VITAMINS（vascular, Infections, toxic-metabolic, autoimmune,

表1　VINDICATE!!!+P

vascular（血管性）
● 多発性脳梗塞
● 戦略拠点破壊型血管障害性認知症（両側視床傍正中部梗塞症候群など）
● 硬膜動静脈瘻
● 静脈洞血栓症
● 脳表ヘモジデリン沈着症
● 頸動脈閉塞症
infection（感染性）
頭部MRI異常を認めやすい疾患】

● 孤発性クロイツフェルト・ヤコブ病
● ウイルス感染症
▶ HIV脳症・AIDS
▶ ウイルス性脳炎（ヘルペス脳炎，辺縁系脳炎，日本脳炎）
▶ 進行性多巣性白質脳症（PML）
▶ 亜急性硬化性全脳炎（SSPE）
● その他の脳炎・脳腫瘍（結核，真菌，トキソプラズマ，寄生虫など）
● 腸性脂肪異常栄養症（Whipple病）
【ときに頭部MRI異常を伴う疾患】
● 真菌性髄膜炎（クリプトコッカス，カンジダ，アスペルギルス，放線菌）

表1の続き

- 結核性髄膜炎

【頭部MRI異常を認めにくい疾患】

- スピロヘータ感染症
  - ▶ 神経梅毒（進行麻痺）
  - ▶ Lyme病

【後遺障害として認知障害を起こしうる疾患】

- 急性細菌性髄膜炎
- ウイルス性脳炎（単純ヘルペス，辺縁系脳炎や日本脳炎など）
- その他の脳炎・脳膿瘍

neoplasm（腫瘍性）

- 脳腫瘍（髄膜腫，神経膠腫症，悪性リンパ腫など）
- 血管内悪性リンパ腫症（血管内大細胞型B細胞リンパ腫：IVLBL）
- 癌性髄膜炎

degenerative/metabolic（変性性・代謝性）

- 皮質性認知症（アルツハイマー型認知症，Lewy小体型認知症，前頭側頭葉変性症）
- 皮質下性認知症（Huntington病，進行性核上性麻痺，大脳皮質基底核変性症，認知症を伴うパーキンソン病，多系統萎縮症）
- 副腎白質ジストロフィー
- 脳アミロイドアンギオパチー
- 脳鉄沈着を伴う神経性疾患（パントテン酸キナーゼ関連神経変性症，neuroferritinopathy，無セルロプラスミン血症など）
- 高アンモニア血症
- 慢性後天性肝脳変性症（慢性肝性脳症）
- 肝レンズ核変性症（Wilson病）
- 尿毒症
- 血液透析
- 電解質異常（低ナトリウム血症）
- 浸透圧性脱髄症候群（髄鞘崩壊症）
- 可逆性白質脳症（PRES，高血圧性脳症など）
- 急性間欠性ポルフィリン症
- 脂質異常症
- 低血糖脳症
- 低酸素虚血性脳症（蘇生後脳症）
- Wernicke脳症［ビタミンB_1（チアミン）欠乏症］
- 亜急性連合性脊髄変性症（ビタミンB_{12}欠乏症）
- その他ビタミン欠乏症［ビタミンB_3（ナイアシン）＝ペラグラ，B_6や葉酸など］

intoxication（中毒性）

- 薬剤性認知症
  - ▶ 中枢神経系に直接作用するもの：向精神病薬，睡眠薬，鎮静薬，抗不安薬，抗うつ薬，抗てんかん薬
  - ▶ 抗コリン作用：抗パーキンソン病薬，抗コリン性消化器病薬，泌尿器病薬（過活動膀胱治療薬），抗喘息薬
  - ▶ 抗ヒスタミン作用：抗アレルギー薬，H_2受容体拮抗消化器病薬
  - ▶ その他：副腎皮質ステロイド，鎮静剤（オピオイド，NSAIDs），循環器病薬（降圧薬，抗不整脈薬，利尿薬，ジギタリス），抗腫瘍薬，抗菌薬，抗ウイルス薬
- 慢性アルコール中毒
- 重金属（水銀，鉛，亜鉛，砒素，タリウム，マンガン）

- 毒物・劇物（トリクロルエチレン，トルエン，二硫化炭素，有機リン）
- 間欠型一酸化炭素中毒

autoimmune（自己免疫性）

- 自己免疫介在性脳炎脳症［辺縁系脳炎脳症をきたす傍腫瘍症候群，抗NMDA受容体脳炎，抗VGKC複合体抗体関連脳炎（抗LGI1抗体脳炎・抗Casper2抗体脳炎）など］
- 橋本脳症（抗NAE抗体辺縁系脳炎）
- IgG4関連疾患
- 抗リン脂質抗体症候群
- 全身性エリテマトーデス（systemic lupus erythematosus：SLE）
- 抗リン脂質抗体症候群
- 神経ベーチェット病
- シェーグレン症候群
- 関節リウマチ
- 血管炎症候群（大動脈炎症候群，側頭動脈炎，結節性多発動脈炎，多発血管炎性肉芽腫症，顕微鏡的多発血管炎）
- 中枢神経系原発性血管炎（PACNS）
- 多発性硬化症（MS）
- 急性散在性脳脊髄炎（AEDM）
- 神経サルコイドーシス
- Cogan病

trauma（外傷性）

- 頭部外傷
- 慢性硬膜下血腫

endocrinopathy（内分泌性）

- 慢性副腎皮質機能低下症（Addison病）
- 高齢発症ACTH単独欠損症
- 汎下垂体機能低下症
- 甲状腺機能低下症（粘液水腫）
- 甲状腺機能亢進症
- 副甲状腺機能低下症
- 副甲状腺機能亢進症
- Cushing病，Cushing症候群

！(i) atrogenic（医原性）

- 過剰な電気痙攣療法
- 投薬

！(i) diopathic（特発性）

- ハキム病（iNPH）
- 中脳水道狭窄
- てんかん（痙攣，非痙攣）
- 身体疾患（呼吸不全，不整脈，重度貧血，多血症）
- 睡眠障害（睡眠時無呼吸症候群）

！(i) nheritance（遺伝性）

- 遺伝性細小動脈症性脳症（CADASIL，CARASIL）
- 家族性クロイツフェルトヤコブ病
- Gerstmann-Sträussler-Scheinker症候群

（文献3より転載）

VI

積極的鑑別が必要な背景疾患

metastatic/neoplasm, iatrogenic/inborn errors of metabolism, neurodegenerative, systemic/seizures) という印象的な覚え方もあります[6]。

N：neoplasm（腫瘍性）

　局所神経症候がはっきりせず，認知機能障害を主訴，初発症状とする腫瘍性疾患があります。あらゆる腫瘍に可能性はあるわけですが，ゆっくり発育し，いつの間にか大きくなってしまった腫瘍（髄膜腫などの脳実質外腫瘍も含まれます），glioblastoma（かつてのgliomatosis cerebri パターンを示すものがある）lymphomatosis cerebri, intravascular lymphoma, 転移性脳腫瘍を含め，日常臨床で遭遇します。腫瘤形成が明瞭でない浸潤性腫瘍の初期診断は，特にCTでは難しい場合もありますので，注意が必要です。

　図5は，高齢男性，易転倒性，頭痛で受診，認知機能障害の進行を伴っていました。頭部CTでは，左前頭葉皮質下白質に辺縁不明瞭，びまん性に広がる低吸収が認められます。これは，浸潤性の腫瘍病変の鑑別が必要と判断し，MRI検査が行われました。左前頭葉皮質下に目立ちますが，両側大脳の皮質下に淡い高信号がとらえられており，また内包にも低吸収がありそうです。さらに踏み込むと，上下のスライスでは左前頭葉の脳溝描出は不良，左側脳室前角角もわずかに圧排されているようにみえます。Leukoaraiosisというには，皮質下側に強く，かつ腫れていますね。しかも，全脳に広がっていないか，緊急性も疑われるCT所見です。

　MRI FLAIR像では，左前頭葉は皮髄境界不明瞭，脳溝描出不明瞭，わずかに腫脹を伴う高信号が認められ，皮質から白質にわたる浸潤性病態が疑われます。また，両側大脳白質，基底核にもFLAIR像で高信号の広がりを認めます。一部は脳室壁に沿う進展も疑われます（図5b→）。造影後T1強調像では，明らかな造影増強効果を認めませんが，ここ

図5 高齢，男性。lymphomatosis cerebri (diffuse large B cell lymphoma)

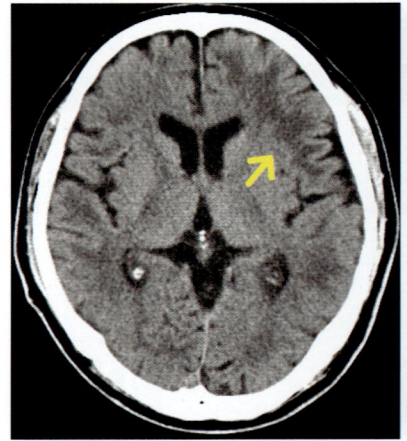

a：CT像

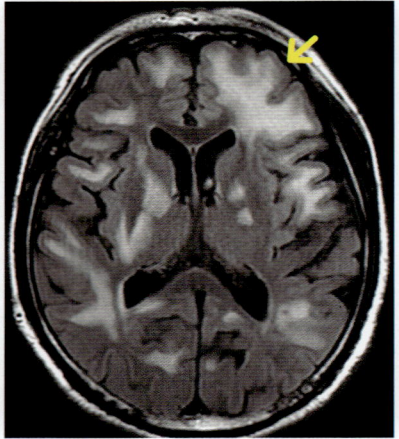

b：FLAIR像

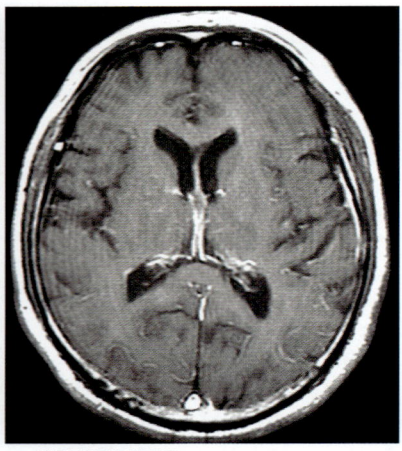

c：造影後T1強調像

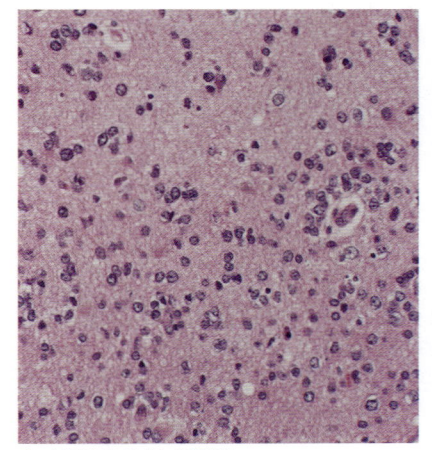

d：HE染色像（左前頭葉）

頭痛，転びやすいことを主訴にCTが撮影された。同時期から進行性の認知機能障害を伴っている。**a**：左前頭葉皮質下白質に辺縁不明瞭，びまん性に広がる低吸収が認められる。**b**：左前頭葉は皮髄境界不明瞭，脳溝描出不明瞭，わずかに腫脹を伴う高信号が認められる（→）。皮質から白質にわたる浸潤性病態が疑われる。また，両側大脳白質，基底核にもFLAIR像で高信号の広がりを認める。一部は脳室壁に沿う進展も疑われる（→）。**c**：明らかな造影増強効果を認めない。左前頭葉からの生検，HE染色像（**d**）で，diffuse large B cell lymphomaが確認された。

[**d**の病理画像は，東京都健康長寿医療センター神経病理，高齢者ブレインバンク 齊藤祐子先生，大阪大学大学院連合小児発達学研究科 附属子どもの心の分子制御機構研究センター ブレインバンク・バイオリソース部門・常勤特任教授，大阪大学医学部附属病院神経内科・脳卒中科（兼）東京都健康長寿医療センター高齢者ブレインバンク・バイオリソースセンター事務局長 常勤特任研究員（神経病理）・脳神経内科（兼）（クロスアポイント）村山繁雄先生のご厚意による]

（德丸阿耶，村山繁雄：多彩な病態を示す"病"がある，その一端を一緒に診断しよう．画像診断 2016; 36: 478 図 4B/479 図 5E/480 図 6D,G より転載）

までくれば悪性リンパ腫あるいはgliomaはどうしても鑑別しなければなりません。左前頭葉からの生検（HE染色）で，diffuse large B cell lymphomaが確認されています。

図6は，週単位で進行する意識変容，認知機能障害精査として当施設に紹介されました。FLAIR像で右視床，脳弓に高信号を認めましたが，高度の腫脹所見の広がりは，このとき指摘できません。しかし，病態は急速に悪化し，脳弓部の血管内腔には悪性リンパ腫の細胞が充満しており，血管内リンパ腫（intravascular lymphoma：IVL）でした。IVLは，全身の小血管内腔に腫瘍細胞が増殖する悪性リンパ腫です。比較的早期から中枢神経症状，皮膚症状を認める場合もありますが，診断は非常に難しいです。とにかく早期に診断することが肝要です。

画像所見が臨床と乖離し，かつ原因不明のDIC傾向や心筋梗塞や溶血性貧血がないにもかかわらず血球貪食症候群がみられた場合は，血管内リンパ腫を疑うことが大切です。

血管支配域に一致しない梗塞様所見，leukoaraiosis（脳幹を含む）様所見，造影増強効果はさまざまですが，髄質静脈に沿うような造影増強効果が認められる場合があります。生検（ランダム皮膚生検など），前立腺ホスファターゼ（prostate acid phosphatase）が腫瘍マーカーとなる可能性が報告されています。

図7は，3カ月前にもの忘れあり，その後比較的急速に進む認知機能障害で，初回CTが撮影された患者です。その際，麻痺はなく自力歩行が可能でしたので，依頼の主目的は「認知症精査」でした。CT像では，左大脳に淡い高吸収を示し，皮髄境界不明瞭な病巣があり，基底核部にも進展し，側脳室への圧排も認められます。FLAIR冠状断像では，CT像で淡い高吸収を示した部位を含め，不均一な高信号が皮質，白質に広範囲，びまん性に認められます。同側の島回，基底核にも広がり，側脳室への圧排を伴っています。また，脳梁を介し，対側への浸潤を認めました。生検の結果，

積極的鑑別が必要な背景疾患

図6 高齢，男性。intravascular B cell lymphoma

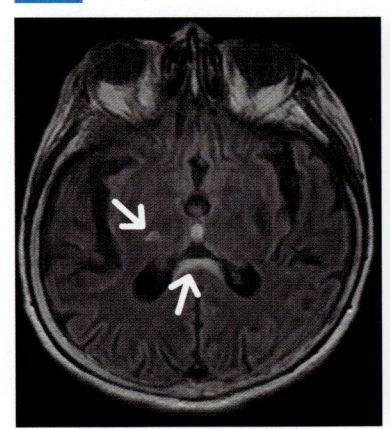

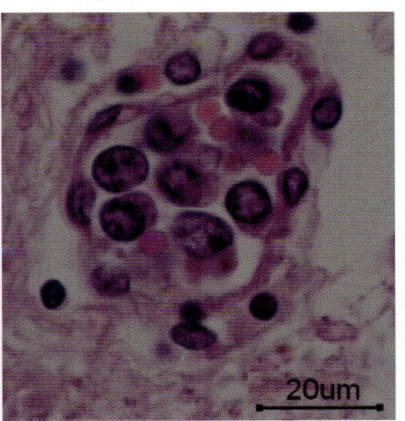

主訴：2週間前から急速に進行する認知機能障害。**a**：右視床，脳弓に高信号を認める。**b**：小血管内，血管周囲にリンパ腫細胞が浸潤している。血管内リンパ腫であった。

[**b**の病理画像は，東京都健康長寿医療センター神経病理，高齢者ブレインバンク 齊藤祐子先生，大阪大学大学院連合小児発達学研究科 附属子どもの心の分子制御機構研究センター ブレインバンク・バイオリソース部門・常勤特任教授，大阪大学医学部附属病院神経内科・脳卒中科（兼）東京都健康長寿医療センター高齢者ブレインバンク・バイオリソースセンター事務局長 常勤特任研究員（神経病理）・脳神経内科（兼）（クロスアポイント）村山繁雄先生のご厚意による]

（文献7より転載）

a：FLAIR像　　　　b：HE染色像（脳弓部位）

図7 高齢，男性。3カ月前もの忘れあり

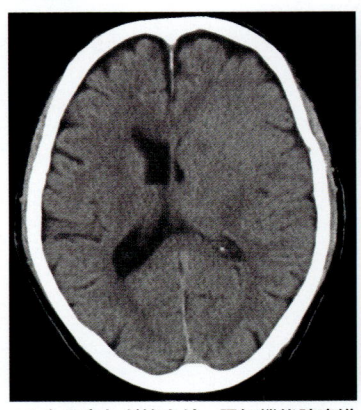

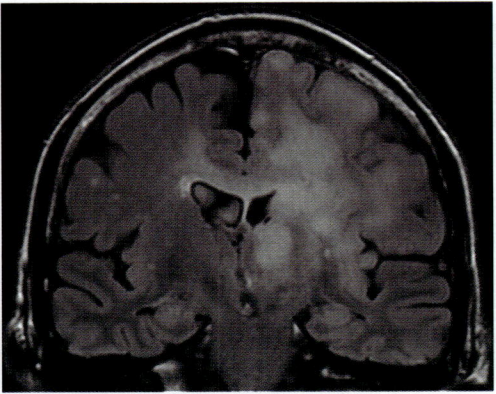

比較的急速に進む認知機能障害で，初回CTが撮影された。その際，麻痺はなく自力歩行が可能であった。
a：左大脳に淡い高吸収を示し，皮髄境界不明瞭な病巣があり，基底核部にも進展している。側脳室への圧排も認められる。**b**：淡い高吸収を示した部位を含め，不均一な高信号が皮質，白質に広範囲，びまん性に認められる。島回，基底核にも広がり，側脳室への圧排を伴っている。脳梁を介し，対側への浸潤を認める。生検の結果，glioblastomaであった。

a：もの忘れが始まり，認知機能障害進行，3カ月目のCT像　　b：FLAIR冠状断像

glioblastomaです。高齢者のもの忘れは，比較的急速に悪化していたとしても，初診が遅れる場合もありえますので，迅速な検査マネジメント，対応も必要になります。

図8は，もの忘れ外来初診時の単純頭部CT像です。前頭葉に10cmを超える大きくて淡い高吸収を示す腫瘤があり，浮腫を伴い，脳室の高度圧排が生じています。大きな髄膜腫が認知機能を修飾していることは間違いないでしょう。

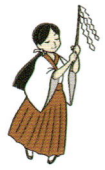

> **局所巣症状がはっきりせず，認知症疑いとしてやってくる脳腫瘍がある**
> ▶ 腫瘤形成がはっきりしない，浸潤性腫瘍に留意しましょう。
> ・glioblastoma
> ・lymphomatosis cerebri
> ・intravascular lymphoma
> ・ゆっくり発育する腫瘍，良性の髄膜腫も！
> ▶ 血管性認知症でも述べたように，海馬，脳梁，視床前内側，乳頭体など，腫瘍が小さくても認知症をきたしえます。Papez回路，視床乳頭束に腫瘍性病変が生じれば，認知症が前景に立つことがあります。

I：intoxication（中毒）

中毒，毒に中る（あたる）疾患は，事故，誤っての飲食，薬物乱用，自殺目的の服薬，一酸化炭素中毒などがあります。通常は，発見時の状況から中毒を引き起こした原因把握がなされ，また急性期疾患として診断されることが多いかと思いますが，同時に今まで元気だった人が急に意識障害をきたした場合には，脳血管障害に加え中毒性疾患も鑑別が必要になってきます。臨床的に「認知症疑い」としてやってくる中毒性疾患にはどのようなものがあるかみていきましょう。

一酸化炭素中毒

もちろん，前述のさまざまな中毒性疾患の慢性期において認知機能障害が遷延する場合や明らかになってくる場合は想定されますが，そのなかでも日常臨床では「一酸化炭素中毒（carbon monoxide intoxication：CO中毒）」の慢性期症例が，初回認知症精査として検査に供され，MRI（CT）所見から初めてCO中毒の既往確認に至る症例に遭遇します。自殺企図以外にも，患者のCO中毒をきたす環境（練炭，火鉢，ガス漏れ，暖房や給湯機の不完全燃焼など）把握と改善も重要になるので，画像所見からCO中毒慢性期の可能性をしっかりと示すことが必要です。

図9（第Ⅰ章2 実際に鑑別してみよう，p12からの参照図）は，認知症疑いで初回MRI検査の患者です。両側淡蒼球にT2強調像で明瞭な高信号，FLAIR像で低信号が認められました。また，前頭葉優位に皮質下から深部白質に不均一な高信号（T2強調像）が広がり，萎縮を伴っています。よくみると，白質病変の内部は，通常のleukoaraiosisと比べて不均一にもみえます。CO中毒に伴う線条体壊死と，Grinker's myelinopathyとして知られる脱髄を反映しています。

図10は，自覚的もの忘れで初回MRIが施行された患者ですが，約50年前にガス漏れによるCO中毒の既往が確認されています。Fazekas GradeⅠ程度のleukoaraiosisはあるようですが，**図9**の症例と比べて，全脳萎縮や白質の変化は軽微であり，CO中毒でも多彩な画像所見があることがわかります。CO中毒では急性期に続き，いったん症状が改善しているようにみえる意識清明期があることが知られていますが（**図11a，b**の間），その後，再び意識障害が生じる間欠型があります[7-12]。CO中毒の約1割はこのような経過をたどるとされ，臨床的に非常に重要な病態です。MRIでは，この臨床増悪期に白質病変が明瞭になってくることが知ら

図8 高齢，性別非公表。もの忘れ外来初診時CT像

前頭葉には10cmを超える髄膜腫が認められた。

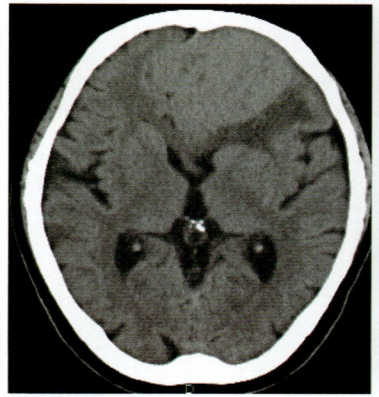

a：頭部CT横断像

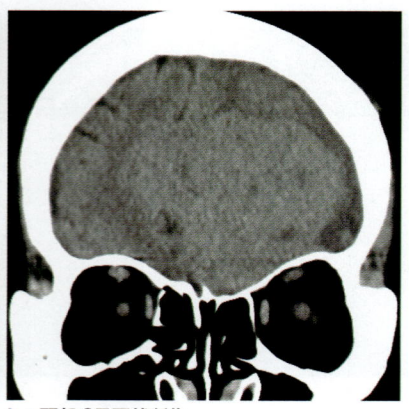

b：頭部CT冠状断像

図9 80歳代，女性。CO中毒慢性期のMRI像

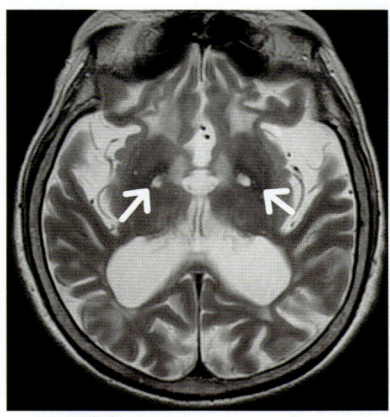
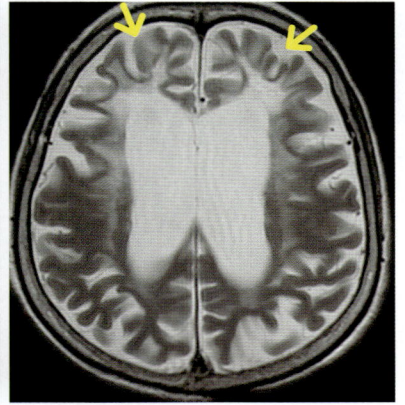

a：T2強調像　　　　　b：T2強調像

認知症疑い初回MRIで指摘されたCO中毒例（既往にCO中毒が確認された）。両側淡蒼球にT2強調像で高信号（a→），FLAIR像で低信号が認められ（非掲載），CO中毒を疑う契機となる。**b**：脳室，脳溝拡大が著明で，前頭葉優位に皮質下から深部に明瞭な高信号が認められ，CO中毒による白質病変と考えられる。慢性虚血変化の信号異常と異なり，萎縮を伴い，かつよくみると内部の不均一がみられることも多い。

（文献7より転載）

図10 年齢，性別非公表。CO中毒

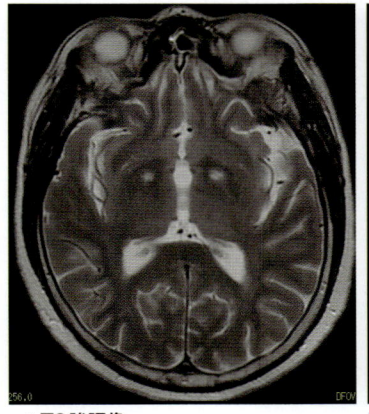
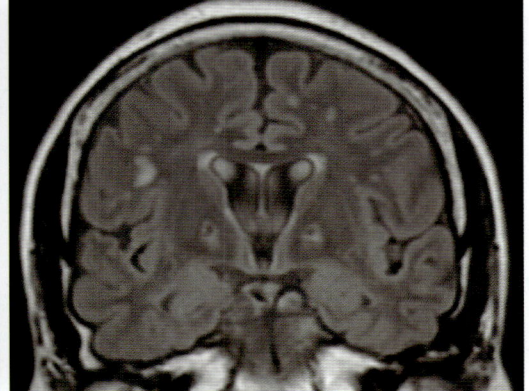

a：T2強調像　　　　　b：FLAIR冠状断像

図11 若年，女性。CO中毒のMRI像

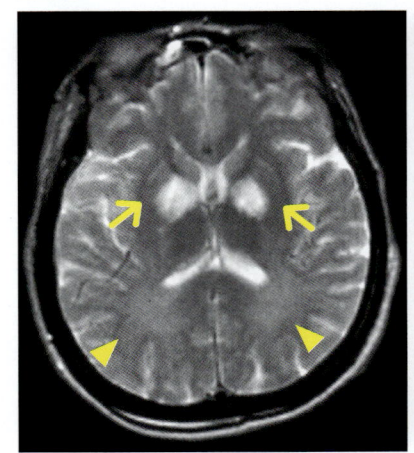
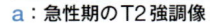
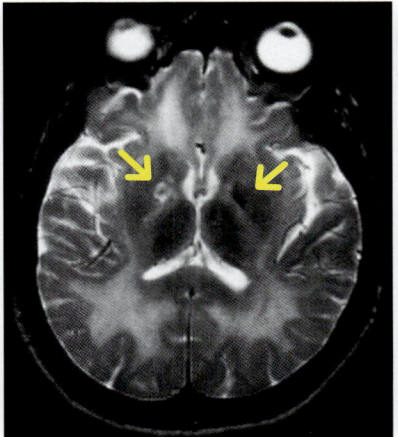
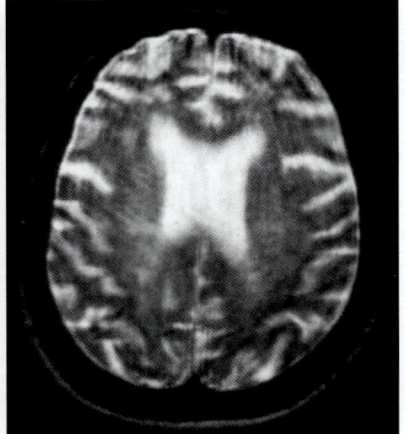

a：急性期のT2強調像　　　b：2週間後のT2強調像　　　c：発症1年後

a：急性期では両側淡蒼球には腫脹を伴う高信号が対称性に認められる（→）。また，深部白質にも淡い高信号が（▶）とらえられ，脳室手の圧排など腫脹があるようにみえる（若年女性である）。**b**：意識障害の遷延，増悪が認められた2週間後は淡蒼球病変は腫脹の軽快があるが，高信号と低信号の混在する病巣となっている。一方，白質には広範囲にびまん性，やや不均一な高信号が明瞭となった。**c**：高度の認知機能障害が遷延している。検査に際し，体動制御困難な難しい状況となっている。全脳萎縮進行は著しく，広範囲に白質の信号上昇が認められる。

［大場　洋：一酸化炭素中毒．よくわかる脳MRI 改訂第4版（青木茂樹，ほか編），学研メディカル秀潤社，東京，2020年，p508，図1-A，Cより転載．自検例］

れており，前述の脱髄，delayed anoxic demyelination（Grinker's myelinopathy）です。本例でも高度の白質病変にまず目がいくと思いますが，間欠型では淡蒼球病変が目立たない場合もありますので，留意が必要です。

図9，11は間欠型，図5，10は白質病変が生じていない軽微であった症例であろうと思われ，予後に大きな差が生じています。図11にCO中毒間欠型の経過を提示します。急性期には淡蒼球に腫脹を伴うT2強調像での高信号があり，また，よくみると白質にも淡い高信号が生じているようにみえます。2週間後の意識障害増悪時には，すでに淡蒼球の腫脹は軽減していますが，T2強調像で高信号と低信号の混在する状況がみられ，さらに全脳の白質には広範囲にT2強調像で高信号が明らかとなっています。1年後，認知機能障害は遷延し，検査に際しても体動制御困難，全脳萎縮の著しい進行がとらえられています。

認知症の病型によっては"異食や誤食"も1つの症状としてみられることがあります。保冷剤にはエチレングリコールが含まれており，「甘み」も感じるとのことで異食，誤食による中毒が起こりうることも知っておきましょう。脳幹，視床，基底核，扁桃海馬腫脹など，重症な脳症が生じます[12]。

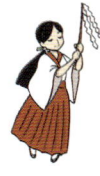

> **CO中毒に注意！**
> ▶ 慢性期に，認知症疑いとして検査にやってくる症例があります。
> ▶ 淡蒼球の壊死に注意しましょう。
> ▶ 間欠期を経てのT2強調/FLAIR像での高信号，腫脹から萎縮所見→脱髄所見をしっかりフォローしましょう（delayed anoxic demyelination, Grinker's myelinopathy）。
> ▶ 間欠型では，淡蒼球病変が目立たない場合もあることに注意しましょう。
> **保冷剤の異食，誤食に注意！**
> ▶ エチレングリコール中毒による脳症惹起

■ I：infection

プリオン病，クロイツフェルト・ヤコブ病については，すでに，第V章 拡散強調像が鍵となる疾患（p178）で述べていますが，そのほかにも「認知症疑い」で画像検査に供され，その所見から初めて治療可能性のある感染症が指摘される疾患があります。

■ 神経梅毒

前述のような感染症の筆頭は神経梅毒です。江戸時代から身分を越えて蔓延していたこと[13]，COLUMN 4が知られてい

ますが，21世紀の今日，再びわが国では先進国のなかで唯一，梅毒感染者の増加が問題となっています。ペニシリンが奏効しますし，できるだけ早期の診断，適切な治療に画像を役立てたいものです。神経梅毒は，梅毒トレポネーマ（treponema pallidum）による全身感染症に伴う中枢神経感染症です。性感染症についての教育の普及も課題となる疾患で，感染症法の5類感染症となっており，診断後7日以内に発生届を提出する義務が生じます。

無症候期（感染初期，第I期），感染から1〜2年の第II期，感染から十数年後の進行期（第III期）と長い経過と多彩な臨床症状，経過を示します。長い経過で潜伏，増悪してくることが知られていますが，HIV感染など免疫不全で急速な増悪があることが知られています。中枢神経症状は多彩で，脳神経，血管，髄膜を侵し，視力，聴力障害，血管炎，脳血管障害，髄膜炎をきたし，年齢不相応の脳室拡大（この脳室拡大には二次性水頭症が隠れている場合もある），乾酪壊死などが生じます。このため，画像所見も病態に応じて多彩で（表2）[14-17]，所見をきちんととりながら，臨床とコミュニケーションを取って診断にたどり着くことが大切です。神経梅毒はいずれの病期でも生じうることに留意が必要です。そのなかでも，画像所見から神経梅毒を鑑別しなければならない大事な所見に，側頭葉先端部白質のT2強調像やFLAIR像での高信号が挙げられます［参考：側頭葉の信号異常をみた場合の鑑別診断は，第IV章 血管性認知症，表10（p167）に提示］。

表2 神経梅毒の病態は多彩

- 側頭葉先端部の白質（皮質も含むときがあり）にT2強調/FLAIR像で高信号
  - ▶ 両側が多いが，左右差は普通
  - ▶ 病態は必ずしもよくわかっていない。血管炎機序やグリオーシスなど
- 脳神経炎
  - ▶ 聴神経，視神経，動眼神経，外転神経など
- 髄膜脳炎
- 乾酪壊死
- 脳梗塞
- 血管炎，血管狭窄
- ゴム腫形成（髄膜に広基性，造影増強効果を示す腫瘤）

では，症例をみていきましょう。

図12は，50歳代の男性，認知機能障害があり，若年性AD鑑別要とのことで神経画像検査が施行されています。FLAIR冠状断像では，右優位，両側側頭葉白質にびまん性の高信号を認めます。神経梅毒は必須の鑑別です。両側島回，帯状回，前頭葉にも同様の所見があり，皮髄境界が一部不明瞭で皮質にも信号変化が疑われる部位があります。99mTc-

COLUMN ❹

江戸時代の梅毒～骨が溶ける！

「江戸八百八町に骨が舞う-人骨から解く病気と社会」（谷畑美帆著，吉川弘文館）[13]では，発掘によって人骨を研究し，その時代を浮き彫りにする仕事が紹介されています。骨によって，その時代に流行していた病気もわかるというわけですが，「江戸時代には貴賤にかかわらず梅毒による溶骨性変化が非常に多かったことが確認される」と記載されています（江戸だけでなく，ロンドンも同様だったようです）。骨まで溶ける梅毒というのは，骨を侵すゴム腫のような進行期梅毒でしょうから，"ペニシリン後の時代"の恩恵を思わずにはいられませんね。また，同書ではcraniosynostosis（頭蓋骨縫合早期癒合症）の女性についても記載があり，その彼女は，江戸時代の裕福な町家にて大変大事にされていたことが，地下に長く眠っていた骨から推察されるとのこと。数百年を経てもなお，頭蓋骨は私たちにその時代に生きた証を語り続けてくれていて，もしかすると今日の画像情報も，遠い未来に"今は昔"の人生や社会を語る"よすが"となってくれるかもしれません。

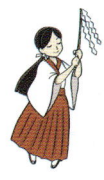

神経梅毒は，認知症の背景疾患として重要です

▶わが国では，梅毒感染増加傾向が続いています。
- 5類感染症→7日以内の届け出義務
- ペニシリン系薬剤奏効→早期診断の意義

▶感染から十数年以上の病期があります。
- 第Ⅰ期：初期硬結，硬性下疳，リンパ節腫脹
- 第Ⅱ期：発熱，皮疹，リンパ節腫大，粘膜病変，脱毛，肝障害，腎障害など
- 第Ⅲ期：ゴム腫，進行麻痺，脊髄ろう

▶病期により多彩な病態がありますが，神経梅毒はいずれの病期でも生じえます。気づくことが大事です（表2）。
- 脳神経炎
- 髄膜炎
- ゴム腫
- 乾酪壊死
- 血管炎，血管狭窄
- 脳血管障害
- 両側側頭葉にT2強調/FLAIR像で高信号：白質と多くは記載されているが皮質にまで及んでいる場合がある
- 前頭葉，島回，扁桃，海馬にまで及んでいる例もある

ECD脳血流SPECT像では，大脳皮質血流分布は不均一で，右優位に両側側頭葉の血流低下が明瞭です。経過によってはヘルペス脳炎なども鑑別に挙がる画像所見ですが，緩徐進行性の認知機能障害があり，血清学的に神経梅毒が確認されています。

図13，14で神経梅毒の多彩な病態の一端を掲示します。**図13**は複視を主訴としていますが，右動眼神経，両側外転神経の造影増強効果が認められ，神経梅毒による脳神経炎が示されています。**図14**は，10年以上前に神経梅毒の診断がなされていたのですが，十数年後に視力障害が生じ，神経梅毒に伴う右視神経炎が疑われ，抗菌治療がなされました。臨床症状の軽快，非提示ですが右視神経の腫脹の軽快が認められています。

進行性多巣性白質脳症

進行性多巣性白質脳症（progressive multifocal leukoencephalopathy：PML），PMLはJCウイルス（JC virus：JCV）感染による亜急性進行性脱髄疾患です。小児期に感染，潜伏していたJCVは，免疫抑制状態［HIV感染，移植後，悪性腫瘍（特に血液系，自己免疫疾患等），加齢］で再活性化し，

図12 50歳代，男性。認知機能障害，若年性AD疑いでの初回MRI

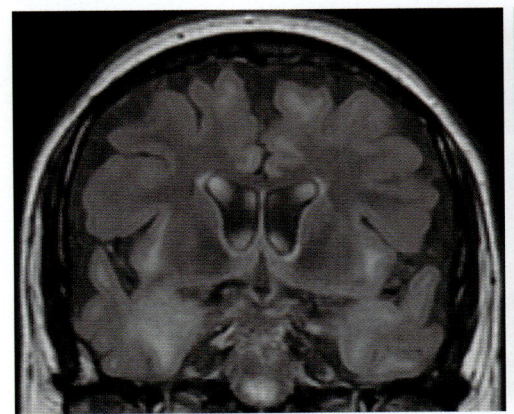

a：FLAIR冠状断像

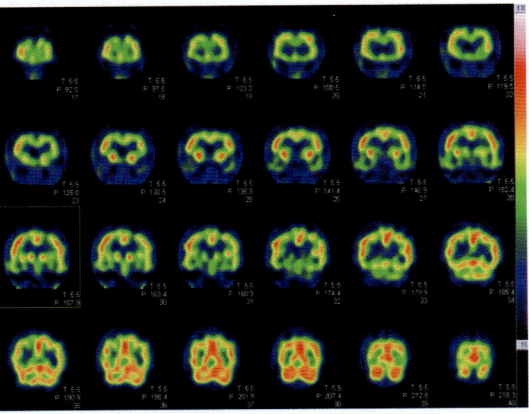

b：99mTc-ECD脳血流シンチグラフィ（SPECT像）

神経画像検査が施行された。

a：右優位，両側側頭葉白質にびまん性の高信号を認める。両側島回，帯状回，前頭葉にも同様の所見があり，皮髄境界が一部不明瞭で皮質にも信号変化が疑われる部位がある。

b：大脳皮質血流分布は不均一で，右優位に両側側頭葉の血流低下が明瞭である。

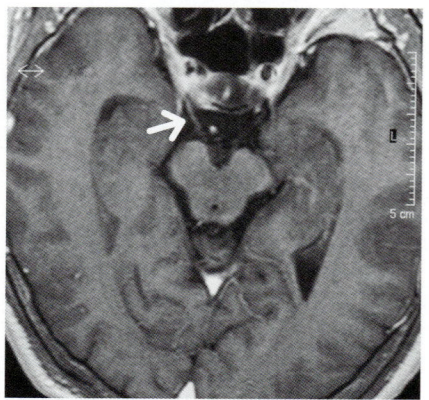

図13 50歳代，男性。複視，神経梅毒による脳神経炎の造影後T1強調像

右動眼神経の造影増強効果が認められる（→）。

[徳丸阿耶：炎症性疾患 inflammatory disease. まるわかり頭頸部領域の画像診断（豊田圭子編）. 学研メディカル秀潤社，東京，2015年，p 212，症例②より転載]

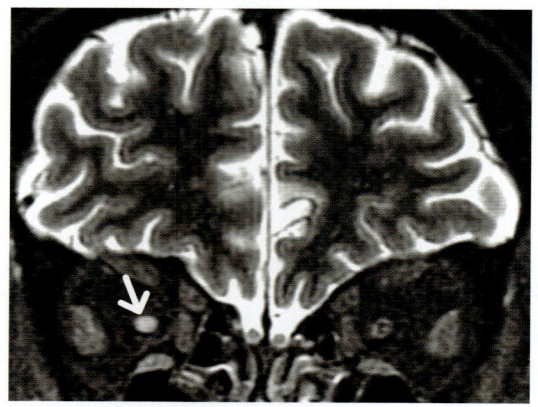

図14 年齢・性別非公表。神経梅毒に伴う視神経炎の脂肪抑制T2強調像

右視神経の腫脹と高信号を認める（→）。

多巣性脱髄病変が生じます[18]。後天性免疫不全症候群（acquired immune deficiency syndrome：AIDS）に伴うPMLは，亜急性，進行性，予後不良の合併症として知られていました。2004年以降に多発性硬化症の新規治療薬としてナタリツマブ（natalizumab：NTZ）が使用されるようになり，NTZ関連PML，関節リウマチ治療関連PMLの報告が相次いでいます。免疫不全合併PMLとNTZ関連PMLの画像所見の相違が報告され，後者が比較的ではあるが予後良好例が多いこともあり，患者背景を勘案しながら，画像所見からも早期の適切な診断につなげることが望まれ[18-25]，PML診療ガイドラインでも，MRIがPMLを疑う端緒となると記載されています[18]。

PMLのMRI所見

PMLのMRI画像所見は，免疫抑制状態合併か薬剤関連か，病期，免疫再構築の有無によって多彩ですが，PMLを示唆しうる特徴的な画像所見について，わが国からも多くの素晴らしい報告があります[19-24]。病理所見と，経過を追跡した論考など，時系列に沿った診断の意義，画像と病理連関の本当の意義を改めて深く考える拠り所になっています[22-24]。PML画像所見を**表3**にまとめました。大脳皮質下に始まり，ホタテ貝状に融合傾向を示しながら深部に進展，神経線維の走行に沿った癒合進展を示す病巣があり，その病巣の広がりの割にmass effectが軽微であったり，造影増強効果が軽微な場合，PMLは鑑別必須です。視床，基底核，脳幹，小脳にも好発することが知られており，小脳から脳幹に中小脳脚を介して進展する病巣は，その形状からcrescent signやshrimp signという特徴的な形状が知られています[24,25]。

第Ⅴ章 拡散強調像が鍵となる疾患，**表8**（p197）に有用なMCP signを示す疾患の鑑別を挙げ，PMLも記載しているのですが，PMLの中小脳脚病変は橋横走線維，小脳白質に刷毛ではいたように交錯するように連続し，そのためにshrimp様という特徴的形状を示し，鑑別ポイントともなるように思います。

一方，薬剤関連PMLでは，点状，粟粒状病変が多く認められ，造影増強効果もとらえられる場合が多いとされています。病態背景の相違によるというよりは，病期の相違をとらえているだけの可能性も示唆されています。また，免疫再構築症候群（immune reconstitution inflammatory syndrome：IRIS）[21,22,26,27]，NOTE 37では，病変の急速な増悪や強い造影増

表3 進行性多巣性白質脳症（PML）の画像所見

- 中心前回から前頭葉（いずれの部位でも起こりうる）皮質下白質に融合傾向のあるT2強調/FLAIR像の高信号病変
  - ▶皮髄境界の初期病巣から，皮質，皮質下白質に進展
- 視床，基底核，脳幹は好発部位
  - ▶橋縦走線維に沿った進展など
- 小脳，脳幹も好発部位
  - ▶中小脳脚にそって小脳から脳幹に連続する病変は，その形状からcrescent sign，shrimp signとして報告
- 深部白質に点状，粟粒状病変（punctate pattern）
  - ▶punctate patternがT2強調/FLAIR像での淡い高信号の背景状に浮かぶ所見は，milkyway appearanceとして知られる
  - ▶NZM関連PMLでの報告が多いが，PMLに共通の初期病変の可能性が指摘されている
- 病巣の大きさの割にmass effectに乏しく，造影増強効果も乏しいと報告されてきた
  - ▶薬剤関連PMLのpunctate patternの造影増強効果の報告
  - ▶免疫再構築症候群を伴う場合には，mass effectや強い造影増強効果を示すことがあり，診断に注意を要する

VI 積極的鑑別が必要な背景疾患

NOTE 37 免疫再構築症候群（IRIS）[26-28]

　われわれの体を他者から守るのが免疫の役割です。しかし，免疫機構はときに暴走して，自己を攻撃することがあります。その不思議な免疫にかかわる病態に，免疫再構築症候群（immune reconstitution inflammatory syndrome：IRIS）があります。HIV感染者の免疫不全が進行した状態で抗HIV治療を開始後，免疫能が回復する過程で日和見感染症を発症，再発，再増悪する病態を指します。免疫能が再構築される過程で，"過剰な炎症"が起こることがかかわっていると考えられています。この病態の要因は画像で読み解くのは難しく，蛋白質レベルの研究が進められているところです。AIDS以外の免疫不全患者でのIRIS発症も報告されています。

強効果も報告されています。図15は，3週間前から喚語困難が生じています。急性骨髄性白血病の治療後と判明しています。拡散強調像で，両側大脳皮質下から深部白質には辺縁高信号，内部低信号を示す病巣が多発しています（図15a→）。ADC低下はありませんでした（非提示）。T2強調像では，多巣性の病巣は淡い高信号の内部に，棒状とも取れる明瞭な高信号を伴い，さらに淡い高信号部位をよくみると，点状の高信号の混在がとらえられるようにみえます。FLAIR冠状断像では，皮質下から深部白質，基底核，内包

にびまん性に広がる高信号を認め，あたかも脱髄病変が癒合して，進展していく様子がとらえられているかのようです。脳幹部に高信号がとらえられています。

　いずれも病巣の広がりの割には，高度のmass effectには乏しいといえるでしょう。T1強調矢状断像では，皮質下から縦走する低信号が明瞭にとらえられ，その周囲の淡い信号変化部位には，点状低信号が散在しています。PMLが鑑別高位に挙がってくる所見がそろっています。図16はCTのみで，PMLを鑑別に挙げるのは大変難しいです。

　高齢で，明瞭な免疫不全状態は把握されていなかったのですが（胸線摘出後ではある），ふらつき，パーキンソン症状，認知機能障害の悪化が認められCT検査が施行されました。両側大脳半球の皮質下から深部白質に低吸収病巣の散在がありますが，非特異的ともいえます。皮髄境界付近に低吸収が強い病変があった場合には，PML，また経過によっては核内封入体病なども鑑別に挙げておく必要がありそうです。CT撮影と数カ月以内の剖検のKB染色（髄鞘染色）像では，皮髄境界に強調されるものの皮質，深部白質に進展，一部融合傾向を伴う染色性の低下を認める脱髄病変が認められ，CTの低吸収に相当しています。また，これらの病変はJCウイルスの外郭を構成する主要蛋白であるVP1に対する抗体で染色すると，皮髄境界を中心に，髄鞘染色性低下

図15 進行性多巣性白質脳症（PML）のMRI像

急性骨髄性白血病移植後。3週間前から喚語困難があり。
a：両側大脳皮質下から深部白質には辺縁高信号，内部低信号を示す病巣が多発している（→）。ADC低下はない（非提示）。**b**：同部は不均一な高信号を示す。淡い高信号部位をよくみると，点状の高信号の混在がとらえられる。**c**：皮質下から深部白質，基底核，内包にびまん性に広がる高信号を認める。脳幹部に高信号がとらえられている。病巣の広がりの割には，高度のmass effectには乏しいと言えるだろう。**d**：皮質下から縦走する低信号が明瞭にとらえられ，その周囲の淡い信号変化部位には，点状低信号が散在している（→）。

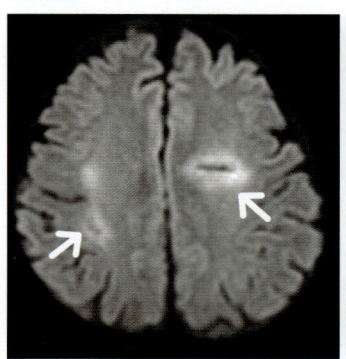
a：拡散強調像（b＝1,000）

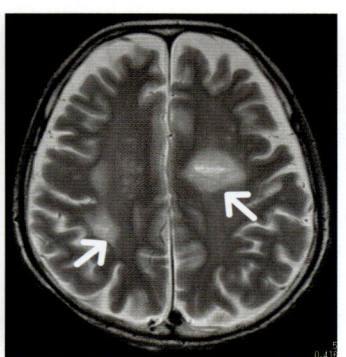
b：T2強調横断像

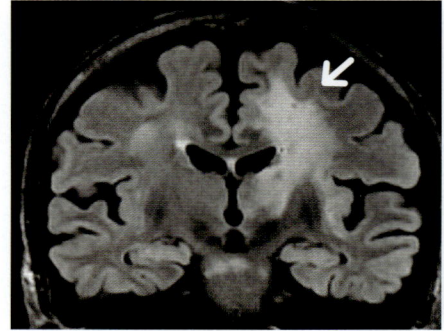
c：FLAIR冠状断像

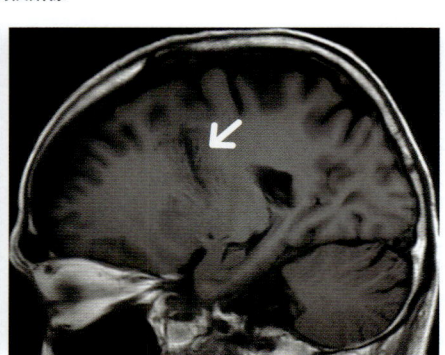
d：T1強調矢状断像

（a～c：文献7より転載）

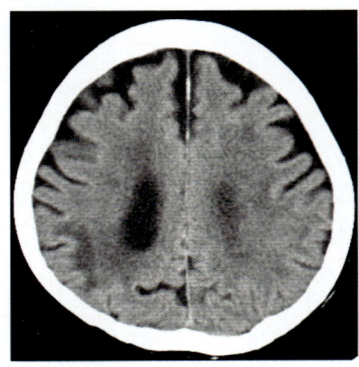

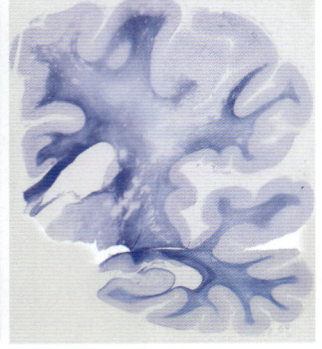

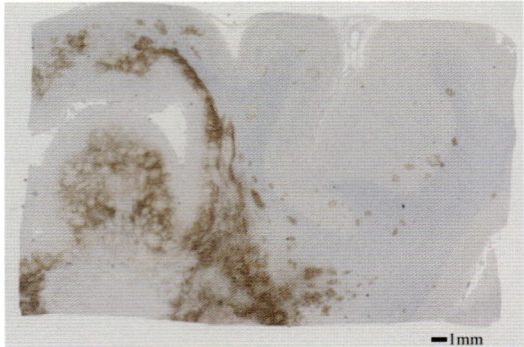

a：頭部CT像　　　　b：KB染色（髄鞘染色）像　　　c：抗VP1抗体染色像

認知機能障害が指摘されてから2年後のCT（CT撮影と数カ月以内の剖検）。明らかな免疫抑制状態を把握できていない高齢者。
a：7年前のものと比べて明らかに萎縮が進行している。皮質下から深部に，不均一な低吸収が散在性に認められる。非特異的所見ともいえるが，皮質下に低吸収が強くみられる部位から，PMLを含めた白質脳症の鑑別の道が開けるか？b：髄鞘境界に強調されるが，皮質，深部白質に進展，一部融合傾向を伴う染色性の低下を認める。染色性低下，脱髄病変部はCTの低吸収に相当している。c：これらの病変は，JCウイルスの外郭を構成する主要蛋白であるVP1に対する抗体で染色すると，皮質境界を中心に，髄鞘染色で抜けたところと一致して陽性所見が認められ，PMLが確認された。

[b, cの病理画像は，東京都健康長寿医療センター神経病理，高齢者ブレインバンク 齊藤祐子先生，大阪大学大学院連合小児発達学研究科 附属子どもの心の分子制御機構研究センター ブレインバンク・バイオリソース部門・常勤特任教授，大阪大学医学部附属病院神経内科・脳卒中科（兼）東京都健康長寿医療センター高齢者ブレインバンク・バイオリソースセンター事務局長 常勤特任研究員（神経病理）・脳神経内科（兼）（クロスポイント）村山繁雄先生のご厚意による]

部位と一致して陽性所見が認められ，PMLが確認されています。高度の免疫不全状態が認められない健常高齢者や，慢性疾患患者がPMLを発症することがあり[28-30]，加齢と免疫の関連は，超高齢社会の重要課題の1つです。

M：metabolic（代謝性異常）

　代謝性脳症もまた，治療可能な時期をとらえ，適切な治療，対応をすることで臨床的改善が望める病態を包含しています。高齢者医療や認知症医療においては，不十分な栄養，アルコール多飲，熱中症，コントロール下にない高血圧，糖尿病，フレイル，独居などさまざまな要因を背景にもちながら，"医療的サービスに結び付いていないままに"亜急性に進行する認知機能障害を主訴に，初めて代謝性脳症が診断される場合もあります。もちろん，急性の意識障害として救急検査のなかで代謝異常が診断されることが多いわけですが，急性期の診断がなされないまま，やや時間の経過した代謝性脳症を診断する場合もあります。

Wernicke脳症

　脳内の糖代謝に必要な補酵素であるビタミンB_1（チアミン）欠乏により惹起される脳症です。慢性アルコール中毒，胃切除後，長期経静脈栄養，悪性腫瘍，摂食障害，妊娠悪阻などに加え，フレイル状態や独居での摂食不良，極端な偏食なども要因となりえます。第3脳室，第4脳室，中脳水道周囲にはビタミンB_1の関与する糖代謝が盛んに行われる部位があるとされ，脳症発現する部位に一致しています。

Wernicke脳症の画像所見

　MRIでは，T2強調/FLAIR像で第3脳室に沿うように視床，視床下部，中脳水道周囲，四丘体に対称性の高信号を認めます[31]。これらの部位に造影増強効果を認める場合もありますが，病期や病勢によって造影増強効果には差があります。記憶を司る乳頭体までを侵す場合もあり，しっかりと乳頭体病変の有無を見極めることは重要です。早期のビタミンB_1補充により臨床，画像ともに改善が望めるのですが，乳頭体の高度萎縮，壊死にまで至ると，錯話を伴う記憶障害を呈するKorsakoff症候群となってしまいます[32]。また，線条体，歯状核，赤核，大脳皮質，第4脳室底部，脳幹，脳梁などにも信号異常がとらえられる場合もあります。

　症例をみてみましょう。図17は，高齢男性のめまい，食欲不振，意識変容を繰り返し，認知機能障害疑いでの検査となっています。FLAIR像で，中脳水道周囲，小脳上部に高信号（図17a→），第3脳室壁に沿った視床内側に高信号がとらえられています（図17b→）。本例では，FLAIR矢状断像で，四丘体（下丘優位）にも高信号がとらえられ，Wernicke脳症が強く疑われる画像所見です。

　図18は，アルコール多飲が知られています。急性期には腫脹を伴う視床内側の高信号がT2強調像でとらえられ，造影後T1強調像で乳頭体，下丘に造影増強効果を認めます。1カ月後，腫脹所見は軽快しましたが，視床内側にはT1強

図17 Wernicke脳症のFLAIR像

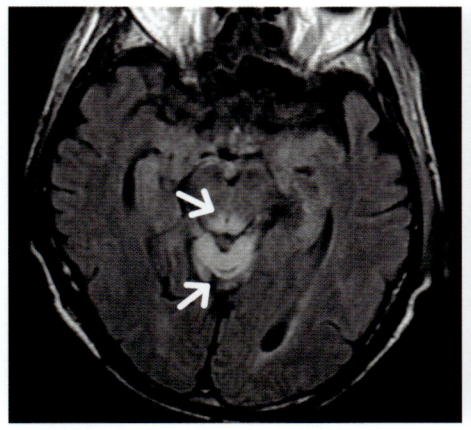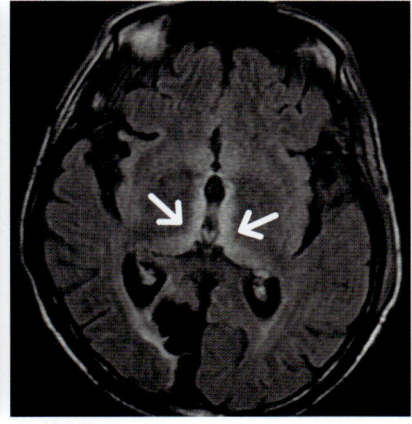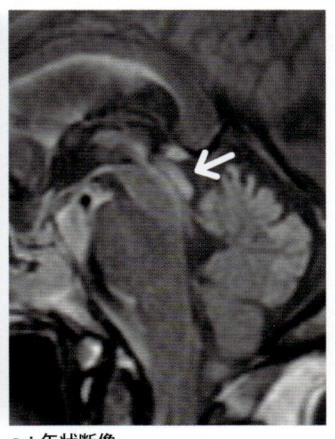

a：横断像　　　　　　　　　　　b：横断像　　　　　　　　　　　c：矢状断像

高齢男性，めまい，食欲不振などあり。意識変容を繰り返し，認知機能障害疑い。
a：中脳水道周囲，小脳上部に高信号を認める（→）。b：第3脳室壁に沿い，視床内側に高信号が認められる（→）。c：四丘体（下丘優位）に高信号がとらえられる（→）。

（c：徳丸阿耶ほか：Alzheimer病以外の認知症のMRI. 画像診断 2018: 38; 907，図14 より転載）

図18 50歳代，男性。MRI像

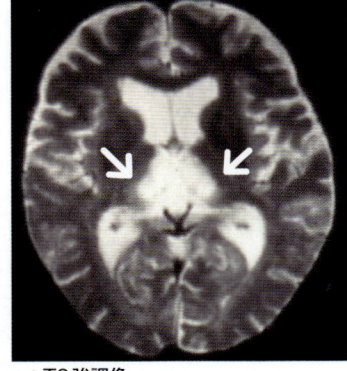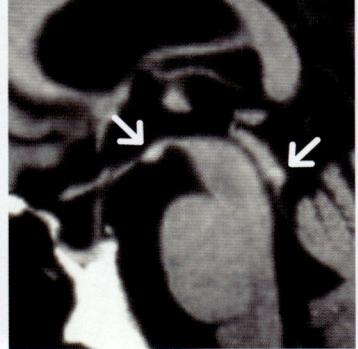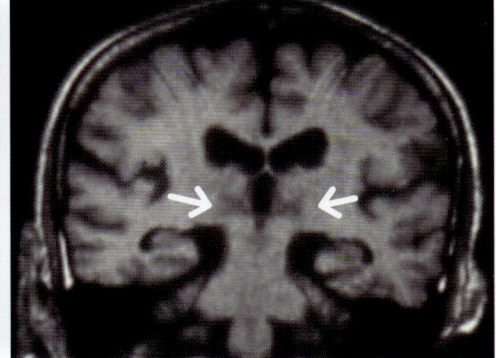

a：T2強調像　　　　　　　　　b：造影後T1強調像　　　　　　c：1カ月後のT1強調像

アルコール多飲がある。Wernicke-Korsakoff症候群，錯話，逆行性健忘，記憶障害あり。a：両側視床内側に腫脹を伴う高信号を認める（→）。b：乳頭体，下丘に造影増強効果が認められる（→）。c：視床内側に限局した対称性の低信号を認める（→）。

[徳丸阿耶：代謝性脳症　Wernicke脳症．まるわかり頭頸部領域の画像診断（豊田圭子編）．学研メディカル秀潤社，東京，2015年，p 208，症例①より転載]

調像で低信号を示す病巣が遷延し，乳頭体も萎縮が進行しています。臨床的に記憶障害，錯話がありWernicke-Korsakoff症候群を呈しています。

　画像所見からの鑑別は，中脳水道周囲や第4脳室底部にあればNMO/NMOSD（neuromyelitis optica/neuromyelitis optica spectrum disorder：視神経脊髄炎関連疾患）が挙がり，小脳歯状核病変があればメトロニダゾール脳症が鑑別に挙がってきます。

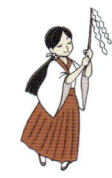

Wernicke脳症の大事なポイント

▶正中構造をみましょう。
・第3脳室周囲，視床内側，中脳水道周囲，乳頭体，四丘体，脳幹，延髄背側，小脳など
▶乳頭体萎縮，壊死は，Korsakoff症候群をきたします。
▶ビタミンB_1補充で臨床的，画像的に改善する可能性があります。適切な早期診断が，治療に直結します。
▶局在による鑑別
・第4脳室底，中脳水道周囲など→NMO/NMOSD
・小脳歯状核→メトロニダゾール脳症（原疾患の治療経過に留意）

肝性脳症/肝脳変性症 (hepatocerebral degeneration)

急性肝不全，慢性非代償性肝硬変，門脈—大循環シャントに伴い，見当識障害，羽ばたき振戦，人格変化，緩徐進行性の認知機能障害，睡眠障害など多彩な臨床症状が認められます。高齢者医療では，認知機能障害検査の画像で初めて"肝性脳症"をきたしている可能性が示唆されることもあります。

肝性脳症の画像所見

肝性脳症の画像所見では，慢性期か急性期か，高アンモニア血症を伴うかどうかによって所見が異なります。以下に重要な視点を挙げます。

①淡蒼球を中心とするT1強調像での高信号です。慢性肝障害，門脈—大循環シャント例では，両側淡蒼球（被殻，内包後脚，大脳脚，四丘体，下垂体前葉等でもみられることがある）にT1強調像で高信号がとらえられます[33]。微量金属，特にマンガンの胆道からの排泄障害による脳への沈着が要因とされています（図19）。

②急性の高アンモニア血症に伴う脳所見：帯状回，島回など大脳皮質の腫脹，T2強調像，拡散強調像での高信号が報告されています（図20）[34,35]。

③高アンモニア血症慢性期：慢性期の高アンモニア血症では，腫脹は軽快しますが，島回，皮質脊髄路，中小脳脚，中心前回などに高信号を認めることがあります[34,36,37]。

図19は，せん妄，失見当識，認知機能障害精査でのMRI T1強調像を示しています。両側淡蒼球から内包，大脳脚に対称性高信号がとらえられます。80歳代であり，認知症の

背景が単独であるかの判断はこのMRIのみでは難しいかもしれませんが，肝性脳症がこの方の認知機能障害の一要因であること，肝機能障害に対処する必要があることは間違いないでしょう。

第V章で示した図9（p192）は，高アンモニア血症に伴う脳症の急性期と慢性期を示しています[34]。意識障害を示した急性期には，両側大脳皮質，島回，内包のFLAIR像での高信号を認め，皮質下から深部白質にも淡い高信号がとらえられます。慢性期には，短期間に高度の萎縮が生じ，さらに腫脹とFLAIR/T2強調像での高信号は消失したものの，帯状回，島回等皮質にT1強調像で高信号がとらえられ，皮質のダメージが遷延していることがうかがわれます。

図20は，70歳代のMRI像です。家人からもの忘れの増悪が指摘されています。血中アンモニアはMRI検査の1カ月までに173μg/dLまでの高値を示していました。T1強調像で淡蒼球の高信号が認められ，FLAIR像で前頭葉皮質に沿う高信号がとらえられています。

伴性潜性遺伝を示す成人型OTC（ornithine transcarbamylase）欠損症は，高アンモニア血症をきたします。新生児期の脳症が知られていますが，女性では中高年発症の遅発性OTC欠損症があります。また，バルプロ酸，カルバマゼピンなど薬剤性の要因があることも知っておきたいところです。

低血糖脳症

脳組織の唯一のエネルギー源はグルコースであり，低血糖状態はたちまちに脳組織を障害し，脳症を惹起します。糖尿病に伴うもの，インスリン誤用，低栄養によるものも多

図19 80歳代，性別非公表。主訴：せん妄，失見当識のT1強調像

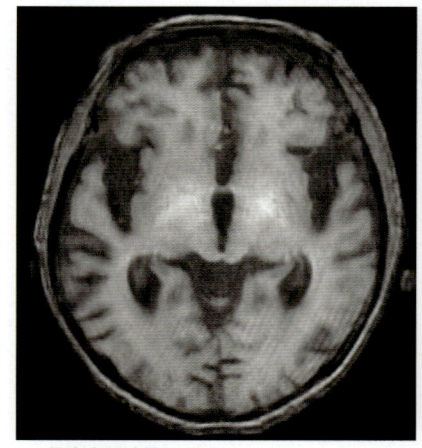 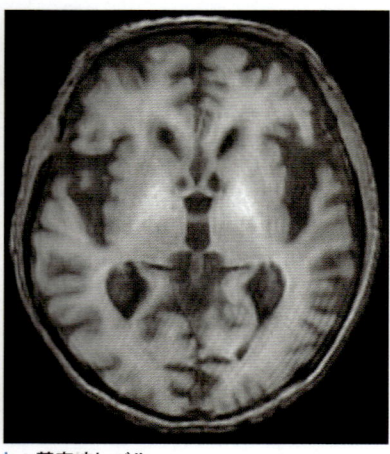

認知症精査でMRI検査が施行された。両側淡蒼球，内包，大脳脚に高信号を認める。体動制御困難も認められる。高齢であり，ほかの認知症をきたす疾患の複合については考慮を要するが，まず肝性脳症の影響は検討する必要がある。

a：視床中脳境界レベル　　　　　b：基底核レベル

図20 70歳代，性別非公表。主訴：もの忘れのMRI像

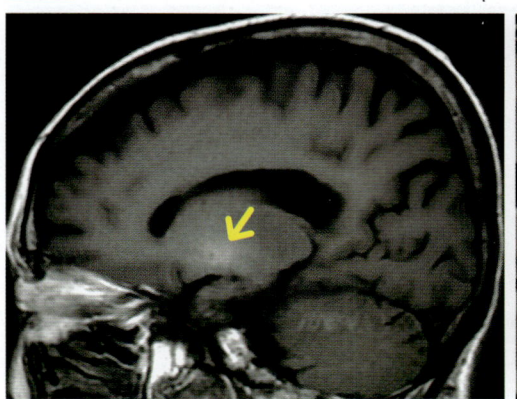
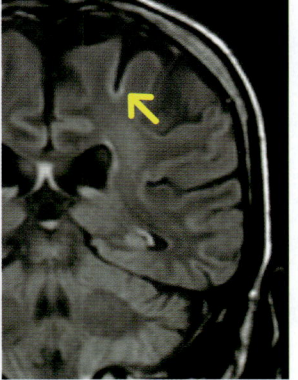

a：T1強調矢状断像

b：FLAIR像

MRI検査の約1カ月前に高アンモニア血症がとらえられている（173ug/dL）。
a：淡蒼球に高信号を認める。b：前頭葉皮質に高信号疑いがある。

いですが，膵腫瘍，インスリン自己免疫症候群，自殺企図などの背景を確認する必要があります。高齢者医療では，思いがけない高度の栄養障害，るい痩状態での低血糖も経験することがあります。間髪をおかない血糖補充が必須の病態で，救急画像診断も重要な役割を果たします。

低血糖脳症の画像所見

低血糖脳症の画像所見は，①大脳皮質（側頭後頭葉優位の場合が多い），基底核，海馬に腫脹を伴う拡散強調像で高信号，ADC低下を伴う急性期病巣を認め，慢性期には萎縮をきたし，病勢によっては皮質壊死などを伴う症例群と，②大脳白質（脳梁，内包，脳幹，深部白質など）に拡散強調像で高信号，ADC低下を認めるが，灰白質病変を認めない症例群，③両者の混合を示すもの（比較的少ない）が報告されています[38-42]。脳梁，内包病変は可逆的な場合があり，内包に限局するものや早期に信号異常が消失する群は予後良好の可能性が報告されているものの，局在と予後の関係はないとする報告もあります。広範な大脳白質病変の症例で

は，皮質病変を合併していない場合も必ずしも予後良好とは言えません[41,42]（図21）。

図21は，高齢，意識障害の救急MRIを提示しています。血糖33mg/dL時の拡散強調像では，両側大脳白質，内包後脚の高信号，ADC低下を認めましたが（図21a～d），血糖補正後，速やかに拡散強調像での高信号は消失しています（図21e～h）。しかし，意識障害が遷延し，1カ月の短期間に脳溝，脳室は拡大，全脳萎縮進行がとらえられています（図21i～l）。救急での白質病変の鑑別の1つとして低血糖脳症の考慮が必要です。鑑別は多岐にわたりますが，橋本脳症やSLE脳症，薬剤性脳症などほかの脳症でも白質優位の病変が前景にたつものがあります。図22にインスリン誤用による低血糖脳症を提示しました。本例では，拡散強調像で，両側側頭後頭葉，海馬に腫脹を伴う高信号を認められます。3週間後FLAIR像では，腫脹は軽快しているものの，両側大脳皮質，海馬には高信号の遷延を認め，また短期間に萎縮が進行しています。

図21 高齢，性別非公表。低血糖症のMRI像

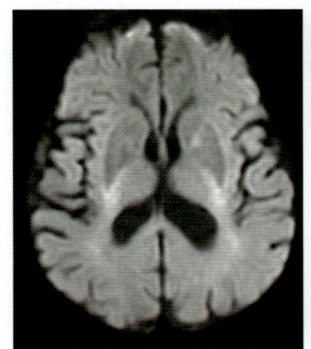
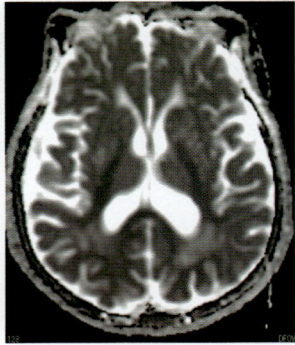
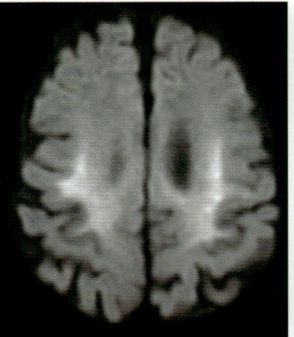
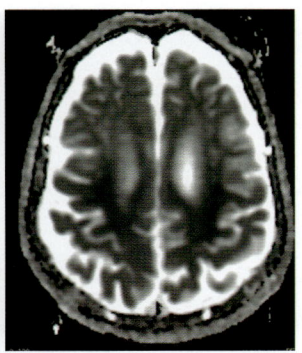

a：拡散強調像（b＝1,000），
　血糖値＝33mg/dL

b：ADC，血糖値＝33mg/dL

c：拡散強調像（b＝1,000）

d：ADC

意識障害発症時のMRIと血糖補正後のMRI拡散強調像を示す。a～d：血糖33mg/dL時では，両側大脳白質の高信号，ADC低下を認める。

図21の続き

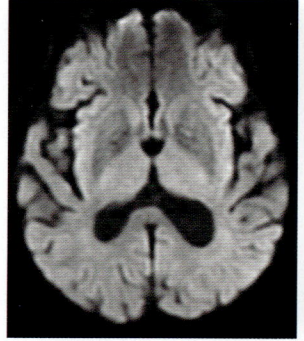

e：拡散強調像（b＝1,000）

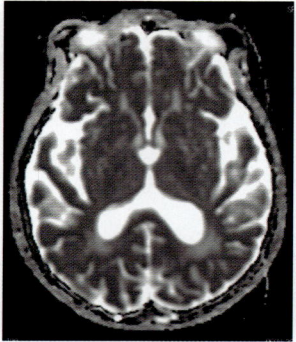

f：ADC

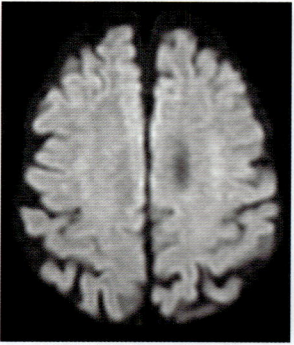

g：拡散強調像（b＝1,000）

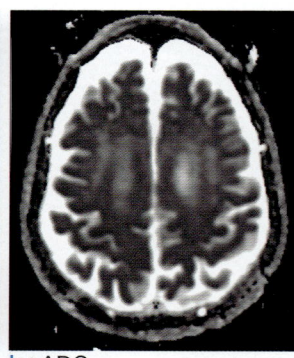

h：ADC

e〜h：血糖補正後，速やかな信号異常の消失を認めた（発症7日目のMRIを提示，血糖補正後フォロー）。i〜l：しかし，意識障害は遷延，1カ月の短期間に，脳溝，脳室拡大があり，全脳萎縮が生じている。

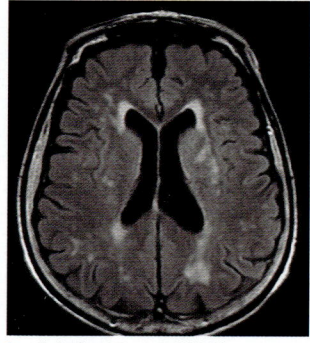

i：発症時のFLAIR横断像

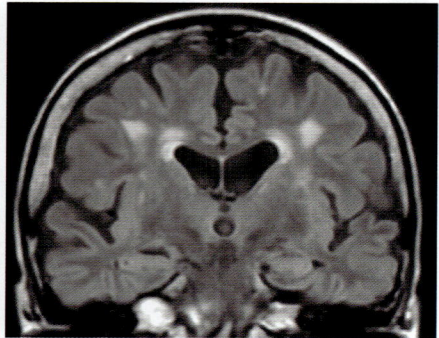

j：発症時のFLAIR冠状断像

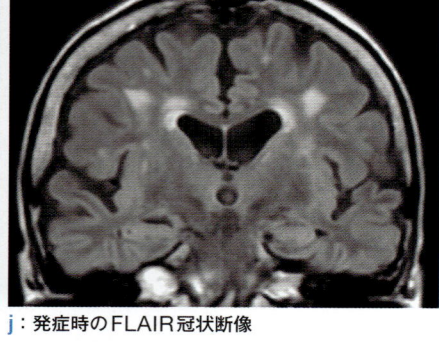

l：1カ月後のFLAIR冠状断像

k：1カ月後のFLAIR横断像

（文献7より転載）

図22 若年，女性。インスリン誤用による低血糖脳症のMRI像

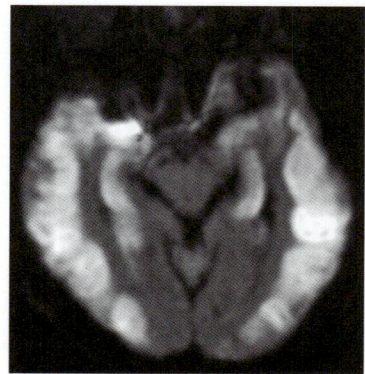

a：発症時の拡散強調像（b＝1,000）

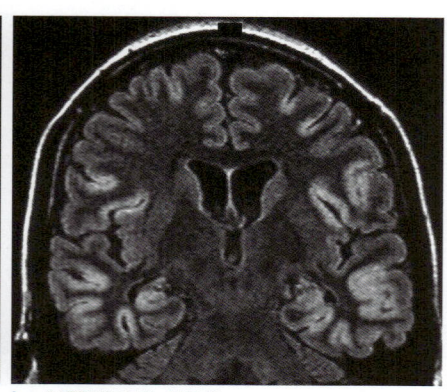

b：3週間後のFLAIR像

a：両側側頭後頭葉，海馬に腫脹を伴う高信号を認める。b：腫脹は軽快しているものの，両側大脳皮質，海馬には高信号の遷延を認め，また，萎縮が進行している。脳回の信号異常の局在は，脳溝の入り込んだ部位に目立っている。

（文献7より転載）

高血糖脳症／舞踏病－高血糖－基底核症候群／糖尿病性舞踏病，糖尿病性ヘミバリズム NOTE 38

血糖コントロールは，あらゆる病態にかかわる重要ファクターです NOTE 39 。低血糖のみならず，高血糖においても痙攣，脳卒中様症状，認知機能障害，意識障害などの中枢神経症状をきたします。舞踏運動，ヘミバリズムをきたす病態があり，舞踏病—高血糖—基底核症候群／糖尿病性舞踏病，糖尿病性ヘミバリズムなどとよばれます。特徴的な画像所見があり，「画像診断の現場」で，高血糖（非ケトン性が多い），Ⅱ型糖尿病の有無，舞踏運動，ヘミバリズムなどの臨床症状の有無について言及し，早急な対応をとる意味があります。臨床症状は片側優位が多いですが，両側に生じる場合もあり，画像所見も呼応します。

CTでは，基底核に高吸収（図23a），MRIではT1強調像で高信号を示します。T2*強調像での基底核の微小出血，脳血流SPECT像で信号異常部位の血流低下も報告されています[43-45]。微小出血，ミエリンのダメージ，虚血（反応性gemistocyte増生，脂肪貪食したマクロファージが集簇してくるなどの説），線条体のGABA系neuronの活性低下によって相対的な淡蒼球機能亢進などの議論がありますが，信号

NOTE 38 ヘミバリズム

ヘミバリズムとは，四肢を付け根から大きく投げ飛ばすような不随意運動のことを指します。ラテン語の「投げる，投げ飛ばす」という言葉から名付けられました。ヘミがついている場合は，片側優位です。舞踏病と比べると同じような動きを繰り返すことが多く，また，舞踏病が指先など四肢末梢のひらひらした動きであるのに比べ，四肢の付け根からぶん回すような動きという違いがあります。

NOTE 39 糖尿病とADや血管性認知症，その他の神経変性疾患との関連

糖尿病は，認知症の重要なリスク因子です。血管性認知症のみならず，ADやその他の神経変性疾患，軽度認知障害との関連が続々と報告されています[48-63]。糖尿病では，ヒトであれネズミであれ，海馬が萎縮し[52]，インスリン抵抗性，慢性の高血糖状態による酸化ストレス，終末糖化産物（advanced glycation end products：AGEs），神経炎症，さらに加齢というリスクの重畳による神経変性の加速，ミトコンドリア機能低下，血液脳関門の脆弱などがAD，神経変性疾患，認知機能障害，脳血管障害に深くかかわることが明らかになりつつあります[53-57]。2021年に世界の糖尿病患者は5億人を超え，認知症患者は2030年には8,000万人にまで膨れ上がると推定されています。糖尿病や糖代謝異常は，医療的介入，日常の食事や運動などを含めた適切な対応で，病態を改善することが望まれます。ひいては，認知症進行を抑制することに結び付くとすれば，精力を尽くすしかありません。

さて，神経画像は"糖尿病と認知症"という課題にどう向き合っているでしょうか？ 糖尿病とADを結びつける直観的診断という意味では，日常の画像スクリーニングではとても歯が立ちません。しかし，拡散テンソル，glymphatic system，functional MRIなどの評価を通して糖尿病，耐糖脳異常よる「目に見えない段階」における「脳組織の変容」を評価する試みがなされています[58-63]。研究と臨床は，常に稠密に連続する地平にあって欲しいと願っていますが，おそらく近い未来には，サロゲートマーカーとしての神経画像の役割が日常臨床でも果たされているかもしれません。Ishibashiらの報告によると，血糖値が上昇すると糖代謝PETで後部帯状回や楔前部の代謝低下が生じ，ADパターンが観察されることが示されています。また，functional MRIの検討では，血糖値の上昇に伴い，認知機能の制御に関与するdefault mode network（DMN）の結合が脆弱になることが明らかにされています。これらの知見は，なんと示唆的なことでしょうか。

図23 高齢。高血糖脳症

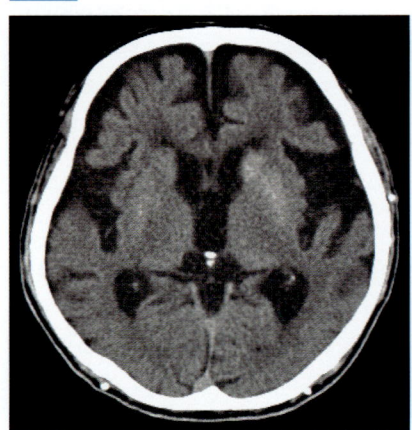

a：救急搬送時の頭部CT像

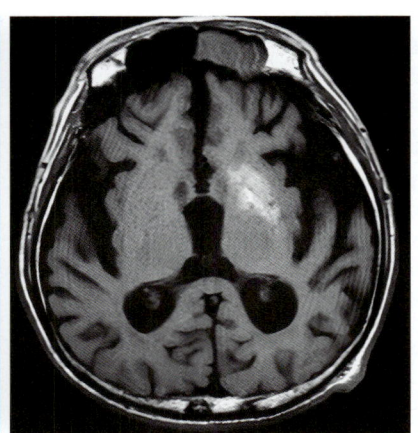

b：10日後のT1強調像

意識消失で救急受診。手が震えている。救急受診時の頭部CTと，10日後のMRI T1強調像を示す。
a：左尾状核，被殻に淡い高吸収を認める。血糖293mg/dL尿中ケトン体（±）。b：強化インスリン療法施行，10日後，血糖126mg/dLでは，左尾状核，被殻，淡蒼球にやや不均一な高信号がとらえられる。

異常の原因は不明です[43-45]。近年CTの高吸収のみ，MR所見が得られなかったという症例報告もあり，CTのほうがMRよりも急性期所見をとらえうる可能性がある疾患の1つとして覚えておいてもよいかもしれません[46]。また，急性期脳卒中様所見で発症したnonketotic hyperglycemic hyperosmolar state（臨床的には，同名半盲の報告が多い点に画像診断のうえでも留意が必要かもしれない）では，拡散強調像で皮質に高信号を認めたという報告もあり[47]，ヘミバリズムや舞踏運動とは異なる病態が，非ケトン性高血糖によって起こる可能性も示唆されています。適切な時期の血糖コントロールで，臨床的改善が望めるという点でも，画像診断も頑張って臨床に寄与したいですね。

図23は，高齢，高血糖脳症です。意識消失で救急受診時の頭部CT像では，左尾状核，被殻に淡い高吸収を認め，高血糖脳症の可能性はないかをまず臨床に伝える必要があります（ほかの鑑別はあるにせよ）。血糖293mg/dL 尿中ケトン体（±），非ケトン性高血糖が確認されています。強化インスリン療法施行10日後には血糖126mg/dLまで降下，T1強調像では，左尾状核，被殻，淡蒼球に不均一な高信号を認めます。

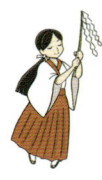

> **低血糖，高血糖，耐糖脳異常，糖尿病に注意！**
> ▶ 糖尿病人口は多いです。高齢者群のコントロール不良にも注意しましょう。
> ▶ 低血糖脳症では？
> ・速やかな診断，血糖補正が予後に直結
> ・内包，脳梁，大脳深部白質を侵す群
> ・大脳皮質，海馬，基底核を侵す群
> ・両者混在あり
> ▶ 高血糖脳症では？
> ・速やかな診断，血糖補正必須
> ・基底核に注目
> ◆ CTで高吸収
> ◆ T1強調像で高信号
> ◆ 片側が多いが，両側もありうる
> ▶ 糖尿病は，認知機能障害，AD，血管性認知症の独立したリスク因子である可能性が示されています。
> ・神経画像のできることは何か？ 先進的画像技術と日常臨床を皆で結びつける
> ・抗LGI1脳炎*では，臨床的にfaciobrachial dystonic seizures（FBDS）が高率に生じます。その際，MRIでは基底核にT1強調像で高信号（FLAIR像等でも高信号を示す場合がある）を示すことが報告されています。基底核病変からの鑑別として覚えておくとよい[64]
> *抗LGI1脳炎：anti-leucine-rich glioma-inactivated 1 encephalitis

A：autoimmune（自己免疫性）

表1（p212, 213）でも，「A：autoimmune」の欄にはひときわ多くの病名が列記されています。免疫系の基本的役割は，外界から侵入するものを認識し攻撃することで，自らの個体を守ることにあります。この免疫機構が破綻し，自己の細胞や組織のもつ抗原に対して自己抗体を作り出すことで起こる病気が自己免疫疾患です。全身を侵し，その臨床症状は多彩であり，多くの疾患群で中枢神経系にも病変が及びます。中枢神経系を侵すか否かは，予後や認知機能障害を含むQOLに多大な影響を与える因子となります。全身状態の急速な悪化を伴う臨床経過を伴う場合も少なくありませんので，神経画像を通した正確な病態評価は臨床的に重要です。

画像診断は，病態把握に有用と考えていますが，「この所見があれば，この疾患」というようなシンプルな図式による診断は難しい場合も多いです。むしろ，画像に表れる病変が，多彩かつ非特異的であることを十分に認識し，性別，年齢に始まる患者の付帯情報にも目を向ける必要があります。一方で画像診断の視座は独立した場所にあることも大切で，その兼ね合いは常に課題です。時相に応じて変化しうる病態を，画像は追いかけたり，ときに追い越したりしながら，診断に寄与していく立ち位置を堅持したいものと望んでいます。サルコイドーシス，ANCA（antineutrophil cytoplasmic antibody）関連血管炎などでは，脳実質病変に加え，髄膜病変を合併する率が高く，脳神経に及ぶ場合もあります。神経ベーチェット病などでは病変の局在が脳底部に多く，中耳，副鼻腔の肉芽腫性炎症病巣があり，髄膜病変を合併していればgranulomatosis with polyangiitis（GPA）を積極的に示唆することが可能になってきます。

神経画像が，責任病巣を視覚化することの意義は大きく，所見を1つ1つ積み重ねながら統合し，さらに正しく臨床情報を咀嚼し，診断への道筋を明確にすることが，日々の目標となっています。高齢発症の自己免疫疾患は，傍腫瘍症候群，ANCA関連血管炎，リウマチ関連など思いのほか多いものです。

橋本脳症

橋本脳症は，文字どおり橋本病に関連する自己免疫性脳症です。有病率は2.1/10万人ともいわれていますが[65]，臨床も画像も多様な病態で現れてくるため，まず疑ってしっかりと診断することが望まれる疾患の1つです。女性にやや多く，中高年以降に多いとされます。米田らは，辺縁系脳炎を含む急性型，慢性精神病型，小脳失調型，意識障害やミ

オクローヌスを伴いクロイツフェルト・ヤコブ病（Creutzfeldt-Jakob病：CJD）との鑑別を要するものなど，多様な臨床病態があることを述べています[66]。

抗甲状腺抗体陽性のみでは橋本脳症と断定することは難しく，抗NAE（NH₂ terminal of α-enolase）抗体の感度は50%程度ですが，特異度90%で診断に有用とされます。多様な臨床に呼応するように，橋本脳症の画像所見も多彩です。ステロイド奏効例も多く[67]，臨床症状，抗NAE（NH₂ terminal of α-enolase）抗体など，画像検査と同時並行の所見とあわせ，臨床と協力しながら診断を詰めていく必要があります[68]。CTやMRIで橋本脳症疑いを診断する際には，"画像所見は何もない"症例にも遭遇します。検査時点で所見を得られない症例が少なくないことも知っておく必要があります[66]。

橋本脳症のMRI所見[69-76]

①大脳白質に，T2強調/FLAIR像でびまん性高信号を認めます。血管性浮腫が疑われています。

②海馬辺縁系の腫脹，T2強調/FLAIR像での高信号，辺縁系脳炎を示します。

③CJD様に，大脳皮質，視床に拡散強調像，FLAIR像で高信号を示すものがあります。CJDと比べ，FLAIR像での信号上昇，皮質腫脹が目立つことが鑑別点ですが，CJDでも病型によって皮質腫脹がみられる場合もあり，留意が必要です。

④皮質病変は，帯状回などに限局するものなどがあります。

⑤その他，血管炎，また血管炎に基づく脳血管障害，腫瘤形成し腫瘍性病変との鑑別を有するものなど，多様な所見があります。

図24は，若年女性の橋本脳症です。T2強調像で右前頭葉皮質，両側帯状回皮質の腫脹と高信号が認められます。

抗NMDA受容体脳炎

抗NMDA受容体脳炎（anti-N-methyl-D-aspartate receptor encephalitis）は，グルタミン酸受容体の1つであるNMDA受容体のGluN1 subunitに対するIgG抗体を発現し，発症する自己免疫性脳炎です[77,78]。Dalmourらは，若年女性に発症する卵巣奇形腫関連の傍腫瘍性脳炎として報告しましたが，その後，高齢者，小児，腫瘍合併のない症例なども知られることとなりました[77-84]。発熱，頭痛などで発症，その後認知機能障害，無気力，抑うつ，幻覚などの精神症状，痙攣などが生じ，さらには特徴的な口部ジスキネジア，ジストニア（ときに「ムンクの叫び」のようなとも表現されている），ミオクローヌス，舞踏病様運動，中枢性低換気などを呈する時期がときに数年にも及ぶことが知られています。合併する腫瘍切除，免疫療法などでの改善が報告されていますが，一部は後遺障害を残します。

長期経過の報告例も蓄積されてきており，予後判定のためのバイオマーカーも探索されているところです[80,82-84]。MRI所見は，海馬辺縁系にT2強調/FLAIR像で高信号と腫脹を示す辺縁系脳炎を示すことが知られていますが，画像でとらえられない症例，非特的な脱髄様病変，脳梁，脳幹，基底核病変等の報告もあります。

図25は高齢発症の抗NMDA受容体脳炎例です。易怒性，意識消失発作を示している時期のMRIでは，左扁桃～海馬の腫脹と，T2強調/FLAIR像での高信号を認めます。5年後，症候性てんかんが残存している時期のMRIでは，全脳萎縮が進行し，T2強調/FLAIR像で左海馬の萎縮，高信号がとらえられています。

図26は40歳代女性の抗NMDA受容体脳炎例です。急性期には，両側扁桃から海馬に腫脹と高信号を認めます。14年後，痙攣は薬剤コントロール下，逆行性健忘の残存も軽快傾向をみていた時期のFLAIR像では，右優位だが両側に

図24　若年，女性。橋本脳症MRI

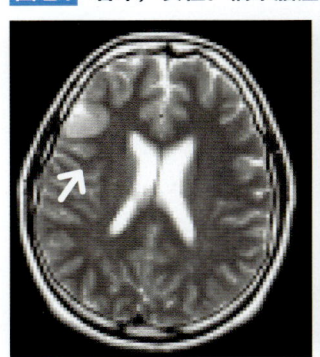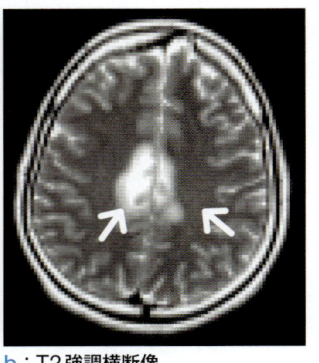

a：T2強調横断像　　b：T2強調横断像

右前頭葉皮質，両側帯状回皮質の腫脹と高信号を認める。

（画像は，東邦大学医学部放射線科 白神信之先生のご厚意による）
（德丸阿耶：自己免疫疾患における中枢神経病変－MRIを中心に－. 臨床放射線 2005; 50: p488, 図10 より転載）

図25 高齢，女性。抗NMDA受容体脳炎のMRI像

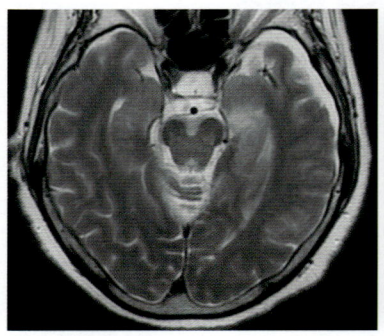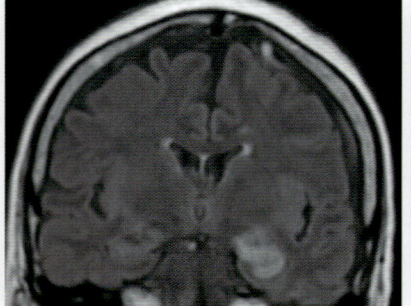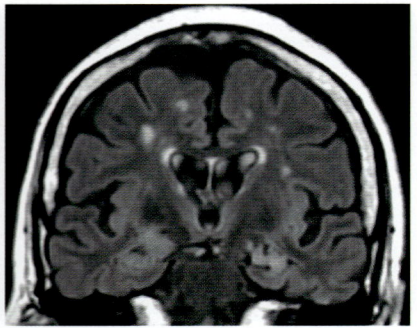

a：T2強調横断像　　　　　　b：FLAIR冠状断像　　　　　　c：5年後のFLAIR冠状断像

意識消失発作，易怒性を示した急性期（a，b）と，5年後の症候性てんかんのある時期のMRI像（c）。a，b：左扁桃，海馬の腫脹があり，どちらも高信号を伴っている。c：左海馬，全脳の萎縮が進行している。左海馬は，FLAIR像で高信号を伴っている。

図26 40歳代，女性。抗NMDA受容体脳炎のFLAIR冠状断像

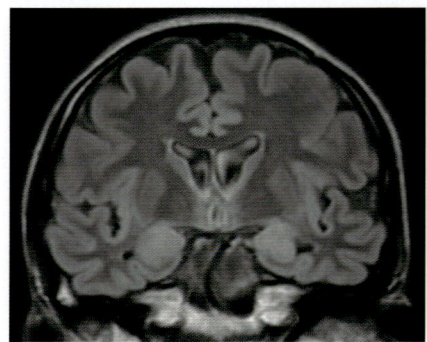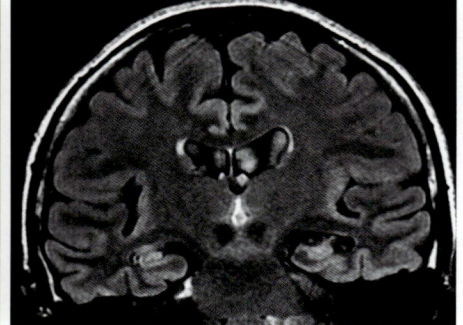

a：急性期　　　　　　b：14年後

意識消失発作，易怒性を示した急性期（a）と，14年後の症候性てんかんのある時期のフォローアップMRI像（b）。急性期（a）には，両側扁桃から海馬に腫脹と高信号を認める。14年後（b），痙攣は薬剤コントロール下，逆行性健忘の残存がある。右優位だが両側に海馬萎縮を認める。右側では高信号も一部に明らかにみえる。

海馬萎縮を認め，右側ではFLAIR像での高信号もとらえられています。

傍腫瘍性神経症候群

　傍腫瘍性神経症候群（paraneoplastic syndrome）は，担癌患者の0.1％にみられ，傍腫瘍性辺縁系脳炎，傍腫瘍性小脳変性症など多彩な病態が知られています。腫瘍と神経系組織の共通抗原に対する自己免疫機序が病因と考えられています。腫瘍合併が確認できないものもありますが，抗NMDA受容体脳炎も細胞膜抗体に関連する傍腫瘍症候群とも言えそうです。多数の抗体と原因となる腫瘍との関連，神経症状との関連が明らかになっています[84-88]。辺縁系脳炎の鑑別診断として，また家族歴のない小脳失調症，小脳萎縮などの鑑別診断として，疑いが挙がったら，オカルト腫瘍を含めた全身腫瘍検索（[18]F-FDG PETも保険収載検査として活用），抗体探索が望まれます。

全身性エリテマトーデス

　全身性エリテマトーデス（systemic lupus erythematosus：SLE）は若年から中高年女性に多く，抗DNA抗体，抗Sm抗体などによって全身臓器の炎症性病変が惹起されます。中枢神経症状を認めるneuropsychiatric SLC（NPSLE）も約半数に生じ，予後にも影響します。全身疾患であり，病態は多彩で，NPSLEの神経画像所見も多様です。それでも高次脳機能障害，痙攣，認知機能障害などを初発として，脳MRI所見が診断端緒となるものもあります[89-100]。血管炎様の所見，若年性の脳血管障害を示すvascular processと，炎症性サイトカインによる血液脳関門の破綻に伴う精神症状の発現を示すinflammatory processの2つの病態が考慮されています[89]。Vascular processでは中小血管が侵されることが多いのですが，抗リン脂質抗体の合併例では大血管障害も惹起します。寛解増悪を繰り返す慢性の経過を示し，日和見感染合併にも注意を要す疾患の1つです。精神症状が前景にたつinflammatory processの診断は通常のMRIで所見が取れない場合もあると思われますが，拡散テンソル

230

などでの客観的評価の試みがなされています[90,99]。

図27は古い画像で若年女性のNPSLE症例ですが，多彩な所見を示すSLEの画像を提示します[7]。記憶障害出現時のFLAIR像では，左側脳室下角の上方に小さいながら腫脹も伴う高信号を認めましたが，症状改善後にはFLAIR像での信号異常は消失しています。Inflammatory processを反映している可能性がありそうです。

図28，29では，多発の出血，小梗塞を生じた症例を示し血管炎を背景にするVascular processの症例群ともいえるでしょう。図29は，抗リン脂質抗体陽性例でもあります。

図30は，NPSLEの長期経過中に，難治性皮疹，頭痛，嘔吐などがあり精査されました。原病の臨床症状とも取れるのですが，T2強調像では低信号を示す多結節病変と浮腫があり，リング状，不均一な造影増強効果を示しています。深在性真菌症が確認されています[7]。

T：trauma（外傷と認知症）

高齢者は容易に転倒します。急性期の頭部外傷を適切に評価すること，受傷機転を明確にする重要性になんら変わり

はありません。優れた論考が多数あり，外傷診断の基本をまず押さえ，常にブラッシュアップしてきたいところです[102]。本項では，認知症を探るという観点から頭部外傷を眺め，①外傷に起因する画像所見を描出する，②易転倒性の要因を明らかにする，③chronic traumatic encephalopathy（CTE）など，繰り返す外傷に起因する新たな疾患概念をどうとらえるか，これら3つについて述べたいと思います。

認知症初回検査で外傷後所見が明らかになる場合（SDH，脳挫傷，DAI，DVI）

慢性硬膜下血腫や陳旧性脳挫傷が，認知症初回検査で初めて明らかになることもあり，「頭部外傷および外傷後」がどのように認知症に影響するか，外傷に起因する病態をCTやMRIで指摘することは大切なことです。慢性硬膜下血腫（chronic subdural hematoma：CSDH）が認知症の要因となることはよく知られており，実際に「認知症精査初回」で初めて慢性硬膜下血腫がみつかることがあります（図31）。近年では，SDHに随伴する硬膜肥厚が「dural lymphatics」

VI 積極的鑑別が必要な背景疾患

図27 若年，女性。NPSLEのFLAIR像

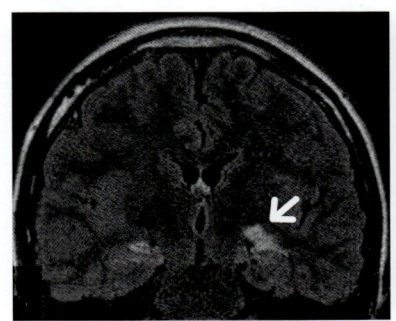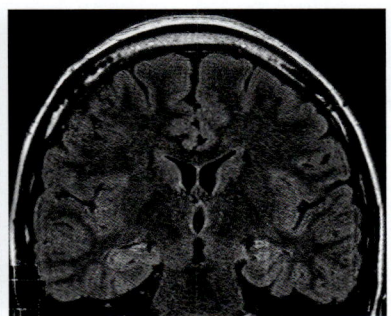

a：救急受診時　　　　　　b：記憶障害改善後

夫の名前が思い出せない。
a：左側脳室下角の上方に小さいが腫脹も伴う高信号を認める。その後，NPSLE診断により加療。記憶障害改善時のFLAIR像（**b**）では信号異常は消失している。

（文献7より転載）

図28 中年，女性。繰り返し起こるTIA様発作。NPSLEのT2強調像

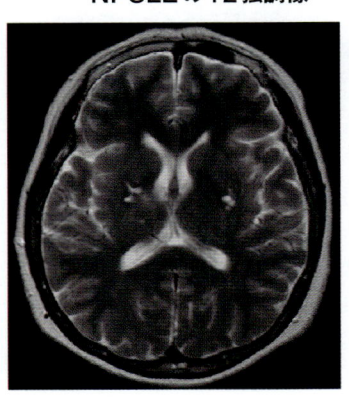

不明熱，消長を繰り返す関節痛，顔面皮膚紅斑。両側被殻に小出血あるいは出血を伴う小梗塞が多発している。

図29 30歳代，女性。抗リン脂質抗体陽性を合併するNPSLEのT2*強調像

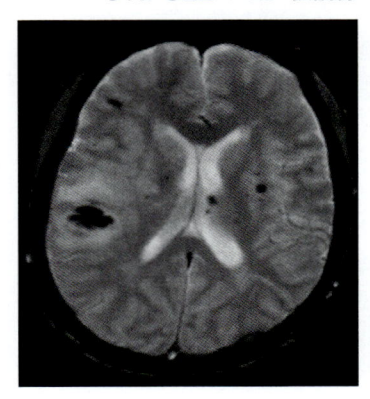

大脳皮質下，視床，基底核に複数の小，小出血が認められる。皮質下出血の周囲には浮腫も生じている。

[徳丸阿耶：全身性エリテマトーデス．よくわかる脳MRI第4版（青木茂樹，ほか編），学研メディカル秀潤社，東京，2020，p646，図1-Bより転載]

図30 50歳代，女性。SLEのMRI像

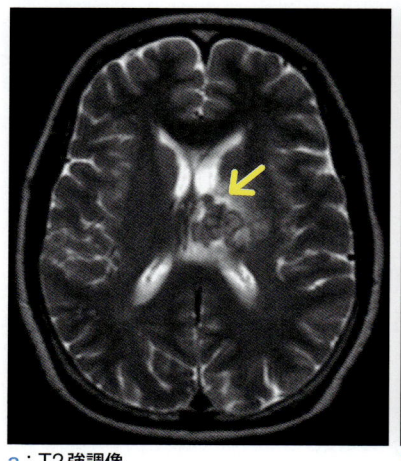

a：T2強調像

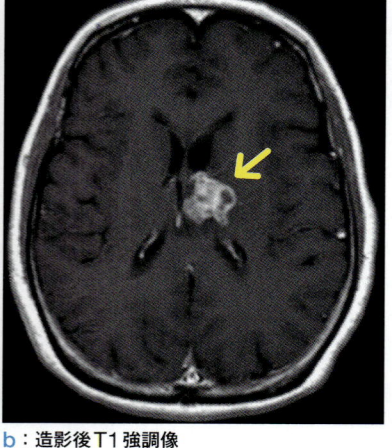

b：造影後T1強調像

SLEにてステロイド長期服用の既往がある。難治性皮疹の経過中，頭痛，嘔吐が出現。
a：左視床に不均一な低信号を有する不整形病巣が認められ（→），周囲には浮腫も疑われる。b：多結節状の造影増強効果を伴い（→），深在性真菌症であった。

[徳丸阿耶ほか：神経系における全身性（自己免疫）疾患の画像診断. 臨床放射線 2008; 53: p790, 図6より転載]

図31 80歳代。もの忘れ外来初診時の単純CT像

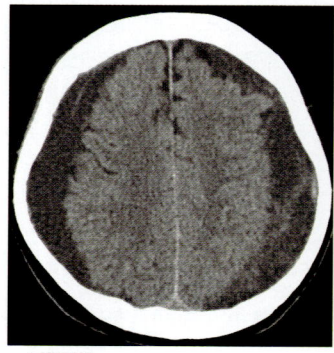

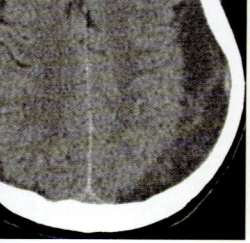

a：横断像

b：冠状断像

両側硬膜下に低吸収と高吸収の混在する慢性硬膜下血腫が認められる。側脳室の圧排，脳実質への圧排，脳溝狭小化が生じている。

に影響し，認知症と関連する可能性について論考が出ています[103]。SDH後（SDHに限らない）の反応性硬膜肥厚は病理学的にも画像的にもよく知られていたことで，そこが母地になってなんらかの病態が起こる可能性について考えることは多かったのですが，近年における脳のリンパ系，クリアランスシステム［glymphatic systemやIPAD（intramural peri-arterial drainage）］の新たな展開は，治療にも直結する議論となっていく可能性がありそうです。

もちろん外傷機転が明らかで，亜急性に呂律が回らない，歩く様子がおかしいなど「慢性硬膜下血腫」をルールアウト目的とする検査のほうが多数を占めます。認知症と密接にかかわる外傷性病変を評価するには，外傷機転やその後の経過を"叙述"することができる（本人および周囲）環境の有無などの影響，病期など複数の要因を考慮に入れる必要があります。さて，前頭蓋底，側頭窩脳挫傷後も，外傷の既往を確認できず，「認知症として検査にやってくる」ことが珍しくありません（図32, 33）。その際には，臨床医から陳旧性脳血管障害（脳梗塞や皮質下出血）との鑑別点を問われ

ることがありますが，脳挫傷は外傷で脳が揺れて，頭蓋骨や硬膜にぶつかることでも生じますので，脳挫傷後では皮質まで破壊されてダメージを受けていることが多いです。

また，陳旧性脳挫傷例では，しばしば全脳萎縮が目立つ場合があり，後述するびまん性軸索損傷などの合併も視野に入れつつ，新たな変性性認知症重畳がないかを考えていく必要があります（図33）。頭部外傷後では，CTで所見が取れない程度でありながら，急性期を脱しても意識障害が遷延，認知機能障害などを合併するびまん性軸索損傷（diffuse axonal injury：DAI）やびまん性血管損傷（diffuse vascular injury：DVI）という病態が知られています[104-108]。DAIは，頭部外傷による加速度を伴う衝撃（減速も同様）によって皮髄境界や，脳梁，基底核など，組織密度，線維密度の異なる部位に軸索伸展が起こり（stretch injury），軸索損傷を生じるものです（図34）。

CTでの急性期の描出は難しいですが，前述の軸索損傷が起きやすい部位の微細な出血や，びまん性腫脹などには十分な留意が必要です。MRI拡散強調像，T2*強調像，SWI

図32 60歳代。頭部外傷3年後の単純CT像。認知機能障害の進行を認める

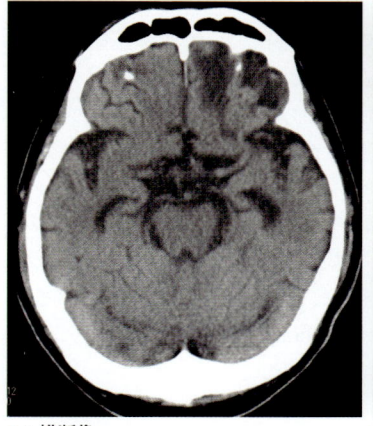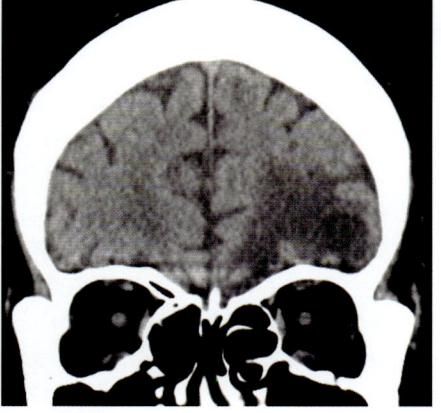

頭部外傷受傷後の3年後に当院初回検査。左前頭蓋底に不均一な低吸収を認め，脳挫傷後を示す。低吸収は皮質の表層まで及んでいる部位がある。

a：横断像 　　　　　　　　　b：冠状断像

図33 70歳代。10年前からもの忘れ緩徐進行

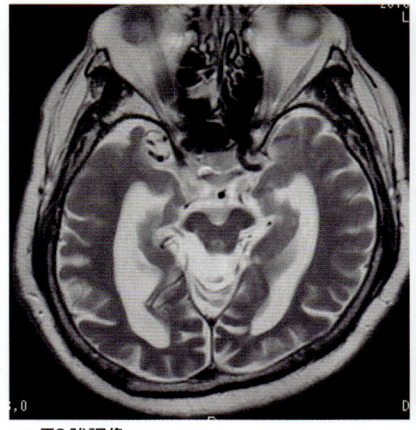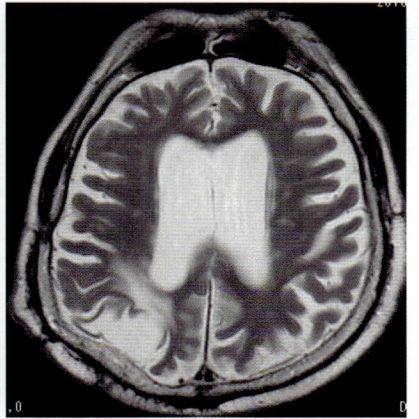

MMSE＝19点時の頭部MRI。右頭頂葉脳挫傷後，頭蓋骨骨折，直下に萎縮を伴う脳挫傷後所見があり，周囲にグリオーシスなども疑われる。海馬辺縁系を含めた全脳萎縮があるが，新たに変性性認知症が加わっているのか，頭部外傷後の影響がどの程度あるのか，種々の検討が望まれる。

a：T2強調像 　　　　　　　　b：T2強調像

図34 高齢，男性。頭部外傷後MRI像

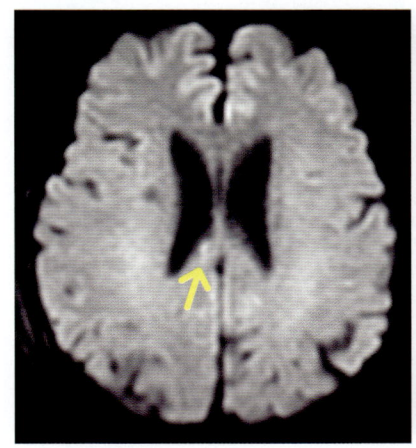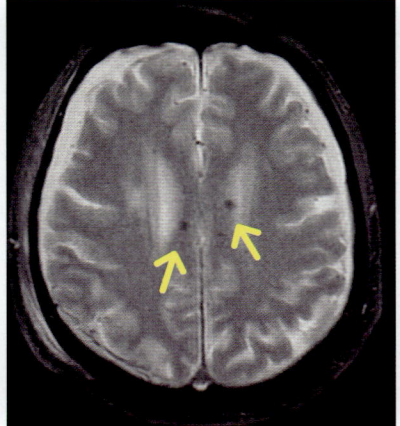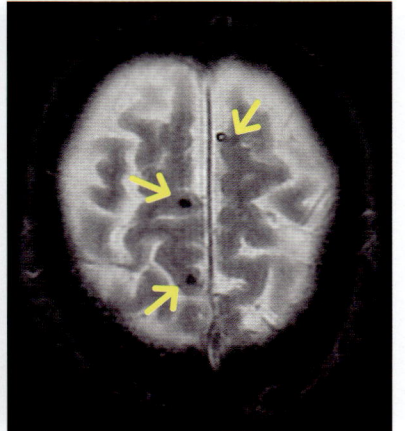

a：拡散強調像（b＝1,000） 　　b：T2＊強調像 　　　　　c：T2＊強調像

軽度意識障害の遷延。DAI，DVI疑い。
a：脳梁膨大に小さい高信号がとらえられる（→，上下3スライスにとらえられていた）。b，c：脳梁，大脳皮質下微小出血が散在している（→）。皮下の腫脹，信号変化もとらえられる。

で，損傷部位の拡散制限，微小出血がとらえられます[104,105]。慢性期には，びまん性萎縮をきたすこともあります。DVIは，頭部外傷により脳内の髄質血管が損傷し，出血（traumatic microbleeds），虚血が生じる病態とされています。DAIスペクトラムとも考えられてきましたが，病理学的に出血および周囲虚血が生じるため，DAIと異なる病態である可能性が示唆されています[107]。

　いずれにせよ，双方ともに予後に大きく影響し，また機能的予後不良の病態であり，急性期を脱しても意識障害が遷延，認知機能障害増悪が生じる可能性が高い病態と言えます。また，頭部外傷がADなどの神経変性疾患のリスクを増加させるという検討もあり，後述するchronic traumatic encephalopathyとの関連など含め，高齢者にとっての頭部外傷は，さまざまな課題を包含していると思います。

■ 易転倒性の背景にも注目しよう（表4）

　頭部外傷の急性期評価の重要性は言うまでもありませんが，高齢者，認知症をきたす要因をもつ患者は，繰り返す外傷で救急外来を受診することも少なくありません。加齢，

表4　易転倒性の背景要因

- 加齢
- サルコペニア，フレイル
- 腰椎症，頸椎症
- 脳血管障害
- 頸椎OPLL
- 進行性核上性麻痺
- ハキム病（iNPH）
- アルコール多飲
- 小脳萎縮
  - ▶ 脊髄小脳変性症，小脳炎後，低酸素虚血性脳症後，傍腫瘍症候群など

サルコペニア，フレイル状態が易転倒性の要因そのものにもなりますが，得られた画像所見から全力で"背景要因"を見つけ出すことが大切です。例えば，第Ⅲ章5 進行性核上性麻痺（p94）に述べたように，防御姿勢のとれない転倒を繰り返す要因が進行性核上性麻痺であることや脳血管障害が明らかとなれば，看護，介護体制も自ずと異なってきます（図35，36）。

　水頭症があれば，脳神経外科とも連携しつつ改善を見込める場合があります。また，頭部CT像からでも，パイロット（位置決め）画像をみることで頸椎症や頸椎後縦靱帯骨化症［ossification of the posterior longitudinal ligament（OPLL）of the cervical spine：頸椎OPLL］などの背景がみえることがあります（図37）。アルコール多飲者の頭部外傷も，日常臨床では大変多く遭遇するものですが，小脳萎縮のみならず全脳の萎縮を伴っている場合も少なくありません。外傷機転で初めて小脳萎縮が指摘され，高齢発症の脊髄小脳変性症，傍腫瘍症候群による小脳萎縮，低酸素虚血性脳症，heat stroke後の小脳萎縮などが明らかになる場合もあります（図38）。

■ 慢性外傷性脳症（CTE）

　慢性外傷性脳症（chronic traumatic encephalopathy：CTE）は，ボクシング，アメリカンフットボール，ラグビー，兵士など反復性の頭部外傷（1つ1つは軽度であってもよい，つまり脳震盪にも注意深い観察が必要となる）後，数年以上を経て生じる進行性の神経変性疾患として，新たに提唱された疾患概念です[108-113]。認知機能障害，パーキンソニズム，精神症状などが生じ，認知症の分野からも注目すべき疾患と考えられます。筆者らの世代には，ボクシング漫画『あしたのジョー』（高森朝雄氏原作，ちばてつや氏作画）で描か

図35　80歳代。もの忘れ外来初診時MRI像

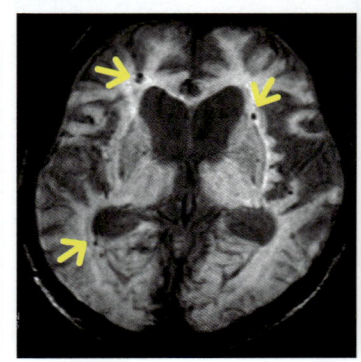
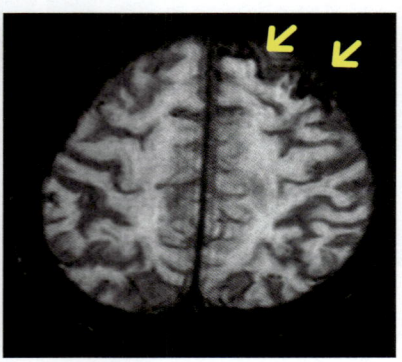

a：T2*強調像　　　　b：T2*強調像

HDS-R＝23点，主訴はもの忘れ。注意障害，記憶障害あり。複数回の転倒歴が指摘される。DVI疑い。皮髄境界，外包付近，視放線付近など複数の微小出血を認める（a→）。また，くも膜下腔に低信号を認める（b→）。

れたパンチドランカーとなっても闘いに臨み続けた主人公のジョー（矢吹　丈）の姿が思い起こされますが，繰り返す外傷が重要なポイントであり，背景要因はボクシングだけに限らないことから，CTEという概念が醸成されていきました。頭部外傷の回数が多いほど，またその程度が重いほどCTEの発症時期は早まり，かつ重篤になることも報告さ

図 36　80歳代，性別非公表。もの忘れ外来初診時CT像

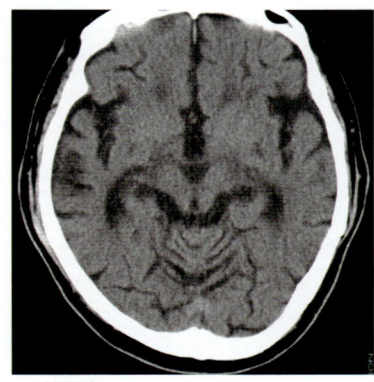

a：横断像

b：矢状断再構成像

MMSE＝18点。歩行時ふらつき，易転倒性あり。
a：中脳周囲の迂回回，四丘体槽拡大があり，中脳被蓋萎縮が疑われる（morning glory sign）。b：中脳被蓋の高度萎縮が明瞭（→），進行性核上性麻痺が強く示唆される。

図 37　80歳代，性別非公表。繰り返す外傷機転での救急受診既往あり

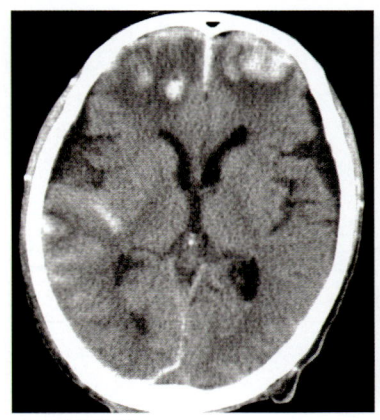
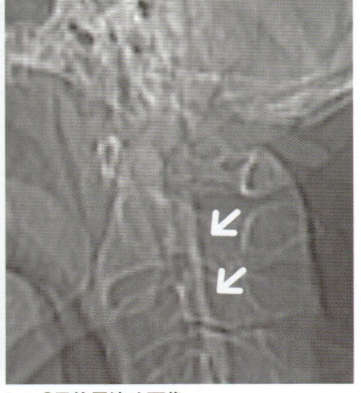

a：頭部CT像

b：CT位置決め画像

転倒，外傷ルールアウト目的の受診を繰り返していたが，今回の受診時（a）では，両側前頭葉，右側頭葉脳挫傷，くも膜下出血など重篤な状況となった。b：頸椎後縦靭帯骨化症がとらえられている。

図 38　易転倒性あり

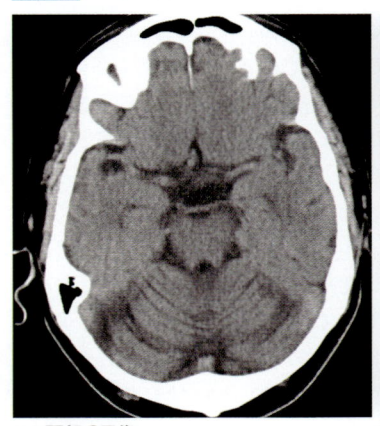
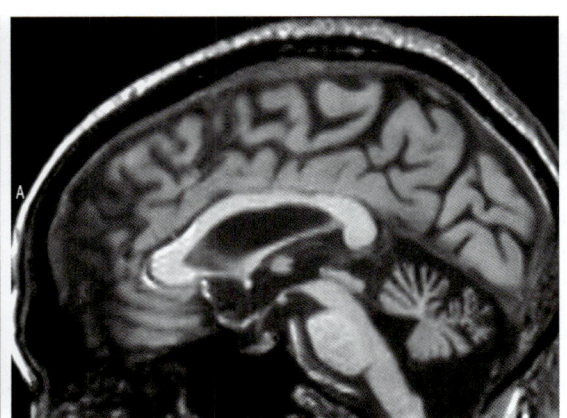

a：頭部CT像

b：T1強調矢状断像

頭部外傷を機転とするCT，MRI検査が施行された。小脳萎縮が明瞭にとらえられる。易転倒性，小脳失調の要因と考えられる。13年前，低酸素脳症の既往。低酸素虚血性脳症によるプルキンエ細胞障害後遺が疑われる。

れています。

CTEの機序は未解明ですが，神経病理学的に脳の広範な部位に神経原線維変化が発現していたことが明らかとなっています。リン酸化されたタウ蛋白の異常沈着によって惹起され，タウオパチーとしてもとらえられます。AβやTDP-43陽性封入体なども脳内に増えてくることも報告されています。傷ついた脳の脆弱性が，リン酸化タウの異常沈着を加速度的に増悪させ，ほかのAβ，TDP-43も引き寄せるといった印象ですが，機序の解明と，それによって明らかになりうる治療と予防が喫緊の課題です。Grahamらの報告のSWIをみると，まさにDAI/DVIでみられるような皮髄境界の微小出血の多発があり[113]，MetzらのReviewのマクロ病理所見[112]でも皮髄境界の色つき，タウ病理の集簇が目立つようにみえ，画像診断医の目で，頭部外傷，スポーツ外傷の画像検査マネジメントから診断までをしっかりと積み上げることが必須と考えています。T2*強調像，あるいは可能ならSWIは必須のシーケンスと思われます。また，2025年1月現時点で保険収載検査となっていませんが，タウPETの有用性は間違いありません[114,115]。

予防に考慮できることとして，ルール改正を含めた安全性への配慮，現役時代から引退後を含めた神経学的アセスメント，小児から青年期のトレーニング時期への配慮，具体的には，サッカーのヘディング練習回数の制限（米国や英国サッカー協会は，子供のヘディング練習においても制限し，10歳以下で全面禁止，段階的に回数制限している）などが始まっています。さて，高齢者の易転倒性は，神経変性を加速度化させる因子となるのでしょうか？ 今のところ，まったく不明と言わざるをえませんが，防御姿勢の取れない頭部外傷を繰り返してしまう状況は，高齢者医療としては日常茶飯事のことでもあります。筆者らにできる第1歩は，丁寧に画像を積み重ねていくことです。

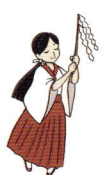

> **頭部外傷と認知症の大事なポイント**
> ▶ 認知症疑いの初回検査で，慢性硬膜下血腫，脳挫傷が指摘される場合があります。
> ▶ DAI/DVI評価は重要項目です。
> ・頭部外傷のMRI評価が可能な場合，T2*強調像，可能であればSWIを撮像する
> ▶ 高齢者は容易に転倒します。易転倒性の要因を，得られた画像から探りましょう（**表4**）。
> ▶ 繰り返す外傷は，chronic traumatic encephalopathyのリスク因子の可能性があります。
> ・年余を経て発症する
> ・タウオパチーに分類されている

老年期うつ病と認知症

うつ病について放射線科医である筆者が言及できる能力はまったくないのですが，「主訴：抑うつ，認知症鑑別をお願いします」という画像検査依頼は，日常臨床では多く遭遇します。いずれも老年期に有病率の高いcommon diseaseであり，かつ老年期うつ病と認知症の合併も高率であり，両者の鑑別とともに，うつ病が変性性認知症のリスク因子であるのか，うつ症状が"その患者の認知症背景疾患の1症状であるのか"などが広く検討されています[116-124]。

2017年DLB診断基準の支持的特徴には「うつ症状」が記載されており[第Ⅲ章2 Lewy小体型認知症/認知症を伴うパーキンソン病（DLB/PDD），**表1**（p71）]，初発症状もあるとされています。ADにおいても，初期ADに抑うつ症状が高頻度に認められ，またうつ病の既往がAD発症リスクを高めるという報告もあります[118,119]。

日常臨床では，認知症をきたす背景疾患があるならば，できるだけ早期に，できるだけ正確に客観的画像所見で言えることを明確にすることが望まれていると思います。また，MRIの技術を使って，うつ病で側坐核，島回，前帯状回，海馬などのvolume低下が起こっている可能性，functional MRIでの神経ネットワークの変化など興味深い検討が重ねられています[120,121,123,124]。日常臨床とどのように連携できるかが，われわれにとっての日々の課題です。

認知症精査で初めて先天奇形が見つかる場合もある

積極的に鑑別すべき，また適切な診断治療で可逆性を期待できる疾患はたくさんありますが，すべては語り尽くせません。他書をご参照ください[3,7,101]。

さて，**表1**には入っていないのですが，高齢者の認知症検査で初めて脳梁形成不全，皮質形成不全，異所性灰白質など先天性の病態がとらえられることに遭遇します。これまで臨床的問題がまったく指摘されていないものも多くあります。人間の強さも感じるところですね。新たに変性性認知症その他の病態が加わってきた場合に，背景の病態もしっかりと認識する必要はありますが，そのことに引っ張られ過ぎずに，重畳してきた病態を"客観的に"評価していくことが望まれます。

図39は70歳を超えた高齢者で，10年前から緩徐に認知機能障害が進行しています。近時記憶障害，時間・場所失見当識，視空間構成障害，作話，判断力低下があるMMSE＝11点時で，初めてCT（非提示），MRI検査が施行されました。T1強調矢状断像で脳梁形成不全が明瞭です。T1強調

横断像では，右優位に扁桃海馬領域の萎縮がとらえられます。脳梁形成不全に引っ張られ過ぎずに変性性認知症が新たに加わっている可能性の評価が必要ですが，やはり既往の確認，過去画像があれば比較は望みたいところですね。

図39　70歳代，性別非公表。認知機能障害が緩徐に進行（T1強調像）

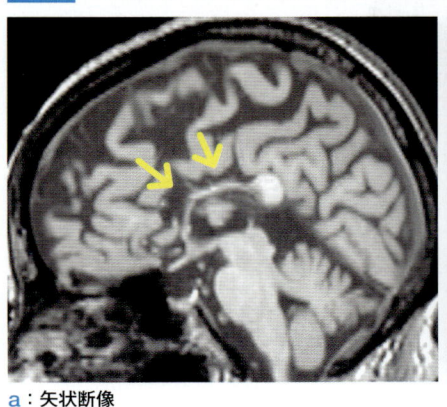

a：矢状断像

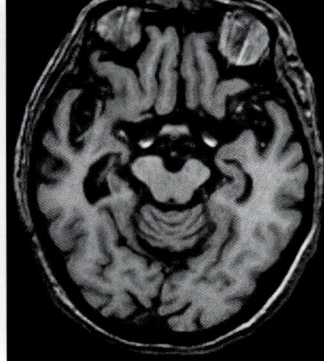

b：横断像

10年前から緩徐に認知機能障害が進行。MMSE＝11点時で，初めてCT（非提示），MRI検査が施行された。近時記憶障害，時間・場所見当識，視空間構成障害，作話，判断力低下あり。
a：脳梁形成不全が明瞭にとらえられる（→）。b：右優位に扁桃海馬領域の萎縮がとらえられる。変性性認知症が新たに加わっている可能性の評価が必要だが，既往の確認，過去画像があれば比較が望まれる。

文献

1) Hashizume T, Tokumaru AM, Harada K: Small intestine perforation due to accidental press-through package ingestion in an elderly patient with Lewy body dementia and recurrent cardiopulmonary arrest. BMJ Case Rep 2015; 2015: bcr2015212723.

2) 松木　充：主訴に沿う－俯瞰し収束する画像診断の目 お腹が痛い. Brain & Nerve 2018; 70: 1369-1380.

3) 森　墾，國松　聡，佐々木弘喜ほか：急性から亜急性で進行する認知機能障害を見た場合，何を考えるのか. 臨床画像 2014; 30: 156-176.

4) Cummings J, Benson DF, LoVerme Jr S: Reversible dementia. Illustrative cases, definition, and review. JAMA 1980; 243: 2434-2439.

5) Piccini C, Bracco L, Amaducci L: Treatable and reversible dementias: an update. J Neurol Sci 1998; 153: 172-181.

6) Paterson RW, Takada LT, Geschwind MD: Diagnosis and treatment of rapidly progressive dementias.　Neurol Clin Pract 2012; 2: 187-200.

7) Tokumaru AM, Saito Y, Murayama S, et al: MRI Diagnosis in Other Dementias. Neuroimaging Diagnosis for Alzheimer's Disease and Other Dementias（Matuda H, Asada T, Tokumaru AM, ed）. 2017, Springer, p39-115.

8) O'Donnell P, Buxton PJ, Pitkin A, et al: The magnetic resonance imaging appearances of the brain in acute carbon monoxide poisoning. Clin Radiol 2000; 55: 273-280.

9) Rahmani M, Bennani M, Benabdeljlil M, et al: Neuropsychological and magnetic resonance imaging findings in five patients after carbon monoxide poisoning. Rev Neurol (Paris) 2006; 162: 1240-1247.

10) Durak AC, Coskun A, Yikilmaz A, et al: Magnetic resonance imaging findings in chronic carbon monoxide intoxication. Acta Radiol 2005; 46: 322-327.

11) Parkinson RB, Hopkins RO, Cleavinger HB, et al: White matter hyperintensities and neuropsychological outcome following carbon monoxide poisoning. Neurology 2002; 58: 1525-1532.

12) Sharma P, Eesa M, Scott JN: Toxic and acquired metabolic encephalopathies: MRI appearance. AJR Am J Roentgenol 2009; 193: 879-886.

13) 谷畑美帆：江戸八百八町に骨が舞う－人骨から解く病気と社会. 2006年，吉川弘文館.

14) 吉谷栄人，松田順子，青木　彩ほか：左眼視神経炎を契機に早期神経梅毒と診断された高齢者の1例. 眼科 2013; 55: 633-637.

15) Sakai M, Higashi M, Fujiwara T, et al: MRI imaging features of HIV-related central nervous system diseases: diagnosis by pattern recognition in daily practice. Jpn J Radiol 2021; 39: 1023-1038.

16) Smith AB, Smirniotopoulos JG, Rushing EJ, et al: From the archives of the AFIP: central nervous system infections associated with human immunodeficiency virus infection: radiologic-pathologic correlation. Radiographics 2008; 28: 2033-2058.

17) Bash S, Hathout GM, Cohen S: Mesial temporal T2-weighted hyperintensity: neurosyphilis mimicking herpes encephalitis. AJNR Am J Neuroradiol 2001; 22: 314-316.

18) 厚生労働科学研究費補助金 難治性疾患政策研究事業 プリオン病及び遅発性ウイルス感染症に関する調査研究班：進行性多巣性白質脳症（progressive multifocal leukoencephalopathy: PML）診療ガイドライン 2020.　http://prion.umin.jp/guideline/pdf/guideline_PML_2020.pdf（2024年6月閲覧）

19) Ishii J, Shishido-Hara Y, Kawamoto M, et al: A punctate magnetic resonance imaging pattern in a patient with systemic lupus erythematosus is an early sign of progressive multifocal leukoencephalopathy: a clinicopathological study. Intern Med 2018; 57: 2727-2734.

20) Bag AK, Curé JK, Chapman PR: JC virus infection of the brain. AJNR Am J Neuroradiol 2010; 31: 1564-1576.

21) Wattjes MP, Richert ND, Killestein J, et al: The chameleon of neuroinflammation: magnetic resonance imaging characteristics of natalizumab-associated progressive multifocal leukoencephalopathy. Mult Scler 2013; 19: 1826-1840.

22) Nishiyama S, Misu T, Shishido-Hara Y, et al: Fingolimod-associated PML with mild IRIS in MS: a clinicopathologic study. Neurol Neuroimmunol Neuroinflamm 2017; 5: e415.

23) Ono D, Shishido-Hara Y, Mizutani S, et al: Development of demyelinating lesions in progressive multifocal leukoencephalopathy（PML）: Comparison of magnetic resonance images and neuropathology of post-mortem brain. Neuropathology 2019; 39: 294-306.

24) 宍戸-原　由紀子，鹿戸将史：進行性多巣性白質脳症（PML）の

MRI 画像診断—MRI が捉えた，伸展する脱髄病変の病理. BRAIN and NERVE 2020; 72: 973-986.

25) Adra N, Goodheart AE, Rapalino O, et al: MRI Shrimp Sign in Cerebellar Progressive Multifocal Leukoencephalopathy: Description and Validation of a Novel Observation. AJNR Am J Neuroradiol 2021; 42: 1073-1079.

26) 日本医療研究開発機構（AMED）エイズ対策実用化研究事業 ART 早期化と長期化に伴う日和見感染症への対処に関する研究班：免疫再構築症候群 診療のポイント Ver.5. 2021 年. http://after-art.umin.jp/file/iris_ver5.pdf（2024 年 6 月閲覧）

27) Müller M, Wandel S, Cokebunders R, et al: Immune reconstitution inflammatory syndrome in patients starting antiretroviral therapy for HIV infection: a systematic review and meta-analysis. Lancet Infect Dis 2010; 10: 251-261.

28) Sueki H, Watanabe Y, Sugiyama S, et al: Drug allergy and non-HIV immune reconstitution inflammatory syndrome. Allergol Int 2022; 71: 185-192.

29) Gheuens S, Pierone G, Peeters P, et al: Progressive multifocal leukoencephalopathy in individuals with minimal or occult immunosuppression. J Neurol Neurosurg Psychiatry 2010; 81: 247-254.

30) Oshima K, Tsuchiya K, Niizato K, et al: Clinicopathological study of early PML incidentally found in a schizophrenia patient. Neuropathology 2009; 29: 684-688.

31) Zuccoli G, Cruz DS, Bertolini M, et al: MR imaging findings in 56 patients with Wernicke encephalopathy: nonalcoholics may differ from alcoholics. AJNR Am J Neuroradiol 2009; 30: 171-176.

32) Sullivan EV, Pfefferbaum A: Neuroimaging of the Wernicke-Korsakoff Syndrome. Alcohol Alcohol 2009; 44: 155-165.

33) Rovira A, Alonso J, Córdoba J: MR Imaging Findings in Hepatic Encephalopathy. AJNR Am J Neuroradiol 2008; 29: 1612-1621.

34) Tokumaru AM, Sakata I, Terada H, et al: Hyperammonemic encephalopathy with blue rubber bleb nevus syndrome. J Neuroradiol 2005; 32: 285-286.

35) U-King-Im JN, Yu E, Bartlett E, et al: Acute hyperammonemic encephalopathy in adults; imaging findings. AJNR Am J Neuroradiol 2011; 32: 413-418.

36) 柳下　章：肝及び心・大動脈疾患. 神経内科疾患の画像診断 第 2 版，2019 年，学研メディカル秀潤社，東京，p376-381.

37) 神谷昂平：肝性脳症 / 肝脳変性症（hepatocerebral degeneration）（田岡俊昭編）. 頭部 画像診断の勘ドコロ NEO. 2021 年，メジカルビュー社，東京，p247-249.

38) Finelli PF: Diffusion-weighted MR in hypoglycemia coma. Neurology 2001; 57: 933-935.

39) Aoki T, Sato T, Hasegawa K, et al: Reversible hyperintensity lesion on diffusion- weighted MRI in hypoglycemic coma. Neurology 2004; 27: 392-393.

40) Kang EG, Jeon SJ, Choi SS, et al: Diffusion MR Imaging of Hypoglycemic Encephalopathy. AJNR Am J Neuroradiol 2010; 31: 559-564.

41) Johkura K, Nakae Y, Kudo Y, et al: Early Diffusion MR Imaging Findings and Short-Term Outcome in Comatose Patients with Hypoglycemia. AJNR Am J Neuroradiol 2012; 33: 904-909.

42) Ma JH, Kim YJ, Yoo WJ, et al: MR imaging of hypoglycemic encephalopathy: lesion distribution and prognosis prediction by diffusion-weighted imaging. Neuroradiology 2009; 10: 641-649.

43) Guo Y, Miao YW, Ji XF, et al: Hemichorea associated with nonketotic hyperglycemia: clinical and neuroimaging features in 12 patients. Eur Neurol 2014; 71: 299-304.

44) Abe Y, Yamamoto T, Soeda T, et al: Diabetic striatal disease: clinical presentation, neuroimaging and pathology. Intern Med 2009; 48: 1135-1141.

45) Shan DE, Ho DM, Chang C, et al: Hemichorea-hemiballism: an

explanation, MR signal changes AJNR Am J Neuroradiol 1998; 19: 863-870.

46) Stevens CM, Malone K, Degueure A, et al: Atypical Imaging Findings of Nonketotic Hyperglycemic Hemichorea: A case Report and Review of the Literature. Cureus 2023; 15: e34269.

47) Rossi S, Romoli M, Urbinati G, et al: Acute stroke-like deficits associated with nonketotic hyperglycemic hyperosmolar state: an illustrative case and systemic review of literature. Neurological Sciences 2022; 43: 4671-4683.

48) Akter K, Lanza EA, Martin SA, et al: Diabetes mellitus and Alzheimer's disease: shared pathology and treatment? Br J Clin Pharmacol 2011; 71: 365-376.

49) Kroner Z: The relationship between Alzheimer's disease and diabetes: Type 3 diabetes? Altern Med Rev 2009; 14: 373-379.

50) Haque R, Nazir A: Insulin-degrading enzyme: a link between Alzheimer's and type 2 diabetes mellitus. CNS Neurol Disord Drug Targets 2014; 13: 259-264.

51) Hanyu H: Diabetes-related dementia. Nihon Rinsho 2016; 74: 495-498.

52) Ramos-Rodriguez JJ, Molina-Gil S, Ortiz-Barajas O, et al: Central proliferation and neurogenesis is impaired in type 2 diabetes and prediabetes animal models. PLoS One 2014; 9: e89229.

53) Walker D, Lue LF, Paul G, et al: Receptor for advanced glycation endproduct modulators: a new therapeutic target in Alzheimer's disease. Expert Opin Investig Drugs 2015; 24: 393-399.

54) van Himbergen TM, Beiser AS, Ai M, et al: Biomarkers for insulin resistance and inflammation and the risk for all-cause dementia and alzheimer disease: results from the Framingham Heart Study. Arch Neurol 2012; 69: 594-600.

55) Tucsek Z, Toth P, Sosnowska D, et al: Obesity in aging exacerbates blood-brain barrier disruption, neuroinflammation, and oxidative stress in the mouse hippocampus: effects on expression of genes involved in beta-amyloid generation and Alzheimer's disease. J Gerontol A Biol Sci Med Sci 2014; 69: 1212-1226.

56) Allen CL, Bayraktutan U: Antioxidants attenuate hyperglycaemia-mediated brain endothelial cell dysfunction and blood-brain barrier hyperpermeability. Diabetes Obes Metab 2009; 11: 480-490.

57) Pugazhenthi S, Qin L, Reddy PH: Common Neurodegenerative Pathways in Obesity, Diabetes, and Alzheimer's disease. Biochim Biophys Acta Mol Basis Dis 2017; 1863: 1037-1045.

58) Shimoji K, Hori M, Abe O, et al: White Matter Alteration in Metabolic Syndrome. Diabetes Care 2013; 36: 696-700.

59) Tamura Y, Kinbara Y, Yamaoka T, et al: White Matter Hyperintensity in Elderly Patients with Diabetes Mellitus Is Associated with Cognitive Impairment, Functional Disability and a High Glycoalbumin/Glycohemoglobin Ratio. Front Aging Neurosci 2017; 9: 220.

60) Ishibashi K, Sakurai K, Shimoji K, et al: Altered functional connectivity of the default mode network by glucose loading in young, healthy participants. BMC Neurosci 2018; 19: 33.

61) Ishibashi K, Onishi A, Fujiwara Y, et al: Plasma Glucose Levels Affect Cerebral 18F-FDG Distribution in Cognitively Normal Subjects with Diabetes. Clin Nucl Med 2016; 41: e274-280.

62) Ishibashi K, Onishi A, Fujiwara Y, et al: Relationship Between Alzheimer Disease-Like Pattern of 18F-FDG and Fasting Plasma Glucose Levels in Cognitively Normal Volunteers. J Nucl Med 2015; 56: 229-233.

63) Zhang L, Chopp M, Jiang Q, et al: Role of the glymphatic system in ageing and diabetes mellitus impaired cognitive function. Stroke and Vasc Neurol 2019; 4: 90-92.

64) Shao X, Fan S, Luo H, et al: Brain Magnetic Resonance Imaging

Characteristics of Anti-Leucine-Rich Glioma-Inactivated 1 Encephalitis and Their Clinical Relevance: A Single-Center Study in China. Front Neurol 2022; 11: Article 618109.

65） Ferracci F, Bertiato G, Moretto G: Hashimoto's encephalopathy: epidemiologic data and pathogenetic considerations. J Neurol Sci 2004; 217: 165-168.

66） 米田　誠：橋本脳症の臨床スペクトラムと病態．神経治療 2016; 33: 27-31.

67） Grommes C, Griffin C, Downes KA, et al: Steroid-Responsive Encephalopathy Associated with Autoimmune Thyroiditis Presenting with Diffusion MR Imaging Changes. AJNR Am J Neuroradiol 2008; 29: 1550-1551.

68） Yoneda M, Fujii A, Ito A, et al: High prevalence of serum autoantibodies against the amino terminal of α-enolase in Hashimoto's encephalopathy. J Neuroimmunol 2007; 185: 195-200.

69） Seipelt M, Zerr I, Nau R, et al: Hashimoto's encephalitis as a differential diagnosis of Creutzfeldt–Jakob disease. J Neurol Neurosurg Psychiatry 1999; 66: 172-176.

70） Song YM, Seo DW, Chang GY: MR findings in Hashimoto Encephalopathy. AJNR Am J Neuroradiol 2004; 25: 807-808.

71） McCabe DJ, Burke T, Connolly S, et al: Amnestic syndrome with bilateral mesial temporal lobe involvement in Hashimoto's encephalopathy. Neurology 2000; 54: 737-739.

72） Mouzak A, Agathos P, Vourdeli-Giannakoura E: Subacute cerebellar syndrome and Hashimoto's thyroiditis: association or simple coincidence? Acta Neurol Scand 2002; 106: 374-378.

73） Nolte KW, Unbehaun A, Sieker H, et al: Hashimoto encephalopathy: a brainstem vasculitis? Neurology 2000; 54: 769-770.

74） Bohnen NI, Parnell KJ, Harper CM: Reversible MRI findings in a patient with Hashimoto's encephalopathy. Neurology 1997; 49: 246-247.

75） Shibata N, Yamamoto Y, Sunami N, et al: Isolated angiitis of the CNS associated with Hashimoto's disease. Rinsho Shinkeigaku 1992; 32: 191-198.

76） Uwatoko H, Yabe I, Sato S, et al: Hashimoto's encephalopathy mimicking a brain tumor and its pathological findings: A case report. J Neurol Sci 2018; 394: 141-143.

77） Dalmau J, Gleichman AJ, Hughes EG, et al: Anti-NMDA-receptor encephalitis: case series and analysis of the effects of antibodies. Lancet Neurol 2008; 7: 1091-1098.

78） Hughes EG, Peng X, Gleichman AJ, et al: Cellular and synaptic mechanisms of anti-NMDA receptor encephalitis. J Neurosci 2010; 30: 5866-5875.

79） Fine C, Kopp UA, Pajkert A, et al: Structural Hippocampal Damage Following Anti-N-Methyl-D-Aspartate Receptor Encephalitis. Biol Psychiatry 2016; 79; 727-734.

80） Iizuka T, Sakai F, Ide T, et al: Anti-NMDA receptor encephalitis in Japan: Long-term outcome without tumor removal. Neurology 2008; 70: 504-511.

81） Titulaer M, Höftberger R, Iizuka T, et al: Overlapping demyelinating syndromes and anti-NMDA receptor encephalitis. Ann Neurol 2014; 75: 411-428.

82） Titulaer MJ, McCracken L, Gabilondo I, et al: Treatment and prognostic factors for long-term outcome in patients with anti-NMDA receptor encephalitis: an observational cohort study. Lancet Neurol 2013; 12: 157-165.

83） Nishida H, Kohyama K, Kumada S, et al: Evaluation of the Diagnostic Criteria for Anti-NMDA-Receptor Encephalitis in Japanese Children Neurology 2021; 96: e2070-e2077.

84） Dalmau J, Armangué T, Planagumà J, et al: An update on anti-NMDA receptor encephalitis for neurologists and psychiatrists: mechanisms and models. Lancet Neurol 2019; 18; 1045-1057.

85） Dalmau J, Rosenfeld MR: Paraneoplastic syndromes of the CNS. Lancet Neurol 2008; 7: 327-340.

86） Gultekin SH, Rosenfeld MR, Voltz R, et al: Paraneoplastic limbic encephalitis: neurological symptoms, immunological findings and tumour association in 50 patients. Brain 2000; 123: 1481-1494.

87） Hayashi Y, Inuzuka T: Paraneoplastic neurological syndrome and autoantibodies. Brain Nerve 2013; 65: 385-393.

88） Gilmore CP, Elliott O, Auer D, et al: Diffuse cerebellar MR imaging changes in anti-Yo positive paraneoplastic cerebellar degeneration J Neurol 2010; 257: 490-491.

89） Jeltsch-David H, Muller S: Neuropsychiatric systemic lupus erythematosus: pathogenesis and biomarkers. Nat Rev Neurol 2014; 10: 579-596.

90） Moritani T, Shrier DA, Numaguchi Y, et al: Diffusion-weighted echo-planar MR imaging of CNS involvenent in systemic lupus erythematosus. Actad Radiol 2001; 8: 741-753.

91） Böckle BC, Jara D, Aichhorn K, et al: Cerebral large vessel vasculitis in systemic lupus erythematosus. Lupus 2014; 23: 1417-1421.

92） Sato S, Nakajima J, Shimura M, et al: Reversible basal ganglia lesions in neuropsychiatric lupus: a report of three pediatric cases. Int J Rheum Dis 2014; 17: 274-279.

93） Jennings JE, Sundgren PC, Attwood J, et al: Value of MRI of the brain in patients with systemic lupus erythematosus and neurologic disturbance. Neuroradiology 2004; 46: 15-21.

94） Kaichi Y, Kakeda S, Moriya J, et al: Brain MR Findings in Patients with Systemic Lupus Erythematosus with and without Antiphospholipid Antibody Syndrome. AJNR Am J Neuroradiol 2014; 35: 100-105.

95） Harris EN, Gharavi AE, Mackworth CG, et al: Lupoid sclerosis: a possible pathogenetic role for antiphospholipid antibodies. Ann Rheum Dis 1985; 44: 281-283.

96） Provenzale JM, Barboriak DP, Allen NB, et al: Patients with antiphospholipid antibodies: CT and MR findings of the brain. AJR Am J Roentgenol 1996; 167: 1573-1578.

97） Provenzale JM, Heinz ER, Ortel TL, et al: Antiphospholipid antibodies in patients without systemic lupus erythematosus: neuroradiologic findings. Radiology 1994; 192: 531-537.

98） Shapira-Lichter I, Weinstein M, Lustgarten N, et al: Impaired diffusion tensor imaging findings in the corpus callosum and cingulum may underlie impaired learning and memory abilities in systemic lupus erythematosus. Lupus 25; 1200-1208: 2016.

99） Hughes M, Sundgren PC, Fan X, et al: Diffusion tensor imaging in patients with acute onset of neuropsychiatric systemic lupus erythematosus: a prospective study of apparent diffusion coefficient, fractional anisotropy values, and eigenvalues in different regions of the brain. Acta Radiol 48; 213-222: 2007.

100） 德丸阿耶，齊藤祐子，村山繁雄：神経系における全身性（自己免疫）疾患の画像診断 臨床放射線 2008; 53: 783-796.

101） 明石敏昭：これだけは知っておきたい治せる認知症 - 認知症を来し得る治療対象となる雑多な疾患．臨床画像 2019; 35: 1291-1297.

102） 松木　充，沼本勲男，門場　智ほか：外傷．頭部 画像診断の勘ドコロ NEO（田岡俊昭編）．2021年，メジカルビュー社，東京，p502-514.

103） Sahyouni R, Goshtasbi K, Mahmoodi A, et al: Chronic Subdural Hematoma: a Perspective on Subdural Membranes and Dementia. World Neurosurg 2017; 108: 954-958.

104） Siedler DG, Chuah MI, Kirkcaldie MTK, et al: Diffuse axonal injury in brain trauma: insights from alterations in neurofilaments. Front Cell Neurosci 2014; 8: 429.

105） Jolly AE, Bălăeţ M, Azor A, et al: Detecting axonal injury in individual patients after traumatic brain injury. Brain 2021; 144: 92-113.

106） Iwamura A, Taoka T, Fukusumi A, et al: Diffuse vascular injury: convergent-type hemorrhage in the supratentorial white matter on susceptibility-weighted image in cases of severe traumatic brain damage. Neuroradiology 2012; 54: 335-343.

107) Haber M, Amyot F, Lynch C, et al: Imaging biomarkers of vascular and axonal injury are spatially distinct in chronic traumatic brain injury. J Cereb Blood Flow Metab 2021; 41: 1924-1938.

108) Graham NSN, Jolly A, Zimmerman K, et al: Diffuse axonal injury predicts neurodegeneration after moderate-severe traumatic brain injury. Brain 2020; 143: 3685-3698.

109) Buckland ME, Sy J, Szentmariary I, et al: Chronic traumatic encephalopathy in two former Australian National Rugby League players. Acta Neuropathol Commun 2019; 7: 97.

110) Fesharaki-Zadeh A: Chronic Traumatic Encephalopathy: A Brief Overview. Front Neurol 2019; 10: 713.

111) Sparks P, Lawrence T, Hinze H: Neuroimaging in the Diagnosis of Chronic Traumatic Encephalopathy: A systemic Review. Clin J Sport Med 2020; 30（Suppl 1）: S1-S10.

112) Mez J, Solomon TM, Daneshvar DH, et al: Assessing clinicopathological correlation in chronic traumatic encephalopathy: rationale and methods for the UNITE study. Alzheimer Res Ther 2015; 7; 62.

113) Graham NSN, Sharp DJ: Understanding neurodegeneration after traumatic brain injury: from mechanisms to clinical trials in dementia. J Neurol Neurosurg Psychiatry 2019; 90: 1221-1233.

114) Miyata M, Takahata K: Challenges of Diagnostic Imaging of Chronic Traumatic Encephalopathy Btain Nerve 2023; 75: 769-778.

115) Mantyh WG, Spina S, Lee A, et al: Tau Positron Emission Tomographic Findings in a Former US Football Player With Pathologically Confirmed Chronic Traumatic Encephalopathy. JAMA Neurol 2020; 77: 517-521.

116) Panza F, Frisardi V, Capurso C, et al: Late-life depression, mild cognitive impairment, and dementia: Possible continuum? Am J Geriatr Psychiatry 2010; 18: 98-116.

117) Greetings MI, Heijer TD, Koudstaal PJ, et al: History of depression, depressive symptoms , and medial temporal lobe atrophy and the risk of Alzheimer disease. Neurology 2008 ; 7: 1258-1264.

118) Green RC, Cupples LA, Kurz A, et al: Depression as a risk factor for Alzheimer disease: The MIRAGE study. Arch Neurol 2003; 60: 753-759.

119) Ownby RL, Crocco E, Acevedo A, et al: Depression and risk for Alzheimer disease; Systematic review, meta-analysis, and meta regression analysis. Arch Gen Psychiatry 2006; 63: 530-538.

120) Zaková L, Jáni M, Brázdil M, et al: Cognitive impairment and depression: Meta-analysis of structural magnetic resonance imaging studies. Neuroimage Clin 2021; 32: 102830.

121) Gong J, Wang J, Qiu S, et al: Common and distinct patterns of intrinsic brain activity alterations in major depression and bipolar disorder: voxel-based meta-analysis. Transl Psychiatry 2020; 10: 353.

122) Jiang Y, Zou M, Wang Y, et al: Nucleus accumbens in the pathogenesis of major depressive disorder: A brief review Brain Res Bull 2023; 196: 68-75.

123) Ding YD, Chen X, Chen ZB, et al: Reduced nucleus accumbens functional connectivity in reward network and default mode network in patients with recurrent major depressive disorder. Transl Psychiatry 2022; 12: 236.

124) Ibrahim HM, Kulikova A, Ly H, et al: Anterior cingulate cortex individuals with depressive symptoms : A structural MRI study. Psychiatry Res Neuroimaging 2022; 319: 111420.

第VII章 高齢者のてんかんと認知症

1. 高齢者のてんかん

はじめに

　高齢者のてんかんは，超高齢社会における重要課題の1つです。なぜか？ 第一に発症数が多く，かつ増えているためです。高齢者初発てんかん，および若年性てんかんのコントロールが持続しているなかで生じる加齢による認知症合併の急増は世界の課題となっており，65歳以上の神経疾患のなかで脳卒中，認知症に次いで高率に存在する疾患であることが報告されています[1]。第二に，てんかんの病因が明らかに若年層と異なるため，画像診断医としても注目すべき場所が異なることが挙げられます。

　小児，若年者では大脳皮質形成異常，周産期障害，てんかん合併率が高い腫瘍などが，最初に診断すべき疾患として挙がってきますが，高齢者初発てんかんの病因は，脳血管障害，頭部外傷，アルツハイマー病（Alzheimer's disease：AD）などの神経変性疾患，脳腫瘍など加齢に伴う症候性（構造性/代謝性）てんかん[NOTE 40]が高率となってきます[1-8]（表1）。

　意識障害，失語，麻痺，認知症が前面に出ることもあり，「てんかん」という診断が遅れる場合があることも大切な留意点です。また，若年群に比べ初回発作後の再発率も高いとされ，発作重積に伴う急性心筋梗塞，急性冠不全など生命にかかわる合併症の存在など，若年者と異なる臨床的留意が必要となります。また，てんかんが"認知機能障害疑いの要因である"場合，抗てんかん薬など適切な治療で認知障害の改善を認める症例もありますので，神経画像による背景病態の診断はとても大切なものになっています。

日常画像診断でなすべきこと

　日本てんかん学会診断ガイドラインでは，「てんかんの確定的な臨床診断は専門家によってなされるべきである」と，最初に明記されています[6]。そのことを踏まえたうえで，放射線科医として日常画像診断が寄与できることは何か，考えてみたいと思います。ガイドラインには，てんかん発作を起こした患者は原則として神経画像検査を受けるべきとの記載もあり，てんかんの診断および治療的戦略において，画像診断は重要な位置を占めます[6]。そのなかでも診断，治療戦略に画像診断が直結するのが症候性てんかん（構造的/代謝性てんかん）です。

症候性てんかんの背景診断に有用な神経画像

　症候性てんかんの背景を正確に把握するため，神経画像診断は有用です。表1に主たる病因を挙げました。最も多い原因は脳血管障害とされ[2,3]，CT，MRIの有用性は言を俟たないところです。頭部外傷（第Ⅵ章参照），脳腫瘍，自己免疫疾患，代謝性脳症，変性性認知症の診断にも神経画像を役立てることができます。

　図1は，高齢の初発痙攣症例のMRI像です。痙攣持続は

表1　高齢者（初発）てんかんの病因

- 認知症
  - ▶脳血管障害（20～40%）
  - ▶アミロイドアンギオパチーは多彩な病態を包含している。てんかんの背景としても高齢者，認知症患者フォローに留意が必要である
- 頭部外傷
- 脳腫瘍
- 自己免疫疾患
  - ▶高齢者では，特に傍腫瘍症候群にも留意
  - ▶原発性脳腫瘍に加え，全身の悪性腫瘍の検討が必要な場合もある
- 感染症
- 薬剤性
- 全身疾患（代謝性脳症など）
- アルコール関連
- 扁桃腫大
- 高齢者の海馬硬化症など（原因不明は約1/3に及ぶとされている）

図1 年齢・性別非公表。テオフィリン中毒による痙攣疑い

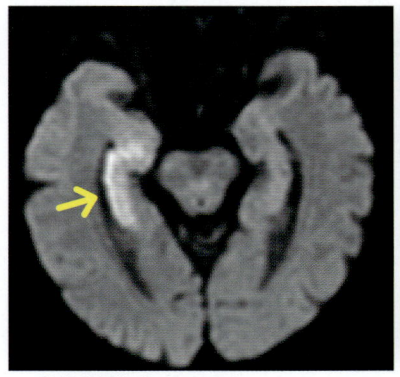 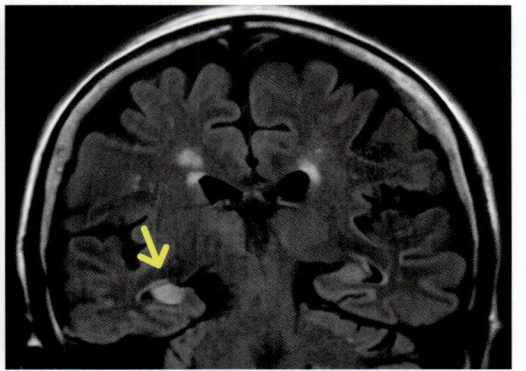

痙攣数十分，意識レベルⅡ-20，痙攣鎮静後軽快退院。片側海馬限局例。

a：拡散強調像（b=1,000）　　b：FLAIR冠状断像

30分以上，重積発作が疑われ，意識レベルⅡ-20でのMRI検査となっています。右海馬は拡散強調像，FLAIR冠状断像で高信号を示しています。テオフィリン中毒による痙攣NOTE 41（急性症候性）重積，片側海馬限局の痙攣後脳症（第Ⅴ章 拡散強調像が鍵となる疾患，p178参照）と考えています。臨床的軽快をみていますが，今後海馬萎縮をきたさないか，

フォローアップは必須です。気管支喘息の治療薬であるテオフィリンによる痙攣は，薬剤の血中濃度に加え，幼小児，高齢者，発熱，感染症合併，低蛋白血症，電解質異常，抗ヒスタミン剤併用などの危険因子が関与することが報告されています。

図2に，抗NMDA抗体脳炎の症例を提示します。70歳代

図2 高齢（年齢，性別非公表）。抗NMDA受容体脳炎，自己免疫性てんかん

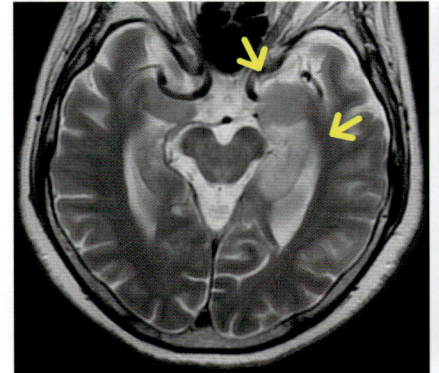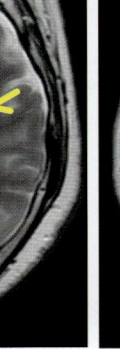 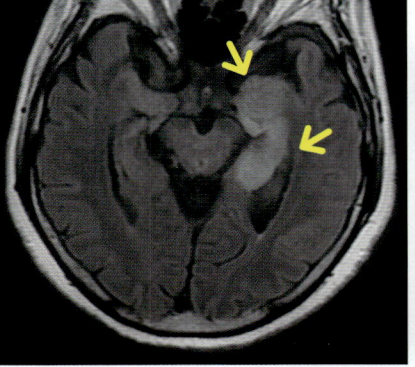 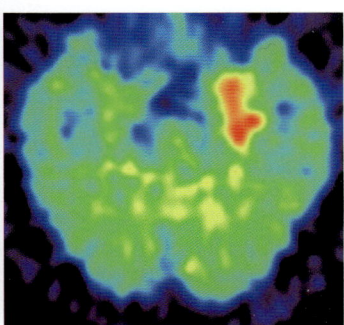

a：T2強調像　　b：FLAIR像　　c：FDG-PET像

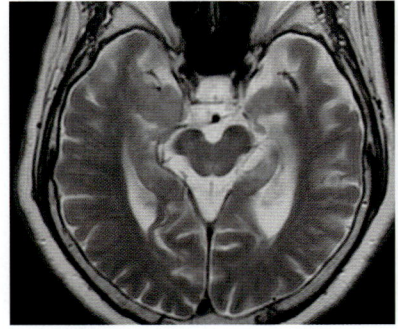 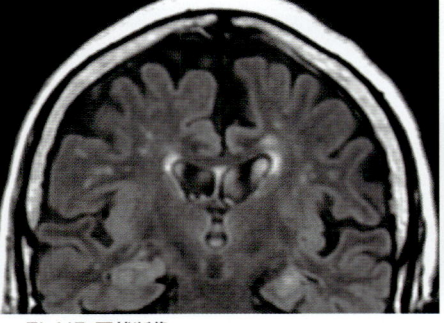 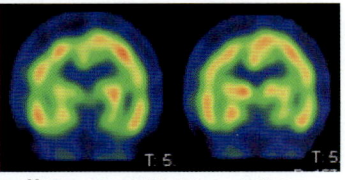

d：T2強調像　　e：FLAIR 冠状断像　　f：99mTc-ECD脳血流シンチグラフィ（SPECT像）

変動する意識障害，易怒性など精神症状を伴う。a, b：左優位の扁桃体，海馬の腫大を認め，辺縁系脳炎の鑑別必須である。b：左優位の扁桃体，海馬の腫大を認め，高信号を呈している（→）。c：左海馬周囲にFDGの取込亢進が認められる。d：左扁桃から海馬，側頭葉には萎縮がとらえられる。e：左海馬は萎縮を示し，高信号も認められる。f：前述の萎縮と信号変化の対側海馬付近に集積亢進が認められる。

（PET画像は，東京都健康長寿医療センター研究所 認知未来社会創造センター 副センター長，神経画像/AI診断システムチーム 専門部長 石井賢二先生のご厚意による）
（a～c：文献11，図3A，B，Dより転載）

以上の高齢でも初発の抗NMDA抗体脳炎症例を経験します。意識変容や易怒性を認めています。左扁桃から海馬の腫脹，T2強調像，FLAIR像での高信号を認めます。同時期のFDG-PETでは，信号異常と腫脹を示した部位にFDGの取り込み高信号が認められました。ステロイド，抗てんかん薬などの治療により腫脹と信号異常の軽快があり，フォローアップされていました。認知機能の悪化を認めた8年後のMRIと脳血流SPECT像では，左扁桃から海馬は萎縮を示し，FLAIR冠状断像で海馬には高信号もとらえられます。脳血流SPECT像では，信号異常と萎縮を示した部位の対側海馬に集積亢進が認められます[NOTE 42]。1対1の対応では説明が難しいですが，抗NMDA抗体脳炎後の扁桃海馬のダメージ（てんかん原はミラーサイドか?），てんかん発作が認知機能障害を修飾している可能性は示唆されているのではないでしょうか。

てんかんと認知症との関連

　認知症の約5%にてんかん合併があり，てんかん患者の認知症有病率は8〜17%前後[1,12]と高く，認知症とてんかんの関連を検討することは大切なことです。"てんかんが先か，認知症が先か"の問いに明確な答えはありません。むしろ，その問いは単純過ぎるとも言えるでしょう。どちらか一方が正しいわけではなく，双方向で影響を与えている可能性が高いことを示唆する知見が重ねられつつあるのが現状です。近年では，てんかんが引き金となって，Aβやタウ沈着の増悪，神経変性が加速される可能性や，てんかんに伴う脳内ネットワーク障害と認知症発症との関連も研究が進んでいます[1,13-15]。

　日常臨床では，てんかん合併が認知症の臨床経過に影響を与えることを把握し，背景認知症のできるだけ正確な診断と，その経過中に脳血管障害や，アミロイドアンギオパチー関連病態，代謝性病態，感染などが加わっていないかを適切に診断することが必要になります。ADが背景にあった場合，アミロイドアンギオパチー合併は高率で，アミロイドアンギオパチーによって生じる出血，くも膜下出血（ヘモジデリン沈着），微小梗塞，アミロイドアンギオパチー関連炎症リスクを臨床経過に応じ，適切に評価することが重要と考えます［第Ⅲ章1 AD（p32），第Ⅳ章 血管性認知症（p157）］。また，抗Aβ抗体薬がADの治療薬として実装された今日，その重要な副作用としてのARIA-E&H（第Ⅲ章，p38参照）の評価も，MRI画像診断でのみできる大切なことです。

急性症候性発作への対応とフォローアップ

　急性症候性発作は，急性全身性疾患，急性代謝性疾患，急性中毒性疾患，中枢神経感染症，脳卒中，頭部外傷，急性アルコール中毒，急性薬剤中毒，アルコールや薬剤離脱，術後，脱髄，血管炎症候群などと時間的に密接に関連して起こる痙攣発作です。2回以上の発作が繰り返されることがてんかん診断の定義に盛り込まれているため，てんかんが1回あったからといって，「てんかん」という病名は付けられないのですが，実際の救急画像診断の現場では，急性症候性発作の場合にも，「症候性てんかん疑い」として，CT，MRIの緊急検査依頼が出されることが多く，また急性の全身疾患が背景にある場合には予後不良例も高率になります[16,17]。

　画像診断医は，その依頼に対して，痙攣発作を起こした背景病因を画像に見出し，依頼医に対して速やかにフィードバックする役目があります。報告によって頻度は異なりますが，急性症候性発作がてんかんに移行する場合もありま

す。バイタルサイン，病歴（インスリンをはじめとする薬剤服用歴，特に近年では危険ドラッグを含めた違法薬物服用歴に留意が必要，既往歴，頭部外傷機転の有無），血圧，緊急血液検査（血糖値，電解質異常，炎症所見の有無など）の情報を時々刻々に得ながら画像診断できる環境作りも大切です。脳血管障害，腫瘍，頭部外傷を指摘することはもちろんですが，電解質異常，低血糖，非ケトン性高血糖，高血圧，子癇，アミロイドアンギオパチー関連炎症などの代謝性病態の存在を，適時に正確に指摘することは，適切な治療選択に直結し病態改善が望まれるため，特に留意しておくことが必要です。

図3は70歳代の女性，"症候性てんかん疑い"で緊急MRI検査が施行されました。MRI画像所見から，まず非ケトン性高血糖を強く疑いました。T1強調像で片側優位基底核に高信号がとらえられています。同時に検索された血糖値は300mg/dLを超え，血糖コントロール不良の糖尿病既往聴取がなされ，神経学的には左hemiballism，hemichoreaであることが確認されています。

"認知症疑い"に注意

初回の検査依頼の場合，てんかん発作が混在しているのでご留意を

高齢者専門病院で日常画像診断をしていると，当初，「認知症精査」として初回検査に供された症例群のなかに，実は"てんかん"の症候があたかも認知機能障害としてとらえられていた症例を少なからず経験します。高齢者てんかんの

発作症状では，若年群と比べて軽微であったり，非典型であったり，健忘発作などを示す傾向も報告されており，認知症の裏にてんかんが隠れていないかを確認することが大事です[2,18]。適切なてんかんに対する治療で，臨床症状の軽快をみることがありますので，画像診断の立場からも役立つ情報を提供していきたいですね。"てんかん＝特定の所見"といったことで1対1の画像診断ができるわけではありませんが，所見を拾い上げ続けることが大切です。

高齢者の扁桃腫大[11]

近年，扁桃体腫大を伴う側頭葉てんかんの報告がなされており，MRIなどの画像所見でとらえられるという点からも関心が高まっています[11,19-23]。原因としては，自己免疫性や限局性皮質形成異常，低悪性度グリオーマなどの腫瘍などが挙げられていますが，病理像が得られているものは難治性てんかんの手術例が多く，薬剤反応良好な症例の病理は少ないのが現状です。臨床症状は複雑部分発作[19]が多く，感情障害や認知機能障害を伴い，物忘れ外来などを受診するケースもあり，注意を要します。MRI像では，扁桃体の腫大がとらえられ，症例によっては側頭葉，海馬，扁桃体にT2強調像やFLAIR像での高信号域が認められることがあります。扁桃体腫大を伴うてんかんでは，ほかの側頭葉てんかんと比較して発症年齢が高く，投薬によるコントロールが良好であるという傾向[19,22]が報告されているので，まずは画像で指摘することが大事です。また，てんかん発作消失に伴う腫大や信号異常軽快も報告され，自験例でも経験するところです[11,22]。経過中に腫大の改善を認める例は良好

図3 70歳代，女性。症候性てんかん疑い

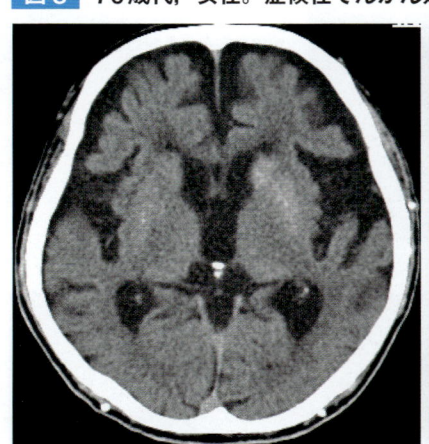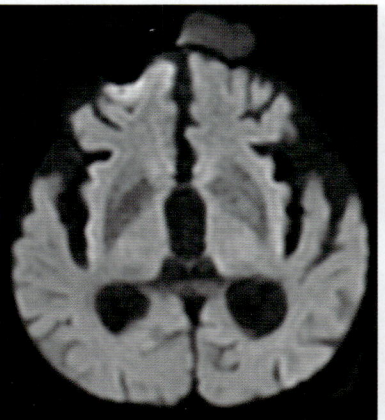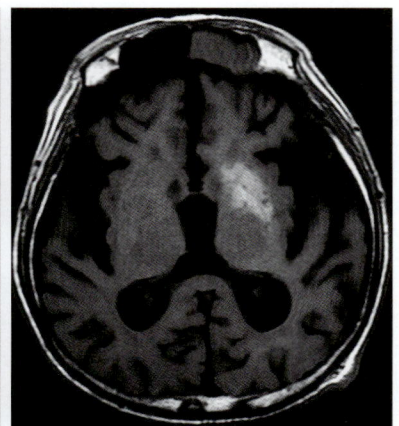

a：頭部CT像　　　b：拡散強調像（b＝1,000）　　　c：T1強調像

意識消失発作での緊急のCT検査。その後MRI検査が追加された。
a：左尾状核，被殻に淡い高吸収が認められる。b：信号変化ははっきりしない。c：CTで高吸収を示した左基底核にやや不均一な高信号が認められる。救急現場では，非ケトン性高血糖脳症の鑑別は必須となる。

な発作消失の予測因子である可能性も指摘されていますので，MRI画像を丁寧にフォローすることはとても大切なことと思われ，客観的バイオマーカーとして，定量評価を含めた検討の積み重ねが望まれます。扁桃腫大の背景は未解明のところも多いのですが，自己免疫異常，皮質形成異常，腫瘍性などの背景が混在する可能性が指摘されています。

自験例では，認知症精査目的で撮像された初回MRI検査で扁桃体腫大が認められた症例に脳波異常や，臨床的にてんかん合併が確認された症例があります。そのうち，抗てんかん薬治療が行われた症例での症状改善もとらえられていますので，"診断と治療が直結し，認知機能障害（あるいはてんかん発作）の改善が見込まれる"所見として，認識を共有しておきたいと思います。所見を積み重ね，病態の背景が明らかになることを期待しています。

図4は，もの忘れを主訴として認知症疑いで検査予定が組まれていた症例を掲示しています。アミロイドPET像では陰性でしたが，左優位に扁桃腫大とFLAIR像での淡い高信号がとらえられます。その後臨床的にもてんかんが疑われ，抗てんかん薬にて臨床的軽快が認められています。高齢者てんかんが，「認知症疑い」として臨床診断され検査に供される場合があり，そのなかに扁桃腫大を含めた構造の異常を認める場合があることについて，画像診断の際に留意してください。

高齢者の海馬硬化症

高齢者の海馬硬化症は，第Ⅲ章8（p133）で取り上げました。てんかん原として重要な小児の海馬硬化症と，認知症を前景に初めて指摘される高齢者の海馬硬化症との神経病理学的な異同や，「白くて小さい海馬（T2強調像やFLAIR像で）」の背景は，高齢者では多彩な可能性も含めて記載しています。てんかん，痙攣重積後に海馬が萎縮し，T2強調像やFLAIR像で高信号を示す症例も混在してきますし，もちろん脳梗塞や炎症後でも，「海馬硬化症様」の所見が得られるのが高齢者です。なかなか大変なことですが，臨床経過（年単位での時間経過も考慮する必要がままある），画像の変化と併せて背景病態を判断していくことが大事です。

痙攣後脳症

てんかん重積状態とは，"発作停止機構の破綻，あるいは異常に遷延する発作を引き起こす機構が惹起された状態"です。また，発作型や持続時間によっては，「神経細胞死，神経細胞障害，神経ネットワーク変化を含む長期的な後遺症をもたらす状態」と提唱され[24,25]，生後1年以内と60歳以上の高齢者に多いと報告されています[26]。痙攣発作が起こると脳内では局所的な血管拡張が起こり脳血流は増大します

図4 60歳代，性別非公表。もの忘れを主訴に来院

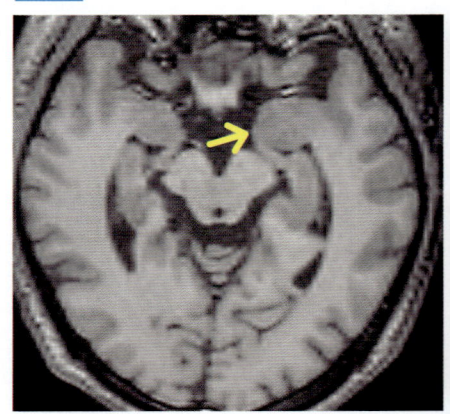

a：T1強調像

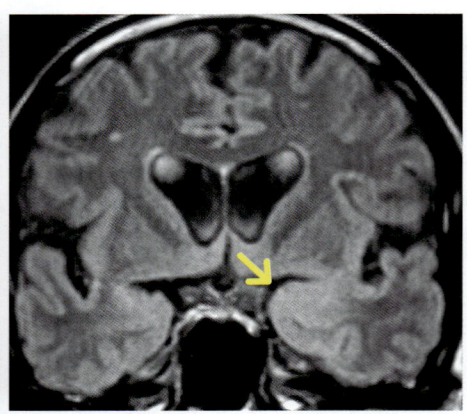

b：FLAIR冠状断像

AD疑いで検査予定が組まれた。MRI所見，臨床症状などからてんかんが疑われ，抗てんかん薬による治療開始後，もの忘れの改善を認めている。症状の改善とともに，画像所見の軽快もとらえられた（非提示）。a：左優位の扁桃体腫大を認める（→）。b：扁桃体腫大部に，辺縁不明瞭な高信号を認める（→）。c：陰性である。

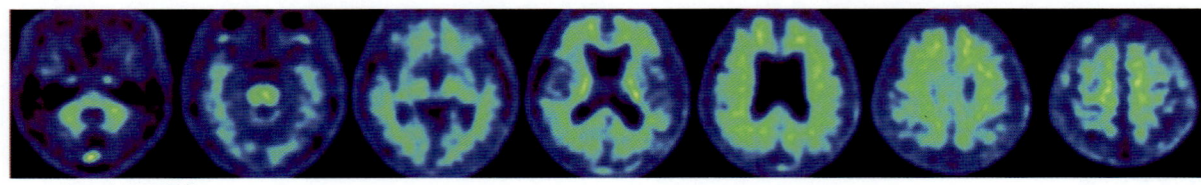

c：アミロイドPET像

（PET画像は，東京都健康長寿医療センター老年医学研究所神経画像研究チーム 石井賢二先生のご厚意による）
（c：文献11，p739，図2Eより改変転載）

が，それ以上に酸素および糖の需要が高まります。この一連の経過に伴う相対的な酸素および糖の不足によって脳に損傷が起こる状態が痙攣後脳症ですが，発火し続けるニューロンはグルタミン酸を過剰に放出し，Ca^{2+}（カルシウムイオン）は細胞内に流れ込み酸化ストレスも増悪するとされています[27]。成人で1時間以上，乳幼児で30分以上痙攣が遷延する痙攣重積状態に起因することが多く，その発現の有無は，生命，機能予後に大きく影響します。"重積状態を確認することが難しい場合"もあり，辺縁系脳炎，低血糖脳症，低酸素虚血性脳症，クロイツフェルト・ヤコブ病などとの鑑別が重要です。

高齢者の痙攣後脳症における画像所見と注意点

高齢者の痙攣後脳症における画像所見と注意点として5つのポイントがあります。

①海馬，小脳，扁桃，視床，皮質にT2強調像，FLAIR像で腫脹を伴う高信号，急性期には，拡散強調像での高信号を示しますが，ADC低下の有無は症例により異なります[28,29]。

②画像診断の際には，前述の痙攣後脳症で示される病巣は，多彩な組み合わせを示します。皮質の広範な信号異常を示す場合が多いことには留意が必要です。また，海馬のみ，視床のみ，あるいはそれらの組み合わせなどがありえることを知っておきたいところです[28,29]。

③血管支配域に一致しないことが，急性期脳血管障害との大切な鑑別点です。

④急性期には脳血流SPECT像で血流増加がとらえられることがありますが，この血流変化は，一過性の場合があることが知られています。

⑤皮質壊死が生じるとT1強調像で高信号がとらえられます。

小児の痙攣重積型脳症は，経過や病態が成年例と大きくことなり，臨床，画像ともに二相性を示す場合があります。

図5は，70歳代女性，痙攣重積の症例[7]です。左海馬，扁桃核，視床，大脳皮質に広範囲に拡散強調像で高信号を認め，痙攣後脳症を表しています。本例では，急性期の信号異常を示した部位に広範囲に皮質壊死が生じており，で

図5　70歳代，女性。痙攣重積症例

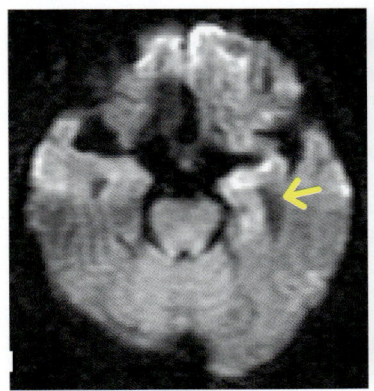
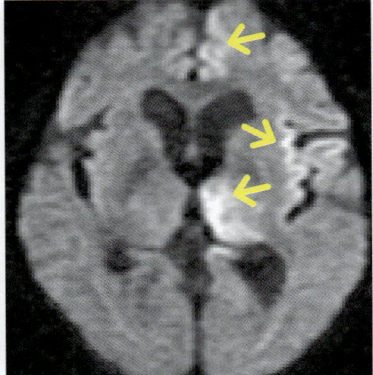
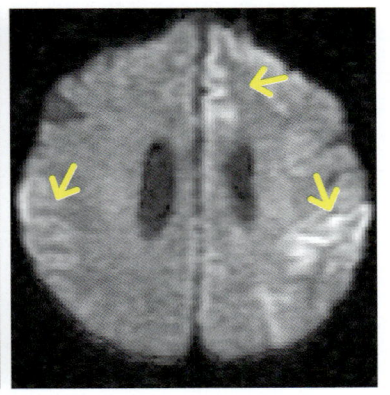

a：発症2日目の拡散強調像

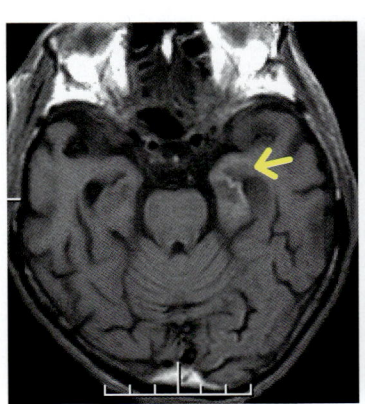
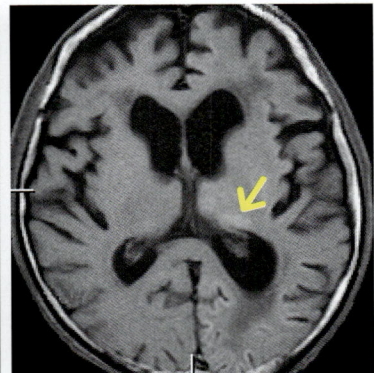
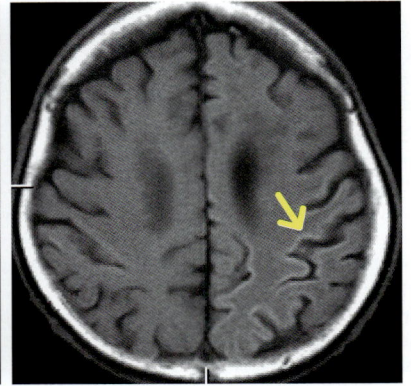

b：発症2カ月後のT1強調像

数時間異常持続する痙攣重積，意識レベルⅢ-200の状態が遷延。
a：左優位に海馬，視床，前頭葉，側頭葉，頭頂葉皮質の高信号が認められる。b：同領域は線状の高信号を伴い，全脳萎縮の進行が認められた。

図5の続き

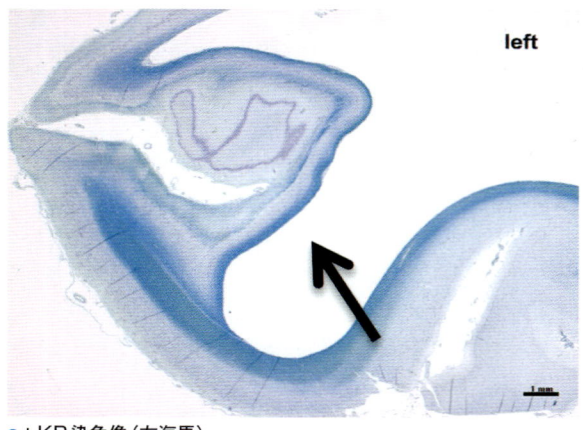

left

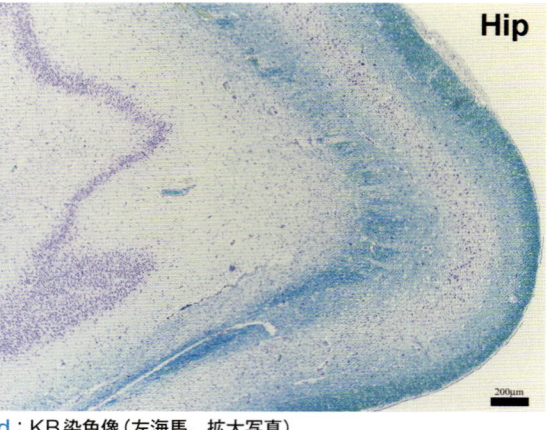

Hip

c：KB染色像（左海馬）

d：KB染色像（左海馬，拡大写真）

c，d：海馬領域の萎縮，神経細胞脱落とgliosisが認められた（c→）。

[c，dの病理画像は，東京都健康長寿医療センター神経病理，高齢者ブレインバンク 齊藤祐子先生，大阪大学大学院連合小児発達学研究科 附属子どもの心の分子制御機構研究センター ブレインバンク・バイオリソース部門・常勤特任教授，大阪大学医学部附属病院神経内科・脳卒中科（兼）東京都健康長寿医療センター高齢者ブレインバンク・バイオリソースセンター事務局長 常勤特任研究員（神経病理）・脳神経内科（兼）（クロスアポイント）村山繁雄先生のご厚意による]

（徳丸阿耶，伊藤公輝，下地啓五：症候性てんかん．脳のMRI（細矢貴亮ほか，編）．2015年，メディカルサイエンスインターナショナル，東京，p890，図13-17より転載）

きるだけ早期に痙攣重積状態を解除するための診断と，治療が求められることも示しています。第Ⅴ章 拡散強調像が鍵となる疾患 図4～6（p189，190）および本項の図1に，皮質病変，視床病変，また認知症検査のMRIでは所見を得られなかったものの，1カ月前に痙攣後脳症がとらえられており，その後短期間に萎縮が生じた症例，海馬限局例を提示しています。

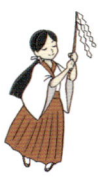

高齢者のてんかんと認知症

▶ 高齢者のてんかんは，高率に存在します。
▶ 認知機能障害を主訴とする高齢発症てんかんがあり，背景病態を画像診断で指摘することには臨床的意義があります。
▶ 症候性てんかんを適切な時期にしっかり診断しましょう。
▶ 扁桃腫大，海馬硬化症などに留意します。
▶ 高齢者のてんかんの背景に認知症が挙げられていますが，その病態を明らかにするためにも症例を丁寧に積み上げることが大切です。
▶ 痙攣後脳症は，生命予後，機能予後に直結します。画像所見は多彩ですが，早期に精確な診断が重要です。
▶ 痙攣後脳症では，大脳皮質，視床，海馬，扁桃，小脳に拡散強調像で高信号，腫脹を示します。局在は単独と複数の場合があります。

文献

1) Sen A, Jette N, Husain M, et al: Epilepsy in older people. Lancet 2020; 395: 735-748.
2) Chen LA, Cheng SJ, Jou SB: Epilepsy in the elderly. Int J Gerontol 2012; 6: 63-67.
3) Tanaka A, Akamatsu N, Shouzaki T, et al: Clinical characteristics and treatment responses in new-onset epilepsy in the elderly. Seizure 2013; 22: 772-775.
4) Pugh MJ, Knoefel JE, Mortensen EM, et al: New-onset epilepsy risk factors in older veterans. J Am Geriatr Soc 2009; 57: 237-242.
5) Mahamud Z, Mononen CP, Brigo F, et al: Risk of epilepsy diagnosis after a first unprovoked seizure in dementia. Seizure 2020; 82: 118-124.
6) 日本てんかん学会ガイドライン作成委員会報告：てんかんの診断ガイドライン．https://jes-jp.org/pdf/guideline0704.pdf（2024年6月閲覧）
7) 徳丸阿耶，伊藤公輝，下地啓五：症候性てんかん．脳のMRI（細矢貴亮ほか編）．2015年，メディカルサイエンスインターナショナル，東京，p881-891.
8) 曽根大地：高齢者のてんかん - 臨床と最近の知見．Brain & Nerve

2023; 75: 311-315.

9) Berg AT, Berkovic SF, Brodie MJ, et al: Revised terminology and concepts for seizures and epilepsies: report of the ILAE Commission on Classification and Terninomology,2005-2009. Epilepsia 2010; 51: 676-685.

10) 平野幸子：テオフィリン関連けいれん. 小児科 1994; 35: 1385-1391.

11) 佐々木　舞，徳丸阿耶，玉本文彦：認知症におけるてんかん合併とその治療効果を予測する画像検査法は何か？ 臨床放射線 2020; 65: 735-744.

12) Subota A, Pham T, Jetté N, et al: The association between dementia and epilepsy: a systematic review and meta-analysis. Epilepsia 2017; 58: 962-972.

13) Robertson EK, Hope OA, Martin RC, et al: Geriatric epilepsy: research and clinical directions for the future. Epilepsy Behav 2011; 22: 103-111.

14) Liao W, Zhang Z, Pan Z, et al: Default mode network abnormalities in mesial temporal lobe epilepsy: a study combining fMRI and DTI. Hum Brain Mapp 2011; 32: 883-895.

15) Englot DJ, Konrad PE, Morgan VL: Regional and global connectivity disturbances in focal epilepsy, related neurocognitive sequelae, and potential mechanistic underpinnings. Epilepsia 2016; 57: 1547-1557.

16) Beghi E, Carpio A, Forsgren L, et al: Recommendation for a definition of acute symptomatic seizure. Epilepsia 2010; 51: 671-675.

17) Beleza P: Acute symptomatic seizures: a clinically oriented review. Neurologist 2012: 18; 109-119.

18) Godfrey JB: Misleading presentation of epilepsy in elderly people. Age Ageing 1989; 18; 17-20.

19) Beh SMJ, Cook MJ, D'Souza WJ, et al: Isolated amygdala enlargement in temporal lobe epilepsy: A systematic review. Epilepsy Behav 2016; 60: 33-41.

20) Mitsueda-Ono T, Ikeda A, Inouchi M, et al: Amygdalar enlargement in patients with temporal lobe epilepsy. J Neurol Neurosurg Psychiatry 2011; 82: 652-657.

21) Takaya S, Ikeda A, Mitsueda-Ono T, et al: Temporal lobe epilepsy with amygdala enlargement: a morphologic and functional study. J Neuroimaging 2014; 24: 54-62.

22) Lv RJ, Sun ZR, Cui T, et al : Temporal lobe epilepsy with amygdala enlargement: a subtype of temporal lobe epilepsy. BMC Neurol 2014; 14: 194.

23) Sone D, Ito K, Taniguchi G, et al: Evaluation of amygdale pathology using 11C-methionine positron emission tomography/computed tomography in patients with temporal lobe epilepsy and amygdala enlargement. Epilepsy Res 2015; 112: 114-121.

24) 日本神経学会監修：第8章てんかん重積状態. てんかん診療ガイドライン 2018. 2018 年, 医学書院, 東京. https://www.neurology-jp.org/guidelinem/epgl/tenkan_2018_08.pdf（2024 年 6 月閲覧）

25) Trinka E, Cock H, Hesdorffer D, et al: A definition and classification of status epilepticus-Report of the ILAE Task Force on Classification of Status Epilepticus. Epilepsia 2015; 56: 1515-1523.

26) Thom M, Sisodiya S, Najm I: Neuropathologic features following status epilepticus. In Greenfield's neuropathology, 8th ed (Love S, et al, eds). 2008, Hodder Arnold, London, p840-842.

27) 柳下　章，新井信隆編著：難治性てんかんの画像と病理. 2007 年, 学研メディカル秀潤社, 東京, p203.

28) Tokumaru AM, Saito Y, Murayama S: Diffusion-Weighted Imaging is Key to Diagnosing Specific Diseases. In Magnetic Resonance Imaging Clinics, Advances In Diffusion-Weighted Imaging (Yamada K, ed). 2021, Elsevier.

29) Tokumaru AM, Saito Y, Murayama S, et al: MRI diagnosis in Other Dementias. In Neuroimaging Diagnosis for Alzheimer's Disease and Other dementias (Matsuda H, et al, ed). 2017, Springer, p39-115.

第Ⅷ章　複合病理

1. 認知症の背景には複合的な病態が高率に存在する

■ はじめに

　高齢者の画像診断，特に認知症診断では，その原因となる背景病理が複数存在することは日常茶飯事，高率に認められます[1-14]。背景病理，病態を反映し，CT，MRI，脳血流SPECT，PETを含め，いずれの神経画像も一筋縄ではいきません。高齢者，認知症の画像診断では，「嗅内野皮質の萎縮があり，脳血流SPECT像で後部帯状回の血流低下があるからアルツハイマー病」というシンプルな診断ができる症例はむしろ少ないのが現実です。複合病理を読み解く画像所見の技，近道というものはなく，常に苦慮していますが，それでも「たくさんの患者の画像」は目前にあり，かつ画像診断は「臨床と背景病態，病理」を結ぶ交差点にあるため，認知症画像診断の教科書の重要な検討課題として本章で取り上げます。

なぜ複合病理を診断しなければいけないのか？

　しっかりと症候を把握して，1つの病因に収束させていくことを，私たちは医師の第一歩で学びます。画像診断も，所見を正しくとらえ，その背景にある1つの病態に迫っていくことが原則です。そのうえで，超高齢社会の真っただなかにいる筆者ら画像診断医は，複数の背景病態が画像に表れていることを正面から受け止め，画像所見を記述し，臨床病態，背景病理と対応させていくことを望まれています。課題は無数にありますが，主な根拠として次の5つを挙げます。

　①高齢者の認知症背景に，複合病理は高率に存在します[1-6]。
　②複合病理は，臨床を修飾します[1-15]。
　③それぞれの背景病理は，単独に混在しているようにみえながら，相互に関連し，病像を加速させる可能性があることが病理，生理，生化学，遺伝子レベルでも明らかになりつつあります[7-14]。
　④病因に対応する治療選択のために正しい診断が求められることは必至ですが，さらに適切な看護，介護環境を構築するためにも，病像を客観的に示す画像所見は力を発揮します。
　⑤ハキム病（特発性正常圧水頭症），小血管病リスク，代謝異常など，適切な対応で可逆的である病態と変性性認知症が合併した場合，どのように対応するのか，判断の基礎となる客観的バイオマーカーが必要になります。

■ 複合的な背景を診断するステップ

　複合病理を診断することの困難は言うまでもありません。おそらくAI（artificial intelligence）を駆使したとしても，2025年現在では簡単には太刀打ちできないのではないかと思います。筆者自身にも正しい道がみえているわけでは決してありませんが，少なくとも苦慮の過程を共有できればと思います。

高齢者の認知症背景として複合病理は高率であることを理解する

 複合病理はたくさんあります。まずはその可能性を念頭に置きましょう

　高齢者ブレインバンク連続剖検では，明瞭な変性疾患に限っても約1/4に複合病理があり[1)]，さらに血管障害と変性性認知症合併も高率に存在しており，ほかのコホートでも高齢になればなるほど認知症背景にアルツハイマー病（Alzheimer's disease：AD）とLewy小体型認知症（dementia with lewy bodies：DLB），ADと嗜銀顆粒性認知症（dementia with grains/argyrophilic grain disease：DG/AGD），進行性核上性麻痺（progressive supranuclear palsy：PSP）と嗜銀顆粒性認知症，ADとアミロイドアンギオパチー，あるいはADとTDP-43 proteinopathyなどそれぞれが認知症の要因となる疾患が重畳していることが明らかになっています[1-6)]。まず，複合病理がたくさんあることを知って，その可能性を念頭に置きつつ，画像をみていきましょう。

複合病理に対応する複数のモダリティの特性を知り活用する

臨床経過に即して考えましょう

　認知症背景にある複合病理のなかでも，DLBにアミロイドβ（Aβ）病理が認められること，AD合併があることは，よく知られています[16-22)]。小阪らは，認知症で発症，発症年齢が70歳前後の高齢発症，Aβ病理を合併するタイプをcommon form，合併していない若年発症のパーキンソン病が前景にみられる群をpure typeとして報告しています。

DLB診断，治療のコンセンサスガイドラインでも[22]，DLB病理診断の確実性を，AD病理と併せて評価することになっています。また，ADの側からみても，DLBの根幹となるαシヌクレイン病理の合併は高率に認められます。これでは，例えアミロイドPETでAβ病理の有無を判定したとしても，ADとDLBの鑑別は難しいと言わざるをえません。ましてやCTやMRIのみで両者の鑑別，あるいは混在を判定することは容易ではありません。

図1は，高齢，もの忘れで発症（初診時，HDS-R＝21点），近医でADとしてフォローされていましたが，2年後に幻視が出現し，DLB疑いも念頭に置きつつMRIと脳血流SPECT検査が施行されました。海馬近傍萎縮は明瞭，脳血流SPECT像では全脳の集積低下，やや左優位に両側頭頂葉〜後頭葉〜側頭葉，前頭葉に中等度（一部高度）の集積低下部位が認められます。経過中に意識障害や呼吸障害があり，撮像されたMRIでは，短期間の全脳萎縮の進行に加え，基底核のFLAIR像，皮質に沿ったFLAIR像ともに高信号があり，低酸素虚血性脳症の合併が疑われました。もの忘れ発症から8年後の剖検では，広範な低酸素虚血性脳症の背景に，ADとDLB合併がとらえられています。20年前の検討であり，MIBG心筋シンチグラフィやDATスキャンなどは得られていません。海馬近傍萎縮はDLBでもありうる所見ですが，本例では進行したADも合併がありました。形態画像のみでの判断は，本当に難しいところです。

図2は，70歳代，うつ病初発の患者です。1年以内に認知症，幻視，パーキンソニズムが明瞭となっています。初回

図1 70歳代，男性。もの忘れ，ふらつきで発症（病理診断，AD，DLB合併例）

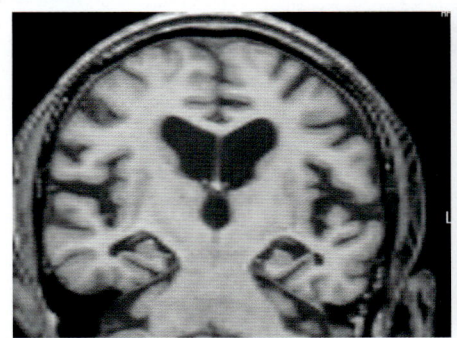
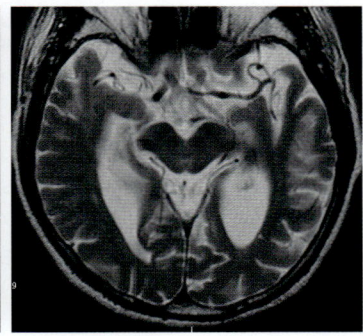
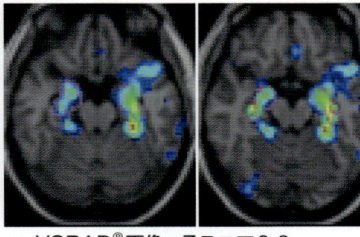

a：T1強調冠状断像　　　　b：T2強調横断像　　　　c：VSRAD® 画像　Zスコア3.8

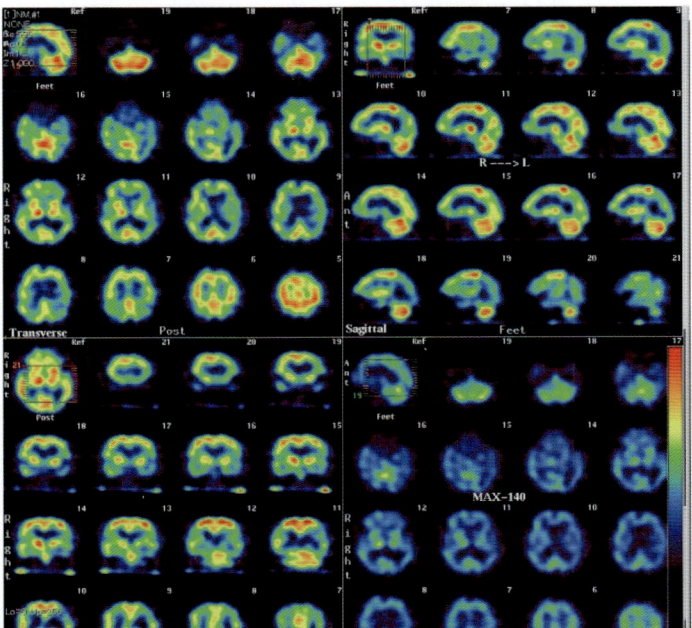
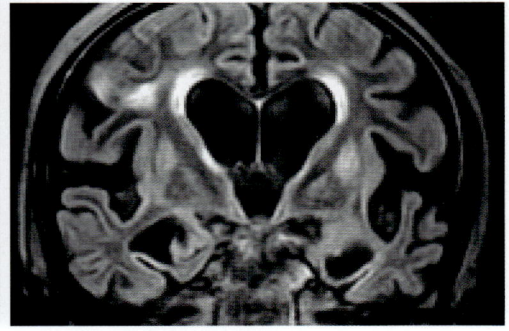

初診時（近医）にてHDS-R＝21点，AD疑いでフォロー。発症2年後に幻視が出現し，HDS-R＝6点に低下，認知機能障害の進行がある。
a〜d：発症2年後のMRI像，脳血流SPECT像。a〜c：海馬辺縁系には，やや左優位に萎縮が明瞭である。d：max count 78と著明に低下，中心溝付近，前頭葉の一部を残し，大脳皮質全体に集積低下が認められる。e：さらに6年後に意識障害を発症した際のMRI。意識障害，呼吸障害時のFLAIR像では，著明な萎縮の進行を認める。両側被殻，淡蒼球には高信号が認められ，海馬近傍の皮質に沿った高信号もとらえられる。低酸素虚血性脳症が生じている可能性が示唆される。

d：123I-IMP脳血流シンチグラフィ（SPECT像）　　　e：6年後のFLAIR冠状断像

VIII
複合病理

図1の続き

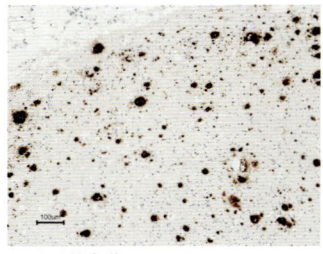

f：Aβ染色像

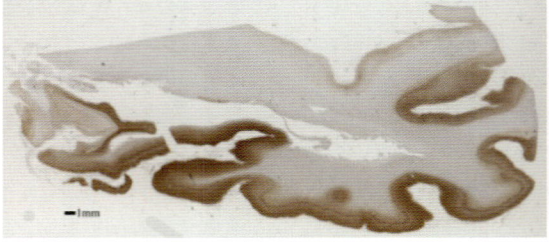

g：神経原線維変化（海馬を含む側頭葉）

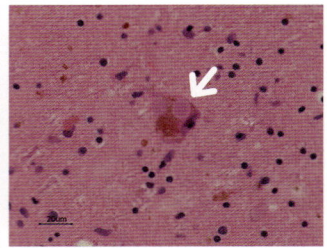

h：HE染色像

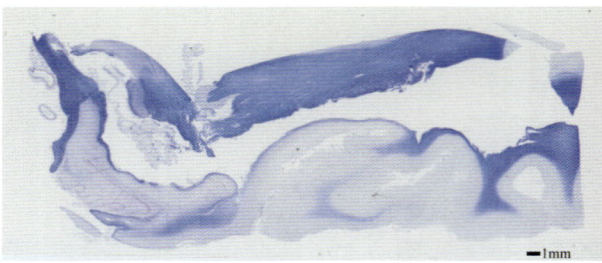

i：KB染色像（海馬を含む側頭葉）

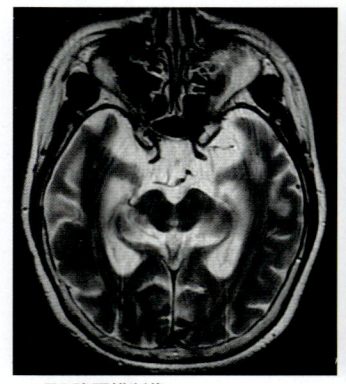

j：HE染色像（海馬近傍）

f～j：aの初回MRI検査から6年後（初診時から8年後）に剖検。AD病理はある［老人斑（Braak stage C），神経原線維変化（Braak stage V）］。Lewy小体（h→）は脳幹，新皮質に広範囲に認められ，DLB病理もある。j，i：低酸素による変化が広範囲に認められている。海馬辺縁系の神経細胞脱落，海綿状変化がある。

［f～jの病理画像は，東京都健康長寿医療センター神経病理，高齢者ブレインバンク 齊藤祐子先生，大阪大学大学院連合小児発達学研究科 附属子どもの心の分子制御機構研究センター ブレインバンク・バイオリソース部門・常勤特任教授，大阪大学医学部附属病院神経内科・脳卒中科（兼）東京都健康長寿医療センター高齢者ブレインバンク・バイオリソースセンター事務局長 常勤特任研究員（神経病理）・脳神経内科（兼）（クロスポイント）村山繁雄先生のご厚意による］

MRIでは，扁桃海馬領域の萎縮を認めます。MIBG心筋シンチグラフィで集積低下もとらえられ，脳脊髄液検査ではHVA 35.5ng/mL↑，5-HIAA 7.9ng/mL↓（ネオドパストン®300mg内服中），Aβ 75.3pg/mL↓を示し，DLBにADを合併している可能性が考慮されています。DLBの診断基準では，「内側側頭葉を比較的保持している」という文言がみられますが，DLB単独でも内側側頭葉萎縮がとらえられる場合，ADとの合併がある場合など日常臨床では，内側側頭葉萎縮があるからDLBではないという短絡的な診断はできない場合も多くあります。本例では，海馬辺縁系には，αシヌクレインの病理，Aβ病理，神経原線維変化ともに混在し

ており，本例の萎縮に複合的に関与していると思われます。萎縮局在のみでの評価は難しいですが，MIBG心筋シンチグラフィの所見がDLBの存在を臨床症候に加えてサポートしています。

複合病理を診断する意義は，臨床的意義に直結している

ADとアミロイドアンギオパチー，海馬硬化症複合例の紹介

図3は高齢者で，約10年間の画像および臨床経過です。

図2 70歳代，女性。うつ病で発症（AD，DLB合併例）

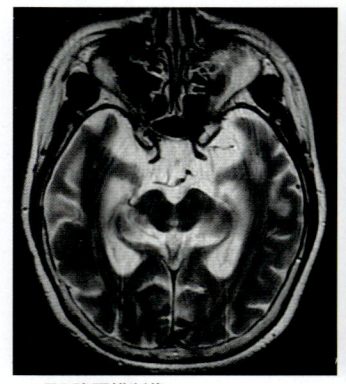

a：T2強調横断像

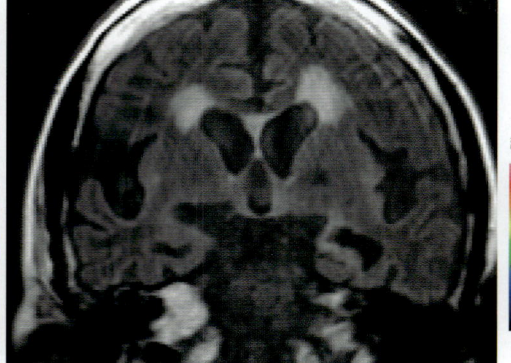

b：FLAIR冠状断像

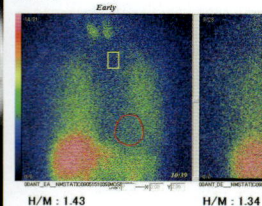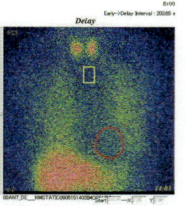

H/M：1.43　　H/M：1.34

c：¹²³I-MIBG心筋シンチグラフィ

図2の続き

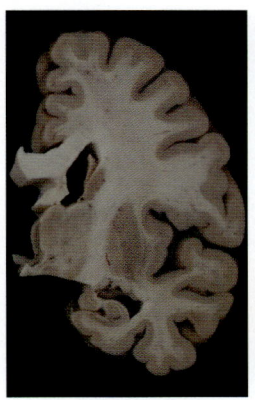

d：マクロ病理像

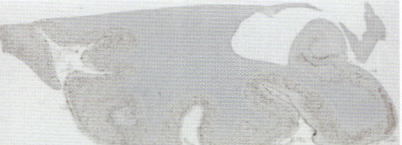

e：Aβ染色像（海馬を含む側頭葉）

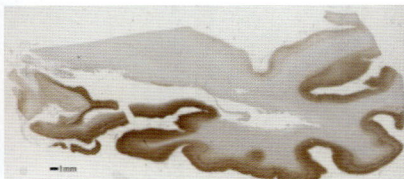

f：AT8染色像（海馬を含む側頭葉）

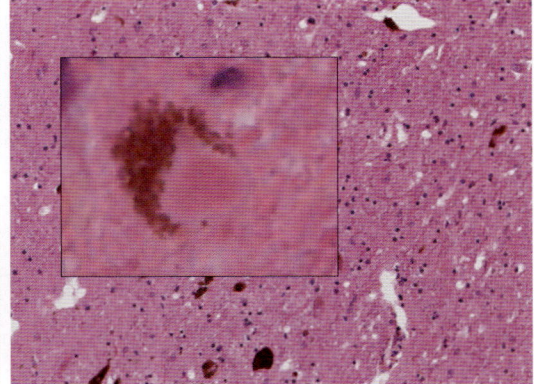

g：HE染色像

初診時，うつ症状で発症。薬剤性パーキンソニズムが疑われたが，1年後に認知症，幻視出現時のT2強調像（a），FLAIR冠状断像（b）では側脳室下角の拡大，扁桃，海馬領域の萎縮がとらえられる。c：早期相，晩期相ともにH/M比は低下，心筋への集積低下が明瞭である。全経過4年で剖検となり，a，bに示したMRI検査から2年後のマクロ病理（d）では，扁桃核，海馬に強調される萎縮があり，MR所見に合致している。e，f：広範囲に老人斑，神経原線維変化を認め，AD（braak stage 4，AT8 stage 4）病理がある。g：脳幹のLewy小体を示す。辺縁系，新皮質へのLewy小体関連病理の広がりは著明であった。髄液検査値：HVA 35.5ng/mL↑ 5-HIAA 7.9ng/mL↓（ネオドパストン®300mg内服中）Aβ 75.3pg/mL↓。

[d～gの病理画像は，東京都健康長寿医療センター神経病理，高齢者ブレインバンク 齊藤祐子先生，大阪大学大学院連合小児発達学研究科 附属子どもの心の分子制御機構研究センター ブレインバンク・バイオリソース部門・常勤特任教授，大阪大学医学部附属病院神経内科・脳卒中科（兼）東京都健康長寿医療センター高齢者ブレインバンク・バイオリソースセンター事務局長 常勤特任研究員（神経病理）・脳神経内科（兼）（クロスアポイント）村山繁雄先生のご厚意による]
（髄液検査データは，東京都健康長寿医療センター神経内科 金丸和富先生のご厚意による）

軽度認知障害出現から約6年後，認知機能障害は進行MMSE＝16点時に，献脳の意思を表明されました[COLUMN 5]。左優位，側頭葉，海馬辺縁系優位の萎縮が経過を通じて進行している様子がみて取れます（図3a～e）。当初から疑いはあったのですが，5年後のFLAIR像で左海馬は高度萎縮に加え，高信号が明瞭となり，海馬硬化症を合併している可能性が示されています。このころから認知機能低下は著しくADL低下が進行しています。

9年後のT2＊強調像で左優位くも膜下腔にヘモジデリン沈着がとらえられています（図3d，e）。アミロイドPETは陽性所見を示しました（図3f）。図3d，eは約1年後の剖検です。マクロ病理では，左優位，海馬辺縁系優位の萎縮を認め，MRI所見に対応（図3g），広範囲に，老人斑，神経原線維変化を認め，AD病理が確認されました（図3h）。また，経過中に明らかになった左くも膜下腔，脳表のヘモジデリン沈着部位には，ヘモジデリン貪食マクロファージが集簇し，髄膜血管，皮質血管にはアミロイドアンギオパチーが広範囲に確認されています（図3i，j）。MRIで海馬硬化症が疑われた左海馬には，海馬支脚からCA1～2の萎縮，神経細胞脱落，リン酸化TDP-43陽性がとらえられ，病理学的にも海

図3 高齢，性別非公表。進行する認知症の経過，AD，アミロイドアンギオパチー，海馬硬化症（TDP-43陽性）合併例

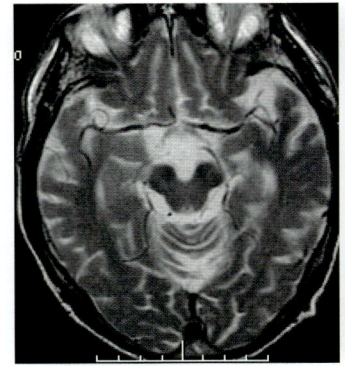

a：T2強調横断像

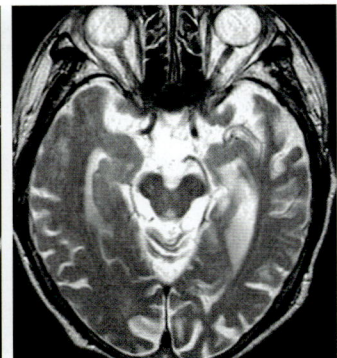

b：5年後のT2強調像

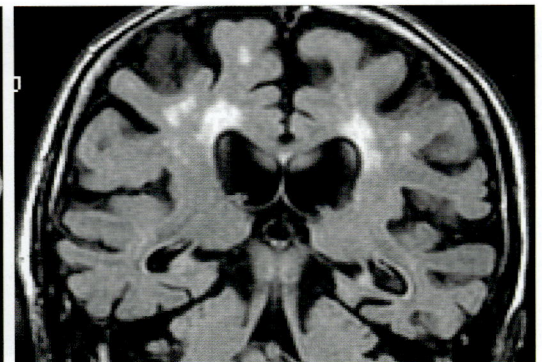

c：5年後のFLAIR冠状断像

図3の続き

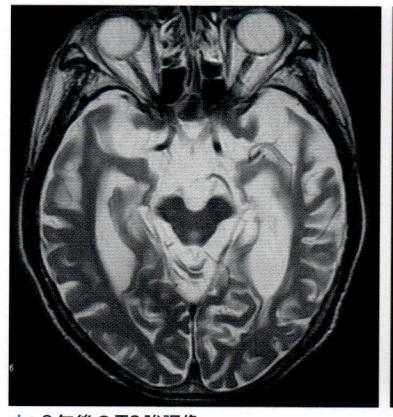

d：9年後のT2強調像

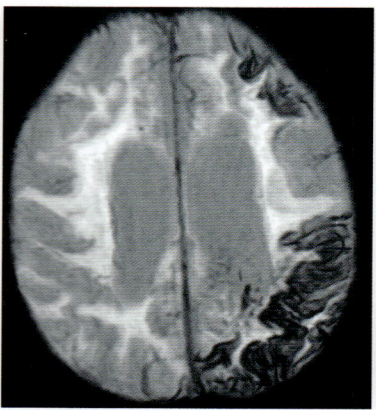

e：9年後のT2*強調像

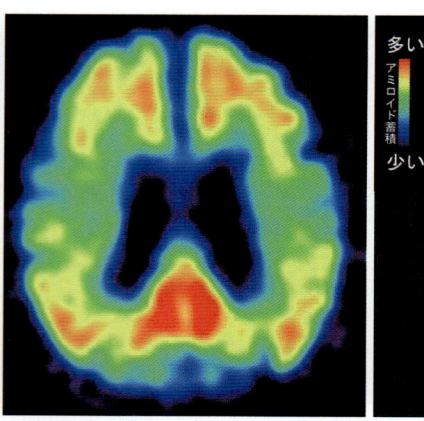

f：アミロイドPET像

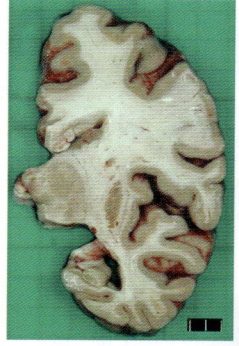

g：マクロ病理像

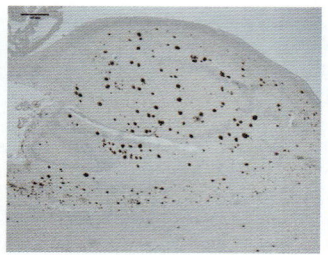

h：Aβ染色像（海馬）

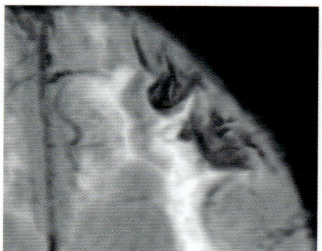

i：T2*強調像

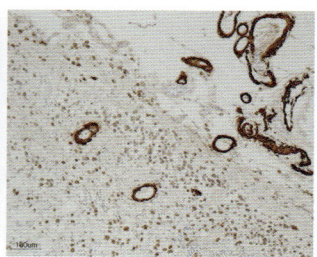

j：Aβ染色像（髄膜）

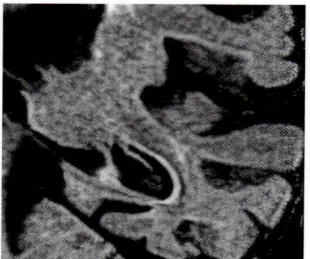

k：FLAIR冠状断像

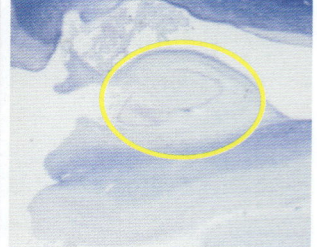

l：KB染色像（海馬）

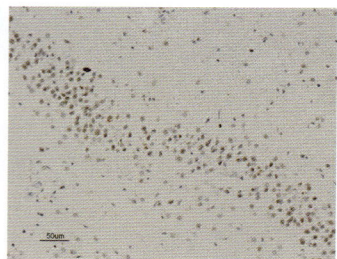

m：pTDP-43免疫染色像

a～e：左優位，側頭葉，海馬辺縁系優位の萎縮が経過を通じて進行している。経過中に，左海馬はcで高信号を示す萎縮が明瞭となっている。e：左優位くも膜下腔にヘモジデリン沈着がとらえられた。アミロイドPET像（f）は陽性所見を示す。d，eのMRI検査時点から1年後に剖検したマクロ病理像（g）では，左優位，海馬辺縁系優位の萎縮を認め，MRI所見に対応する。h：広範囲に，老人斑，神経原線維変化（非提示）を認めるAD病理。i，j：左側頭葉くも膜下腔にはヘモジデリン沈着あり，同部髄膜血管，皮質血管にはアミロイドアンギオパチーが認められた。k～m：MRI上は左海馬硬化症を疑う所見である。左海馬支脚からCA1，2に限局的萎縮，死刑細胞脱落あり，同部に強調されるリン酸化TDP-43陽性がとらえられている。

[g，h，j，l，mの病理画像は，東京都健康長寿医療センター神経病理，高齢者ブレインバンク 齊藤祐子先生，大阪大学大学院連合小児発達学研究科 附属子どもの心の分子制御機構研究センター ブレインバンク・バイオリソース部門・常勤特任教授，大阪大学医学部附属病院神経内科・脳卒中科（兼）東京都健康長寿医療センター高齢者ブレインバンク・バイオリソースセンター事務局長 常勤特任研究員（神経病理）・脳神経内科（兼）（クロスアポイント）村山繁雄先生のご厚意による]

馬硬化症が認められました。アミロイドアンギオパチー，左海馬硬化症がAD臨床経過を修飾している可能性を考慮することが大切です。

　ADとアミロイドアンギオパチー重畳は高率にあるわけですが[23]，抗Aβ抗体療法が承認，臨床実装が始まる今日，T2*強調像，SWI（susceptibility weighted imaging：磁化率強調像）を含めたMRI評価でしっかりとADとアミロイドアンギオパチー重畳を評価することは，なお一層必要不可欠の案件となっています[24]。抗Aβ抗体薬の重要な副反応としてのARIA-E&H（第Ⅲ章1，p38）についても，アミロイドアンギオパチー重畳例で生じる確率がどの程度あるのかを含め，丁寧な検討を積み重ねていくことが望まれます。

ハキム病（iNPH）とAD合併について

　ハキム病［特発性正常圧水頭症（idiopathic normal pressure hydrocephalus：iNPH）］は，MRI，CTがその診断に有用性を発揮し，シャント術や丁寧な臨床フォローによって認知機能障害の改善が見込め，かつ高齢者に多い重要疾患です。もちろん高齢であればあるほど，ハキム病（iNPH）やADをはじめ，ほかの認知症要因となる変性疾患や脳血管障害などが重畳することは決して少ないとは言えません[26-28]。進行性の変性性認知症合併のあるハキム病（iNPH）の手術適応については，臨床的有用性がある，あるいは適応に疑義があるという双方の立場の論文があります[26-28]。さらに，画像に加え，脳脊髄液のリン酸化タウ/Aβ1-42ratio測定によってAD合併iNPHのシャント後の機能予後について予測できる可能性が報告されています。ハキム病（iNPH）そのものが，シャントをしたら終わりという疾患ではなく，一生を主治医とともに「調整」していく疾患と思われますので，加齢によって重畳してくる変性性認知症やその他の病態をどのように適切に評価し，シャント適応を考えるのか，客観的バイオマーカーの1つである神経画像の立場からも症例を積み重ねていく必要があります。水頭症（第Ⅱ章 図16，p26）に，ハキム病（iNPH）とAD合併例，シャントが歩行障害，認知機能障害改善に有効であった症例を提示しています。

介護，看護に必須の情報：防御姿勢の取れない背側への転倒を繰り返す頭部外傷に重畳する進行性核上性麻痺

　高齢者の易転倒性リスクについては，積極的鑑別が必要な背景疾患（第Ⅵ章1，p231），進行性核上性麻痺（PSP，第

Ⅲ章5，p94）などでもたびたび触れてきました。筋肉量低下，フレイルなどに加え，水頭症や頚椎症，PSPなど複数の要因があります。画像所見で，外傷の背景にある"病態"を指摘することは生命予後にも影響する大事なことです。高齢者救急の画像を診断していると，繰り返す頭部外傷，転倒で救急受診される場合に遭遇します。

　例えば，PSPがその背景にあると防御姿勢を取れない，背側への転倒などダメージの大きい頭部外傷を惹起する場合があり，看護・介護においてPSPが背景にあることを把握することは大切なことです。図4は，繰り返す頭部外傷を示す高齢患者のMRI像で，右頭蓋骨に陥没骨折，右側頭葉脳挫傷後がとらえられ（図4a，b），体動制御困難で画質は不良ですが，矢状断像で中脳被蓋萎縮がとらえられます（図4c）。繰り返す外傷の背景にPSPがあることを画像が初めて指摘する場合も少なくありません。図5は，高齢で後方への転倒エピソードがある患者のCT像を掲示しています。慢性硬膜下水腫血腫があり，病理学的にPSPの存在が確認されています。横断像のCTのみでの評価は難しいですが，四丘体槽，迂回槽の軽度拡大は気にしておきたいところです。

　PSPと嗜銀顆粒性認知症，大脳皮質基底核変性症と嗜銀顆粒性認知症，ADと嗜銀顆粒性認知症，ADと原発性年齢関連タウオパチーなどさまざまな重複病理があり，ここですべてを網羅することは叶いませんが，改めて臨床経過，画像経過に即し，それぞれの疾患に役立つバイオマーカーを活かす道筋を立てることも，日常画像診断をマネジメントする画像診断医の役目であるように思います。

図4 高齢，性別非公表。繰り返す頭部外傷での受診

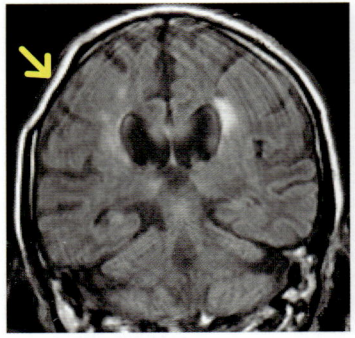 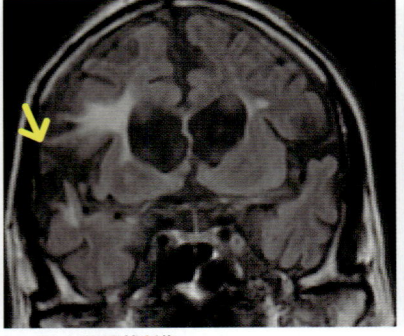 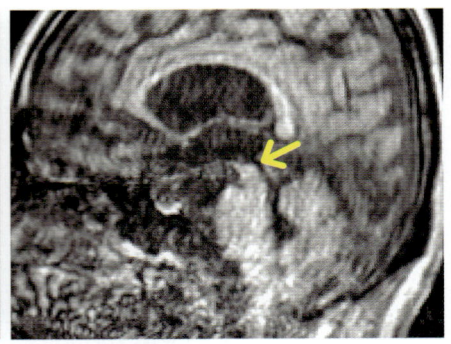

a：FLAIR冠状断像　　　　　　　　b：FLAIR冠状断像　　　　　　　　c：T1強調矢状断像

a，b：右頭蓋骨には陥没骨折後が認められ，右側頭葉に陳旧性脳挫傷を認める。検査途中から体動制御困難があるが，中脳被蓋萎縮は明瞭で（c→），背景にPSPが疑われる。

図5 80歳代，性別非公表。後方への転倒エピソードがある

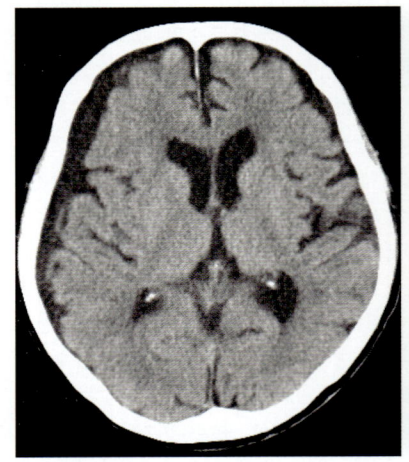 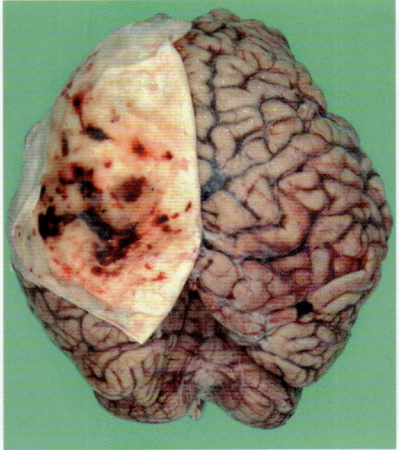 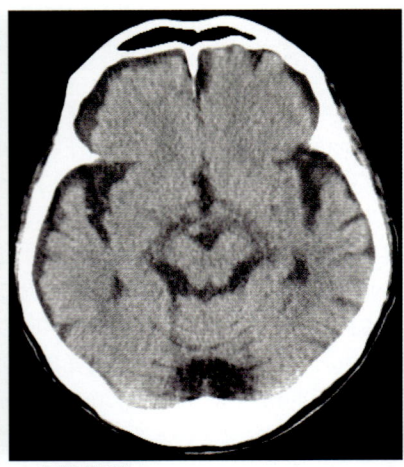

a：頭部CT像　　　　　　　　　　b：マクロ像（硬膜）　　　　　　　c：頭部CT像

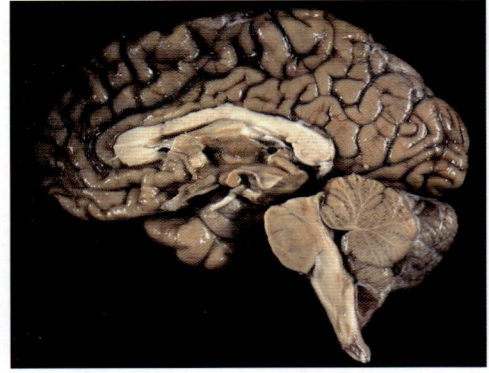 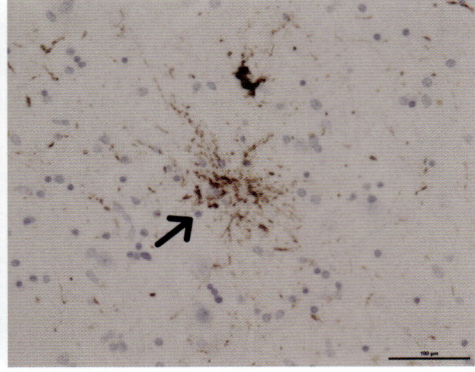

a：右側に少量の慢性硬膜下血腫を認める。b：右硬膜下血腫後があり，硬膜肥厚を伴っている。c：ごく軽度だが，迂回槽，四丘体槽拡大が指摘できるかどうか？d：中脳被蓋萎縮がある。e：赤核，黒質などにPSPに特徴的なtuft shaped astrocyte（房状アストロサイト）を認める（→）。

d：マクロ矢状断像　　　　　　　　e：AT8染色像（赤核）

[b, d, e の病理画像は，東京都健康長寿医療センター神経病理，高齢者ブレインバンク 齊藤祐子先生，大阪大学大学院連合小児発達学研究科 附属子どもの心の分子制御機構研究センター ブレインバンク・バイオリソース部門・常勤特任教授，大阪大学医学部附属病院神経内科・脳卒中科（兼）東京都健康長寿医療センター高齢者ブレインバンク・バイオリソースセンター事務局長 常勤特任研究員（神経病理）・脳神経内科（兼）（クロスアポイント）村山繁雄先生のご厚意による]

文献

1) Saito Y, Murayama S: Neuropathology of mild cognitive impairment. Neuropathology 2007; 27: 578-584.

2) 櫻井　孝，岩本俊彦，苅尾七臣，ほか：平成22年度長寿医療研究開発費総括研究報告書「加齢・認知症における脳皮質下病変の危険因子とその臨床的意義に関する縦断研究（22-5）」．https://www.ncgg.go.jp/ncgg-kenkyu/documents/22/22xx-5.pdf（2024年5月閲覧）

3) Schneider JA, Arvanitakis Z, Bang W, et al: Mixed brain pathologies account for most dementia cases in community-dwelling older persons. Neurology 2007; 69: 2197-2204.

4) Rahimi J, Kovacs GG: Prevalence of mixed pathologies in the aging brain. Alzheimer's research & therapy 2014; 6: 82.

5) Tanskanen M, Mäkelä M, Notkola IL, et al: Population-based analysis of pathological correlate of dementia in the oldest old. Ann Clin Transl Neurol 2017; 4: 154-165.

6) Power MC, Mormino E, Soldan A, et al: Combined neuropathological pathways account for age-related risk of dementia. Ann Neurol 2018; 84: 10-22.

7) Jin Y, Li F, Sonoustoun B, et al: APOE4 exacerbates α-synuclein seeding activity and contributes to neurotoxicity in Alzheimer's disease with Lewy body pathology. Acta Neuropathol 2022; 143: 641-662.

8) Josephs KA, Whitwell JL, Weigand SD, et al: TDP-43 is a key player in the clinical features associated with Alzheimer's disease. Acta Neuropathol 2014; 127: 811-824.

9) Twohig D, Nielsen HM: α-synuclein in the pathophysiology of Alzheimer's disease. Mol Neurodegener 2019; 14: 23.

10) Fisher RA, Scott Miners J, Love S: Pathological changes within the cerebral vasculature in Alzheimer's disease: New perspectives. Brain Pathol 2022; 32: e13061.

11) Solis Jr. E, Hascup KN, Hascup ER: Alzheimer's Disease: The Link Between Amyloid-β and Neurovascular Dysfunction. J Alzheimers Dis 2020; 76: 1179-1198.

12) Savica R, Beach TG, Henz JG, et al: Lewy body pathology in Alzheimer's disease: A clinical-pathologic prospective study. Acta Neurol Scand 2019; 139: 76-81.

13) Kim SE, Kim HJ, Jang H, et al: Interaction between Alzheimer's disease and Cerebral Small Vessel Disease: A Review Focused on Neuroimaging Markers. Int J Mol Sci 2022; 23: 10490.

14) De Reuck J, Deramecourt V, Cordonnier C, et al: The incidence of post-mortem neurodegenerative and cerebrovascular pathology in mixed dementia. J Neurol Sci 2016; 366: 164-166.

15) Jack Jr.CR, Andrews JS, Beach TG, et al: Revised criteria for diagnosis and staging of Alzheimer's disease: Alzheimer's Association Workgroup. Alzheimers Dement 2024; 30: 5143-5169.

16) Ishii K: PET approaches for diagnosis of dementia. AJNR Am J Neuroradiol 2014; 35: 2030-2038.

17) Ishikawa A, Pial YS, Miyashita A, et al: A mutant PSENI cause dementia with Lewy bodies and variant Alzheimer's disease. Ann Neurol 2005; 57: 429-434.

18) Halliday GM, Song YJ, Harding AJ: Striatal β-amyloid in dementia with Lewy bodies but not Parkinson's disease. J Neural Transm (Vienna) 2011; 118: 713-719.

19) Kalra S, Bergeron C, Lang AE: Lewy body disease and dementia. A review. Arch Intern Med 1996; 156: 487-493.

20) Aarsland D, Rongve A, Nore SP, et al: Frequency and case identification of dementia with Lewy bodies using the revised consensus criteria. Dement Geriatr Cogn Disord 2008; 26: 445-452.

21) McKeith IG, Boeve BF, Dickson DW, et al: Diagnosis and management with Lewy bodies: Fourth consensus report of the DLB consortium. Neurology 2017; 89: 88-100.

22) Kosaka K: Latest concept of Lewy body disease. Psychiatry Clin Neurosci 2014; 68: 391-394.

23) Thal DR, Griffin WST, de Vos RAI, et al: Cerebral amyloid angiopathy and its relationship to Alzheimer's disease. Acta Neuropathol 2008; 115: 599-609.

24) Cummings J, Apostolova L, Rabinovici GD, et al: Lecanemab: Appropriate Use Recommendations. J Prev Alzheimers Dis 2023; 10: 362-377.

25) https://www2.tmig.or.jp/brainbk/

26) Patel S, Lee EB, Xie SX, et al: Phosphorylated tau/amyloid beta1-42 ratio in ventricular cerebrospinal fluid reflects outcome in idiopathic normal pressure hydrocephalus. Fluids Barriers CNS 2012; 9: 7.

27) Hamilton R, Patel S, Lee EB, et al: Lack of shunt response in suspected idiopathic normal pressure hydrocephalus with Alzheimer disease pathology. Ann Neurol 2010; 68: 535-540.

28) Golomb J, Wisoff J, Miller DC, et al: Alzheimer's disease comorbidity in normal pressure hydrocephalus: prevalence and shunt response. J Neurol Neurosurg Psychiatry 2000; 68: 778-781.

VIII

複合病理

第 IX 章　社会とのかかわり〜これからの画像診断の役割

1. 生活不活発病（フレイルとサルコペニア）

生活不活発病

生活不活発病は「動かないと動けない、歩かないと歩けない、考えないとボケる」という文字どおり、日常生活の活動性が低下することに連動し、全身の心身機能が低下する病態です[1,2]。

高齢者は、多種多様かつ複合的な要因で生活不活発病に陥りやすく、"認知症"の烙印を押されてしまうことも少なくありません。予防可能な病態を包含し、いったん生じてしまった状況からの回復、改善が見込まれる病態・状態も含まれることから、日常生活における活動性低下や要因を、客観的画像所見を駆使して指摘することは重要なことと実感しています。認知症などをきたす変性疾患、脳炎、脳血管障害などを除外したうえで、日常活動性低下に関与する全身の病態を客観的に評価することは、画像診断だからこそできる役割でもあると思います。

ここ数年、「フレイル外来」、「サルコペニア外来」が多くの施設で開設されており、生活不活発病と密接にかかわるフレイル、（あるいは同義として使われることも多い）サルコペニアについてもここで記載し、日常の画像診断がどのようにかかわっていけるかをともに考えたいと思います。

フレイル（frailty）

フレイルは、加齢に伴うさまざまな機能変化や予備能力低下によって健康障害に対する脆弱性が増加した状態を指します。日本語では、「老衰」という言葉が当てはまるようにも思いますが、"衰えきった状態"のみならず、元気な状態から要介護までのあらゆる状態を含んでいる概念であり、かつ、なんらかの手助けで改善する、あるいは進行を遅らせる方法を模索するという医療、看護、介護の立場からの意図、希望も包含している言葉です。

加齢という因子は背景に厳然とありますが、フレイルは高血糖、インスリン抵抗性、免疫異常、慢性炎症、顎下機能、咀嚼機能（筋力など質を含む）、骨量減少、筋肉量減少（筋力など質を含む）など複合的な要因が絡んでおり、後述するサルコペニアと同様に、高齢者の機能、生命予後にかかわる状態を包括的に理解する概念です。フレイルには、主に①身体的問題、②精神心理的問題、③社会的問題の3つの大きな課題があります。筋肉量は落ち、活動性が低下していく、また記憶力の低下、うつ的な気力、さらには独居や孤立、経済力不足などが次々に重なりあって生じる諸問題が、高齢化社会の大きな課題となっています。医療診断医として、フレイルへの理解を深め、画像診断として"何をみるべきか"を丁寧に積み重ねていく必要がある領域と思います。表1に日本人に合わせたフレイルの診断基準を示しました[3]。

サルコペニア

サルコペニアは、ギリシャ語で筋肉を表す「サルコ」、喪失を表す「ペニア」を組み合わせた造語で「サルコ、筋力の減少に連動し身体機能が低下した状態（一部疾患として取り扱われている）を指します[4]。フレイルの身体的要素の背景の大きな部分を占めるものです。筋肉量は個人差がありますが30歳代から年間1～2%減少し、80歳代には30%ほどの筋肉が失われるといわれています。低栄養、運動量の低下、

表1 日本版フレイル基準（J-CHS基準）

項目	評価基準
体重減少	6カ月で2kg以上の意図しない体重減少
筋力低下	握力：男性＜28kg、女性＜18kg
疲労感	（ここ2週間）理由もなく疲れたような感じがする
歩行速度	通常歩行速度＜1.0m/秒
身体活動	①軽い運動・体操をしていますか？ ②定期的な運動・スポーツをしていますか？ 上記の2つのいずれも1週に1回もしていないに回答

5つの評価基準のうち、3項目以上に該当するものをフレイル、1項目または2項目に該当するものをプレフレイル、いずれも該当しないものを健常とする。
* J-CHS: Japanese version of the Cardiovascular Health Study criteria

（文献3より引用）

さまざまな疾患によって二次的に惹起されますが，加齢という因子もかかわっていると考えられています。加齢とは何かを考えるうえでも重要な概念とされ，サルコペニアはなぜ生じるのか，またどうやって防ぐのかについての研究が進められています。

サルコペニアでは，特に抗重力筋の低下が顕著で，立ち上がる，歩くといった日常動作の「基本」が困難になり，QOL（quality of life）低下を招き，また易転倒性（ひいては寝たきり，死亡リスク）にも直結してきます。アジア人を対象とした診断基準が提唱されており[5]，握力が男性で28kg未満，女性で18kg未満，または通常歩行速度が1m/秒未満である場合にサルコペニアと診断されます。歩行速度の代わりに5回椅子立ち上がりテストや，SPPB（short physical performance battery：バランステスト，歩行テスト，5回椅子立ち上がりテストなどを組み合わせた身体能力テスト）が施行される場合もあります。

フレイル・サルコペニアの影響

Shimadaらは，70歳以上の地域在住高齢者の11％にはフレイルが認められると報告しています[6]。わが国は世界に冠たる長寿国ですが，真に長寿を寿ぐためには，元気で過ごす"健康寿命"を得て，いかに延ばしていくかが鍵となります。昨今の健康寿命は年々伸びているとはいえ，男性で平均9年，女性は13年ほど，それぞれの平均寿命よりも短いのです[7]。フレイル，サルコペニアともにADL（activity of life）低下，易転倒性，認知機能障害，再入院との関連，死亡リスクを高める要因とされており，その対策は健康寿命を延ばすことに直結します[8-14]。フレイル，サルコペニアは，加齢という要素に加え，多様な要因が絡み合っているので，まず，その概念を医療者，行政，また"当事者"を含めたかかわるすべての人が理解，共有し，そのうえで，どのような病態であるのか，疫学的な現況把握，適切な介入法のデータを積み上げていくことが望まれます。

生活不活発病，フレイル，サルコペニアの診断は，読影室のなかだけでは完結しません。阪神淡路大震災，東日本大震災，原発事故，能登の震災，紛争，戦争などによる多くの被災生活のなかで生じた生活不活発病は，画像診断に対しても多くの教訓を示しています。検査や診断に至るまでの過程も崩壊する状況において，どのように体制を整え，継続的に個々の症例における日常生活のありようを整えられるのか，放射線科医としてのありようも問われる気がします。

2019年から世界を席巻したCOVID-19のパンデミックは，高齢者，認知症の生活局面に大きな影響を与えていま

す[15-17]。人と人とのコミュニケーションを分断する感染下で，どのように高齢者，認知症に対峙するか，直面する課題は山積しています。

フレイル・サルコペニアと画像診断

客観的バイオマーカーとしての可能性

フレイル（表1）やサルコペニアの診断基準に画像診断は記載されていないものの，抗重力筋の定量的評価，経時的評価など客観的バイオマーカーとしてフレイル・サルコペニアの身体的側面からの検討はもちろんのこと[18,19]，小血管病とフレイルとの関連性の有無，神経変性疾患とフレイルとの関連性，糖尿病やメタボリック症候群，咀嚼機能との関連など多くの検討が始まっており，認知機能障害の要因としても重要な小血管病がフレイルと深く関連する可能性が示唆されています[20-22]。拡散テンソルやglymphatic systemの検討では，フレイル状態，脳血管障害リスク，糖尿病リスク，メタボリック症候群のある高齢者の"目に見えない白質線維束，目にみえない脳の排泄機構の障害"が報告されています[20-26]。中枢神経系の老廃物処理機構とも考えられるglymphatic systemやIPAD（intramural peri-arterial drainage）は，アルツハイマー病（Alzheimer's disease：AD）など神経変性疾患で蓄積する異常蛋白の排出にも関連するシステムと考えられ，睡眠，糖尿病リスクなど多くの要因でglymphatic system障害が生じる可能性も指摘されており，フレイル状態との関連も今後の課題となるでしょう。

フレイル・サルコペニアでは，予防，介入に社会的意義があるのは間違いないところで，画像の技術によるフレイル・サルコペニアの予見，"可逆的病態"の客観的評価の積み上げが期待されます。

日常診療のなかで，フレイル・サルコペニアを拾い上げる

さて，"サイエンス"と日常診療は連続した地平のなかにあるはずなのですが，なかなかそのことを画像診断レポート上に顕すことは難しいです。前述のサイエンスとしてのデータ収集のみならず，1人ひとりの"認知機能障害精査"に際し，フレイル・サルコペニアをうかがわせる情報をくみ取ることも大切な第一歩でしょう。放射線科医にとってはごく当たり前のことで，教科書で読むようなことではないと思われるかもしれませんが，剖検例も交えながら日常診療の画像を改めてみておきたいと思います[27-29]。ポイントは主に3つです。

IX 社会とのかかわり～これからの画像診断の役割

日常診療でフレイル，サルコペニアを拾うポイント

① 変性性認知症を考えにくく，ほかの認知症の要因となる病態が除外される場合，患者背景を把握し（主治医をはじめとする治療，介護，看護チームと連携をとりながら），**活動性低下をきたす要因がないか，その要因を画像情報で診断できるかどうかを検討**しましょう。

② 高齢者は容易に転倒します。転倒を契機に臥床状態に陥り，認知障害が急速に悪化する患者は多く，転倒予防は高齢者医療の大事な柱の1つです。画像診断の役割は，急性期頭部外傷を正しく診断することはもちろんのこと，さらにその背景に，**易転倒性の要因となる病態がないか，診断を進めること**が肝要です。水頭症，進行性核上性麻痺などの神経変性疾患（第Ⅲ章），サルコペニア，フレイル，筋運動疾患，腰椎症，頸椎症などさまざまな要因が，易転倒性とかかわっています。認知症の観点からみても，外傷機転，易転倒性のリスクチェック目的で施行された画像検査を契機として，ハキム病［特発性正常圧水頭症（idiopathic normal pressure hydrocephalus：iNPH）］や防御姿勢をとれない背側への激しい転倒リスクを有する進行性核上性麻痺などを指摘することは，治療計画，看護・介護計画に直結する必須の着眼点となります。

③ 認知症精査でも頭部外傷検査でも，まず頭部CTが撮影される，あるいは頭部CTしかデータがないことは，日常診療では普通のことです。ぜひ**位置決め画像も見逃さずに検討**しましょう。偶然頸椎症や頸椎後縦靭帯骨化症［ossification of the posterior longitudinal ligament（OPLL）of the cervical spine，**図1**］，さらには低栄養状態と関連する下顎頭の変性，歯牙の状況，咀嚼筋萎縮などを把握することができます[27-29]（**図2**）。

症例検討

診断レポートでは実際どのように記載するかを念頭に置きながら症例をみていきます。

検討を推奨した位置決め画像は，画質自体はよくありませんが，そこで偶然頸椎症や頸椎後縦靭帯骨化症（**図1**），咽頭粘膜肥厚，歯牙の喪失（**図2**），下顎頭の変性，舌根沈下などの情報が得られる場合があります。**図2**は高齢のAD疑いでのフォロー中の症例です。経過中に活動性の低下，意欲低下が進行していますが，その際に撮影された頭部CTでは，るい痩が進行し（萎縮に加え脂肪，筋肉の吸収値の変化が著明），両側下顎頭の変性，歯牙の喪失（位置決め画像）がとらえられています。

図3は高齢の寝たきり，CDR＝3の高度認知症症例です。前医から10年の経過中，AD疑いとして在宅介護となっていました。頭部CTでは側脳室下角の拡大がとらえられ（**図3a**），辺縁系の萎縮は示唆されていたのですが，剖検ではAD病理は指摘されず，老人斑はほとんどとらえられていません（**図3b**）。嗜銀顆粒性認知症，Lewy小体病などほかの変性性認知症も背景病理として確認ができませんでした。経過中に敗血症が生じ，炎症のフォーカス検索のために指摘されたCTでは，頸椎から胸椎に頸椎OPLLが認められ，脊柱管狭窄がとらえられます（**図3c**）。頸胸髄の髄鞘染色では，頸髄下部から胸髄の両側側索髄鞘色性低下が認められ，頸椎OPLLによる長期の脊髄圧排による圧迫性脊髄症があったと考えられます。長期の経過中，高度認知障害で介護されていたわけですが，運動障害と認知障害が相互に連関しながら増悪し，結果的に"まったく話さなくなっていった"という経過があります。背景の神経病理としてADをはじめとする変性性認知症は確認されず，生活不活発病・フ

図1 確認しておきたい位置決め画像

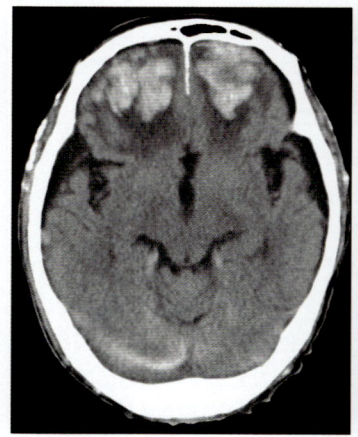
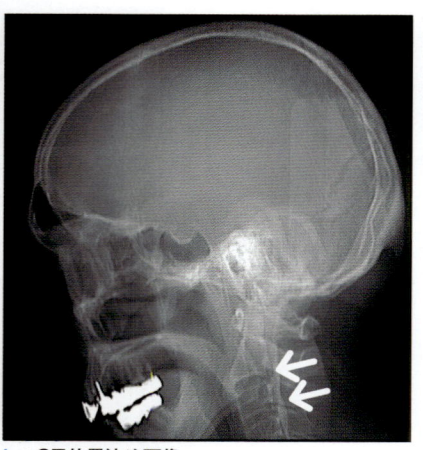

活動性の低下とともに，認知機能障害が指摘されている90歳代の男性。易転倒性がある。受け身の取れない転倒を繰り返している。
a：両側前頭葉に脳挫傷を認める。**b**：頸椎OPLL（→）が指摘される。活動性の低下，易転倒性の要因となりうるが，認知症が前景にあり，画像評価はこのときが最初である。

（文献27より転載）

a：CT像　　　　　　b：CT位置決め画像

図2 70歳代，男性。AD，低栄養，下顎頭変性，歯牙の喪失

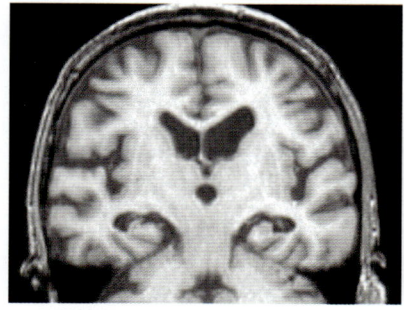

a：冠状断像

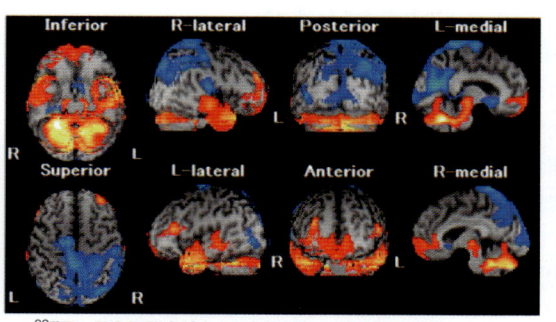

b：VSRAD®画像　　c：⁹⁹ᵐTc-ECD脳血流シンチグラフィ（SPECT像）

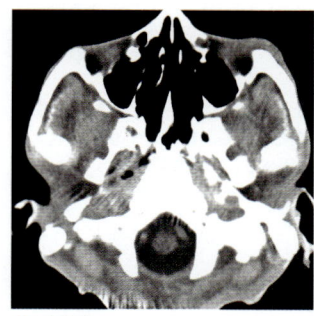

d：CT像

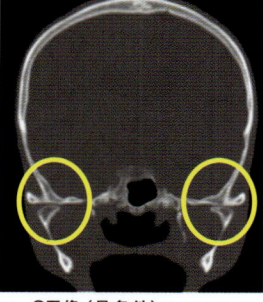

e：CT像（骨条件）

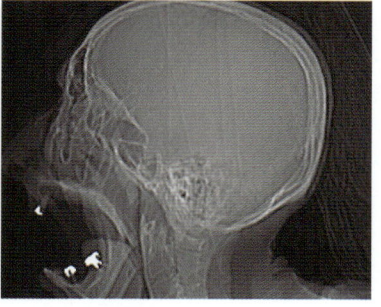

f：CT位置決め画像

a：海馬萎縮が示唆される。b：関心領域のZスコア3.79と海馬近傍萎縮が示唆される。c：頭頂葉，後部帯状回，楔前部の一部に血流低下が示されている。AD疑いとしてフォロー中，活動性の低下，意欲低下が進行した。d：るい痩を認める。e：下顎頭の変性を認める（○）。f：歯牙がほとんど抜けている。

（文献27より転載）

図3 高齢者，性別非公表。寝たきり，CDR＝3の高度認知症

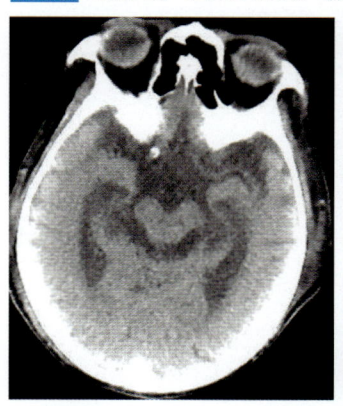

a：CT像

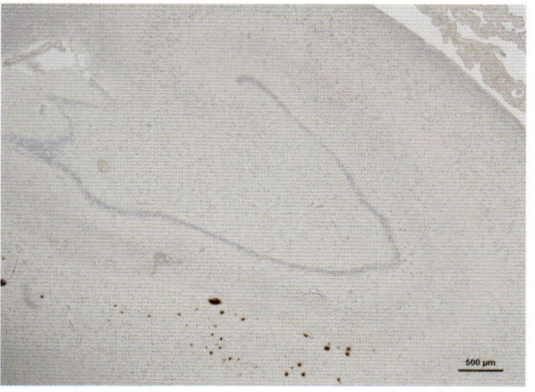

b：Aβ染色像（海馬）

AD疑いとして介護されていた。
a：側脳室下角の拡大がとらえられ，辺縁系の萎縮が示唆される。しかし，bで老人斑はほとんどとらえられず，ADは指摘できなかった。嗜銀顆粒性認知症，Lewy小体病など変性性認知症は背景病理に確認できなかった。

c：経過中に敗血症が生じ，炎症のフォーカス検索のために指摘されたCTで，頸椎から胸椎に後縦靭帯骨化症（OPLL）が認められ，脊柱管狭窄が生じている。d：頸髄下部から胸髄の両側側索髄鞘染色性低下が認められる。

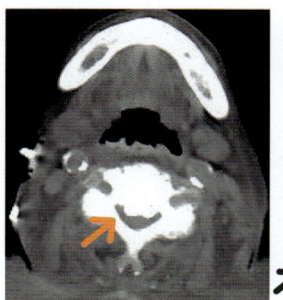

c：CT像

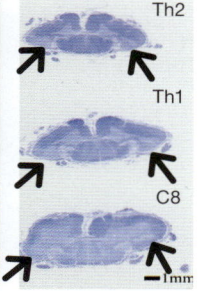

d：髄鞘染色像（頸胸髄）

[b，dの病理画像は，東京都健康長寿医療センター神経病理，高齢者ブレインバンク 齊藤祐子先生，大阪大学大学院連合小児発達学研究科 附属子どもの心の分子制御機構研究センター ブレインバンク・バイオリソース部門・常勤特任教授，大阪大学医学部附属病院神経内科・脳卒中科（兼）東京都健康長寿医療センター高齢者ブレインバンク・バイオリソースセンター事務局長 常勤特任研究員（神経病理）・脳神経内科（兼）（クロスポイント）村山繁雄先生のご厚意による]

（文献29，図29-5，6より転載）

レイル・サルコペニアの状況が，"認知症"の要因として重畳していった可能性が考慮されています。

図4は80歳代男性の症例です。HDS-R＝6点，認知症を指摘されていますが，最後まで礼節は保たれ，認知障害には消長がありました。高血圧リスクがあり，微小出血やラクナ梗塞が脳実質に散在していますが（図4a），変性性認知症は背景病理として確認されませんでした（図4b，c）。アミロイドPETは，陰性と判断されています（図4d）。網膜中心静脈閉塞に伴う視力障害，閉塞性動脈硬化症による歩行障害の増悪（図4e，f），活動性低下が重畳し，誤嚥性肺炎を繰り返すようになり（図4g），その頃から言葉を発することが著しく減っていましたが，常に礼節は保たれ，アミロイドPET治験に参加，剖検の生前同意を自ら申し出，署名を行っていらっしゃいます。閉塞性動脈硬化症，視力障害，小血管病の重畳による生活不活発・フレイル・サルコペニア状態が本例のADL低下，認知機能低下と連動していることは確からしいようにみえます。

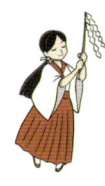

大事なポイント

▶ 生活不活発発病・フレイル・サルコペニアは，高齢化社会のなかでの新たな重要概念です。共有しましょう。

▶ フレイルには，主に身体的側面，精神心理的側面，社会的側面の3つの多様な課題があります。

▶ フレイル・サルコペニア状態は，健常から要介護までの時間軸の幅をもっています。ちょっとしたことでADLの著しい低下に陥り悪循環に入ることもありますが，同時に，適切な介入による予防，改善も期待される概念でもあります。

▶ 神経画像には，フレイル・サルコペニアの客観的なバイオマーカーとしての役割が期待されています。

▶ 日常画像診断のなかでもチームと連動し，患者背景を把握しながらフレイル・サルコペニアの要因を指摘することが大切です。

図4 80歳代，男性。HDS-R＝6点，認知症を指摘

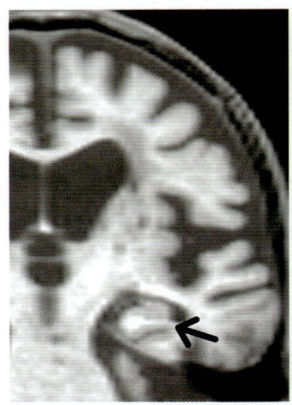

a：T1強調冠状断像

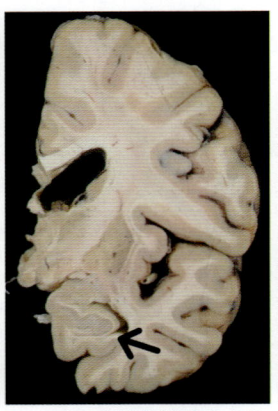

b：マクロ病理像（海馬を含む冠状断面）

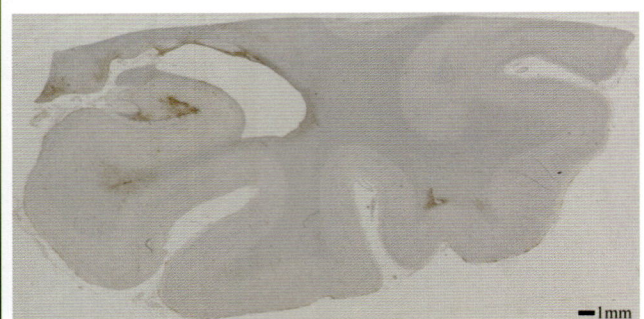

c：Aβ染色像（海馬を含む側頭葉）

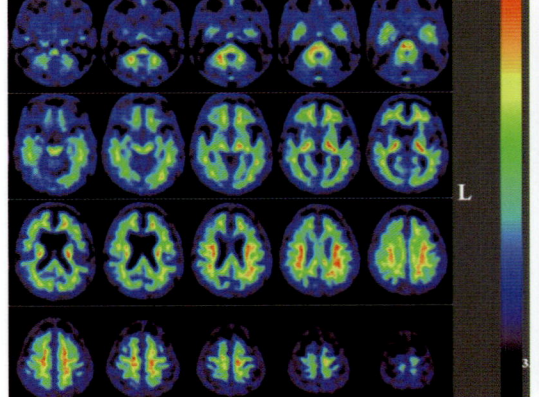

d：アミロイドPET像

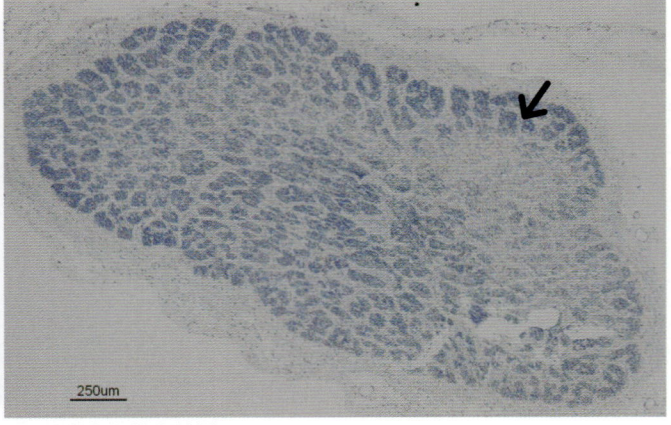

e：KB染色像（左視神経）

図4の続き

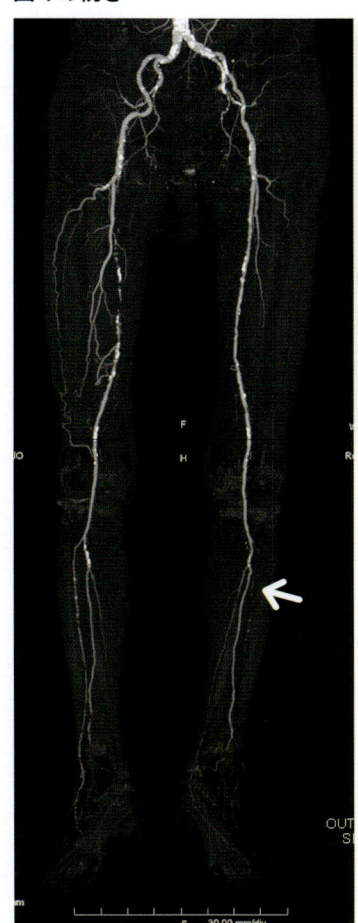

f：下肢造影CTアンギオグラフィ像

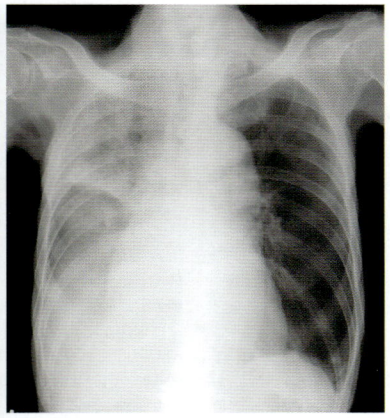

g：胸部X線像

日常生活の礼節は保たれているが，HDS-R＝6点。HDS-R（長谷川式）の点数は時期によって消長があった。**a, b**：微小出血，ラクナ梗塞が散見されるが，変性性認知症の背景病理は確認されない。海馬の高度萎縮はとらえられない（→）。**c**：老人斑はほとんど認められない。**e**：網膜中心静脈閉塞による視力障害があり，KB染色像で左視神経有髄線維脱落が認められる（→）。**f**：右浅大腿動脈に高度狭窄，左浅大腿動脈壁不正，狭窄，左前脛骨動脈閉塞（→）が認められ，下肢閉塞性動脈硬化症（arteriosclerosis obliterans：ASO）が認められる。**g**：ASOの増悪に伴い活動性が著しく低下，誤嚥性肺炎を繰り返すようになった。食欲低下，咳漱悪化時の胸部X線像では，右肺野透過性の低下が認められる。

[**b, c, e** の病理画像は，東京都健康長寿医療センター神経病理，高齢者ブレインバンク 齊藤祐子先生，大阪大学大学院連合小児発達学研究科 附属子どもの心の分子制御機構研究センター ブレインバンク・バイオリソース部門・常勤特任教授，大阪大学医学部附属病院神経内科・脳卒中科（兼）東京都健康長寿医療センター高齢者ブレインバンク・バイオリソースセンター事務局長 常勤特任研究員（神経病理）・脳神経内科（兼）（クロスアポイント）村山繁雄先生のご厚意による]

（**a, b, e, f, g**：文献 29 より転載）

文献

1) 大川弥生：生活不活発病に気をつけよう．日本障害者リハビリテーション協会 障害保健福祉研究情報システムホームページ．https://www.dinf.ne.jp/doc/japanese/resource/bf/fukappatsu/index.html（2024 年 7 月閲覧）

2) 大川弥生：「動かない」と人は病む―生活不活発病とは何か．2013 年，講談社，東京．

3) Satake S, Arai H: The revised Japanese version of the Cardiovascular Health Study criteria（revised J-CHS criteria）. Geriatr Gerontol Int 2020; 20: 992-993.

4) Rosenberg IH: Sarcopenia: origins and clinical relevance. J Nutr 1997; 127: 990S-991S.

5) Chen LK, Woo J, Assantachai P, et al: Asian Working Group for Sarcopenia:2019 Consensus Update on Sarcopenia Diagnosis and Treatment. J Am Med Dir Assoc 2020; 21: 300-307.

6) Shimada H, Makizako H, Doi T, et al: Combined prevalence of frailty and mild cognitive impairment in a population of elderly Japanese people. J Am Med Dir Assoc 2013; 14: 518-524.

7) 佐藤敏彦：平均寿命と健康寿命．厚生労働省生活習慣病予防のための健康情報サイト e-ヘルスネット（厚生労働省）．https://www.e-healthnet.mhlw.go.jp/information/hale/h-01-002.html（2024 年 7 月閲覧）

8) Zhang X, Huang P, Dou Q, et al: Falls among older adults with sarcopenia dwelling in nursing home or community: A meta-analysis. Clin Nutr 2020; 39: 33-39.

9) Yeung SSY, Reijnierse EM, Pham VK, et al: Sarcopenia and its association with falls and fractures in older adults: A systematic review and meta-analysis. J Cachexia Sarcopenia Muscle 2019; 10: 485-500.

10) Liu P, Hao Q, Hai S, et al: Sarcopenia as a predictor of all-cause mortality among community-dwelling older people: A systematic review and meta-analysis. Maturitas 2017; 103: 16-22.

11) Beaudart C, Zaaria M, Pasleau F, et al: Health Outcomes of Sarcopenia: A systematic Review and Meta-Analysis. PLoS One 2017; 12: e0169548.

12) 荒井秀典：フレイルの意義．日老医誌 2014; 51: 497-501.

13) Kojima G, Iliffe S, Walters K: Frailty index as a predictor of mortality: a systemic review and meta-analysis. Age Ageing 2018; 47: 193-200.

14) Ward DD, Ranson JM, Wallace LM, et al: Frailty, lifestyle, genetics and dementia risk. J Neurol Neurosurg Psychiatry 2022; 93: 343-350.

15) 加澤佳奈，石井伸弥：コロナ禍における認知症高齢者と家族への影響．

Medical Practice 2021; 38: 1231-1234.

16) Rodriguez-Sanchez I, Rodriguez-Mañas L, Laosa O: LongCOVID-19:The Need for an Interdisciplinary Approach. Clin Geriatr Med 2022; 38: 533-544.

17) Subramaniam A, Shekar K, Afroz A, et al: Frailty mortality associations in patients with COVID-19: a systemic review and meta-analysis. Intern Med J 2022; 52: 724-739.

18) Tagliafico AS, Bignotti B, Torri L, et al: Sarcopenia: how to measure, when and why. Abdominal Radiol Med 2022; 127: 228-237.

19) Kim YJ: Machine learning models for sarcopenia identification based on radiomic features of muscles in computer tomography. Int J Environ Res Public Health 2021; 18: 8710.

20) Jordan N, Gvalda M, Cody R, et al: Frailty, MRI, and FDG-PET Measures in an Australian Memory Clinic Cohort. Front Med (Lausanne) 2020; 7: 578243.

21) Kant IMJ, Mutsaerts HJMM, van Montfort AJT, et al: The association between frailty and MRI features of cerebral small vessel disease. Sci Rep 2019; 9: 11343.

22) Tamura Y, Shimoji K, Ishikawa J, et al: Associations between sarcopenia and white matter alterations in older adults with diabetes mellitus: A diffusion tensor imaging study. J Diabetes Investig 2021; 12: 633-640.

23) Andica C, Kamagata K, Takabayashi K, et al: Neuroimaging findings related to glymphatic system alterations in older adults with metabolic syndrome. Neurobiol Dis 2023; 177: 105990.

24) Shimoji K, Abe O, Uka T, et al: White matter alteration in metabolic syndrome: diffusion tensor analysis. Diabetes Care 2013; 36: 696-700.

25) Tamura Y, Shimoji K, Ishikawa J, et al: Subclinical Atherosclerosis, Vascular Risk Factors, and White Matter Alterations in Diffusion Tensor Imaging Findings of Older Adults With Cardiometabolic Diseases. Front Aging Neurosci 2021; 13: 712385.

26) 田岡俊昭, 長縄慎二: 脳脊髄液による老廃物のクリアランス—glymphatic system—. 画像診断 2018; 38; 268-276.

27) 徳丸阿耶: 画像診断医からの提言—認知症は画像診断名ではない, どう筋道を立てるか. 臨床画像 2019; 35: 1223-1234.

28) 徳丸阿耶, 下地啓五, ほか: Alzheimer 病以外の認知症の MRI. 画像診断 2018; 38: 897-911.

29) 徳丸阿耶, 齊藤祐子, 村山繁雄, ほか著 (松田博史, ほか編): 生活不活発病 画像診断の特徴, 見極め方. こう読む認知症原因診断のための脳画像 改訂第 2 版. 2022 年, ぱーそん書房, 東京, p334-341.

2. 虐待 (abuse)

超高齢社会における重要課題

　虐待は，高齢者医療，認知症診療，ひいては超高齢社会の隠れた，しかし，紛れもない重要課題の1つです。厚生労働省調査[1]によると，2022年度には，養介護施設従事者等

による虐待は相談・通報2,795件，虐待と判断した件数856件，家族などによる虐待の相談・通報件数38,291件，虐待判断件数は16,669件あります。同年の小児虐待相談件数約21万件超と比べても[2]，看過できない状況がみて取れます（図1，2）。乳幼児，小児例の虐待では，発達に伴う骨折の

図1 高齢者虐待の実態

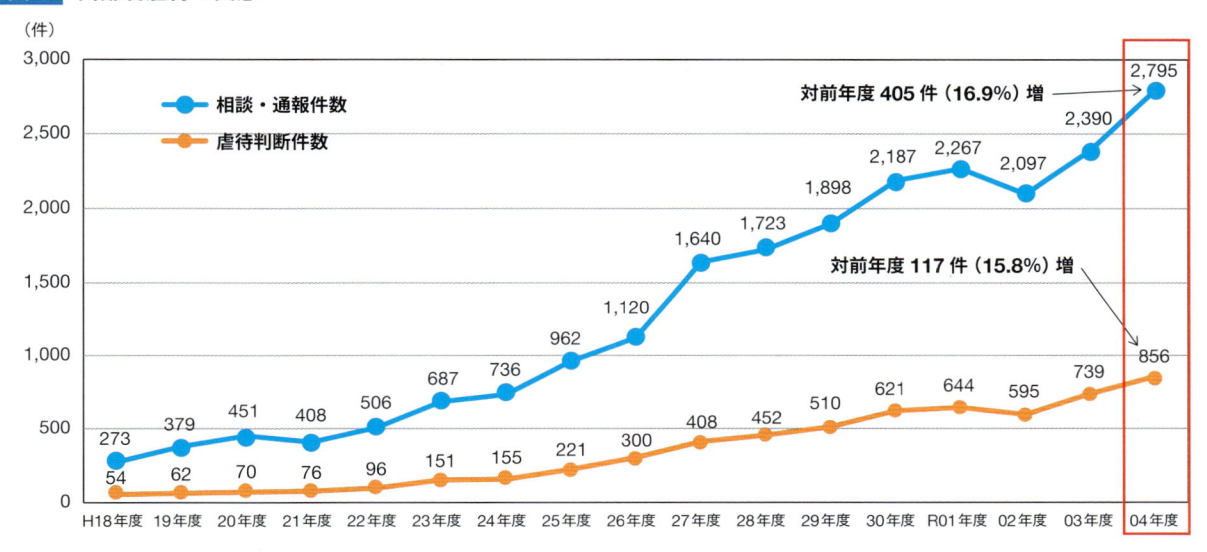

a：養介護施設従事者等[※1]による高齢者虐待の相談・通報件数と虐待判断件数の推移
※1：介護老人福祉施設，居宅サービス事業等の業務に従事する者

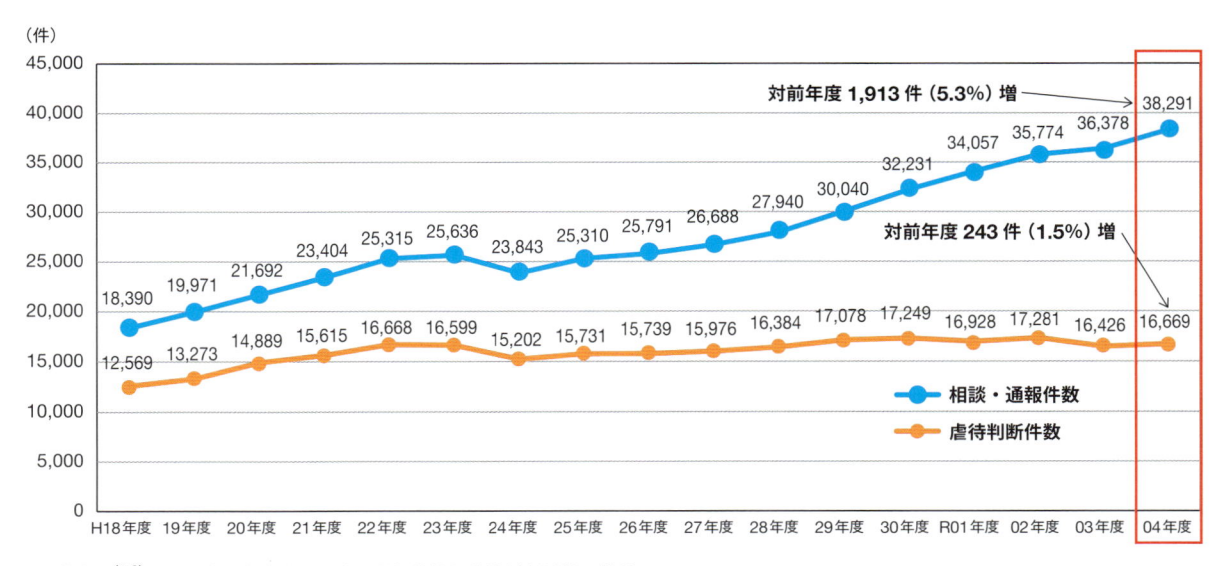

b：養護者[※2]による高齢者虐待の相談・通報件数と虐待判断件数の推移
※2：高齢者の世話をしている家族，親族，同居人等

（文献1より転載）

269

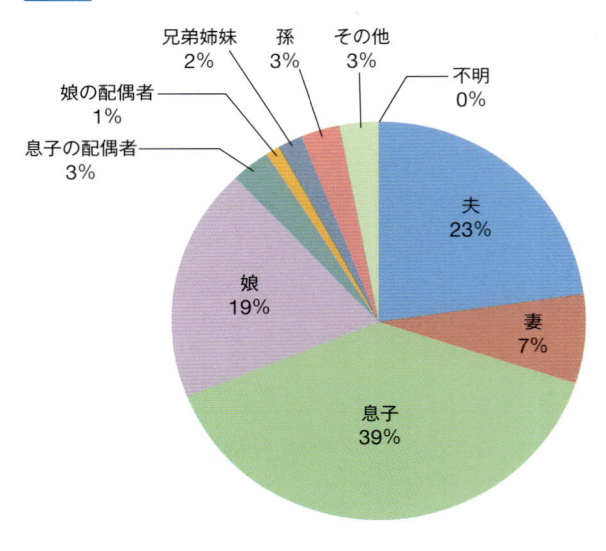

図2 虐待者の属性

- 兄弟姉妹 2%
- 孫 3%
- その他 3%
- 娘の配偶者 1%
- 息子の配偶者 3%
- 不明 0%
- 夫 23%
- 妻 7%
- 息子 39%
- 娘 19%

（文献1を基に作成）

特徴的形態（長管骨の骨化端損傷，ろっ骨骨折など）や，多発で時期の異なる骨折，揺さぶられっ子症候群に伴う脳病変など画像診断の役割，留意点など報告されていますが，患者に相対する"ファーストタッチ"で，放射線科として医師，技師，看護師を含めどのように検査を構築し対応すべきか，施設を越えて共有すべき課題は，なお山積しているように思われます[3,4]。四半世紀前，当時，埼玉県立小児医療センターに所属されていた相原敏則先生の講義を小さいカンファレンス室で拝聴して以来，"虐待の画像のありよう"について，頭のどこかで考え続けてきましたが，当時も今も自身の無力を思い知らされることの多い領域です。

「認知機能障害」が虐待の発生要因として報告される実情

高齢者，認知症をきたす多くの変性疾患，進行性核上性麻痺，パーキンソン症候群，血管障害，水頭症，サルコペニア，脊椎疾患などはいずれも外傷機転となりうるため，繰り返す外傷，多発の外傷所見のみでは，画像から虐待を強く疑うことは難しく，さらに皮下出血も高齢者では日常動作で容易に生じるもので，診断端緒とはなりえません。すぐに役立つ方法を持ち合わせないまま本項を記載しています。小児領域と重なりつつ，また異なった側面をもつ"高齢者への虐待，認知症患者への虐待，あるいは認知症患者自身の暴力"は，超高齢社会の臨床現場での重要課題であることをまず共有することが，本項の目的です。身体的な暴力のみならず，精神的暴力，性的暴力，経済的暴力など多様な状態があり，認知症，認知機能障害を修飾していることがあります。厚生労働省の報告によると，発生要因の上位（55％）[1]に「被虐待者の認知機能障害」が挙げられています。

外傷救急の症例

外傷救急の画像診断で，外傷の背景をあぶりだし，かつときにプライバシーに踏み込むのはなかなか難しいことですが，客観的情報である画像を積み重ねていくこと，1例1例の解釈を積み重ねることが望まれます。

図3は，比較的若年（といっても，60歳以上）の患者ですが，認知症があります。経過中に身体的虐待があり，左側頭葉脳挫傷，左大腿骨骨折術後がとらえられますが，全脳の萎縮も明瞭です。

図4は後期高齢者です。脳挫傷，急性硬膜下水腫がとらえられていますが，繰り返す外傷，全身打撲痕があり，虐待が疑われています。

大事なポイント

▶ 高齢者の虐待は，超高齢社会，認知症診療の重要な一側面です。

▶ 高齢者は転びやすく，さまざまな理由で外傷を繰り返し救急受診することがあります。その背景を正確に診断することは容易ではありませんが，読影室で孤立せず，情報を共有することが大切です。

▶ 身体的虐待のみならず，心理的，経済的，性的虐待などがあります。虐待者，被虐待者といった1：1の対立構造では説明できない状況があり，社会としての対応も必要です。

▶ 発生要因の上位には，被虐待者の認知症が挙げられています[1]。虐待者，被虐待者のいずれか，あるいは双方に認知機能障害が存在する場合もあります。

▶ 前項で述べたフレイル・サルコペニアとも連動します。

図3 年齢，性別非公表。認知症精査MRI像

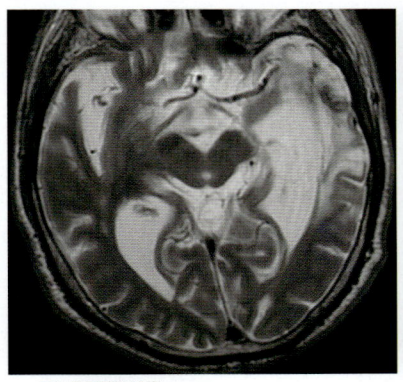
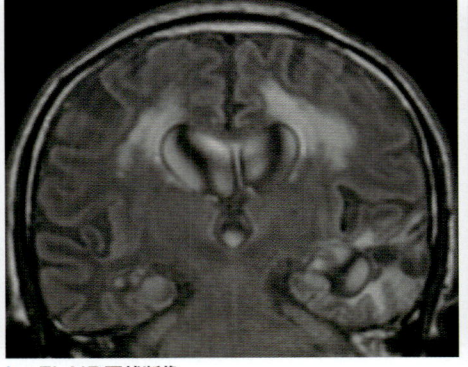
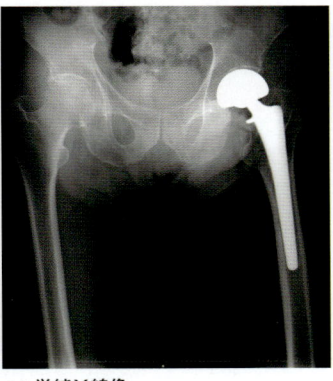

a：T2強調横断像　　　　　　　　　　b：FLAIR冠状断像　　　　　　　　　　c：単純X線像

認知症が発生要因かどうか判断は難しいが，すでに長期経過の認知症があり，経過中の身体的虐待があった。
a，b：脳室，脳溝拡大があり，辺縁系含めた萎縮がある。左側頭葉にはT2強調像，FLAIR像で低信号と高信号が混在し，局所萎縮を伴っている。同部は陳旧性脳挫傷後であった。**c**：左大腿骨骨折，術後が示されている。

図4 年齢，性別非公表。虐待

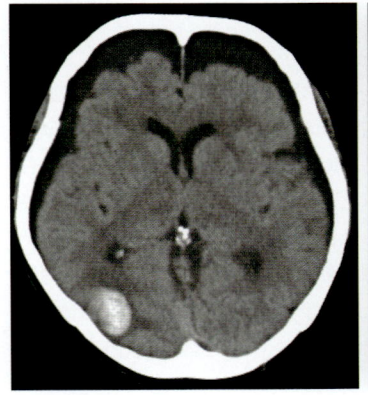
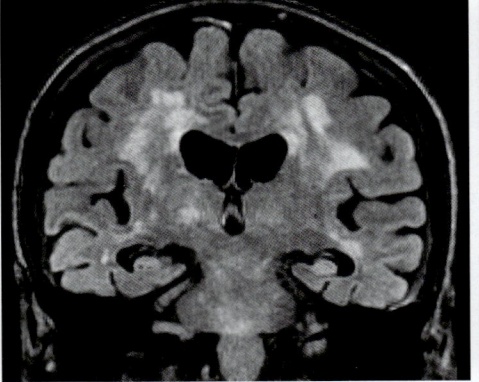
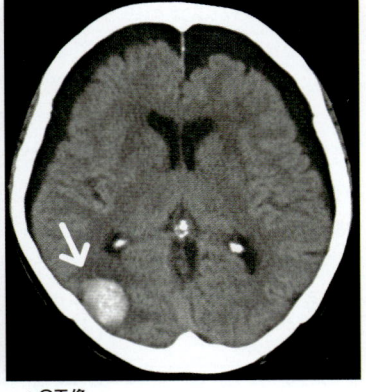

a：CT像　　　　　　　　　　　　　　b：FLAIR冠状断像　　　　　　　　　　c：CT像

数日の間に複数回の救急受診があり，その間に全身の打撲痕が増加している。ドメスティック・バイオレンスが疑われている。**a**：右後頭葉に脳挫傷が認められ，両側硬膜下水腫・血腫も外傷性の可能性がある。**b**：側脳室下角の拡大が認められる。癒合傾向のある白質病変，基底核や脳幹にも虚血変化が散在する。認知機能障害はあり，介護を要する状況下であった。**c**：一見単純の脳挫傷だが（→），全身打撲痕，繰返す外傷での救急受診，虐待疑い例繰り返す外傷，全身打撲痕あり。右後頭葉に脳挫傷，出血あり（→）。急性硬膜下水腫も生じている。

（**a，b**：文献5より転載，**c**：文献6，図15より転載）

文献

1) 厚生労働省：令和4年度「高齢者虐待の防止，高齢者の養護者に対する支援等に関する法律」に基づく対応状況等に関する調査結果．https://www.mhlw.go.jp/stf/houdou/0000196989_00025.html（2024年7月閲覧）

2) こども家庭庁：令和4年度児童相談所における児童虐待相談対応件数（速報値）．https://www.cfa.go.jp/assets/contents/node/basic_page/field_ref_resources/a176de99-390e-4065-a7fb-fe569ab2450c/12d7a89f/20230401_policies_jidougyakutai_19.pdf（2024年7月閲覧）

3) 相原敏則：小児虐待に関わるようになって30年，医師としての晩年を迎えて思うこと．日本小児放射線学会雑誌 2017; 33: 97-121.

4) 宮坂実木子：虐待による乳幼児頭部外傷．日本小児放射線学会雑誌 2020; 36: 91-100.

5) 徳丸阿耶：画像診断医からの提言 - 認知症は画像診断名ではない，どう筋道を立てるか -．臨床画像 2019; 35: 1223-1234.

6) 徳丸阿耶，櫻井圭太，下地啓五，ほか：高齢者の脳イメージング 認知症診断への第一歩．臨床放射線 2017; 62: 1737-1751.

IX

社会とのかかわり〜これからの画像診断の役割

3. 認知症と交通，運転免許

整備される法改正

認知症の診断は，これまで述べてきたように読影室内で完結できない問題をたくさん包含しています。高齢者の交通事故，運転免許をめぐる諸問題も，その1つといえるでしょう。近年では，交通事故の被害者，また加害者において高齢者が占める割合が高くなっており，重要な社会問題としての認識も高まっています。2017年3月から施行された改正道路交通法では，75歳以上の高齢者は，運転免許更新時，および一定の交通違反を行った際に警察で行う簡易認知機能検査で「認知症疑い」とされた場合，医師の診断を受けることが必要となっています[1]。さらに，2020年改正道路交通法（2022年5月施行）では，75歳以上で，過去3年間に信号無視などの一定の違反歴がある場合には，運転技能検査に合格しなければ運転免許証の更新ができなくなっています[2]。これらの法改正について医師側も対応が必要となっており，日本神経学会，日本神経治療学会，日本認知症学会，日本老年医学会，日本老年精神医学会の関連5学会の合同で「運転免許証に関わる認知症等の診断の届け出ガイドライン」[3]，「認知症高齢者の自動車運転に関する専門医のためのQ&A集」[4]など，患者あるいは都道府県公安委員会からの依頼，命令（診断書提出命令）への対応指針が提出されています。さて，画像検査はどうかかわっているでしょうか？

診断書作成のための画像検査

MMSE（Mini-Mental State Examination）またはHDS-R（改訂長谷川式簡易知能評価スケール）と「画像検査を含む臨床検査」は，原則実施が求められています。実際の検査場面で，体動制御困難や検査拒否などで検査が完遂できない場合もありますが，その理由そのものが公安委員会の参考情報となります。施行できない場合，主治医はその理由を記載する必要があります。先に挙げたQ&A集[4]では，CTに加え，診断に迷う場合にはMRIやSPECT検査が必要な例もあると思われますが，診断書作成のポイントは認知症の有無の判断であり，認知症診断を基に施行の必要性を判断してください，との記載になっています。やや煩雑ですが，認知症の背景診断のためにCT，MRI，SPECTなどの検査が求められる場合があり，その所見は診断書に反映されることになります。一方，どのような検査をすべきかなど一定の基準はなく，この点を明確にしていくことも喫緊の課題でしょう。

改正道路交通法で述べている「認知症」は，介護保険法第5条の2に規定されている「認知症」の定義を指します（**表1**）。免許の拒否，取り消しの対象となるアルツハイマー病（Alzheimer's disease：AD），前頭側頭型認知症（frontotemporal dementia：FTD），血管性認知症，Lewy小体型認知症（dementia with Lewy bodies：DLB）の診断が求められるとすれば，画像が役立つことは間違いありません[5,6]。ハキム病［特発性正常圧水頭症（idiopathic normal pressure hydrocephalus：iNPH）］もしっかりと診断する必要があり，"回復しうる認知症"については再評価することも記載されています。

軽度認知障害（MCI）

軽度認知障害（mild cognitive impairment：MCI）では即時の運転禁止とはなりませんが，経過観察，6カ月ごとの診断書提出が求められ，適切に診断，フォローしていく必要があります。第Ⅲ章3 嗜銀顆粒性認知症（p79）などでも述べたように，認知機能がMCIレベルと判断されたとしても，易怒性や情動不安定などが運転能力に影響を与える疾患もMCIに包含されていることから，より臨床と「検査画像」との密接な連関と適切な判断が求められます。さらに，前述の疾患だけではなく，易転倒性や運動機能，認知機能障害をきたす進行性核上性麻痺（progressive supranuclear palsy：PSP），大脳皮質基底核変性症（corticobasal degeneration：CBD），てんかんなど多くの病態を画像でとらえ，また，その場合，どのように臨床や社会に還元していくのか，責任を伴う重い課題があります。

表1 改定道路交通法に記載されている認知症の定義

道路交通法の認知症の定義
● 介護保険法第5条の2に準拠
● AD，前頭側頭型認知症，血管性認知症，Lewy小体型認知症など
● ハキム病（iNPH）
▶回復の可能性のあるものは，再評価の余地

軽度認知障害（MCI）
● 運転禁止になっていないが，6カ月ごとの診断書提出
＊1：本書でも繰り返し述べてきたように，認知症の背景は多彩で，かつ複合的な病態を包含していることに留意が必要。
＊2：MCIの背景も多様性があり，認知機能は保たれていても，情動不安定，易転倒性などが先行する場合がある。

（文献 1-3,6 を基に作成）

それぞれの地域社会のなかで，日常生活を維持するための交通手段には多様性もあり，高齢者を取り巻く環境も一様ではありません。「1＋1＝2」とはなかなかいかない領域ですが，神経画像の視点からも"皆が納得し共有できる評価法"の構築が望まれます。

免許更新時における示唆的症例

図1〜4に，免許更新時に認知機能検査が望まれた症例および自覚的な運転の不安例を掲示します。わが国の65歳以上の運転免許保有者は2022年末で1,100万人を超えています[7]。2017年から比べると700万人近く減少していますが，認知症有病率を考えれば，なお60万人以上のドライバーが認知症をかかえている可能性があります。セカンドオピニオンも含め免許更新時に初めて施行された神経画像で，血管障害や変性性認知症は少なからず見つかります。高齢者を取り巻く交通環境は地域によって大きな相違もあり，一概に「これこれの理由があるから免許返納」というような判断で，諸問題が解決するとは到底言えません。それでもなお，個々を取り巻く"それぞれの社会"との関連を尊重し，かつ，お互いに支えあう環境づくりも含めた施策が喫緊の課題であることを，小さい読影室から感じています。

図1 高齢者，性別非公表。免許更新時に認知機能検査が望まれた症例（1）

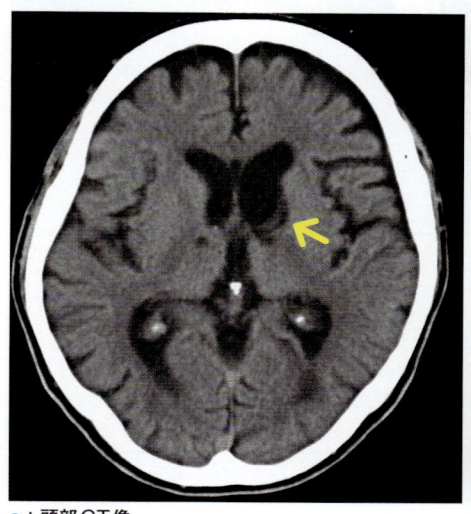 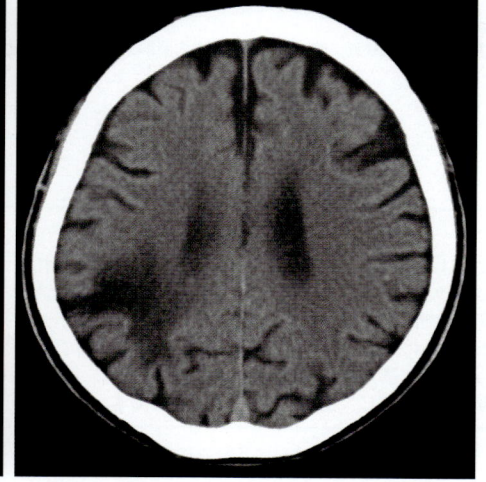

免許更新時に認知機能障害指摘のため検査。左視床前内側（→）を含めた多発虚血梗塞がある。

a：頭部CT像　　　　b：頭部CT像

図2 高齢者，性別非公表。運転に不安を覚えたことを主訴とする

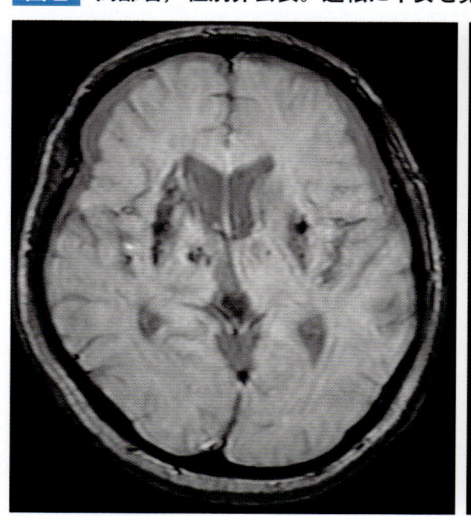 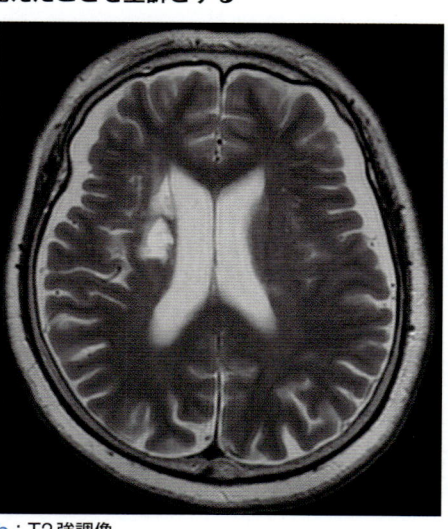

両側視床，被殻に微小出血，多発梗塞を認める。

a：3D-T2*強調像　　　b：T2強調像

図3 高齢者，性別非公表。免許更新時に認知機能検査が望まれた症例（2）

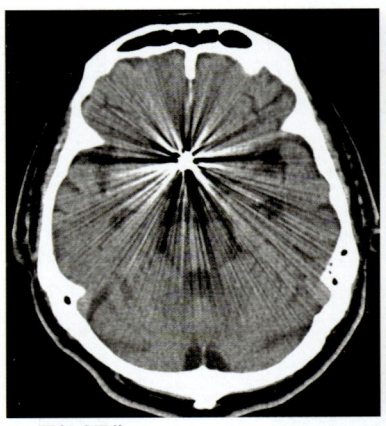

a：頭部CT像

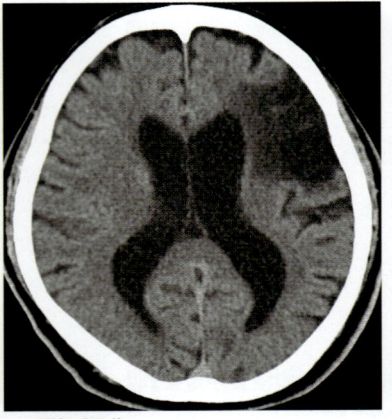

b：頭部CT像

運転免許更新時の認知機能障害指摘による初回検査。動脈瘤術後，左中大脳動脈領域陳旧性梗塞がある。

図4 高齢者，性別非公表。免許更新時に認知機能検査が望まれた症例（3）

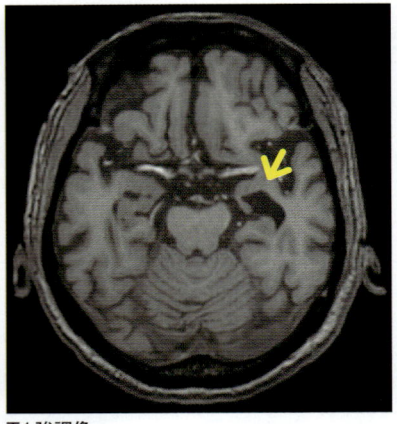

T1強調像

運転免許更新時の認知機能障害指摘による初回検査。左優位に扁桃体から海馬腹側萎縮が明瞭である。変性性認知症が背景に疑われる。

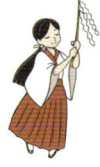

大事なポイント

▶ 交通事故における被害者，加害者ともに高齢者の割合が増加しています。

▶ 道路交通法の改正に伴い，75歳以上では運転免許更新時あるいは一定の違反に際し，認知機能障害が疑われた場合，医師の診断を受ける必要があります。

▶ 適切な診断のために，「適切な神経画像検査」を構築することが望まれます。

▶ 運転免許に関連して認知症精査が施行される場合でも，認知症および軽度認知障害の背景は多様であることを認識し，客観的情報を記載し，積み重ねることが必要です。

文献

1) 警察庁：平成27年改正道路交通法リーフレットA　https://www.npa.go.jp/koutsuu/menkyo/kaisei_doukouhou/leaflet_A.pdf（2024年5月閲覧）

2) 警察庁HP：令和2年改正道路交通法（高齢運転者対策・第二種免許等の受験資格の見直し）（令和4年5月13日施行）．https://www.npa.go.jp/bureau/traffic/r2kaisei_main.html　（2024年7月閲覧）

3) 日本神経学会ほか：わが国における運転免許証に係る認知症等の診断の届け出ガイドライン（平成26年6月1日）．2014年．https://dementia-japan.org/wp-content/uploads/2023/12/GL_2014.pdf（2024年7月閲覧）

4) 日本神経学会ほか：認知症高齢者の自動車運転に関する専門医のためのQ&A集．2017．https://www.neurology-jp.org/news/pdf/

news_20170314_01_01.pdf（2024年7月閲覧）

5) Fujito R, Kamimura N, Ikeda M, et al: Comparing the driving behaviours of individuals with frontotemporal lobar degeneration and those with Alzheimer's disease. Psychogeriatrics 2016; 16: 27-33.

6) 上村直人, 藤戸良子, 樫林哲雄：シンポジウム1. 高次脳機能障害者・認知症者の自動車運転を考える 認知症と自動車運転—改正道路交通法と臨床現場での課題—．高次脳機能研究 2020; 40: 310-316.

7) 警察庁交通局運転免許課：運転免許統計 令和4年版．https://www.npa.go.jp/publications/statistics/koutsuu/menkyo/r04/r04_main.pdf（2024年7月閲覧）

4. ゴミ屋敷症候群（別名：ディオゲネス症候群），熱中症など

ゴミ屋敷症候群とよばれる所以と背景要因

高齢者をとりまく環境は，一様のものではなく，さまざまな社会問題と密接にかかわっています。近年マスコミにも再々登場する「ゴミ屋敷」の問題もその1つです。社会から孤立し，物をため込み，ゴミが散乱したまま生活が荒廃し，身だしなみを気にせずに不衛生な環境で暮らす状態は「ゴミ屋敷症候群」と称され，その背景要因を検討する研究がわが国でも始まっています[1]。古代ギリシャの哲学者ディオゲネスの名にちなみ，ディオゲネス症候群（Diogenes syndrome：DS）[NOTE 43]ともよばれ，欧米では1966年には72例のまとまった報告が出されていますが，すでにそのときに「社会からの孤立」が要因の1つとして指摘されています[2]。その後，欧米を中心にゴミ屋敷症候群の背景，対策を探る仕事が報告され，複合的で多様な背景はあるものの，社会からの孤立，認知機能障害が重要な背景要因の1つであることは，共通の認識と言えます[1-6]。

井藤らは，東京都市部の高齢者支援困難例270例を検討し，ゴミ屋敷症候群と考えられる61例とそれ以外の209名を比較し，ゴミ屋敷症候群では，①独居，②進行した認知症，③基本的日常生活動作の低下が要因であることを示しています。また，この研究ではこのような住環境に住まう者が生命予後も不良であることを示しており，各個の状況に丁寧に対応した対策への提言もなされました[6]。同章の前項目でも触れたように，交通や虐待などの問題も絡んでいる場合があり，背景要因は複雑に絡み合っていますが，ゴミ屋敷の背景を丁寧に探る役割は，社会基盤としての適切なサポート構築に欠かせないことです。

背景精査としての画像診断

さて，認知症の日常画像診断でも「ゴミ屋敷問題を抱える認知機能障害」の背景精査を求められることが徐々に増えてきました。医療福祉行政，社会科学としてのゴミ屋敷症候群検討のなかに，「客観的な画像診断」が採用される意義を考えなければならないときがきているように思います。

図1は，高齢のゴミ屋敷状態，認知機能低下も疑われた初回MRI像です。海馬辺縁系を含めた全脳萎縮が認められ，アルツハイマー病（Alzheimer's disease：AD）を含めた変

NOTE 43

ディオゲネス症候群
-Diogenes syndrome（ゴミ屋敷症候群）

ディオゲネス症候群の命名は，紀元前4〜5世紀に生きた古代ギリシャの哲学者ディオゲネスに由来します。50歳を過ぎて哲学に目覚めたディオゲネスは，あらゆる"所有"，衣食住，宗教，教育，知識までも無用のものとして，自らアテナイの広場においた樽を住処とし，あたかも野良犬のような生活していたと伝えられています。贅沢の拒否，自給自足を謳うギリシャ哲学の一派，キュニコス派（犬儒学派）の創始者とされますが，彼自身の著作は残っていないそうです。著作がないにもかかわらず，その圧倒的な独自性，"自己"であること以外のすべてを捨て去った生き方は，同時代の人々の心をとらえ，多くの逸話が残されています。世界征服を目指した若きアレキサンダー大王も，ディオゲネスに面会を求め「欲しいものはないか（何でも与えるとでも付けくわえたのでしょうか）？」と尋ねたところ，「何もいらぬ。それより，そんなところで私の前に立って，日の光を遮らないでくれ」と返答した由。「例えあなたが世界征服しようとも，太陽の光を，あなたは私に与えられまい」とでも言っているようですね。ディオゲネスは，樽の中に物をため込んで埋もれていたわけではなく，日々広場に出かけて人々と対話し，かのプラトンを批判し，自らの哲学を表現し続けていました。また，海賊に拉致され，奴隷として売られた後も，奴隷を買い取った家庭の師弟教育に携わり大事にされていたとのことです。

これら数々の逸話からも，買いだめやゴミをため込むような社会的な引きこもりとは対極をなす生き方をしており，ゴミ屋敷症候群のコアとなっている社会的孤立や高度の認知症とは無縁なのですから，ディオゲネスには申し訳ないような命名です。もし今，彼自身にディオゲネス症候群の命名由来となっていることにコメントを求めたら，いったいどんな返答が聞けることでしょう（ディオゲネス症候群の主徴に「自己への無関心」がありますが，ディオゲネスの「自己のみあり」と断ずる強烈な姿との究極の対立を表しているとすれば，的確な命名であるともいえそうです）。

性性認知症の鑑別を要するようにみえます。図2は認知症が指摘されていたのですが，その経過中に認知機能が悪化し，ゴミ屋敷，不衛生な状況下に陥りました。検査に際し体動制御困難もみられ，さらに萎縮の局在や，脳血流SPECT像からはADを含めた変性性認知症鑑別は必須です。図3は，ゴミ屋敷状態が1年前から把握されていたのですが，夏の終わりに熱中症状態で発見され，救急搬送されています。初回検査になりますが，前頭側頭葉優位の萎縮は明瞭と思われます。

猛暑日（最高気温35℃以上）が気象用語として新たに設定されたのは2007年ですが，医療の世界も気象と深く結び付

いています。高齢者は，喉の渇きに気づきにくい，冷房使用に躊躇を覚える人がいるなど，熱中症リスクが高いことが知られていますが，認知機能障害を伴えば，さらにリスクは高まります。第Ⅵ章5 T：trauma（外傷と認知症）の項（p231）でも述べましたが，救急画像の背景に認知症をきたす疾患が隠れていないかに言及することは大切です。

（p231）

図1　高齢者，性別非公表。ゴミ屋敷症候群

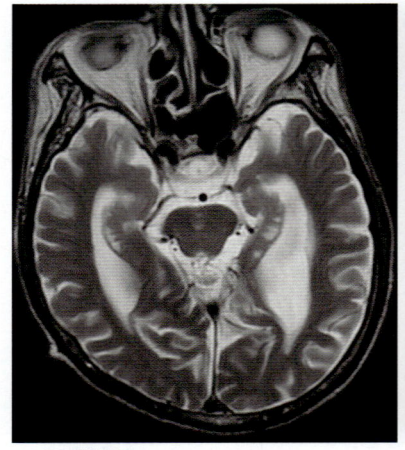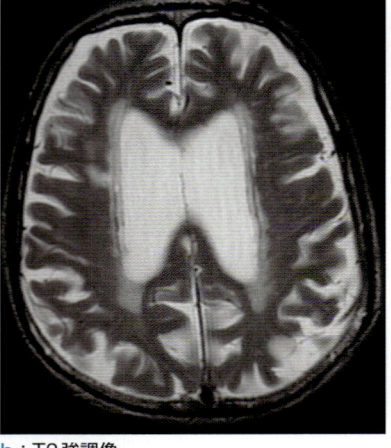

認知機能低下も疑われた初回T2強調像を示す。側脳室下角を含めた脳室拡大，脳溝拡大も認められ，海馬辺縁系を含めた萎縮はある。ADを含めた変性性認知症の鑑別が必要である。

a：T2強調像　　　　　　　　b：T2強調像

図2　高齢者，性別非公表。数年の認知症の経過

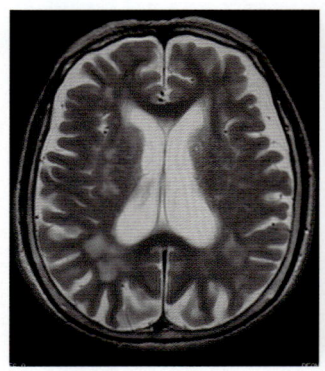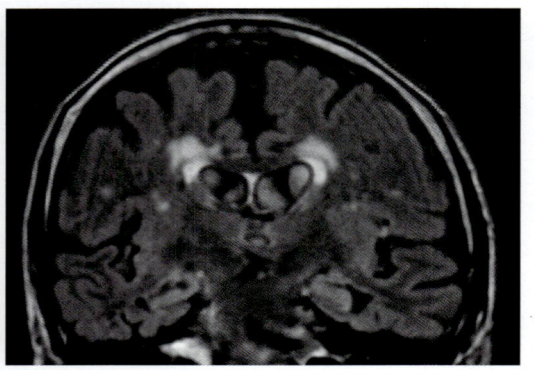

3年前から認知機能低下が進み，検査時点のMMSE＝12点。経過中にゴミ屋敷，不衛生な環境が増悪している。
a，b：白質にはFazekas grade，2〜3のleukoaraiosisが認められる。左優位に側脳室下角は拡大あり，VSRAD®（非提示）では，関心領域のZスコアは，2.28と高値を示す。c：頭頂葉，後部帯状回に血流低下があり，e-ZISでのAD特異領域のZスコア1.81であった。

a：T2強調像　　　　　　　　b：FLAIR像

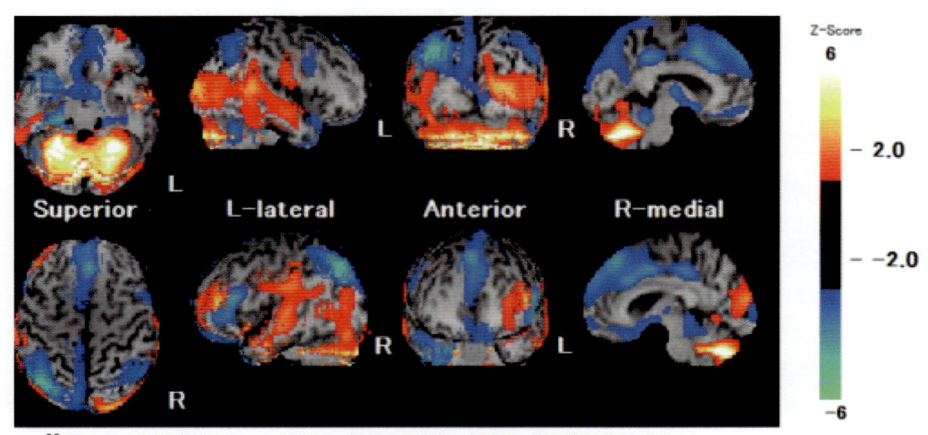

c：99mTc-ECD脳血流シンチグラフィ（SPECT像，相対的血流変動部位表示）

図3 高齢者，性別非公開。1年前からゴミ屋敷状態が把握されている

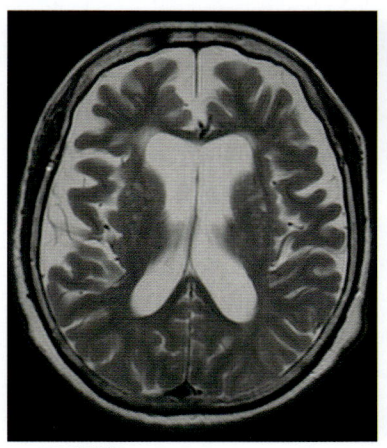

a：T2強調像

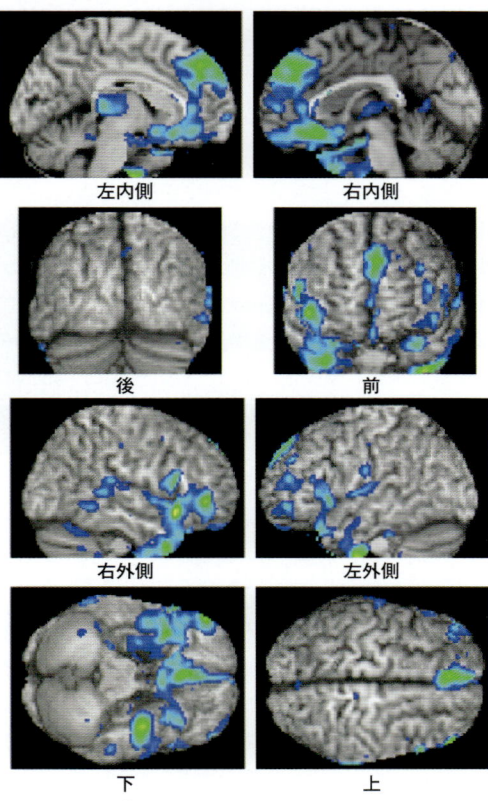

左内側　　右内側

後　　前

右外側　　左外側

下　　上

b：VSRAD®脳表画像

熱中症状態で発見され，救急搬送。a，bでは前頭側頭葉優位の萎縮が指摘され，認知症の背景評価が進められている。

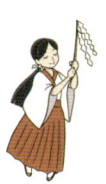

大事なポイント

▶ ゴミ屋敷症候群（ディオゲネス症候群は），社会から孤立し，著しく散らかり不衛生な住環境で暮らす状況を指します。

▶ ゴミ屋敷症候群が形成される背景にはさまざまな要因がありますが，独居（社会からの孤立）・進行した認知症・基本的日常生活動作の低下は，重要なファクターです。

▶ ゴミ屋敷症候群に陥ると，生命予後も不良との報告があります。

▶ 認知症が先か，ゴミ屋敷症候群が先かの検討も，個々についてどのようにサポート，介入ができるか，困難な問題が山積している領域と思われます。背景要因の検討は，適切なサポート，社会基盤の構築に役立つと考えます。

▶ 画像データは客観的バイオマーカーとなりえます。必要に応じ適切な画像検査ができることが望ましいことは言うまでもありません（言うは易し，行うは難し，の場合も多い領域です）。

※本項の内容は，認知症支援推進センターセンター長 福祉と生活ケア研究チーム ソーシャルインクルージョン研究部長 井藤佳恵先生，認知症未来社会創造センターセンター長 粟田主一先生にご指導いただきました。深謝申し上げます。

文献

1) Ito K, Okamura T, Tsuda S, et al: Diogenes syndrome in a 10-year retrospective observational study: An elderly case series in Tokyo. Int J Geriatr Psychiatry 2022; 37.

2) Macmillan D, Shaw P: Senile breakdown in standards of personal and environmental cleanliness. Br Med J 1966; 2; 1032-1037.

3) Radebaugh TS, Hooper FJ, Gruenberg EM: The social breakdown syndrome in the elderly population living in the community: the Helping study. Br J Psychiatry 1987; 151: 341-346.

4) Cipriani G, Lucetti C, Vedovello M, et al: Diogenes syndrome in patients suffering from dementia. Dialogues Clin Neurosci 2012; 14: 455-460.

5) Proctor C, Rahman S: Diogenes Syndrome: Identification and Distinction from Hoarding Disorder. Case Rep Psychiatry 2021; 2810137: 2021.

6) 井藤佳恵，杉山美香，粟田主一：「見守り支援事業」がハイリスク高齢者の精神的健康度の維持・向上に寄与する可能性について：情緒的ソーシャルサポートを基盤とした支援 - 被支援関係の構築．生存科学 26; 261-268: 2015.

IX 社会とのかかわり〜これからの画像診断の役割

Appendix　脳血流SPECT

知っておきたい前提知識

「画像で究める認知症」と銘打っている本書ですが，記載は，"認知症診断のはじめの一歩"に当たるMRIやCTが基本となっています。東京都健康長寿医療センター放射線診断科での日常そのものではあるのですが，第Ⅰ章2 実際に鑑別してみよう，図1(p4)，および各章で示したように，脳血流SPECT，ドパミントランスポーターSPECT，MIBGシンチグラフィなど核医学検査を適切に活用することで，認知症の診断がより確かなものになります。各章において，アルツハイマー病(Alzheimer's disease：AD)，Lewy小体型認知症(dementia with Lewy bodies：DLB)，前頭側頭型認知症(frontotemporal dementia：FTD)の症例に即し，典型的な核医学検査所見を提示しているものの，モダリティの理解を含む前提知識が必要なため，東邦大学医学部放射線科 水村　直先生によるご指南を基に，脳血流SPECT正常血流分布と変性性認知症をきたす原因疾患に特徴的な血流分布についての必須事項をともに学ぶような気持で，まとめておきたいと思います。

脳血流SPECT検査の意義

CT/MRIの技術的進歩は，神経変性疾患の形態変化，萎縮のみならず，通常のT2強調像では視覚化されない神経変性を発症前にとらえることを可能にしていますが，それらの先進的技術を日常診療で広く使いこなすには，もう少しだけ時間がかかりそうです。一方，脳血流SPECTは，核医学の研究者，医師主導で数十年前から脳代謝，機能障害を検出し，かつ"定量的評価"を日常臨床診断に組み込むという優れた視点で実践が積み重ねられてきました。神経変性疾患においても，ADやDLB，FTDなどそれぞれの病態に典型的な集積分布を示し，診断の確からしさを高めることに寄与しています。また，CT/MRIでは変化をとらえられない病初期(軽度認知障害段階，あるいは病前)に脳血流SPECTで所見を得ることで早期診断につながることも多く，脳血流SPECTの活用を含めた適切な検査マネジメントは放射線科にとっての大切な役割です。

正常な脳血流SPECT

MRIで脳解剖を想起することに慣れてしまうと，脳血流SPECTのカラー画面で解剖を想定することについて少々抵抗が生じることがありますが，双方のモダリティで同じ脳を評価しているのですから，脳の局所解剖と脳内ネットワークの関連も考えながら，画像をみていきたいと思います。

図1は70歳代の正常例のMRI冠状断と脳血流SPECT(^{99m}Tc-ECD)です。神経変性疾患の核医学レポートでよく出てくる部位を図の中に示しました。変性性認知症疑いで検査をした核医学レポートでよく出てくる解剖学名は，疾患特異性のある部位(例えばADにおける後部帯状回や楔前部)ということになります。一方，DLBでは後部帯状回の代謝・血流が比較的保持されることが報告されているように[cingulate island sign，第Ⅲ章2 DLB/PDD(p73)]，核医学レポートに頻出する解剖学名の部位は，集積低下を示すのみではなく，集積が比較的保持され，低下部位を判断する際のメルクマールになる部位を含んでいます。

さて，正常では後部帯状回，楔前部，後頭葉集積が高くとらえられます。一次感覚運動野は正常ではやや低く描出され，中心溝を挟んで前頭葉，頭頂葉の集積が高く描出されます。しかし，後部帯状回，楔前部よりは，前頭頭頂葉の集積はやや低いです。基底核，小脳の集積も高くとらえられます(図1，表1)。

加齢に従い灰白質，白質ともに脳容積は減少することが知られています。脳血流SPECTにおいても，加齢によって集積分布が異なってみえてきます。図2青→は，70歳代以上で大脳内側面の前頭極，側頭極の集積低下を示しています。図2白→で示す頭頂葉は相対的な集積亢進をとらえていると思われます。加齢による萎縮が生じやすいとされる大脳縦裂に面した大脳半球内側面，前頭極，後頭極，シルビウス裂近傍の前頭弁蓋部，側頭極，中心溝周囲の評価には，特に留意が必要です(図2，3)。

図1 70歳代，性別非公表。正常，MMSE＝29点

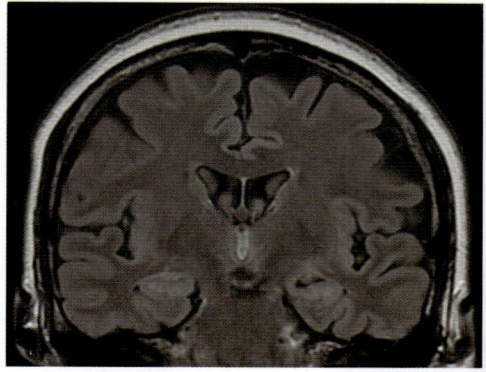

a：FLAIR冠状断像

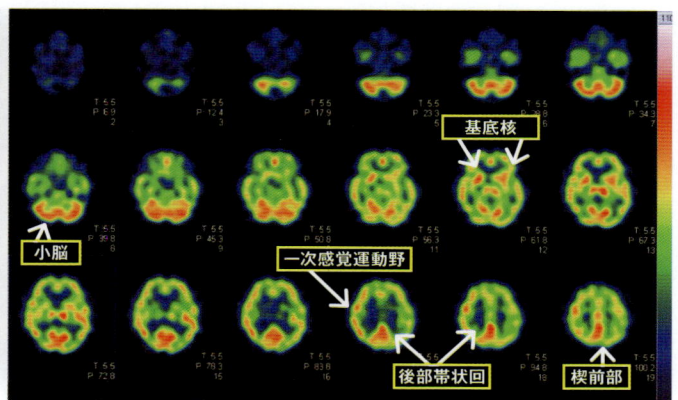

b：⁹⁹ᵐTc-ECD脳血流シンチグラフィ（SPECT像）

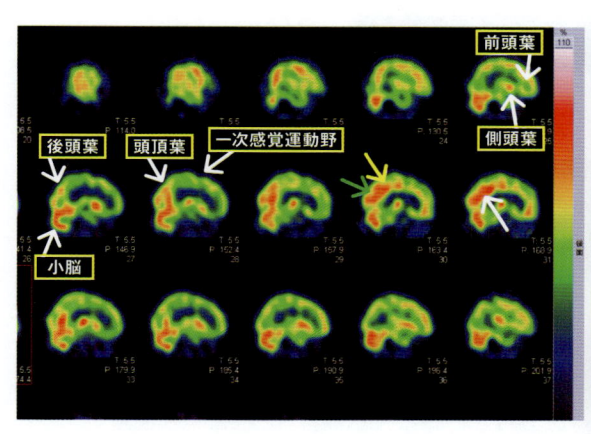

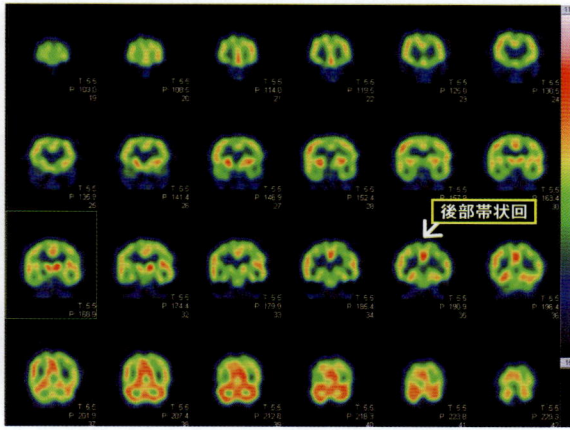

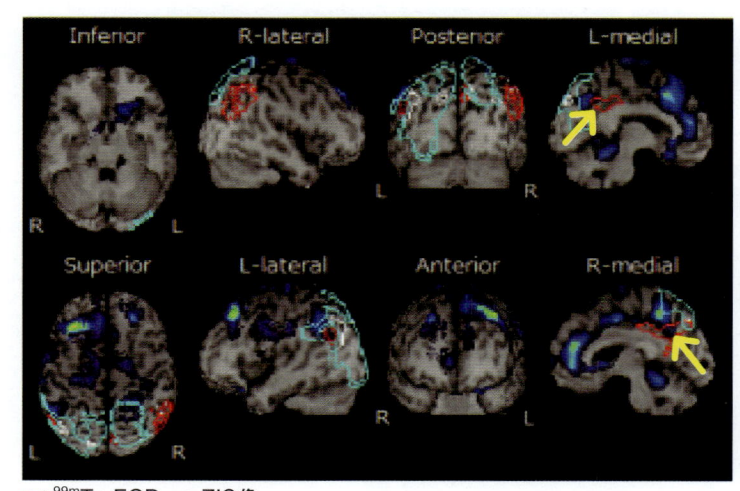

c：⁹⁹ᵐTc-ECD　e-ZIS像
eZIS：easy Z-score imaging system

a：局在萎縮を認めない。b：大脳皮質，内側側頭葉の集積分布はほぼ正常で，Gjedde-Patlak-Matsuda法による大脳血流定量R：48.0mL/100g/分，L：48.2mL/100g/分。後部帯状回（白→），楔前部（黄色→），後頭葉（緑→）の集積は高い。一次感覚運動野の集積はやや低く，中心溝前後の前頭葉，頭頂葉の集積は高くなるが，後部帯状回，楔前部より低い。c：後部帯状回，楔前部の血流低下は認められない（→）。

表1 脳血流SPECTの正常血流分布

- 後部帯状回，楔前部，後頭葉集積は高い
- 一次感覚運動野はやや低い
- 前頭頭頂葉は高いが，後部帯状回，楔前部より低い
- 基底核，小脳も高い

図2 **加齢によるIMP集積分布変化**

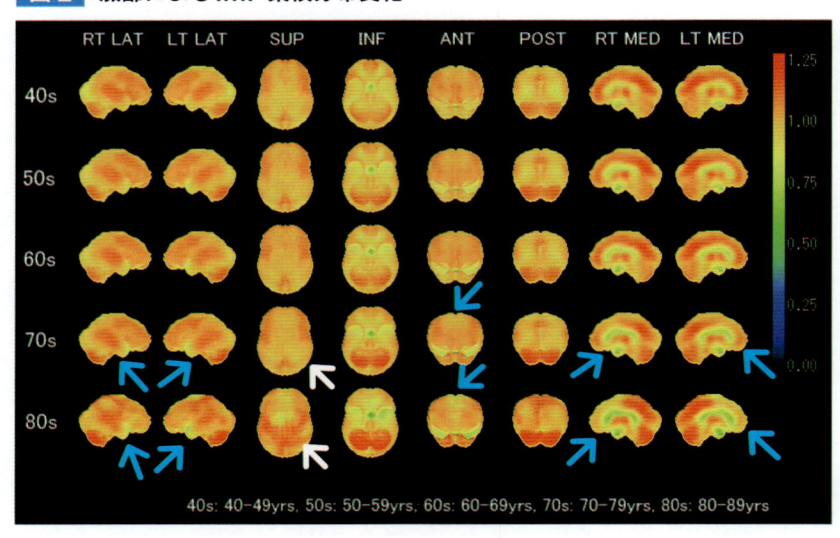

青→は70，80歳代で，前頭極，側頭極の集積低下を認める。白→は，頭頂葉が相対的に集積亢進しているようにみえる。

40s: 40-49yrs, 50s: 50-59yrs, 60s: 60-69yrs, 70s: 70-79yrs, 80s: 80-89yrs

（画像は，東邦大学医学部放射線科 水村 直先生のご厚意による）

図3 **脳脊髄液拡大，萎縮による所見の修飾**

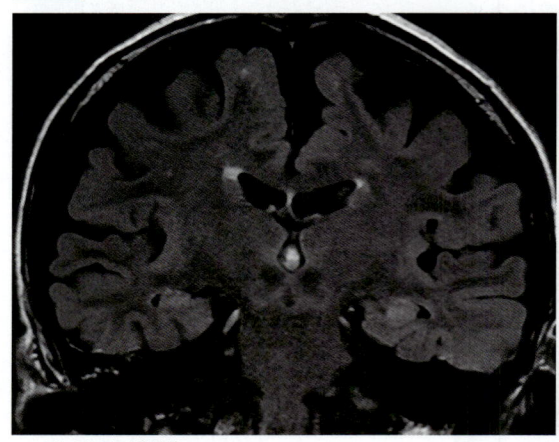

a：FLAIR冠状断像

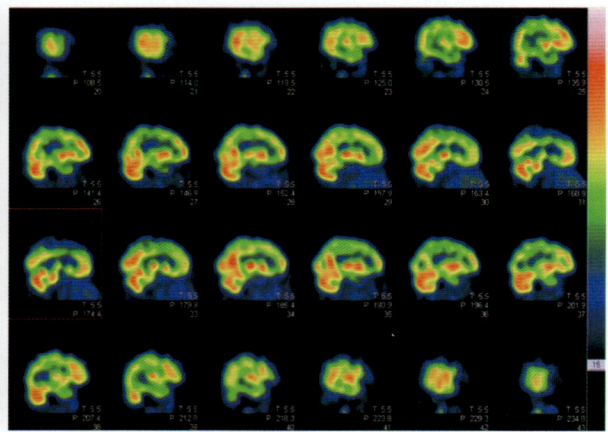

b：⁹⁹ᵐTc-ECD脳血流シンチグラフィ（SPECT像）

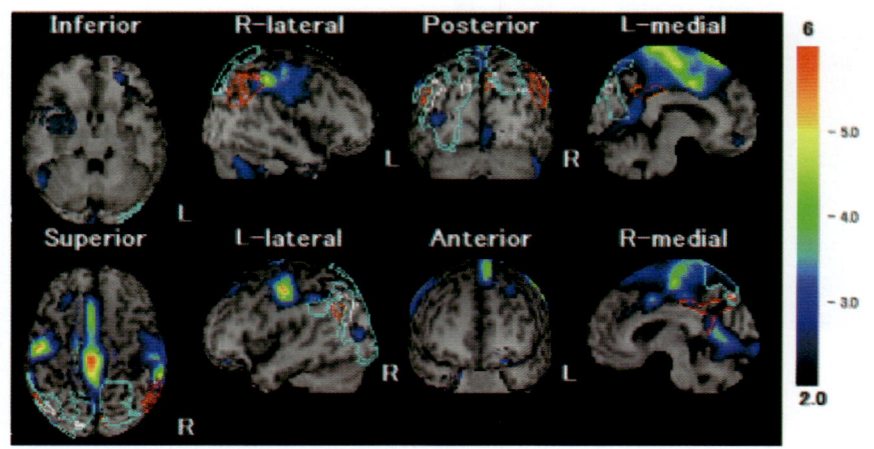

c：⁹⁹ᵐTc-ECD　eZIS像

80歳代，もの忘れを心配して検査希望。海馬近傍萎縮はとらえられないが，くも膜下腔を主体とする脳脊髄液拡大，大脳鎌下腔拡大などがある。脳血流SPECT像では前頭頂葉の集積低下があるようにみえるが，脳脊髄液拡大の影響を受けている。

脳血流 SPECT の注意点

✓ 放射線医薬品によって生理的集積が異なる

　認知症の診断には，常に加齢変化との差を意識することが大切になりますが，放射線医薬品によって生理的集積が異なることが知られており，注意が必要です。日常の読影室レベルでも，1人の患者で施設をまたいだ脳血流SPECTをみる機会があり，その経験，また既報を基に注意点を記載します（表2，図4）。

　図4は，脳血流代謝製剤による（正常加齢例）集積分布の差を示しています。99mTc-ECDでは，加齢により相対的に頭頂後頭葉皮質の集積が高く（中段→），前頭葉の集積は低くみえます。このため，軽度の頭頂葉皮質の病的意味をもつ集積低下の判別が難しい場合があることに留意が必要です。一方，123I-IMPでは前頭葉集積低下がみられますが，頭頂後頭葉皮質の相対的集積亢進は目立たないとされています（上段→）。18F-FDGは，認知症検査では保険収載されていませんが，正常加齢でも頭頂葉皮質の集積は低くなり，病的な頭頂葉皮質集積が過少評価につながらないか留意します。第Ⅲ章2 DLB/PDDでも触れましたが，99mTc-ECDでは，後頭葉がほかの大脳皮質に比べ集積が高くなるため，後頭葉での集積低下が重要な所見となるDLBを評価する際に注意が必要になります。

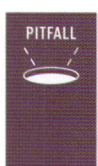

PITFALL

❶ 正常の加齢性変化で，所見が異なる（図2）加齢によって脳は萎縮する
- 萎縮に伴う部分容積効果は，脳血流SPECTで見かけ上の低集積を生じ，脳機能を過少評価する場合があることに注意を要する
- また，大脳半球内側面，前頭極，後頭極，シルビウス裂近傍の前頭弁蓋部，側頭極，中心溝周囲の評価には特に注意する

❷ 放射線医薬品によって分布が異なる（表2，図4）

表2　放射線医薬品による分布の相違，正常加齢群

- 99mTc-ECDでは，加齢により相対的に頭頂後頭葉皮質の集積が高く，前頭葉の集積は低くみえる（図4中段）
- 123I-IMPでは 前頭葉集積低下がみられるが，頭頂後頭葉皮質の相対的集積亢進は目立たない（図4上段）
- 99mTc-ECDでは，後頭葉がほかの大脳皮質に比べ集積が高くなる
　　→Lewy小体型認知症を評価する際に注意！

図4　放射線医薬品による分布の相違，正常加齢群

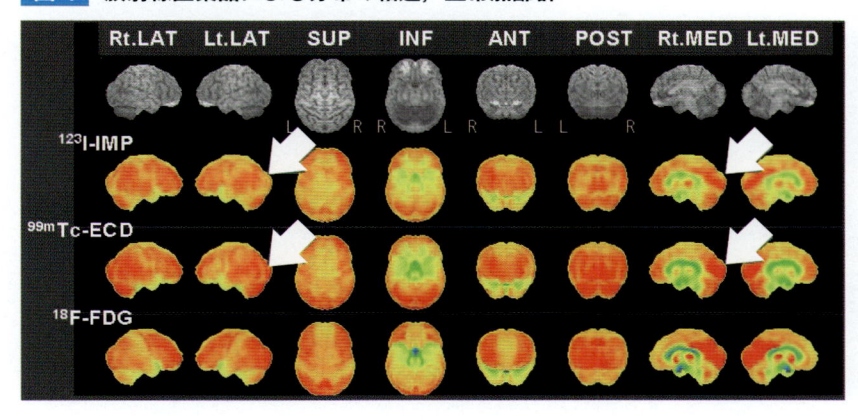

123I-IMPでは，前頭葉集積低下がみられるが，頭頂後頭葉皮質の相対的集積亢進は目立たない（上段→）。99mTc-ECDでは，加齢により相対的に頭頂後頭葉皮質の集積が高く（中段→），前頭葉の集積は低い。18F-FDGでは，正常加齢でも頭頂葉皮質の集積は低くなる。

注：99mTc-ECDでは，後頭葉がほかの大脳皮質に比べ集積が高くなるため，後頭葉での集積低下が重要な所見となるLewy小体型認知症を評価する際に注意が必要。

（画像は，東邦大学医学部放射線科 水村直先生のご厚意による）

神経変性疾患の病型診断，鑑別診断

　脳血流SPECTは，アミロイドPETやタウPETのように疾患特異性のある異常蛋白蓄積を反映することはできません。しかし，そのことは"アミロイド，タウをターゲットとした検査でない"という強みにもつながっています。また，保険収載範囲のため，PETよりも容易にアクセスできるという点も脳血流SPECTが日常診療に沿った大事な検査である大きな理由

の1つです。認知症による脳機能障害に起因する血流・代謝障害は，背景の病理変化に直結するわけではなく"障害部位の局在，分布"を反映しているため非特異的ではありますが，認知症の原因疾患ごとに特徴的な血流分布があるので，典型的所見と注意点についてみておきたいと思います。

図5は，神経変性疾患ごとの集積低下部位を赤で脳表画像表示したものです（three dimensional stereotactic surface projection：3D-SSP）COLUMN 6。ADではAβおよびタウ，DLBではαシヌクレイン，FTLDではタウやpTDP-43など疾患

COLUMN ⑥

3D-SSP

3D-SSP（three-dimensional stereotactic surface projectionは，Minoshimaら[1]が開発した統計学的に脳機能解析を行う方法の1つです。視察評価や関心領域の設定による評価は，読影者の経験による正診率の差，仮に同一読影者であっても再現性に差が現れ，関心領域を外れた部位の評価が不十分になるなどの問題点があります。これらの欠点を補い，全脳を客観的に評価するために，形態の異なる各個人の脳機能情報について解剖学的標準化によって"形態の個人差"をなくし，統計学的に脳機能解析を行う方法です。標準脳への形態変換は主要な神経線維の方向に沿い解剖学的情報に基づいて行われ，また，脳を立体的に再構築する場合にもズレが軽減されるなどの工夫がなされています。解剖学的標準化後，皮質のカウント情報を脳表に投射して脳表血流画像を作成し，これと多くの正常例から作成した正常データベースを比較し，正常平均から乖離した部位をZスコアで画像表示するものです。詳細は文献や成書を参考にしていただきたいのですが，後述するeZISとともに，医学研究者主導で核医学とCT/MRIを融合し，正常データベースの意義を高め，かつ汎用性，客観性に優れた方法を，すべての医療者が共有できることのダイナミズムを実感せずにはいられません。

図5 神経変性疾患ごとの典型的脳血流分布（3D-SSP）

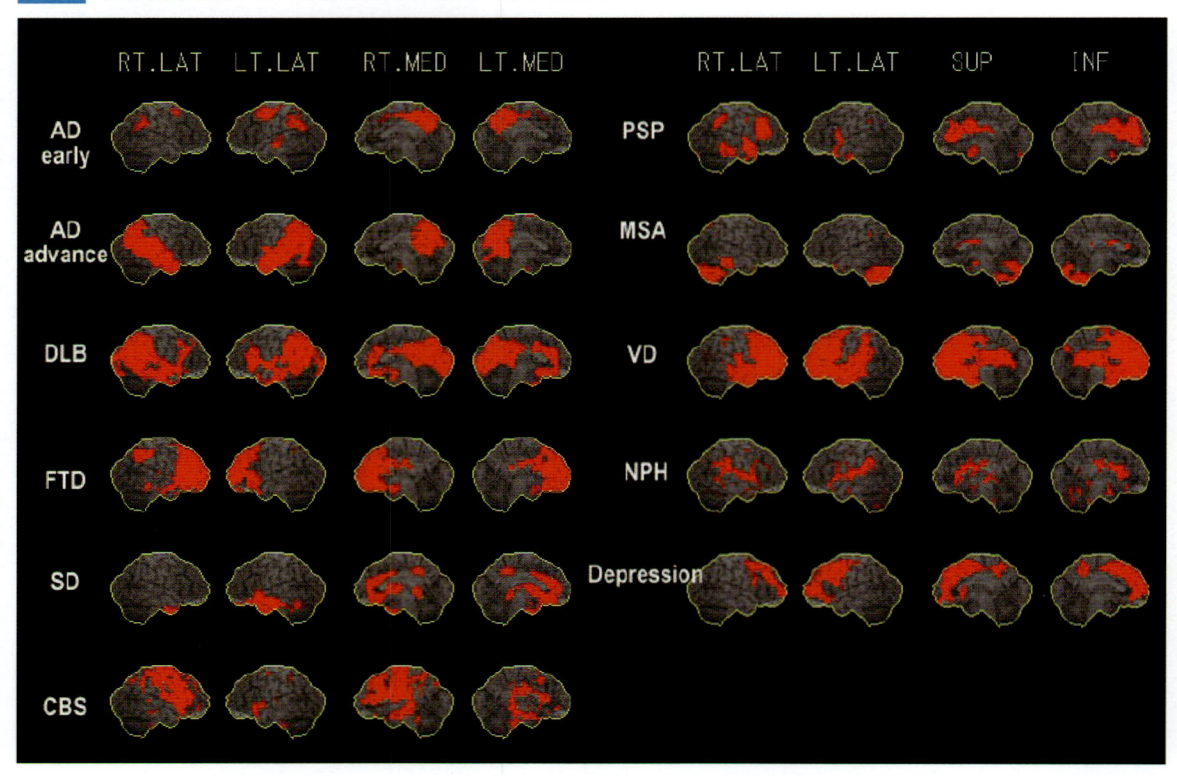

AD：Alzheimer病（Alzheimer's disease），DLB：Lewy小体型認知症（dementia with Lewy bodies），FTD：前頭側頭型認知症（frontotemporal dementia），SD：意味性認知症（semantic dementia），CBS：大脳皮質基底核症候群（corticobasal syndrome），PSP：進行性核上性麻痺（progressive supranuclear palsy），MSA：多系統萎縮症（multiple systemic atrophy），VD：血管性認知症（vascular dementia），NPH：正常圧水頭症（normal pressure hydrocephalus），Depression：うつ病，3D-SSP：three dimensional stereotactic surface projection

各疾患典型例の集積低下部位を赤で示す。

（画像は，東邦大学医学部放射線科 水村　直先生のご厚意による）

特異性のある異常蛋白の蓄積，追随する神経変性部位に代謝・血流低下がとらえられ，診断に寄与しています。各論については，本書の各章やほかの優れた成書を参考にしてもらいたいと思いますが，MRIやCTの形態診断と同様に，病期，同じADやFTLDでも多様な病態があること，発症年齢，重畳する背景病理などによっては，**図5**のような典型的所見を呈するとは限らず，診断に苦慮することも少なくありません（**表3**）。変性疾患の重畳のみならず，高齢者では血管障害，気分障害，フレイル状態などが脳血流SPECTの結果に影響してきますので，臨床，MRIなどの形態画像，経過をあわせ，丁寧に判断していくことが望まれます。そこで，バイオマーカー陽性例（アミロイドPETや脳脊髄液）と剖検確定例を中心に典型例，非典型例，重複病理などの症例を提示して，一緒に日常診療に役立つ所見を探していきましょう。

表3 AD，DLBらしさと，非ADらしさ（図5からみえること）

AD，DLBは，側頭頭頂〜頭頂後頭皮質などの後方連合野集積低下が優位
- 例外には留意：AD病理を有する大脳皮質基底核症候群，ロゴペニック失語，posterior cortical atrophy，frontal variant of ADなど
- 前頭皮質集積低下優位となる疾患や非認知症疾患（うつ病など）はきわめて多い
- 進行認知症（HDS-R，MMSE10点程度まで低下すると）では，びまん性に連合野低下が進むため，連合野集積低下の優位側が判別困難になることがある
- DLBでは高度認知症例でなくとも，びまん性に軽度低集積となることがある
- 高学歴など代償性機能温存がある場合：認知症状よりSPECT所見が進行する
- ADなど神経変性疾患は病期によって所見が異なる：ADでは，頭頂連合野から側頭，前頭連合野に集積低下が広がる

AD（MCI due to AD，若年性AD）

図6は60歳代の患者で，MMSE＝28点，2年前からもの忘れの自覚がありますが，日常生活は保たれています。比較的若年での発症で，形態的には海馬近傍萎縮などを指摘することは困難です。頭頂葉の脳溝拡大があるか評価したいところですが，視診で断定するのはやはり難しいです。一方，脳血流SPECTでは，両側頭頂連合野の血流信号低下（**図6b**黄色→），楔前部の軽度血流低下（**図6b**赤→）を認め，eZIS[COLUMN 7]で後部帯状回の血流低下がとらえられます。アミロイドPET陽性，MCI due to ADと考えられます。

図7は50歳代の患者で，MMSE＝25点時のMRI，脳血流SPECT像です。MRIで内側側頭葉萎縮の指摘は難しいですが，頭頂葉脳溝拡大がとらえられ，頭頂葉萎縮の疑いがあります。脳血流SPECTでは，一次感覚運動野は比較的保持されていますが（**図7b**白→），両側頭頂葉や左側頭葉後部から後頭葉に血流低下が認められ（**図7b**黄色→），後部帯状回から楔前部も視診上で，集積低下疑いがあります。内側側頭葉の血流は相対的に保たれているようにみえます。eZISでは，左優

COLUMN ❼

eZIS

eZIS（easy Z-score imaging system）[2]は，Matsudaらが開発した脳血流SPECTの解析ソフトウエアです。Statistical parametric mapping（SPM）を用い，各個の脳血流SPECTを解剖学的標準化し，標準脳に変換します。その後に，半値幅で等方向12mmの平滑化を行い，脳機能局在の個人差を減じ，signal to noise ratio（S/N比）を向上させています。全脳領域の画像について，ボクセル単位で統計検定が可能となり，各ボクセルの血流量が正常対照と比較しどれくらい標準偏差分差があるかというZスコアを標準脳上に表示したZスコア画像が示されます。正常データベースについては，健常者でも脳血流分布は不均一で左右差があることは少なくないので，データ数は多いほうがよく，可能であれば各施設での"年齢対照"に即した正常データベースを構築することが望ましいとされています。最新のeZISでは，各施設での正常データベース共有化のため，異なるSPECT装置間での画像変換プログラムが組まれており，認知症患者の経過を異なる施設，機種で追跡するうえでの活用が望まれています。

図6 60歳代，性別非公表。MCI due to AD

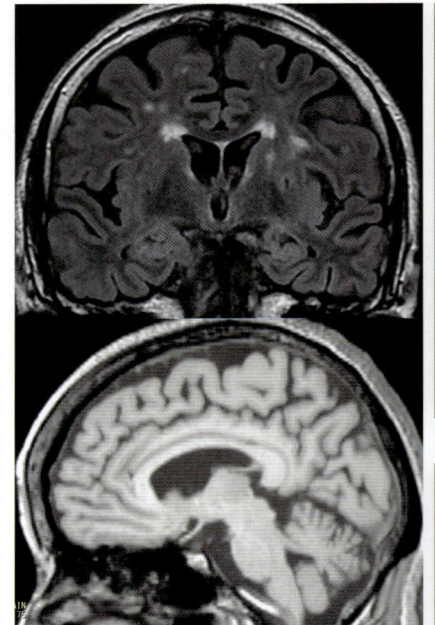

a：FLAIR冠状断像（上），矢状断像（下）

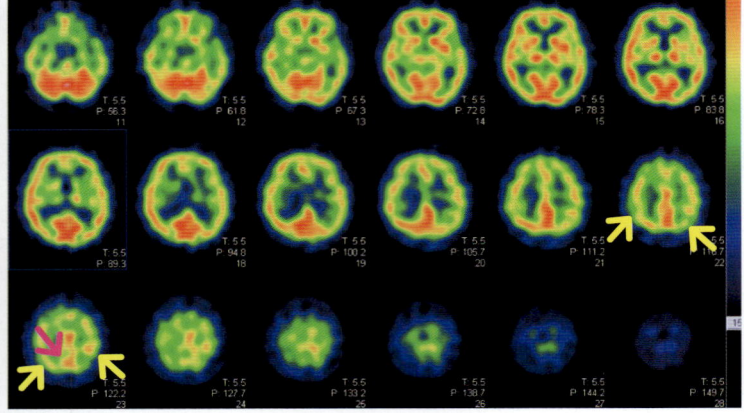

b：⁹⁹ᵐTc-ECD脳血流シンチグラフィ（SPECT像）

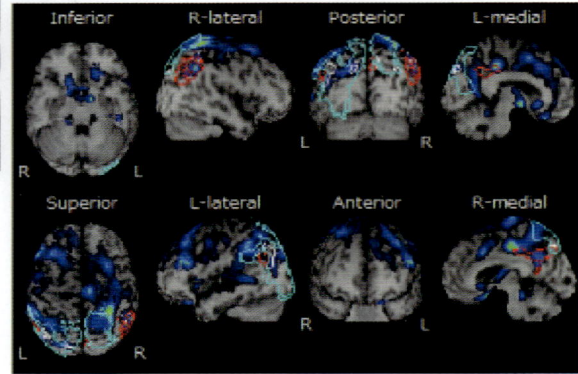

c：⁹⁹ᵐTc-ECD　eZIS像

MMSE＝28点，2年前からのもの忘れ，アミロイドPET陽性例であった。
a：内側側頭葉の明らかな萎縮を指摘できない。頭頂葉皮質の萎縮疑いを評価したいところだが，視診での判断は難しい。b：両側頭頂連合野の血流信号低下（黄色→），楔前部の軽度血流低下（赤→）を認める。さらにc：後部帯状回（赤色の曲線囲み領域），楔前部の血流低下を認める。アミロイドPETも陽性が確認され，MCI背景としてADが考慮される。

図7 50歳代，女性。2年前からのもの忘れ，検査時点のMMSE＝25点

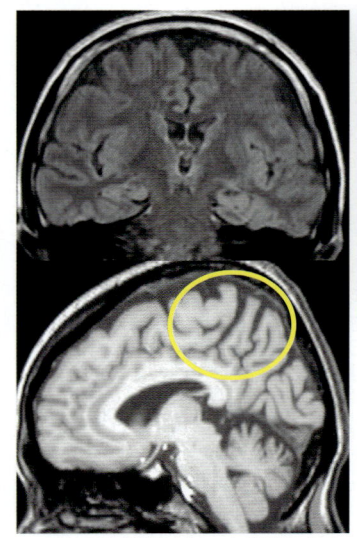

a：MRI冠状断像（上），矢状断像（下）

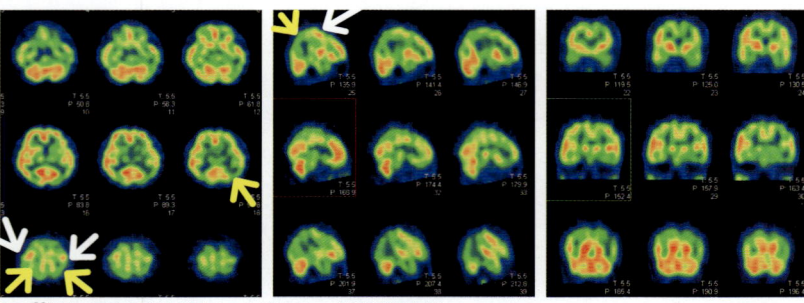

b：⁹⁹ᵐTc-ECD脳血流シンチグラフィ（SPECT像）

当初うつ病としての加療もされていたが，当初から注意障害，記憶障害が指摘されている。
a：海馬近傍萎縮は指摘できないが，頭頂葉脳溝拡大を認める（黄色○）。b：中心溝周囲（一次感覚運動野）の血流は比較的保持されているが（白→），両側頭頂葉や左側頭葉後部から後頭葉に血流低下が認められる（黄色→）。後部帯状回から楔前部も視診上で集積低下疑いがある。内側側頭葉の血流は相対的に保たれているようにみえる。

図7の続き

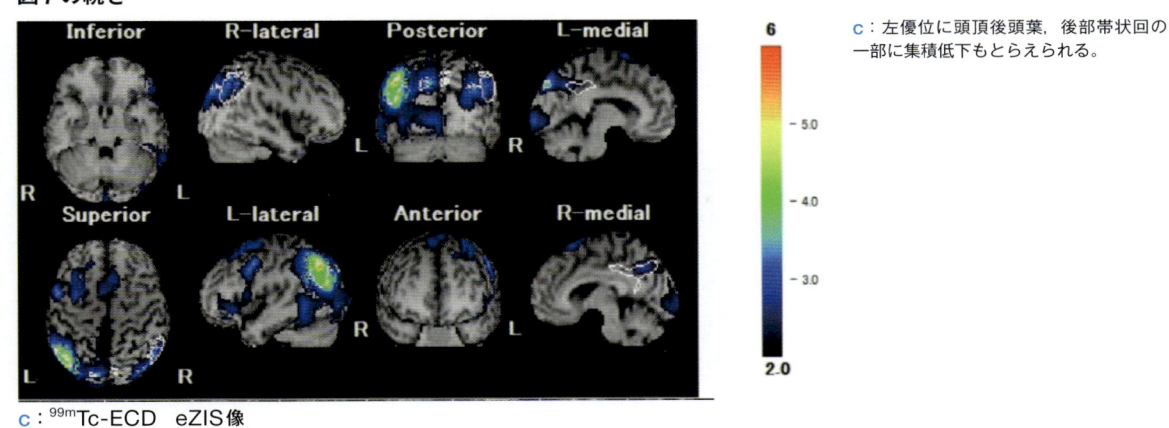

c：^{99m}Tc-ECD　eZIS像

c：左優位に頭頂後頭葉，後部帯状回の一部に集積低下もとらえられる。

位に頭頂後頭葉，後部帯状回の一部に集積低下がとらえられ，MCI（mild cognitive impairment：軽度認知障害）段階，かつ比較的若年発症例での脳血流SPECTの有用性を示しています（図7c）。第Ⅲ章1 AD（p50）でも詳述していますが，若年性（早発性）ADでは，内側側頭葉の萎縮が目立たず，頭頂側頭葉皮質の萎縮が目立つ例があります（病期によって異なることはもちろんある）。脳血流SPECT像では，頭頂葉や後部帯状回血流低下は早期からとらえられ，かつ正常部位とのコントラストが明瞭のため，より診断に役立つ情報が得られやすいです。

　図8は70歳代の患者で，検査時点ではMMSE＝25点のMCI段階ですが，内側側頭葉萎縮，頭頂葉を含めた萎縮がMRIでとらえられます。脳血流SPECTでは，一次感覚運動野は比較的保持されていますが（図8b白→），その背側から下方，頭頂側頭連合野の集積低下があります（図8b黄色→）。本例では，図6，7では明瞭といえなかった内側側頭葉にも右優位

図8 70歳代，性別非公表。MCI duto AD，アミロイドPET陽性確認例

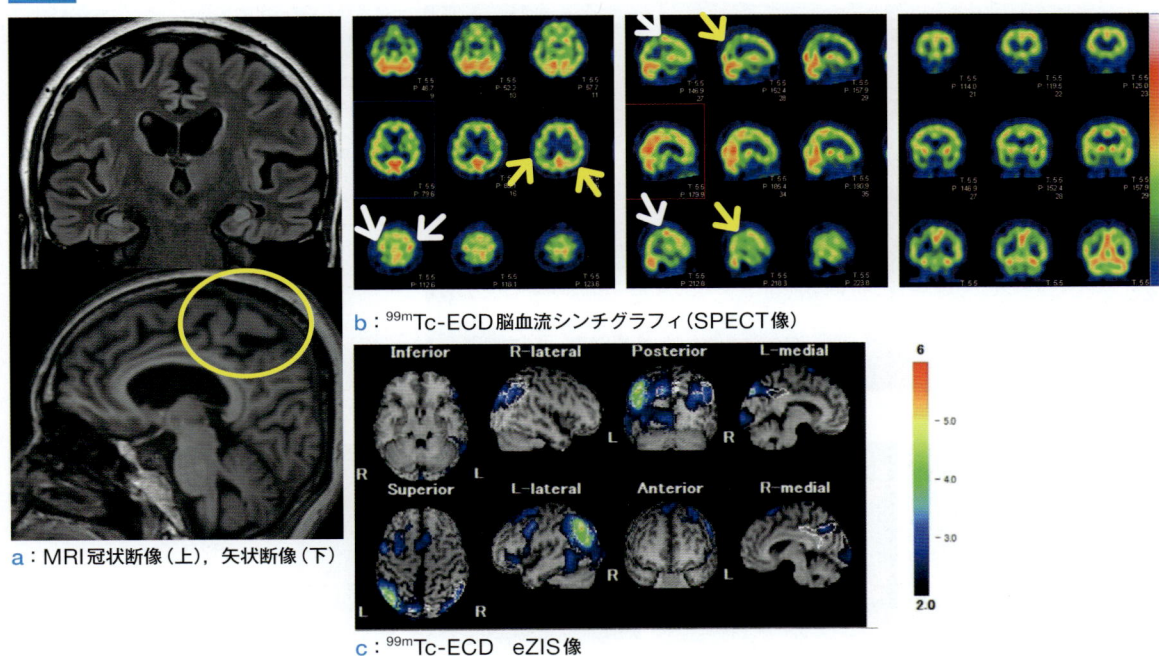

a：MRI冠状断像（上），矢状断像（下）

b：^{99m}Tc-ECD脳血流シンチグラフィ（SPECT像）

c：^{99m}Tc-ECD　eZIS像

もの忘れで発症。1年後緩徐進行，MMSE＝25点（遅延再生1/3）。
a：海馬近傍軽度萎縮が視診上もとらえられる。頭頂葉脳溝拡大を認める（黄色○）。b：一次感覚運動野は比較的保持されているが（白→），その背側から下方，頭頂側頭連合野の軽度集積低下がある（黄色→）。また内側側頭葉も右優位に低下が認められる。c：後部帯状回の集積（血流）低下も疑われる。

に低下が認められます。eZISでは，後部帯状回の集積低下もとらえられます。アミロイドPET陽性確認，ADによる軽度認知障害（MCI due to AD）と考えています。

AD（高齢発症）

図9は，80歳代後半の患者で，剖検確定ADです。5年前からのもの忘れの進行があり，迷子，金銭管理能力の低下，金銭詐欺被害があり受診されました。MMSE＝18点時の脳MRI，脳血流SPECT像をみてみましょう。MRIでは，側脳室下角の拡大，頭頂葉を含めた全脳の脳溝拡大など，海馬辺縁系を含め全脳萎縮がすでにとらえられています。小さい梗塞やleukoaraiosisも混在しています。脳血流SPECT像では，両側頭頂葉〜左側頭葉血流低下，後部帯状回から楔前部の血流低下も認められます。本例では両側内側側頭葉も集積は低く，左優位に後頭葉血流低下も認められます。左右差がありますが，前頭連合野もやや低いようです。eZISでも両側頭頂葉，後部帯状，楔前部，左後頭葉の集積低下が示されています。高齢発症のADでは，図6，7のような「教科書的なAD」の典型的血流低下パターンを示さない例も多く，内側側頭葉の萎縮，側頭葉の血流低下が早期から認められる例，後頭葉に軽度集積低下を認める場合があります。

AD（進行期）

図10は，剖検確定AD症例で，検査時HDS-R＝11点の進行期の画像です。臨床的にはパーキンソン症候，左優位の失行などCBS（corticobasal syndrome：大脳皮質基底核症候群）も疑われていましたが，背景病理はADでした。海馬辺縁系を含め，右優位とも取れる全脳萎縮が形態的にもとらえられています。脳血流¹²³I-IMP SPECTでは，前頭頭頂葉，側頭葉に広範囲の集積低下が認められ，中心溝付近にも集積低下が強く，ADとしての典型的所見を拾うことが難しくなっています。萎縮，脳溝陥凹に伴う部分容積効果で所見が修飾されていることを考慮しても，高度の集積低下が認められます。

図9 80歳代，性別非公表。剖検確定AD

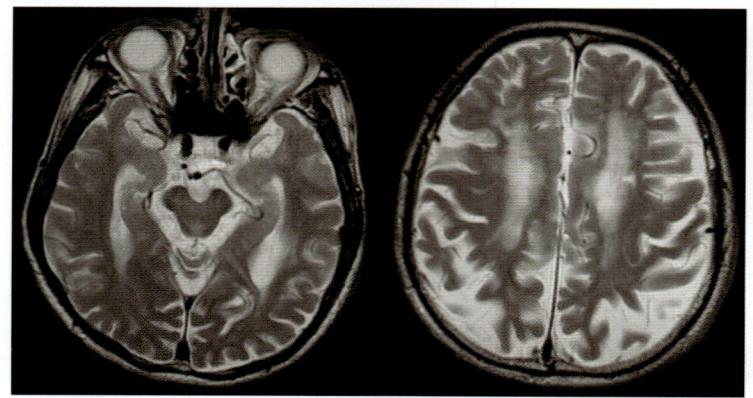

5年前からのもの忘れの進行。迷子，金銭管理能力の低下，金銭詐欺の被害。MMSE=18点時の脳MRI，脳血流SPECT像。
a：側頭葉下角の拡大，頭頂葉脳溝拡大を認める。b：大脳脳平均血流量は両側ともに33mL/100g/分と低下している。さらに両側頭頂葉から左側頭葉血流低下を認める。後部帯状回から楔前部の血流低下も認められるが，左優位に後頭葉血流低下もある。両側内側頭葉も集積は低い。c：両側頭頂葉，後部帯状回，楔前部，左後頭葉の集積低下が示されている。

a：T2強調像

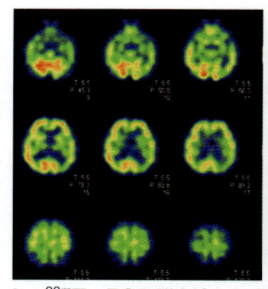 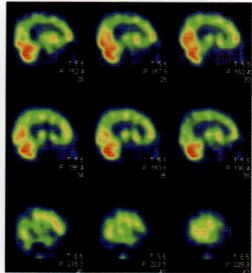 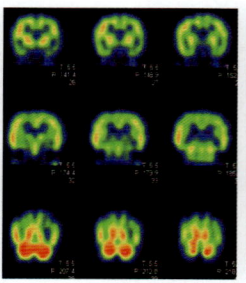 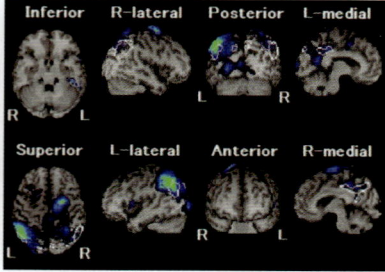

b：⁹⁹ᵐTc-ECD脳血流シンチグラフィ（SPECT像）　　　c：⁹⁹ᵐTc-ECD　eZIS像

図10　80歳代，性別非公表。剖検確定AD，臨床診断CBS

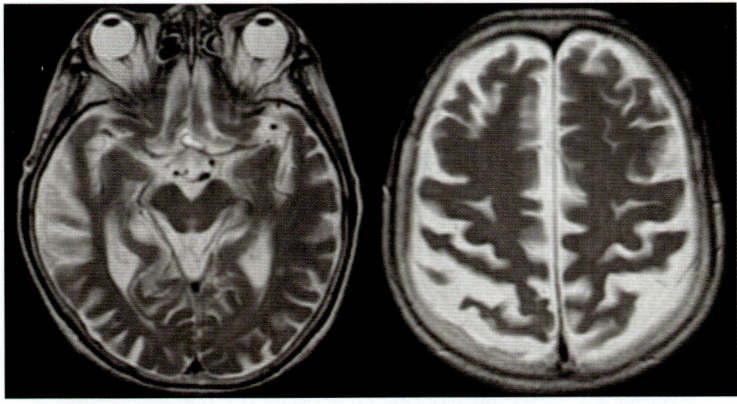

a：T2強調像

3年前から歩行不安定，服の着方がわからない，眼鏡の掛け方がわからないなど認知機能障害の増悪。左優位の固縮，着衣失行などあり。HSDS-R＝11点時のMRI，脳血流SPECT像。
a：右優位に側頭葉，頭頂葉優位の萎縮，脳溝拡大が認められる。b：前頭頭頂葉，側頭葉に広範囲の集積低下がある。中心溝付近に集積低下が強い。萎縮，脳溝陥凹に伴う部分容積効果で所見が修飾されていることを考慮しても，高度の集積低下が指摘される。非表示だが，3D-SSPでは前頭葉，側頭後頭葉では右優位の集積低下が示唆された。

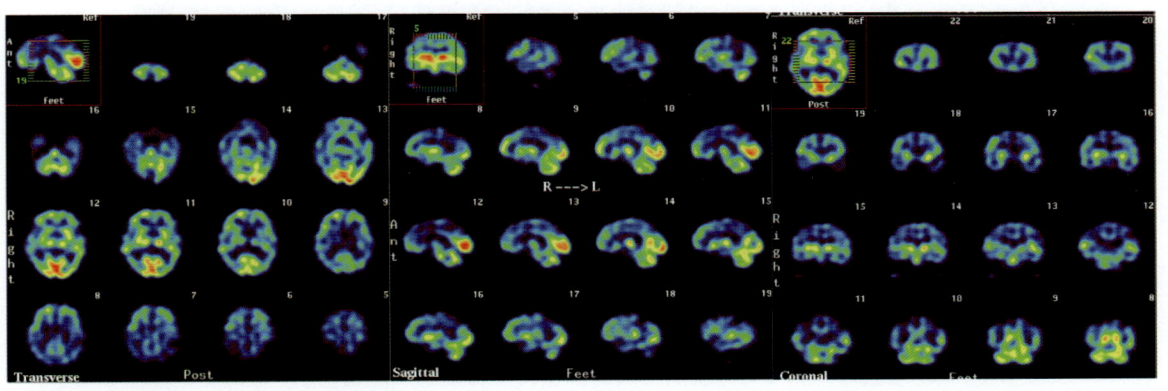

b：^{123}I-IMP脳血流シンチグラフィ（SPECT像）

　非表示ですが，3D-SSPでは前頭葉，側頭後頭葉では右優位の集積低下が示唆され，臨床診断CBSを反映する所見とも判断されていました。背景病理はADですが，進行期（かつ高齢発症でもある）の脳血流SPECTでの評価の難しさを表しています。

AD（複合病理）

　本書では各章［特に第Ⅷ章 複合病理（p252）］において，高齢者の認知症背景は一様でないことが多く，複合病理の存在が高率であることを強調しています。そのことは，日常臨床における診断の困難につながるわけですが，同時に1人ひとりに即した診断，臨床的対応が必要であることに直結していると感じています。形態画像，機能画像検査ともに典型所見を外れ，教科書的な診断は難しくなりますが，読影室内だけで完結せず，主治医，スタッフとの連携を通して病態を考えることで，より病態に即した診断に近づきます。

　血管障害と変性性認知症，ADとDLB合併は高率であることはよく知られていますが，そのほかにもさまざまな重複病理が背景に存在し，高齢になればなるほど，単一の背景を見つけることは難しくなります。第Ⅷ章 複合病理でも，ADとDLB，ADとアミロイドアンギオパチー・TDP43 proteinopathy（海馬硬化症）合併例，進行性核上性麻痺（progressive supranuclear palsy：PSP）と外傷などの合併例を提示していますが，ここでもう1例，ADとPSPが剖検確定された症例の画像を提示します（**図11**）。70歳代後半にもの忘れで発症，全般的な認知機能低下もあり，初診時の臨床診断はADでした。その後，動作緩慢，四肢鉛管様筋強剛，Myerson徴候，垂直眼球運動障害などが加わり，臨床診断PSP疑いとなっています。MRI像では海馬領域を含めた全脳萎縮があり，頭頂葉のみならず前頭葉萎縮，前帯状回にも萎縮がとらえられます。

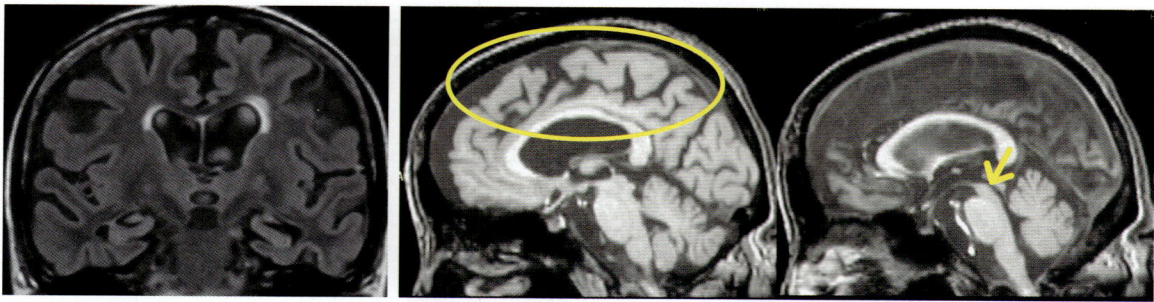

図11 80歳代，性別非公表。複合病理，剖検確定，ADとPSP合併例

a：FLAIR冠状断像　　b：T1強調矢状断像

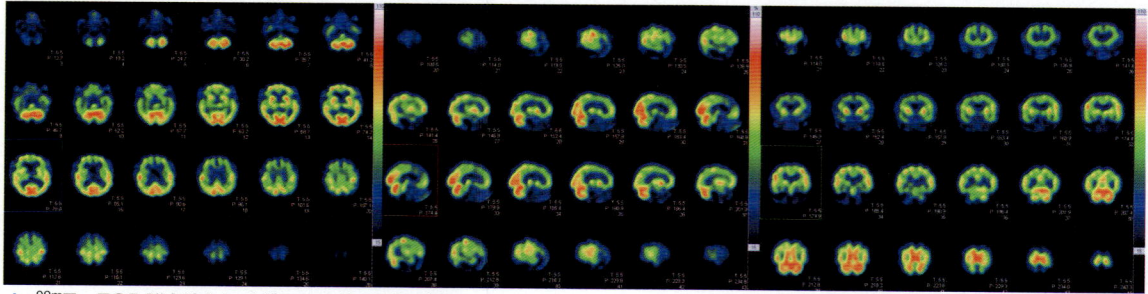

c：T2強調横断像

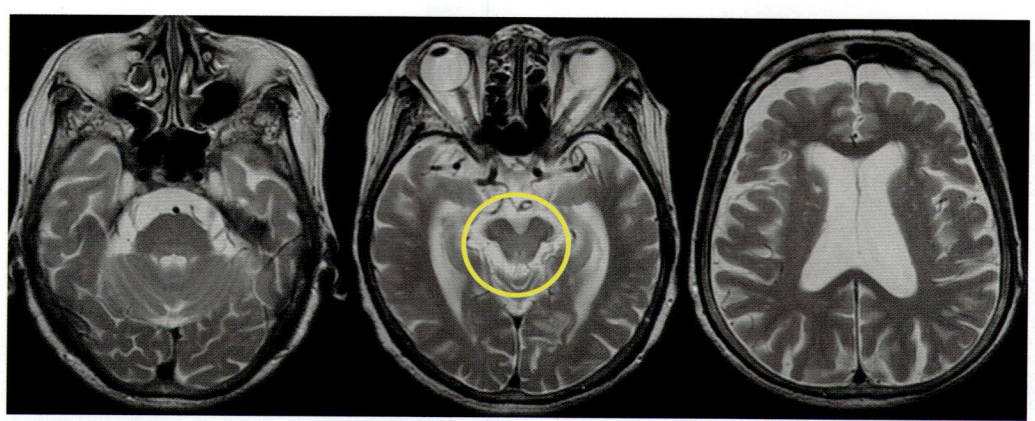

d：^{99m}Tc-ECD脳血流シンチグラフィ（SPECT像）

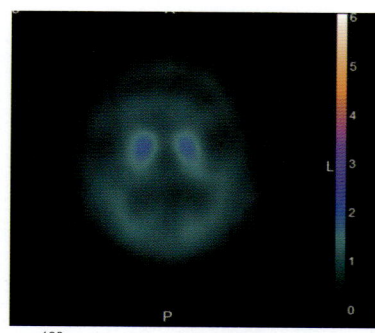
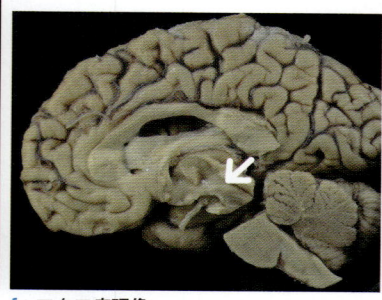
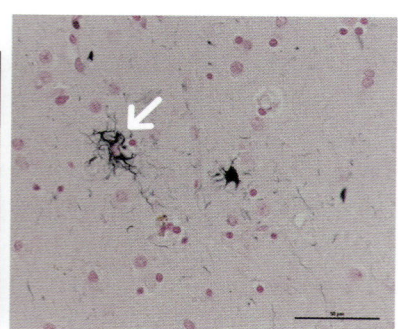

e：^{123}I-FP-CIT（SPECT像）　　f：マクロ病理像　　g：Gallyas染色像（被殻）

図11の続き

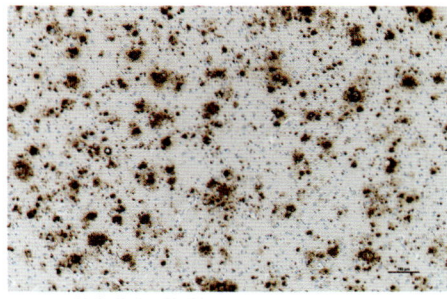

h：Aβ染色像（前頭葉）

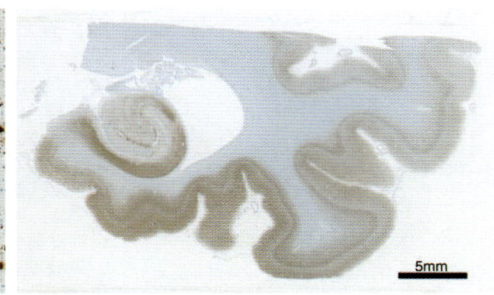

i：AT8染色像（タウ）（海馬，側頭葉）

5年前からもの忘れ，認知機能低下。初診時，MMSE＝19（遅延再生0/3），認知機能低下の進行，動作緩慢，筋強剛，活気の低下等増悪。この時点でのMRI，脳血流SPECT，DATスキャン像。
a：側脳室下角の拡大，脳溝拡大があり，海馬辺縁系を含めた萎縮疑いがある。**b，c**：前頭頭頂葉の脳溝拡大がとらえられる。**図7**のAD症例に比べて，前頭葉の脳溝拡大も目立つのだが，**図8**のAD症例と比べて，明瞭な形態的差異をここまででは特定できない。しかし，正中矢状断像では，中脳被蓋の高度萎縮がとらえられ（→），**c**：中脳周囲の脳槽拡大（黄色○）が疑われる。**d**：一次感覚運動野は保たれているようにみえるが，両側前頭葉集積低下が明瞭にとらえられる。側頭葉内側，頭頂葉も集積低下がとらえられる。**e**：DATスキャンでは両側線条体集積は高度に低下している。**f**：中脳被蓋萎縮がとらえられる。**g**：被殻を含め広範囲にtufted astrocyte（→）が認められる（PSPとして特徴的）。**h**：後頭葉は軽度だが，ほかの大脳皮質，海馬辺縁系など広範囲に老人斑がとらえられる。**i**：神経原線維変化も海馬，側頭葉を含め広範囲に認められる。AD-タウ病理とPSP-タウ病理が広範囲に混在している。

[**f〜i**は東京都健康長寿医療センター神経病理，高齢者ブレインバンク 齊藤祐子先生，大阪大学大学院連合小児発達学研究科 附属子どもの心の分子制御機構研究センターブレインバンク・バイオリソース部門・常勤特任教授，大阪大学医学部附属病院神経内科・脳卒中科（兼）東京都健康長寿医療センター高齢者ブレインバンク・バイオリソースセンター事務局長 常勤特任研究員（神経病理）・脳神経内科（兼）（クロスアポイント）村山繁雄先生のご厚意による]

AD疑いとしても矛盾がないようにみえますが，正中矢状断像での中脳被蓋の高度萎縮（**図11b**→），後頭蓋窩の横断像では中脳周囲脳槽拡大，上小脳脚萎縮が疑われ合併を含めて形態的にもPSPを疑う状況です。脳血流SPECT像では，非特異的所見ではありますが前頭葉集積低下があり，AD単独としては非典型です。DATスキャン像では，両側線条体の高度集積低下を認めます。神経画像から3年の経過がありますが，マクロ病理像では中脳被蓋萎縮がMR矢状断と対応し，広範囲にADとPSPに特徴的な病理像が広がっていました。複合病理の画像診断は難しいものですが，"所見"を画像に沿って丁寧に記述し，時間経過，臨床との対応，典型例との異同などを明確にしながら判断することが望まれます。本例では，臨床的にAD疑いとされていた時期から（剖検の7年前），扁桃海馬領域を含めた萎縮に加え，中脳被蓋，上小脳脚萎縮を指摘することが可能で，PSPらしさがMRI像に表れていました。

AD（非定形AD）

ADにも非定形ADがあることを第Ⅲ章1 AD（p34）に記述し，posterior variant of AD［同章の**図16**（p56）］，logopenic variant of AD［同章の**図17**（p58）］のMRI，脳血流像を示していますが，ADという診断名1つに絞っても，形態も機能画像もさまざまな所見を呈します。形態も機能検査も，優れた統計解析を取り入れたソフトウエアの活用，AI（artificial intelligence）の活用はさらに広がっていくと思います。形態画像も機能画像も，神経変性や障害部位の局在を反映できている場合は多いのですが，その背景病理，原因そのものに辿り着くには，診断医の判断を研ぎ澄ましていくことが大事です。

表4は，AD疑いでの脳血流SPECTを診断する際に注意すべきポイントです。ADでは後部帯状回，楔前部が早期に血流低下を示すことが知られていますが，この部位は

表4　ADの脳血流SPECTの注目すべきポイント

- 頭頂連合野 COLUMN 8，後部帯状回血流低下はADの典型的パターン
- 楔前部，側頭連合野にも血流低下
- 進行期では，前頭連合野にも血流低下が広がる
- 病期，発症年齢によって所見は異なる
  - ▶ 若年例では，MRIなどでの形態異常がはっきりしない時期でも，正常部位とのコントラストが強く，典型的血流低下所見を呈しやすい
  - ▶ 後頭葉低下はDLBらしさを示すが，高齢，進行期での判断は難しい場合がある
- 一次感覚運動野は保持される
- 高齢になればなるほど，背景の複合病理は高率となる。ADとDLB合併は高率。ほかの神経変性疾患，血管障害との重畳も考慮を要す

functional MRIで明らかになった，安静時に活動が活発な default mode network（DMN）の主たる構成要素であるというのですから，"脳という場所の不思議さ"を思わずにはいられません。

Lewy 小体型認知症（DLB）

図12は，80歳代のDLB剖検例です。認知機能障害に幻視を伴っています。HDS-R＝19点の時点でのMRI画像では，側脳室下角の拡大は目立たず，海馬近傍，内側側頭葉萎縮は軽度のようです。左優位に後頭葉脳溝拡大がやや目立ちます（図12a）。DATスキャン像では左優位に線条体集積低下は明瞭です（図12b）。^{99m}Tc-ECD脳血流SPECT像では，両側後頭葉から側頭葉後部，頭頂連合野（左優位）の集積低下が認められます（図12c～f）。一見，図9の80歳代，剖検確定ADの脳血流SPECTの所見に類似しているような広範な低下があるようにみえますが，図9と比べると，SPECTおよびeZISともに左右差はあるものの後頭葉集積低下が高度です。また，中部から後部帯状回の血流の保持がとらえられています（図12e, f）。高齢発症で，MMSEやHDS-R（長谷川式）での評価は同程度の認知機能障害段階で，MRI像での内側側頭葉の萎縮の程度の差，脳血流SPECT像での集積低下部位の差がとらえられ，診断に役立つ情報が得られていると考えます。

図12 80歳代，性別非公表。DLB剖検確定例

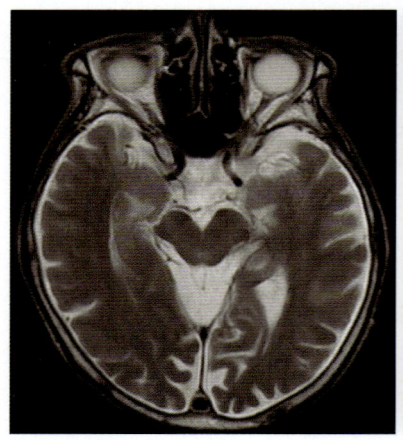 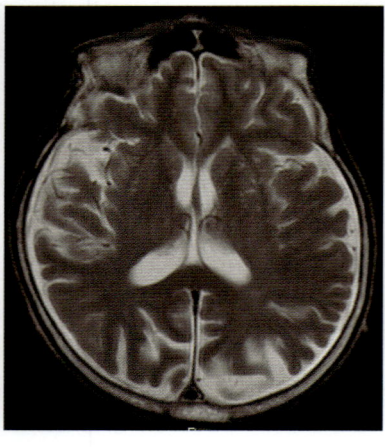 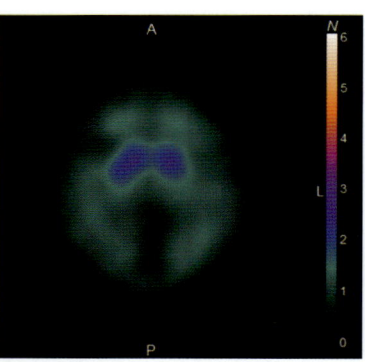

a：T2強調像

b：^{123}I-FP-CIT（SPECT像）

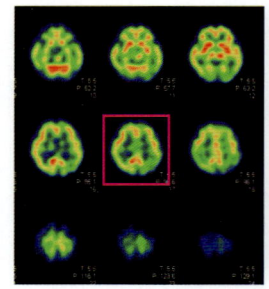 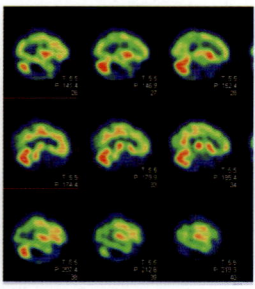 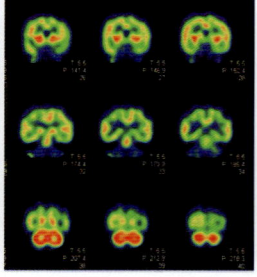 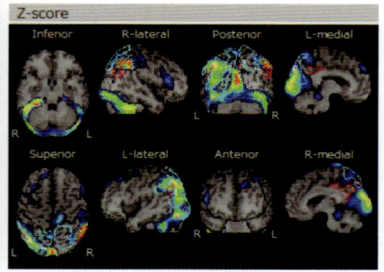

c：^{99m}Tc-ECD脳血流シンチグラフィ（SPECT像）

d：^{99m}Tc-ECD　eZIS像

図12の続き

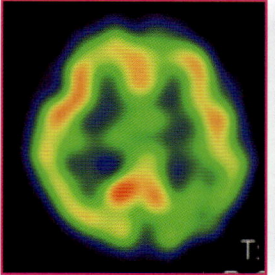

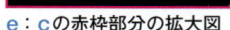
e：cの赤枠部分の拡大図

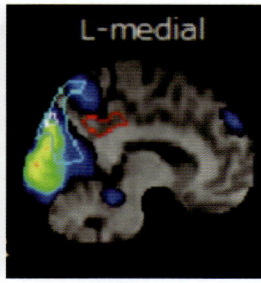
f：Zスコア画像

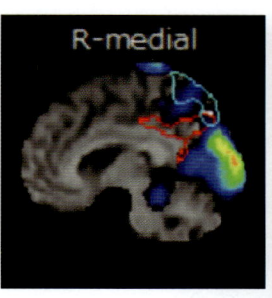

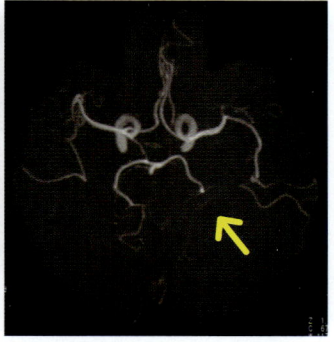
g：MRA像

1年前からもの忘れ，その頃から幻視出現。HDS-R＝19点時点。**a**：海馬近傍萎縮はとらえられない。後頭葉脳溝拡大が左優位に認められる。**b**：両側線条体集積は高度に低下している。MIBG心筋シンチグラフィは未施行。**c**：両側後頭葉から側頭葉後部，頭頂連合野（左優位）の集積低下が認められる。**d**：後部帯状回の集積低下は明らかではない。剖検確定例。**e**：後部帯状回の血流保持，cingulate island signを認める（FDG-PETでの報告によるが，脳血流SPECTでも同様の傾向があるとされる）。**f**：楔前部血流低下はとらえられるが，両側大脳脳内側面に設定されている後部帯状回の血流低下はとらえられない。**g**：左後大脳動脈末梢描出不良もある。

　ところで，本例は初回MRI検査から3年後にMRAが撮像されています。明瞭な虚血梗塞はとらえられていませんが，左後大脳動脈は，右側に比べ末梢描出がやや不良です（図12g）。左優位の萎縮や血流低下にどのような影響を与えているのか，あるいは与えうる所見でしょうか？　患者に沿った臨床情報や画像情報の客観性を保ちつつ，評価するのは本当に大変なことです。表5にDLB疑いの脳血流SPECTにおける注目すべきポイントをまとめました。

表5　DLB疑いの脳血流SPECTで注目すべきポイント

- ADと比較して後頭葉の血流低下が認められる
  - ▶ 後頭葉集積低下がないからといって，DLB否定はできない
  - ▶ 認知機能低下が軽度であるのにAD進行期パターンがあったら，後頭葉が低下していなくてもDLBは鑑別に挙げる
- ADと比較し，大脳皮質全体の集積低下が高度の場合がある
- ADと比較し，内側側頭葉は保たれる傾向
- cingulate island sign：糖代謝の所見として報告されていたものだが，脳血流SPECTでも楔前部，頭頂連合野の低下と比較し，中後部帯状回の血流低下が軽度のため，「島」のように同部が残ってみえる所見。評価が難しい場合もあるが，注目部位の1つ
- 進行例では前頭葉も低下
- 一次感覚運動野の血流は保持
- 高齢になればなるほど，ADとの合併は高率であることに留意
- 脳血流SPECTの典型所見は，支持的バイオマーカーとなっている

ハキム病（特発性正常圧水頭症）

　図13は70歳代の軽度認知障害の患者の画像です。1年前から緩徐に進行する自覚的もの忘れがあり，直近の3カ月で2回の転倒がありました。MMSE＝25点時のMRIでは，Evans index＞0.3脳室拡大，シルビウス裂拡大，高位円蓋部脳溝描出不良などDESH（disproportionately enlarged subarachnoid-space hydrocephalus）所見があり，形態的にはハキム病［特発性正常圧水頭症（idiopathic normal pressure hydrocephalus：iNPH）］疑いがとらえられています。側脳室下角の拡大もあり，辺縁系萎縮を伴っているかもしれません。99mTc-ECD脳血流SPECT像では，頭頂葉，シルビウス裂付近の血流低下（図13b）を認めます。シルビウス裂付近の血流低下は，シルビウス裂拡大の影響を考慮する必要があります。また，頭頂葉の血流低下については変性性認知症併存について考慮が必要な場合があります。eZISでも後部帯状回の血流低下所見があるようにみえますが，拡大した脳室による偽陽性所見との鑑別は常に難しく，臨床，MRIなどの形態画像とあわせ丁寧に検討する必要があります。Two-tail ViewのZスコア画像では，頭頂部に血流増加があるようにとらえられ（図

291

図13 70歳代，性別非公表。ハキム病

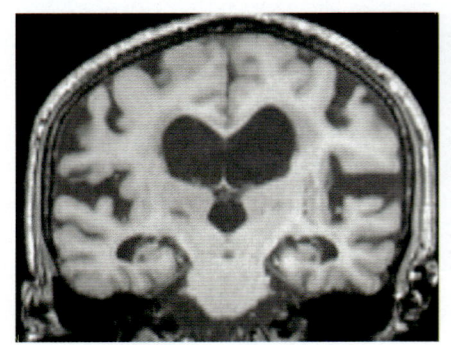

1年前から自覚的もの忘れ，直近の3カ月で転倒が2回。MMSE＝25点，軽度認知障害段階でのMRIと脳血流SPECT。
a：Evans index＞0.3脳室拡大，シルビウス裂拡大，高位円蓋部脳溝描出不良などDESH所見があり，形態的にはハキム病（iNPH）疑いがある。側頭葉内側萎縮もとらえられる。b：頭頂葉（→），シルビウス裂（▶）付近の血流低下がある。後者はシルビウス裂拡大の影響を考慮する必要がある。c：後部帯状回の血流低下所見があるようにみえるが，拡大した脳室による偽陽性所見との鑑別は常に難しい。d：頭頂部に血流増加があるようにとらえられ（○），CAPPAサイン陽性である。

a：T1強調冠状断像

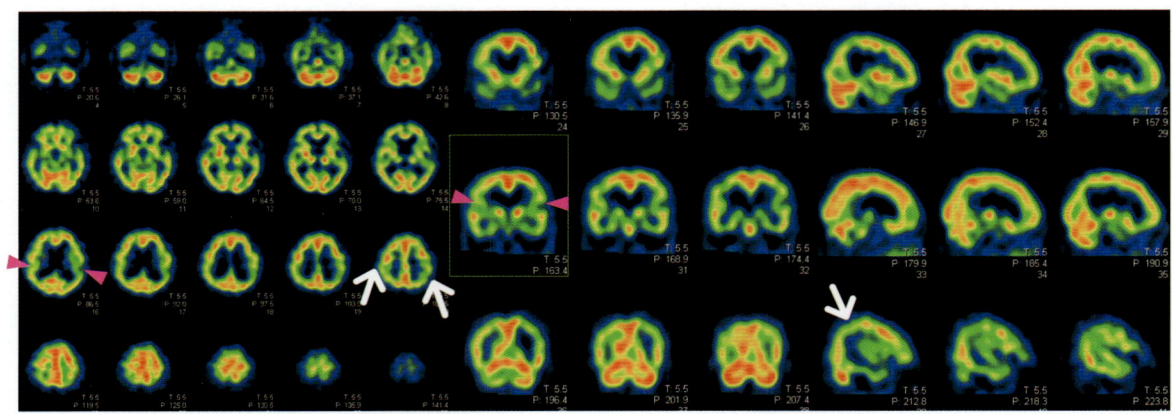

b：⁹⁹ᵐTc-ECD脳血流シンチグラフィ（SPECT像）

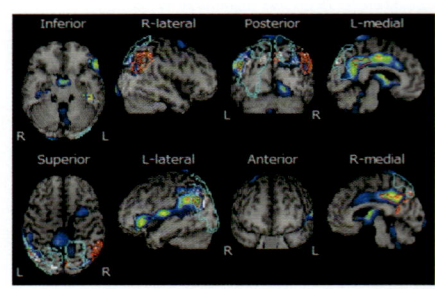

c：⁹⁹ᵐTc-ECD eZIS像

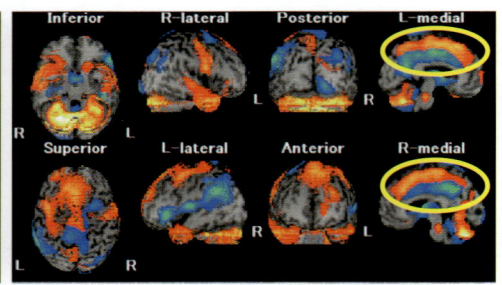

d：⁹⁹ᵐTc-ECD脳血流シンチグラフィ（SPECT像）

13d），高位円蓋部の灰白質密度増加による見かけ上の血流増加を示すCAPPAH（Convexity APPArent Hyperperfusion）サインが陽性です[3]。まるで河童のお皿様にもみえますね。本例の神経画像からは，ハキム病（iNPH）は強く示唆されるわけですが，内側側頭葉の萎縮，頭頂葉の血流低下などから変性性認知症重畳がないか丁寧に検討する必要があります。

高齢発症，もの忘れ初発，海馬近傍萎縮があり，ADと鑑別すべき疾患

　高齢発症，もの忘れ初発，海馬近傍萎縮があって，ADと鑑別すべき疾患は，抗Aβ抗体薬が保険収載された今日，いよいよ重要になってきています。剖検確定例を見直すと，1例ごとに考えるべきことが多くあり，本文の「Appendix（付録）」として書き始めた記述をなかなか終わらせることができません。しかし，紙面の都合もあり，この付録の最後に第Ⅲ章3 嗜銀顆粒性認知症（p79），同章4 神経原線維変化型老年期認知症/原発性年齢関連タウオパチー（p87），同章7 前頭側頭型

認知症 (p116) でも触れた"高齢発症の認知症のなかには，もの忘れ初発，海馬近傍萎縮もあり，臨床的にも形態画像からもMCI due to AD，AD初期と鑑別必須のものがあること"を，ここに改めて剖検例を中心に提示して「付録」のまとめとしたいと思います。

✅ 嗜銀顆粒性認知症

図14は，剖検確定の嗜銀顆粒性認知症です。MMSE＝24点 (遅延再生1/3) 時のMRIと^{99m}Tc-ECD脳血流SPECTを示します。MCI段階ですでに側脳室下角の拡大は明瞭，扁桃の萎縮，側頭葉の最内側も菲薄化，sloping shoulders sign [第Ⅲ章　嗜銀顆粒性認知症，図7 (p84) 参照] は陰性です。ADのほかに嗜銀顆粒性認知症も鑑別に思い浮かべる画像です。しかし，形態のみでは常に鑑別は難しく，脳血流SPECTの力も借りてみましょう。Patlak plotによる大脳血流定量R＝

図14 80歳代，男性。剖検確定，嗜銀顆粒性認知症

もの忘れ初発。筋強剛，Myerson徴候など軽度のパーキンソン症候あり。病理学的には，純粋な嗜銀顆粒性認知症であった。黒質に4リピートタウオパチー所見があり，パーキンソン症状との関連について今後の検討が待たれる。
a：MCI段階であるが，内側側頭葉萎縮は明瞭である。扁桃の萎縮も認められる。Sloping shoulders signは認められない。b：Patlak plotによる大脳血流定量R＝33.3mL/100g/分，L＝33.4mL/100g/分と大脳半球血流は，高度低下を示したが，局所脳血流をみると，後部帯状回，楔前部は保たれており，ADパターンはとらえられない。左頭頂葉の軽度低下はある。c：AD特異領域低下は認められない (Zスコアは1.03と閾値未満)。

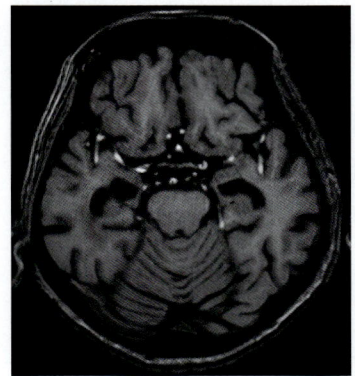

a：T1強調横断像 (p82の図4aの再掲)

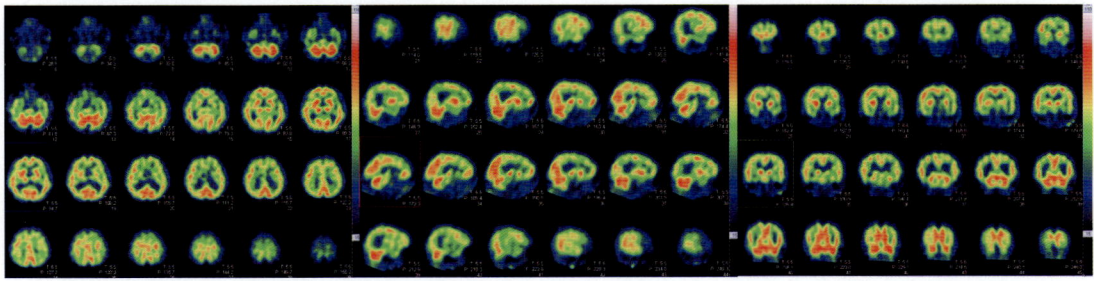

b：^{99m}Tc-ECD脳血流シンチグラフィ (SPECT像)

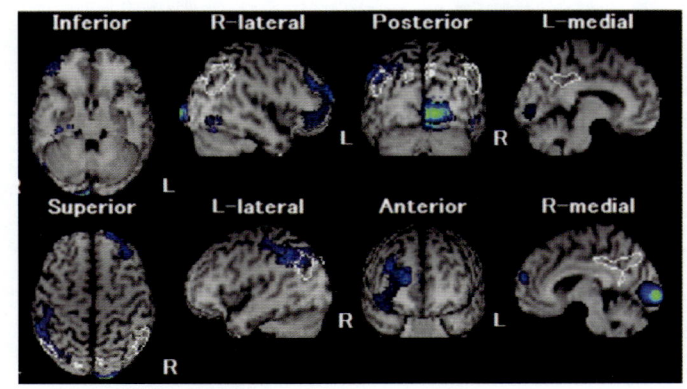

c：^{99m}Tc-ECD　eZIS像

33.3mL/100g/分，L＝33.4mL/100g/分と大脳半球血流は高度低下を示したのですが，局所脳血流をみると，後部帯状回，楔前部は保たれていてADパターンはありません。また，eZISでのAD特異領域の低下も認められません（Zスコアは1.03と閾値未満）。これだけの萎縮がありながら脳血流SPECT所見はADらしさを欠いており，第Ⅲ章3 嗜銀顆粒性認知症で学んだ"嗜銀顆粒性認知症らしい形態変化"もあり，剖検病理所見に対応するものと考えています。抗Aβ抗体薬をはじめとする疾患修飾薬の適正な適応検討のために，脳脊髄液やPETで"Aβ"による変性を確認する必要があるわけですが，日常診療の入口で病態をしっかりと検討すること，また，仮にアミロイドPETや脳脊髄液検査でADらしくないとい判定された場合，その背景にどのような病態が存在するのかを明らかにして，症例を積み重ねていくことがいよいよ重要になってきます。

✓ 嗜銀顆粒性認知症と神経原線維変化型老年期認知症/原発性年齢関連タウオパチー合併

　図15は80歳代後半，独居，剖検確定で，嗜銀顆粒性認知症と神経原線維変化型老年期認知症/原発性年齢関連タウオパチー合併例の画像です。剖検では，AD病理はほとんど認められませんでした。経過中に認知症が指摘されていますが，

図15 80代後半，性別非公表。独居，剖検確定，嗜銀顆粒性認知症および老年期神経原線維変化型認知症合併

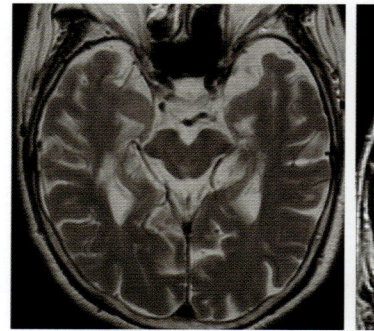

a：T2強調横断像

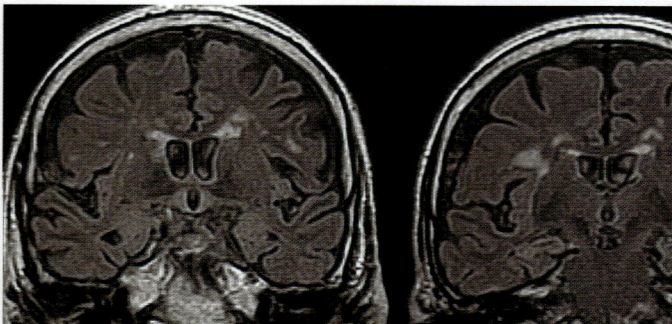

b：FLAIR冠状断像

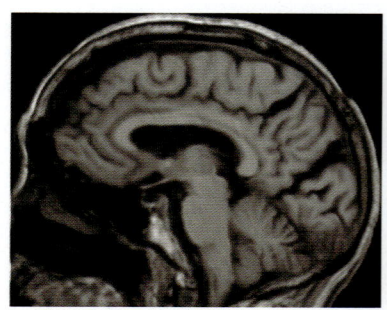

c：T1強調矢状断像

脳表表示

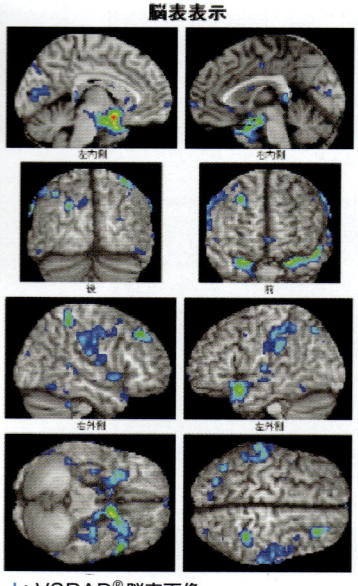

d：VSRAD®脳表画像

AD病理はほとんど認められない。経過中に認知症が指摘されているが，経過の詳細は不明。**a〜c**：視診上は側脳室下角の軽度拡大はありそうだが，扁桃のvolumeは**図14**症例と比べると保たれているようにもみえる。矢状断像では頭頂間溝は軽度拡大しているが，高度の全脳萎縮は示唆できない。Fazekas grade 2程度のleukoaraiosis疑いを伴っている。**d**：関心領域のZスコアは2.78，関心領域（側頭葉内側）の萎縮がとらえられる。**e**：両側前頭葉，側頭葉，頭頂葉に集積低下が認められる。古い症例で解析できないため非提示だが，eZIS像では両側前頭葉，頭頂葉の一部，側頭葉下部に軽度〜中等度の集積低下部位が認められた。一次感覚運動野，帯状回後部の一部に軽度の集積低下部位を認めた。SPECT像では，ADでも矛盾しないようにみえるが，前頭葉集積低下は何を表しているか，年齢，病期，複合病理の重畳の時期など，考慮すべきことは満載である。

図15の続き

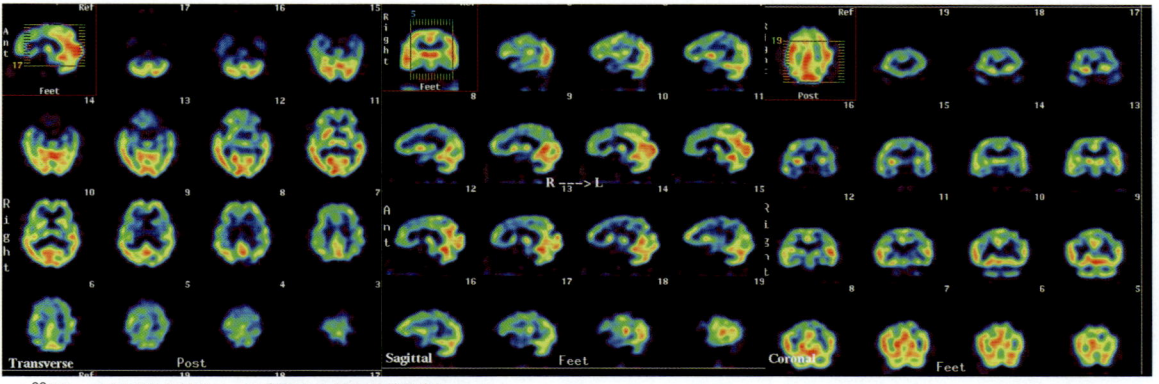

e：^{99m}Tc-ECD脳血流シンチグラフィ（SPECT像）

経過の詳細は不明です。MRIの視診上は側脳室下角の軽度拡大はありそうですが，扁桃のvolumeは図14の症例と比較すると保たれているようにもみえます。矢状断像では頭頂間溝は軽度拡大していますが，高度の全脳萎縮は示唆できません。Fazekas Grade 2程度のleukoaraiosisも伴っています。VSRAD®における関心領域のZスコアは2.78と関心領域（側頭葉内側）の萎縮がとらえられています。一方，^{99m}Tc-ECD脳血流SPECT像では両側前頭葉，側頭葉，頭頂葉に集積低下を認めます。非提示ですが，eZISでは両側前頭葉，頭頂葉の一部，側頭葉下部に軽度～中等度の集積低下部位が認められていました。一次感覚運動野，帯状回後部の一部にも軽度の集積低下部位を認めたとされています。このように，SPECT像ではADでも矛盾しないようにみえますが，前頭葉集積低下は何を表しているのか，年齢や病期，複合病理の重畳，また重畳する病理の発現時期，図14と比べて画像上も病理所見も軽度ではあるものの，小血管病所見は明らかでその影響はどうかなど，考慮すべきことは満載です。

✓ 前頭側頭型認知症，FTLD-TDP（Type C）

　図16は，認知症の全経過12年，剖検時80歳代の画像です。初回MRI検査目的は，"もの忘れ背景精査"でした。MRI像では左優位に側頭葉の前方優位萎縮がとらえられ，側脳室下角，シルビウス裂の拡大もわずかに左優位です。臨床的には前頭側頭型認知症らしさは明確な記載はなかったのですが，形態画像ではすでに左優位，側頭葉前方優位の萎縮がとらえられており，前頭側頭型認知症を鑑別に挙げてもよい印象があります。臨床的に，語義失語，こだわり，抑制欠如などが

図16 80歳代，性別非公表。剖検確定例，前頭側頭型認知症　FTLD-TDP（Type C）

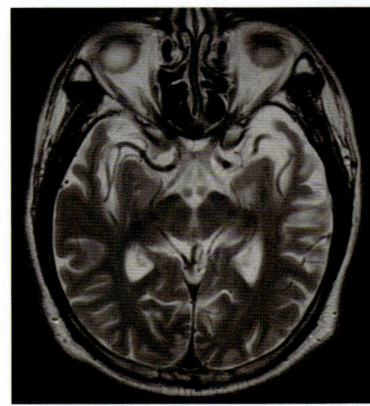

a：初発時T2強調横断像

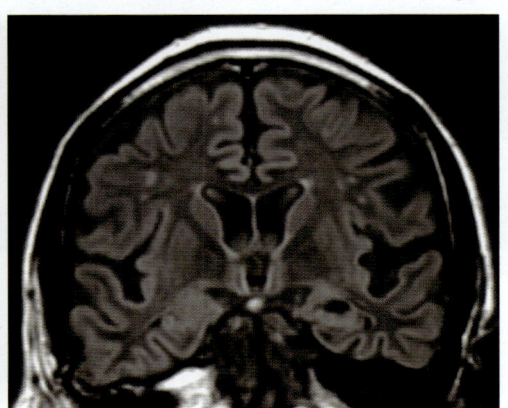

b：初発時FLAIR冠状断像

認知症の全経過12年のフォローアップ。初発時（a，b）の検査目的は，もの忘れ精査のみの記載であった。4年後（c，d）には，語義失語，こだわり，抑制欠如が明瞭とった［MMSE＝18点（遅延再生0/3）］。
a，bでは左優位に側頭葉萎縮がとらえられる。側脳室下角，シルビウス裂の拡大もわずかに左優位である。側頭葉の前方優位。

図16の続き

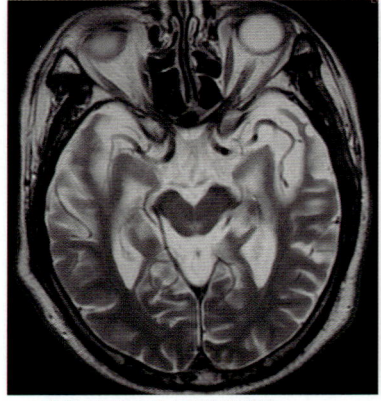

c：発症4年目のT2強調横断像

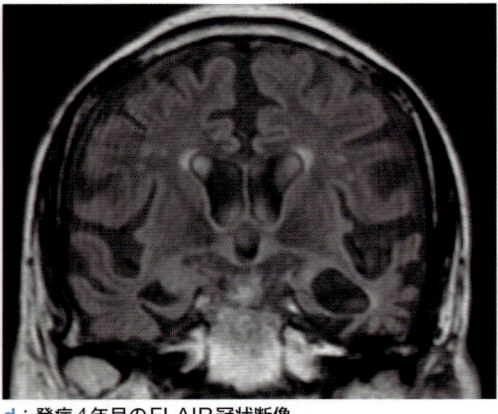

d：発症4年目のFLAIR冠状断像

c, d：語義失語，こだわり，抑制欠如などが明らかになった時点では，左優位側頭葉萎縮はさらに明瞭となり，先端部はナイフの刃様ともとれる高度萎縮を示している。e, f：左側頭極から左シルビウス裂周囲皮質の血流低下が認められる。f：左側頭極から左シルビウス裂周囲皮質に血流低下を認める。両側後部帯状回から楔前部に血流低下は認められず，一次感覚運動野，後頭葉，基底核，小脳は保たれている。脳血流パターンからはFTD（意味性認知症）で矛盾せず，前回と血流分布に大きな変化はみられない。

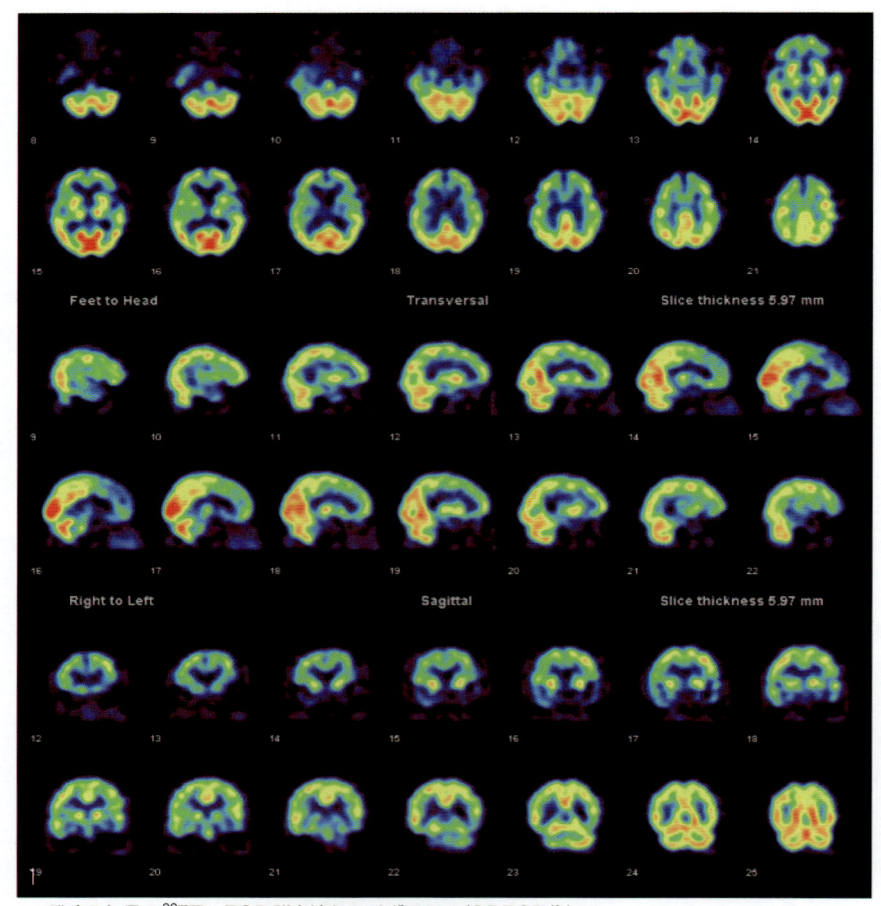

e：発症5年目の⁹⁹ᵐTc-ECD脳血流シンチグラフィ（SPECT像）

図16の続き

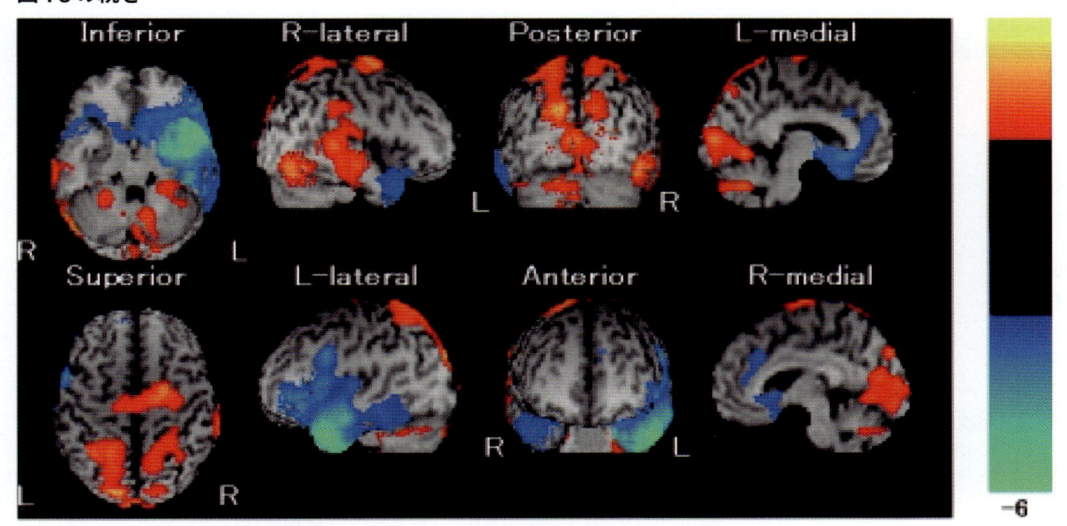

f：発症5年目の^{99m}**Tc-ECD脳血流シンチグラフィ（SPECT像 eZIS two tail像）**

　明らかになった発症4年時点では，左優位側頭葉萎縮はさらに明瞭となり，先端部はナイフの刃様ともとれる高度萎縮を示しています（knife-blade atrophy）。発症5年目の^{99m}Tc-ECD脳血流SPECT像では，左側頭極から左シルビウス裂周囲皮質の血流低下が認められます。eZIS像Two-tail Viewでは，左側頭極から左シルビウス裂周囲皮質に血流低下を認めます。両側後部帯状回から楔前部の血流低下は認められず，一次感覚運動野，後頭葉，基底核，小脳は保たれています。MRI所見の推移，脳血流パターンからFTD（意味性認知症）で矛盾せず，背景はTDP pathologyによる変性が主であり，その変性分布（発症12年目）は，経過中に認められた形態および血流分布所見によく対応していました。

画像診断の役割

　ADにおける抗Aβ抗体薬の保険収載で，アミロイドPETも（適応の制限はあるが）保険収載が認められ，Aβの存在診断は脳脊髄液検査とともに，明確にアクセスしやすくなったといえます。しかし，日常診療における認知症診断はAβをねらって診断するだけでは成り立ちません。なすべき鑑別診断の第一歩としての神経画像の役割を明確にしつつ，できるだけ病態に迫っていく検査マネジメント，診断ができるとよいと考えています。

※本項では，東邦大学放射線科 水村　直先生に多くの画像をいただき，また，ご指導いただき記載しました。深謝申し上げます。未熟な部分は，核医学の初学者である筆者に全責任があります。

文献

1) Minoshima S, Frey KA, Koeppe RA, et al: A diagnostic approach in Alzheimer's disease using three-dimensional stereotactic surface projections of fluorine-18-FDG PET. J Nucl Med 1995; 36: 1238-1248.
2) Matsuda H, Mizumura S, Nagao T, et al: Automated discrimination between very early Alzheimer disease and controls using an easy Z-score imaging system for multicenter brain perfusion single-photon emission tomography. AJNR Am J Neuroradiol 2007; 28: 731-736.
3) Ohmichi T, Kondo M, Itsukage M, et al: Usefulness of the convexity apparent hyperperfusion sign in 123I-iodoamphetamine brain perfusion SPECT for the diagnosis of idiopathic normal pressure hydrocephalus. J Neurosurg 2019; 130: 398-405.

索引（本編，Appendix）

303

あとがき　〜ある日渚に

　もう，20年近く前のことになる。

　出がけに，聞くともなく流してるラジオ，それは視聴者の俳句を募った番組のようであった。"今週の秀句"が読み上げられている。ふと，耳が止まった。

　　　"ある日　渚に　秋燕の　夥し"

　書き留めたわけではないので，正確でないかもしれないが，越前市の方が詠んだ作品であった。黒白のはっきりした燕が描かれているはずなのに，灰色のグラデーションのみの昏い波と，遠つ国に続く空と，鳥が映像として浮かんできて，立ち止まってラジオに聞き入った。すると，アナウンサーと選者がこの句の作者に電話をかけている。電話の向こうには元気な女性の声。しかし，作者はこの女性の夫である人のようだ。作者に代わってもらい，アナウンサーが話しかけるが，返事がない。女性が電話口で「この人は耳が聞こえないから……代わりに言って聞かせるから……」と通訳しているが，どうしても返事がない。「この人は体が弱って，どこにも行かない。越前市だけど海からは遠いから……」と女性は返事をして，この句の背景を作者から聞くことなく，電話は切れた。

　ほんの１，2分のことであったと思うが，思いがけず胸がつまった。出かける足を引き止めるような力がどこにあるかわからないが，この句を口ずさむと，静かで，さびしく，そしてやがて来る厳しい冬の波の音までもが聞こえてくる。今はお年を召されたのか，体が不自由で家の中だけにいらっしゃっても，ほんの少し前までは，家人の知らない世界を自由に歩いていた人。家人は家から海は遠いと話したが，秋燕を見た人にとってはいつも自由に行き来していた場所であったろう。「ある日」は，かの人の人生のたった一瞬のある日であったろうけれど，見知らぬ私に，秋燕の夥しく群れる鈍色の海を想い起させ，得体のしれない無数の過去への思いを呼び起こす。

　声にならない時も，声を出せない時も，その人の心は止まっていない。

　最後に：認知症は，こちこちの固まった状態を指す言葉では決してない。

徳丸阿耶（早春<ruby>早<rt>さ</rt>春<rt>はる</rt></ruby>として）

著者紹介

徳丸阿耶

東京都健康長寿医療センター
放射線診断科 部長

プロフィール

　1985年三重大学医学部卒業。都立広尾病院，慶応大学医学部，松坂中央病院，亀田総合病院，UCSF，都立神経病院（非常勤），駿河台クリニック，防衛医大などを経て，2005年より東京都老人医療センター医長，2009年より現職。東邦大学医療センター佐倉病院放射線科客員教授，日本神経放射線学会名誉会員，厚生労働省原子爆弾被爆者医療分科会臨時委員。

　認知症の背景疾患となる神経変性疾患の画像診断分野を牽引する放射線診断医。放射線画像と神経病理との複雑な連関に日々対峙する。直近では認知症新薬承認とともに注目されている ARIA-E&H に関する教育・啓発活動で知られる。後進育成に加え，放射線科を超えた内外からの付託に応え，画像診断の意義を伝える講演をこなす。

【受賞歴】日本神経放射線学会，日本医学放射線学会等において優秀論文賞，最優秀論文賞など多数。

　時々，東海道古道を板橋宿から，日本橋を経て，京都を目指して歩いています。江戸が今につながり，街道が4次元の記憶に息づいているのを実感中。地図なし，携帯なし，予約なしで歩いても，必ず一里塚があり，宿があり，水があり，季節の食べ物があり，笑顔があります。名も職業も誰も聞いたりしません。「歩いているんですか（東海道を）？」と尋ねられ，「そうです」と答えると，返し切れない恩義をいただきます。

　ふいに読者ゼロの物語を書き（ペンネーム：早春など），京舞井上流を習い，93歳となる母を見守る日々です。

なぜ，巫女さん？

　本書では，随所で巫女さんにまとめポイント記事のマスコットを担当してもらっています。巫女さんと放射線科医は，いわばお仲間。曰く「当たるも八卦，当たらぬも八卦な商売だ！？」

　かの福沢諭吉先生は，しばしば「自我作古」（われよりいにしえをなす＝のちのち古典となるような新しいことを自分が切り拓く）という言葉を使ったそうです。画像は，まさにその瞬間の二次元の紙きれのようなものではあるのですが，その患者さんの来し方，時空を超えてきた情報が詰まっており，かつ，ときに未来を予見させ，さらに追いかけるだけでなく追い越しながら新しい疾患概念を見つけるきっかけが包含されていたりします。

　患者さんをできるだけ追いかけ，可能な限り画像と臨床，病理を連関させる取り組みを数十年続けてきました。地を這うようなことの連続ですが，ときに巫女さんのように軽々と俯瞰してみることの大切さも感じながら。

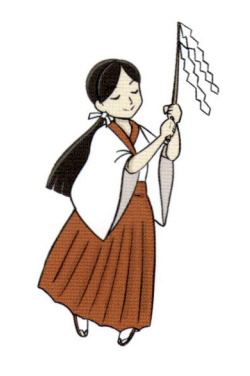

（素敵な元画を描かれた徳丸明日香さんに感謝を込めて）

画像で究める認知症

2025年3月20日　第1版第1刷発行

▪ **著　者**	徳丸阿耶　とくまる　あや	
▪ **発行者**	吉田富生	
▪ **発行所**	株式会社メジカルビュー社	
	〒162-0845 東京都新宿区市谷本村町2-30	
	電話　03(5228)2050(代表)	
	ホームページ　https://www.medicalview.co.jp	
	営業部　FAX 03(5228)2059	
	E-mail　eigyo@medicalview.co.jp	
	編集部　FAX 03(5228)2062	
	E-mail　ed@medicalview.co.jp	
▪ **印刷所**	シナノ印刷株式会社	

ISBN978-4-7583-2113-6　C3047

©MEDICAL VIEW, 2025. Printed in Japan